21世纪心理学专业前沿丛书

康复心理学手册

（第二版）

编著：【美】罗伯特·弗兰克　米歇尔·罗森塔尔　布鲁斯·卡普兰

主译：朱　霞　李云波　孙丛燕

译者：朱　霞　李云波　孙丛燕　杨国愉　李　月　李　星

　　　肖　雷　丁　品　王煜蕙　张艺军　刘阿丽　王晓萍

　　　陈清刚　冯金彩　唐云翔　姜成立　齐建林　侯艳红

　　　吕　静　谢敬聃　祝希泉　佟　洋　晋　翔　何俊平

　　　武圣君　吴以武　赵　蕾　夏　亮　黄　鹏　郭洁琼

　　　杨志兵　路惠捷　吴　青　曹　菲　苏　红　何　梅

　　　王宗琴　戚　菲　王　伟　杨　灿

主审：苗丹民

东南大学出版社

·南京·

图书在版编目(CIP)数据

康复心理学手册:第2版/(美)弗兰克(Frank,R. G.),
(美)罗森塔尔(Rosenthal, M.),(美)卡普兰(Caplan,
B.)编著;朱霞等译. —南京:东南大学出版社,2014.3
书名原文:Handbook of Rehabilitation Psychology,2E
ISBN 978－7－5641－4364－0

Ⅰ．①康… Ⅱ．①弗… ②罗… ③卡… ④朱…
Ⅲ．①康复医学－精神疗法－手册 Ⅳ．①R493－62

中国版本图书馆 CIP 数据核字(2013)第 147263 号
江苏省版权局著作权合同登记
图字:10－2013－155 号

康复心理学手册(第二版)

原 编 著	【美】弗兰克(Frank,R. G.)【美】罗森塔尔(Rosenthal,M.)【美】卡普兰(Caplan,B.)		
主 译	朱 霞 李云波 孙丛燕	**项目策划**	李静婷
责任编辑	张 煦	**文字编辑**	李成思
封面设计	王 主	**责任印制**	张文礼

出版发行	东南大学出版社
出 版 人	江建中
社 址	江苏省南京市四牌楼 2 号(210096)
经 销	全国各地新华书店
印 刷	兴化印刷有限责任公司
版 次	2014 年 3 月第 2 版 2014 年 3 月第 1 次印刷
开 本	700mm×1000mm 1/16
印 张	26.50
字 数	534 千字
书 号	ISBN 978－7－5641－4364－0
定 价	78.00 元

本社图书若有印装质量问题,可直接与营销部联系,电话(传真):025－83791830。

编者的话

随着医学科学的持续进步,康复心理学也随之发展起来。自从 2000 年第一版《康复心理学手册》问世以来,它逐渐成为涵盖本专业基本理论和应用的最有影响力的书籍。为了紧跟本专业快速发展的步伐,第二版明显更新和修改了原稿,其 1/3 以上的章节是最新的,包括发展的一些议题和患有严重疾病或者损伤的儿童的危险因素的问题。

回顾过去康复心理学研究的范围,本手册将讲述康复心理学最常见的临床疾病(脊髓损伤、截肢、颅脑损伤、中风等)、评估和临床干预、神经影像、酒精和物质滥用、职业康复、认知障碍的残疾人患者的相关技术、伦理学、精神和家庭护理人员的问题。

由于覆盖范围广,《康复心理学手册(第二版)》将会满足心理学家、内科医师、护士、精神病医师、康复治疗医师及很多其他的卫生保健从业人员和研究人员,也包括这些领域的研究生。

经过三年多时间的策划,《康复心理学手册(第二版)》终于问世了,在这里要感谢所有参与本书共同合作的编者们和他们为本书所付出的辛勤努力。2007 年 5 月发生了一个悲剧,我们亲密的朋友和同事 Mitch Rosenthal 意外地与世长辞了,他的去世对本书甚至康复心理学领域的损失巨大。作为这册书的一个编辑,Mitch 与康复心理学家和其他方面的专家一起分享领导艺术、学问、热情和幽默长达 30 余年。整个国家乃至全世界都为他的去世感到震惊和悲痛。不仅他的同行们从 Mitch 身上学习到他对康复心理学卓越突出的贡献,而且他以罕见精彩的能力与众多的人保持了成功的友谊。我们把《康复心理学手册(第二版)》的出版献给 Mitch Rosenthal,作为对他在康复心理学、康复医学专业的贡献和他独特不朽的个人魅力的悼念。

致　　谢

Robert G. Frank：感谢 Janet、Daniel、Brian，他们的支持使得天空更蓝、山峰更高、太阳更温暖。

Bruce Caplan：感谢我的父亲 Jerome Caplan，他教导我怎样区分精明和聪明，也教会我变得宽容，因为你所遇到的每一个人都在面对艰难的生活。同样，也谢谢我非常耐心和善解人意的妻子和最好的朋友 Judy Shechter，她有博大的胸怀，她的爱给了我一切。

佛罗里达州立大学的 Robbie Eller 和肯特州立大学的 Patty Schiffhauer-Pearlberg 都贡献了他们的杰出组织和管理才能，使得本书的编写出版顺利地展开，在这里谢谢他们。

前　言

　　康复心理学的需求与日俱增,不同年龄段的患有慢性健康问题的人们、有发展障碍的儿童和战场上受伤的士兵仅仅占需要康复干预对象的小部分。受伤或者疾病导致的情感上的痛苦在很大程度上影响着病人和护理人员。残疾导致的情感焦虑可使康复病人面对自身和已经可见的障碍时无能为力,而且这些残疾包括中风后幸存者、颅脑损伤的认知障碍。神经心理评估和干预是成功的康复技术的关键。显然,在康复服务过程中为了治疗情感、认知、家庭、社会和职业等各方面的失能,心理专业是很必要的。

　　曾经的康复心理学家们服务于非常广泛的人群,所以我们很难对这一领域形成一个准确的定义。然而,Scherer 最近的一项工作做了一个关键的定义:康复心理学是一门运用心理学知识和方法去解决患有残疾或慢性临床疾病的个体的问题。它特别关注人们的健康幸福、独立生活能力以及社会适应能力。康复心理学工作者需经过特殊训练和专业培训,从事包括临床实践、咨询、发展规划、提供服务、研究、教学、培训、管理、公共政策发展和有关残疾和慢性健康疾病的法律辩论等众多活动。

　　《康复心理学手册(第二版)》提供了康复心理学领域最新最详实的内容,本章将讲述康复心理学的历史、本手册的新特点,同时也包括本书的内容结构。

康复心理学简要历史

　　康复心理学是在第二次世界大战时伴随康复医学的繁荣而同时产生的一门公认的学科,由于战场上生存率的提高,伴随出现了很多残疾的幸存者,治疗随之发展起来,带有复合伤的战士回国了,多学科康复治疗的效果明显超过过去单纯通过医学模式治疗的效果。康复心理学家通过发展和补充多因素适应模型,对伤者和他们所在的多方面的环境因素进行相互作用影响的分析,这些努力对这一领域做出了巨大的贡献(Wright,1960)。这些早期的发现被认为是生物—心理—社会模式的雏形,但是这种相对独特的康复心理学仍然只是被少数其他专业的专家所认同。伴随着第二次世界大战,脊髓损伤病人的治疗综合了多学科的临床、心理和门诊等临床干预(第 32 章将重点讨论团队康复治疗)。尽管有上述创新的贡献,康复心理学在接下来的 25 年里仍然为精准定义和扩大影响做着艰难的斗争,只有少部分人从事其理论、实践、照顾患病人群等相关工作。

19世纪70年代到90年代中期,康复心理学得益于相关专业的发展,1970年,国家残疾康复委员会建立一系列为脊髓损伤病人进行系统全面的康复系统模式的治疗基金,这些系统模式通常在公立健康中心进行,这些都是最好的创伤中心,可为创伤患者提供最快捷最全面的治疗,而心理学专家是康复团队的系统模式中重要的参与者。

19世纪80年代,纽约的Rusk康复医学中心的科学家和临床医生在世界范围内广泛宣传他们的中风和颅脑损伤的神经心理康复治疗方法。Leonard Diller、Yehuda Ben-Yishay、Joseph Weinberg及他们的同事们简化并发展了单侧感觉丧失和神经行为机能障碍的治疗(Diller和Gordon,1981)。过去管理高级脑功能的大脑皮质损伤导致的功能障碍被公认为不能从心理学和神经心理学领域获益,但是一代代临床医生们对这一宽广的领域进行研究探索,由于这些努力,系统模式方法已经延伸到颅脑损伤。

在同一期间里,Wilbert Fordyce明确指出患有慢性疼痛的病人的康复行为模式(1976年),康复心理学家作为一个疼痛治疗团队中主要的成员而被广泛认可。康复心理治疗系统模式的第三个重要方面产生了,即强调疼痛管理,康复心理学家占据了科研和临床护理中举足轻重的地位。

1995年美国心理协会22分会(康复心理学)主席成员为康复心理学家们制定了首部训练指南(Patterson和Hanson,1995),同年,美国康复心理学委员会作为一个独立团体成立。1997年美国康复心理学委员会加入美国心理学专业委员会并作为它的第11分会。康复心理学会、美国康复心理学委员会的教育分会作为一个高质量的培训康复心理学工作者的继续教育组织,确保所有的参与者都有竞争实力,不管是专科医师(康复心理学委员会资格认定的具有专业实践技能的人)还是非专科医师。

21世纪初见证了另一批受伤士兵在中东地区受伤后归国的浪潮,同样,战场救护和快速医学治疗的发展使得身患残疾的士兵增多,包括创伤后应激障碍和颅脑损伤,同样也包括截肢和烧伤。归来士兵的多重伤发生率的上升更引起公众的关注。这些情况需要心理学和神经心理学的评估和干预(Sayers等,2008)。这些多系统的战伤伴随美国人口老龄化则更预示着康复心理学技能和服务的供不应求。

第二版手册的新特点

2000年,美国心理协会出版了第一版的《康复心理学手册》。随着学科需求的快速增长(从美国康复心理学委员会取得专科医师资格的人数增多),相关康复心理学专业被认可(如健康心理学、临床神经心理学),本手册在此领域被认为是最有影响力的书籍。

本领域的新发展将确保手册是最新的版本。第二版包括 34 章,超过 1/3 的章节是全新的,如认知行为辅助技术、家庭护理人员、健康管理组织、积极心理学、精神动力。儿科的重要的发展问题和严重疾病或损伤的风险因素等一整部分被编入本书。最后的章节提供了康复心理学培训及相关原则的实际进展。

由于第一版的篇幅限制没有刊载的许多话题,经过慎重考虑,我们选择性地录入并删除了一些次要内容。当然,第二版未收入的内容不能认为在这领域中不重要,有兴趣的读者可以在更早的版本中寻找对他们的实践有帮助的材料。

本书的结构

第二版的手册分为六个部分。

第一部分,临床疾病的心理康复。在最普通的康复条件下给康复医生提供了目前的相关研究和训练指导,临床疾病包括脊髓损伤、截肢、颅脑损伤、中风、老年病、烧伤、慢性疼痛、多发性硬化。

第二部分,评估。着重用常用的方法来评估相关的心理和精神行为因素,这部分包括了以下几章内容:功能状态和生活质量测评、康复中的神经心理实践和司法心理评估、个性和精神病理学评估,以及影像学的新发展。

第三部分,临床干预。回顾了一系列心理干预措施,如创伤后残疾者的酒精和物质滥用的治疗、患有严重疾病和损伤的病人的常见问题。本章中也包括个体康复心理治疗策略、心理治疗和认知康复的常见形式、认知行为辅助技术的应用和家庭护理者的循证实践。

第四部分,儿科。包括儿童需要的康复检查问题在内的四个章节,分别探索儿童的神经心理、神经发育、青少年风湿性疾病和学校、家庭、社区在儿童康复中的重要角色。

第五部分,康复心理学的新兴话题。列举了一些较新的影响康复结果的领域:职业康复、精神动力、残疾妇女的亲身康复经历、残疾社会心理学的概念、中枢神经系统的可塑性、工作相关性损伤、积极心理学的前景。

第六部分,职业问题。讨论康复心理学的影响。读者将会读到最新的康复心理学案例的伦理学研究,对联邦公共卫生康复心理学政策的思考,康复团队面临的问题和康复心理学家的角色、住院病人康复团队管理,本专业的竞争形势。关于竞争的过程讲述了个人怎样从美国康复心理学委员会获得专业医师资格的过程。

我们将本书作为一个康复心理学家、研究人员,以及相关卫生行业包括医学、护理学、精神病学、物理治疗、职业治疗、演讲和语言治疗、卫生行政部门、教育、家庭治疗等从业人员的一本重要的参考书籍。同样,对患有残疾和慢性健康疾病需要多学科方法治疗的病人有很大帮助。这本书证明了心理学的重要地位。希望读者从中获取必要的知识,然后对康复心理学的发展做出贡献。

译　者　序

全球老龄化进程的不断加速,局部武装冲突、恐怖袭击、地震洪灾等突发事件明显增多,与之相关的慢性疾病、躯体残疾和各类创伤逐年上升,导致人们在康复过程中的心理需求不断增长,促进了康复心理学的快速发展。目前,本学科已成为应用心理学领域内理论及实践发展最快的学科,特别是新型材料、人工智能以及神经认知心理科学的发展,为人类自身生理、心理康复提供了强有力的技术支撑,远离心理伤害及提升生命质量成为未来研究的活跃领域。

尽管康复心理学在国外发展迅速,但国内发展还存在很多问题,特别是目前还没有此领域比较权威的译著,中国康复医学会康复心理学专业委员会全体委员,怀着对我国康复心理学事业发展的使命感,共同承担了这本著作的翻译工作,委员们分别来自全国军队、地方二十多个康复临床、教学及研究单位,每人根据自己的研究专长和兴趣各选取一部分,组织自己单位相关人员精心翻译,仔细斟酌,翻译期间,康复心理学专业委员会还组织学术交流,对部分内容进行专题讨论,这本译著的出版是全体康复心理学同仁们共同努力的结果,也是我国康复心理学发展的新起点。

这本专著是美国最权威的康复心理学著作,主编罗伯特·弗兰克、米歇尔·罗森塔尔以及布鲁斯·卡普兰都是美国著名的康复心理学专家,他们结合自身研究经验,综合各自研究特长,构建了完整的康复心理学学科体系,成为美国经典的大学教科书和学术专著。我们翻译此本著作,希望给国内同行介绍美国康复心理学体系构成,为我国康复心理学的研究与教学提供参考依据。

展现完整的学科体系构成是本书的一个亮点。体系构建是学科发展的基石,本部著作从六个方面进行了介绍,具体包括临床疾病综合康复、小儿及老年疾病康复特点、评估方法介绍、心理康复策略、康复心理新兴话题及职业问题。具体的特点有四项:首先是重点突出,在临床疾病的心理康复中,重点介绍了脊髓损伤、截肢、脑卒中等疾病的综合康复,这部分内容是康复心理学学科建立的基础,过去、现在、将来都是康复心理学不可或缺的部分;第二个特点是内容丰富,不仅介绍了成人,还包括小儿、老年,贯穿人生全时段,另外还专门介绍战争创伤康复特点,康复心理学是在第二次世界大战时发展起来的学科,学科建立之始就与军队有着密切的联系,因此,现代卫勤理念强调全时段维护军人心身健康,与康复心理学思想同出一辙;第三个特点是注重应用,全书中三分之一的内容涉及具体评估方法以及干预策略,包括生活质量、人格、司法的评估以及认知神经干预技术,为临床实践和策略研究提供了技术支持;最后一个特点是融合创新,康复心理学的发展走多学科融合创新之路,与临床、管理、信息、社会、司法等多学科协同发展,将各领域最新的发现直接用于康复心理实践,同事注重本学科的创新发展,专门用五章的篇幅介绍康复心理学新兴话题,对今后学科发展具有重要启示作用。

我国康复心理学起步较晚,在体系构成上还不够完善,在学科发展方向上还存在误区,为了尽快与国际接轨,完善我国康复心理学学科体系建立,确立学科未来研究发展方向,我们翻译了这本专著。在翻译过程中,大家集思广益,出谋划策,为我国康复心理学发展献计献策。通过翻译专著加强了国内康复心理学专家们的合作与交流,在共同翻译的基础上,很多专家提出了新的研究思路,确定了多项合作意向,促进了康复心理学的学科发展。

专著的出版将为刚刚入门的学生找到开启探索本学科的钥匙,为正在从事教学、临床实践的人们提供技能及策略,为每位认真阅读的读者带来一份惊喜。

翻译本书是愉快之旅、合作之旅也是促进之旅。感谢苗丹民教授参与翻译过程并审定全书;感谢总后卫生部给予的大力支持;感谢东南大学出版社张煦副编审在译著出版过程付出的辛勤劳动;感谢我的研究生们翻译过程完成的大量事物性工作,他们是黄鹏、夏亮、杨志兵、郭洁琼、曹菲;感谢中国康复医学会康复心理学专业委员会全体委员,是大家的共同努力才使这本译著得以出版!

由于本书是众多作者共同翻译,翻译风格不同,语言习惯各异,我们尽量协调,但难免疏漏,不当之处敬请大家批评指正。

朱 霞

2014 年 3 月 27 日于美国俄亥俄州立大学心理系

目　录

第一部分　临床疾病的心理康复

第二部分　评估

第三部分　临床干预

第四部分　儿科

第五部分　康复心理学的新兴话题

第六部分　职业问题

第一部分

临床疾病的心理康复

第1章　脊髓损伤

J. Scott Richards, Donald G. Kewman, Elizabeth Richardson, and Paul Kennedy

外伤导致的脊髓损伤对生活造成长期不良影响。尽管近年来医学护理的进步使患者预期寿命延长，但是社会、心理和社会心理整体处于落后。本章中我们将探讨脊髓损伤人群的统计学特征，也讨论脊髓损伤患者康复心理学训练中的独特的各项活动。最后，我们论述需长期适应和应对的环境因素的重要性。

一、损伤特点

脊髓损伤后的功能结果根据神经平面和损失的程度来判断。损伤分类是根据2006年美国脊髓损伤协会制定的国际标准对感觉和运动功能的神经学评估。神经平面是指身体两侧有正常的感觉和运动功能的最低脊髓节段。脊髓损伤病人分为四肢瘫和截瘫。四肢瘫的特征是因颈段脊髓损伤而造成包括上肢在内的全身的感觉和运动功能的损害。截瘫指脊髓胸段及以下部位脊髓损伤后造成躯体及下肢的运动功能、感觉的损害，但上肢功能不受累。另外，脊髓损伤是否完全，决定残余的感觉和运动功能。完全性损伤导致损伤平面以下的感觉和运动功能完全消失。不完全损伤则保留了神经平面以下的部分感觉和运动功能。

根据脊髓损伤的位置，不完全损伤能进一步分为几种综合征。实际上很少的损伤会刚好限定在这些综合征的范围里，我们将会看到这些综合征的各种各样的临床症状，还有一些其他的症状没有在下述的综合征里面。

脊髓前角综合征由脊髓前角的损伤导致。脊髓前角包括大部分控制身体运动的运动传出神经元、促进膀胱功能的自主传出神经元和传导痛觉和皮温觉的传入神经元。脊髓前角损伤综合征的患者根据脊髓损伤的程度患有不同程度的瘫痪、尿失禁，无法识别损伤平面以下的双侧痛觉和皮温觉。因为脊髓的传入后柱存在，患者依然保留了本体觉和触觉。

布朗-赛卡综合征又名脊髓半切综合征，是由于脊髓的半侧切除或者一侧脊髓的损害所导致。单侧的脊髓后柱和前束的损伤将导致同侧肢体瘫痪、肌肉无力、本体觉和触觉丧失，因为只有一侧的传出神经元损伤，膀胱排尿功能受损。脊髓半切综合征最大的特点是损伤平面下一两个皮节的损伤导致对侧痛觉和温度觉的丧失。这种对侧受损是由于痛觉和温度觉神经纤维上行进入脊髓腔后交叉的结果。

中央脊髓综合征通常位于颈段脊髓区域,是由于大部分内侧和中央的脊髓损伤导致,因为躯体特定层面的安排(骶骨纤维位于侧面、颈骨纤维位于中间),中央脊髓综合征的患者的上肢及其远端的运动功能不对称地损伤,手臂和手部麻痹和无力,但腿部功能几乎不受损。根据损伤的程度,损伤平面以下的膀胱功能障碍和感觉障碍将有不同表现。

二、病因学和人口统计

我们从国家残疾和康复研究院合作研究的脊髓损伤后的保护规划的数据库中得到大量病因和人口统计资料,通过资料发现一大半的损伤都发生在 16～30 岁,而男性又占其中的 80%。这个数据库运行了 30 多年后,这样的比例基本没有改变。

脊髓损伤患者的种族组成和总人口比例是不同的,1990 年在模式系统数据库中白种人的人口比例为 70.1%,但是到了 2000 年后就下降到 62.9%。上述两项比例均明显低于 2000 年国家人口普查中白种人占总人口比例的 75.1%。另外,从 2000 年开始患有脊髓损伤的非洲裔美国人或者拉美裔美国人占模式系统和总人口的很大一部分(分别为 22% 和 12.6%,NDCISC,2005)。因为真实的人口数据不存在,我们无法判断国家脊髓损伤统计中心报道的种族和民族差异和其他的因素比如模式系统长期提供的方式和位置的改变是否反映了真实的趋势。

脊髓损伤患者的受教育水平低于总体人口的水平,甚至其中青年人的受教育比例都很低。例如,18～21 岁的脊髓损伤患者有高中以上文化程度的占 59.4%,而总人口中该年龄段有高中文化程度以上的人占 80.4%。大部分脊髓损伤患者在脊髓损伤的时候都是单身(从未结婚),根据 2005 年国家脊髓损伤统计中心统计,这比例占到 51.85%。这与大多数的损伤发生在较小的年纪相符合。

从 2000—2005 年以来,国家脊髓损伤统计中心报道机动车事故导致了 47.5% 的脊髓损伤,另一些常见的原因是跌落、暴力行为和娱乐性体育运动。跌落导致的损伤有所增加,体育运动导致的损伤相对减少。国家不同,脊髓损伤的流行病学反映的危险和暴露因素均不同。

三、评估和治疗

尽管这康复专业包括很多的专业,许多未进行正式康复心理学培训的心理医师仍被雇佣参加康复科的工作。许多因素使传统的临床心理学逐渐向康复实践模式转变。因此,为了指导他们的工作,下面的部分将重点介绍康复理论、评估方法和干预措施。

(一) 心理适应和脊髓损伤

早期关于脊髓损伤后适应的文献都使用阶段治疗方法,通过几个阶段的治疗使患者能够行走后就到达治疗的终点。这种模式默认了负面的情绪如愤怒和敌意不仅是常见的更是非常关键的,如果患者不能克服这些情绪,就不能完全适应社会。Trieschmann(1988)总结了这种模式的缺点及缺乏支持的证据,强调需要包括更多最近的关于应对和适应模型的理论构想,而这些模式发生在适应过程中出现的个体差异。而且,应对和适应的过程作为心理、环境和生物学功能在一生中是在不断变化和波动的。

不管怎么说,脊髓损伤是影响生活的重大事件,当人们了解和尝试去处理这种结果时会产生剧烈的情感反应。抑郁和焦虑障碍的发生需要康复治疗小组的评估和治疗。在本章中,我们将回顾有关脊髓损伤造成上述障碍的文献,同时也讨论干预治疗措施的结果。我们也探讨影响处理和适应的消极影响因素,比如伴随的认知障碍、疼痛和物质滥用,一些相关的重要话题包括性、职业、教育问题和脊髓损伤小儿的关注要点也会提到。也会讲到直接治疗(心理治疗结果试验)和间接治疗(同辈心理咨询)。

1. 抑郁

抑郁是脊髓损伤最常报道也是心理学研究的方面,严重的抑郁限制了患者的生活功能和生活质量,同时耗费了大量医疗资源。抑郁患者在康复治疗中延长了住院时间,同时在出院后独立生活自理和行走的功能下降。抑郁同时可增加继发并发症,如压痛和尿路感染。社区中脊髓损伤的患者有较高的抑郁行为的发生率,他们更愿意躺在床上,不愿外出,需要更多护理人员的照顾,引起总的医疗费用上升。Kennedy 和 Rogers(2000 年)调查了国家脊髓损伤中心确认的 104 例抑郁患者,采用症状严重性自评量表调查了损伤开始到住院结束后两年的抑郁发生率。他们发现抑郁导致住院时间的延长,住院天数平均值超过患有严重抑郁症状患者的临床截止点;出院后经过两年的研究,该水平下降并低于临床截止点。Bombardier 等(2004 年)使用《心理障碍诊断和统计手册》(美国精神病学会,1994)的标准作为筛查抑郁症的标准,发现样本社区脊髓损伤患者抑郁症的发生率为 11.4%。抑郁症与患者欠佳的健康状况、生活的低满意度和社会角色功能执行的更加困难相关联,而不是和损伤的人口统计学特点相关。

当评估脊髓损伤患者的抑郁程度时,一种合理的诊断标准是非常重要的。单独的抑郁心情是创伤后常见的结果,但不能看成是抑郁的诊断,诊断抑郁症的条件还包括心情紊乱,不明确的抑郁不适或两者的综合。

许多个人的因素会引起脊髓损伤患者的抑郁。脊髓损伤前有适应不良的病史,心理障碍、酒精和物质滥用倾向导致脊髓损伤患者的抑郁行为。总的来说,面对生活损伤有困难的患者将无法面对脊髓损伤。相反,良好的解决问题的技巧可控制较低的抑郁发生率。对目标的渴望和追求也与较低的抑郁发生率有关。抑郁的其他保护因素包括工作、社会的高质量支持、轮椅运动的参与。

尽管有大量研究脊髓损伤伴随的抑郁症状的相关文献,但是较少有关注有效的抑郁治疗的文献。Elliott 和 Kennedy(2004)广泛回顾了已经发表过的关于脊髓损伤后抑郁的治疗的文献,只找到 9 篇文献符合入选标准。其中只有 3 篇是心理干预治疗的,而且没有一篇使用了随机对照试验。脊髓损伤后抑郁治疗需要随机对照试验。因此,至少现在那些喜欢使用循证医学技术的临床医生只能参考那些不符合Ⅰ类标准中关于脊髓损伤的文献,或者使用那些在不同治疗干预人群中的标准。

临床上对患有脊髓损伤后抑郁患者的药物疗法是有效的,但是缺乏研究结果的临床医生只能根据非脊髓损伤的研究结果来推断并决定最佳的治疗方案。三环类抗抑郁药对脊髓损伤患者有特别大的副作用,因此,选择性 5-羟色胺再摄取抑制剂和非三环类抗抑郁药通常是抗抑郁治疗的选择。由于抗抑郁治疗的研究缺乏和可能有害的副作用,心理学家在治疗管理中的作用是考虑是否需要使用抗抑郁药物和帮助观察药物的有效性和副作用。因为有关脊髓损伤患者药物副作用的文献还没有发表,所以心理学家必须警惕未曾预料的药物反应。

一些脊髓损伤的患者在遇到挫折而妨碍生活质量时会考虑自杀。自杀会表现为过度作用、自我忽视或者拒绝必要的照顾。据报道,自杀死亡占所有脊髓损伤患者死亡原因的 5%～10%,自杀死亡人数占总死亡人口的 1.4%。脊髓患者自杀的危险因素还包括酒精和药物滥用、精神疾病病史、犯罪历史、家庭缺乏支持和损伤时或住院期间企图自杀。Dijkers 等(1995)发现年轻的男性白种人的脊髓损伤患者的自杀率很高,不完全截瘫的患者的自杀率是最高的,而且,他发现随着损伤后时间的延长,自杀率是逐渐减低的,脊髓损伤 5 年过后自杀率有明显的降低。现在对脊髓损伤患者有积极效应的因素正在不断研究中,比如增加家庭亲密感和同情的观念。近几年发展规划的目标,不仅在于密切关注和减少患者脊髓损伤后自杀的危险因素,更要注重研究旨在减少所有人自杀倾向的保护因素。

2. 焦虑障碍

对脊髓损伤患者的焦虑障碍研究没有抑郁症深入,因此,其发生率和发病率还不确定。当考虑到引起与脊髓损伤有关的创伤情境时,焦虑随之可能发生,生理和心理的后遗症与急性病治疗、康复和社会融入度相关,当然这些也会导致抑郁的发生。

Hancock(1993)发现一年以上的脊髓损伤患者的焦虑水平明显高于对照组,在他们的样本中,25%脊髓损伤患者的焦虑测量值高于截止点分数一个标准差,而对照组是 5%的患者。而且,焦虑不随时间延长而降低。对上述患者经过 2 年的调查,Craig 等发现焦虑发生水平相对对照组而言仍不断上升而没有减少。Frank(1988)发现年龄与总体的焦虑水平不相关,但是焦虑水平与脊髓损伤患者样本的生活压力有关。

脊髓损伤患者常出现社会焦虑和社交恐惧症。Dunn(1977)分析了焦虑和社会情境与年龄、损伤类型(麻痹或者四肢瘫)、损伤后的时间的关系,他发现社会焦虑与年龄有关,与损伤的类型和损伤后的时间无关。明确地说,不考虑损伤的类型和损伤后的时间,年长者承担着比青年人更多的社会不安。Dunn(1981)判断发展脊髓损伤患者的社会技能能减少他们的社会不适感和逃避心理。

3. 创伤后应激障碍

脊髓损伤的创伤性质使这些患者处于创伤后应激障碍的危险之中。Radnitz等(1995)对一批脊髓损伤的越南老兵的现状和终身进行了调查分析,以美国精神心理协会制定的《心理障碍诊断和统计手册》的标准为基础,制定了创伤后应激障碍量表和结构式访谈法。他们依据现在的仪器发现创伤后应激障碍的发病率为14.3%～16.7%,而在一生之中,创伤后应激障碍的诊断率为33.6%～34.9%。作者发现这些发病率与其他的创伤组相似。Lude, Kennedy, Evans 和 Beedie(2005)调查了 105 例脊髓损伤的欧洲人的创伤后应激障碍、抑郁的症状和处理情况,同样也发现创伤后应激障碍的发病率高于临床统计的 10%～20%。回归分析指出,情感集中、发泄和不接受是创伤后应激障碍的应对策略,能预测 31%的应对分数的差异。

4. 适应

Martz(2005)使用结构方程模型研究残疾相关的医疗和心理差异对脊髓损伤患者的心理适应的影响,他们发现的适应模型与参与统计的 213 例脊髓损伤患者总结出的数据基本相同。这些研究人员推断负面的情绪反应(如抑郁、焦虑)、应对的方式和损伤的严重性与影响与较低的心理适应性有关。

Kennedy(2005)研究了在旨在改善心理适应性的团体干预治疗中获益的人的特点,结果显示年龄和损伤水平、性格和应对策略与治疗效果不相关,但是,自我知觉和损伤时间与治疗效果相关。这很有可能抓住了应对和适应的动态的本性,他们都不是单一的事件,而是随着时间的发展不断显现。损伤患者在紧急医疗救治、康复和融入社会中的伤情鉴定、情感反应、应对策略是不断改变和发展的。

居住于社区中的脊髓损伤患者,他们的生活质量是随着时间不断改善的。大多数人会逐渐习惯损伤的状态,也会适应能找到快乐的生活方式 。人们对脊髓损伤后果的应对策略是决定患者心理经历的痛苦的重要方面。现在有很多证据显示,应对策略和心理痛苦水平有密切的关系。抑郁和焦虑通常是一种逃避策略,而积极的应对策略包括接受、乐观地重新估计和解决问题(Kennedy 等,2000)。Duff 和 Kennedy(2003)发现了一项脊髓损伤后的适应模型,强调损伤前的因素如情感历史和损伤前的易感性,以及个体应对假设的残疾的信念的重要性。尽管在初次和第二次的评估的过程中,患者也会调动以途径为焦点的应对方式或以回避为主导的应对方式。以途径为焦点的应对方式会引起掌控感、自我效能感和创伤后增长。相反,以回避为主导的应对方式会引起焦虑、抑郁、自我忽略和物质滥用的问题。在脊髓损伤的早期,对病情进行初次和第二次的评估过程会影响是以途径还是回避为主导的策略的选择。Kennedy 等发现了一系列应对策略是与积极地适应相关,包括接受已经发生的脊髓损伤的事实、高质量的社会支持的运用、乐观重新评价的参与能力和计划问题解决的参与能力。适应不良的应对策略与较低的心理适应有关,如行为和心理的不参与,酒精和药物使用的思维能力,否定、逃避—回避的应对策略、感情的聚焦和释放和较低的社会支持。

(二) 认知缺陷

脊髓损伤的康复需要再学习或者学习新的知识,因此脊髓损伤的患者需具备必要的认知能力来学习和获得有效且健康的康复后生活能力。文献中已经有很多对此类人群认知困难的评估,特别是颅脑损伤可能伴随的身份辨别的认知障碍。外伤性脊髓损伤经常发生于快速减速事件中(如机动车车祸、跳水伤、跌落伤),以及可能与一段时间的缺氧有关(如手术并发症、心肺发病的损伤),伴随认知功能损害的可能性已经得到公认。而且,损伤相关事件对认知功能有阻碍,损伤前的事件会导致认知困难的存在,例如有颅脑损伤病史的患者、学习障碍、长期的酒精和药物滥用。一系列的损伤后的因素同样会阻碍神经心理学检测的分数,从而提示认知功能是否有明显损害。例如,对抑郁、损伤、疼痛、治疗的全神贯注,或者缺少检测的应用合作,他们可能会出现认知功能损害。如果患者有较低的智商和教育背景,颅脑损伤的患者也可能会出现认知功能损害,脊髓损伤患者同样如此。

然而,中度到重度的颅脑损伤分别存在的认知和行为困难已经得到了详细说明。几乎 50% 的脊髓损伤患者丧失了与他们损伤相关的意识,明显缺失了损伤后的记忆。这些发现引起了对颅脑损伤的怀疑,使得心理学家们去探索认知能力和评估损害。如果脊髓损伤是由于一个快速减速伤如机动车车祸造成,那么以前没有皮质损伤的脊髓损伤患者的功能障碍会逐渐扩散而不是局限。

在与急性康复阶段相似的同一段时间内,同时出现脊髓损伤合并颅脑损伤的患者相对单纯的脊髓损伤的患者获得更少的功能康复。由于康复过程中学习能力的重要性,康复心理学家以脊髓损伤团队的形式来最少执行一些初步的认知功能评估是明智的。更深层次的正式的神经心理学评估是针对那些有明显的脊髓损伤证据的患者进行的,因为康复过程中的很多信息都是口头上的,很少是写下来的形式。一些口头上的学习能力的评估是非常有帮助的。四肢瘫痪的患者有限的手部功能妨碍了许多用来恢复完整的运动功能的神经心理学检测手段,许多作者已经设计一套综合的精神心理学检测电池,它不需要患者具有手部功能,当更深层次的神经心理学评估的时候是值得考虑的。当患者的认知功能和能力水平已经被掌握时,紧跟着的康复计划会使患者功能的恢复最大化。例如一步简单的过程,使用视觉信号、避免过度刺激,给伴随颅脑损伤的患者足够的时间去处理信息,这样才能促进康复。因为认知能力会随着时间而改变,持续的管理能帮助患者适应急性期的康复计划和决定是否需要长期的护理。尽管伴随轻度的颅脑损伤的脊髓损伤患者很少出现长期的并发症,但是更多的中度甚至是重度的损伤患者会出现长期的认知和行为困难,使得脊髓损伤患者的个人和社会功能在人际交往中出现明显的障碍。

(三) 疼痛

疼痛是令人苦恼的并发症,大约 48%～94% 的脊髓损伤患者存在疼痛。估计疼痛分布的差异是由于抽样人群和疼痛评估方法导致的。所以一些患者患有疼痛而其他人没有疼痛的症状。然而,脊髓损伤后疼痛正得到更多生物医学理论为基础的恰当的治疗(Yezierski,1996),那些必须每天面对疼痛这个并发症的脊髓损伤患者都把经历疼痛当作是“脊髓损伤后的附加损伤”。慢性疼痛和低生活质量密切相关。因此,生物医学方法对诊断和治疗脊髓损伤后的疼痛是必需的,希望将来会更有效,这些每天经历着疼痛的患者能从心理学的评估和辅助疼痛治疗中获益。

许多不同的脊髓损伤疼痛的分类方案中对亚型和其限定标准都没有达成统一。但是最近有科学团体已经重新定义和采取一个单一的生物分类学方法。大部分学者从不同的分类方案中赞同疼痛是主要亚型的分类,包括过度使用或机制性疼痛、水平上或水平下神经性痛。一些学者提出了其他的亚型,例如内脏牵扯痛。心理学家与这个团队的合作来认识牵扯痛的含义是非常重要的,牵扯痛即是身体某个地方有疼痛的发生,但是起源是身体的另一个部分(阑尾破裂后肩背痛),这种疼痛能反映可矫正的(如过度使用、不稳定骨折)和危险的情况(上升的脊髓空洞)。在评估这些抱怨时与内科医生合作是非常必要的。在一些病例中,脊髓损伤后疼痛通过生理、医药和外科干预等方法均不能明显改善。

确定因果关系非常难,因此社会心理因素无法解释与这类或其他类人群的慢性疼痛有关。枪伤造成患者的脊髓损伤后疼痛易恶化,而且主要发生在社会经济水平低下的少数人群。药物滥用是许多脊髓损伤患者起病的因素,康复后回到药物滥用的人的比例也非常高(Heinemann 等,1990)。麻醉镇痛药和其他药物治疗的滥用(如安定)的潜在比例在这个人群中非常高,通过酒精使用甚至滥用来进行自我疼痛的治疗也是一个危险因素,因此需要加以管理。

认知行为和对评估脊髓损伤疼痛的可操作性的策略已经发展起来,治疗方法得到总结,并且在一些病例中得到实施。大多数学者建议使用多方向的评估方法包括自我疼痛测量(视觉模拟评分法,McGill 疼痛问卷)、应对策略、结构式临床访谈法和个性测量。一个综合的评估能够给患有抑郁的脊髓损伤患者提供合适的治疗方法。例如,不同的干预对正在进行的药物滥用问题、家庭压力或者继发的问题有效。最近一篇关于脊髓损伤疼痛的综合循证综述指出抗癫痫药物治疗如加巴喷丁、普瑞巴林可能对神经性疼痛有效,方法学上的研究指出一些从很多其他形式的治疗、运动拉伸的形式、外科手术、针灸和认知行为干预同样有少量的作用。一项集合教育、认知行为干预来治疗脊髓损伤患者神经性疼痛的随机对照试验,经过12个月的随访证明有效。尽管如此,缺乏Ⅰ类结果的治疗有效性,临床医生只能使用其他慢性疼痛人群中被证明有效的疼痛治疗技术经过修正后来治疗脊髓损伤疼痛。可操作学习技术旨在修改加强环境中的依从性,对抑郁或焦虑的认知行为和药物疗法、家庭支持治疗、放松训练、生物反馈疗法和催眠法对脊髓损伤疼痛治疗都会有帮助。目标设立、问题解决、自信和其他技能的训练、物质滥用的治疗,甚至包括性功能障碍的治疗、综合考虑适应和将来计划的心理咨询同样对患有脊髓损伤疼痛的患者有所帮助。

(四) 酒精和药物滥用

酒精滥用通常对脊髓损伤患者来说是个令人烦恼的问题,它影响了很多的结果包括疼痛、褥疮的发展、不良的功能恢复和一系列损伤的危险。居住在社区的脊髓损伤患者的酒精滥用的比例估计达到21%。这个不断增高的比例反映了在脊髓损伤前的饮酒问题,有研究证据表明35%～57%的患者在受伤前有酒精滥用现象,一个因素就会造成脊髓损伤患者的病情无明显改善。因此,急性损伤后住院治疗的护理和康复实际上成为一种解毒治疗手段。大多数的脊髓损伤康复计划都把患者分成心理教育小组来处理患者物质滥用的问题,但是患者的接受度可能各不相同。一方面,患者对喝酒问题明显否定,或者他们感觉自己不需要治疗,因为他们已经节制喝酒好几个星期了。另一方面,他们这种行为的严重后果和对更严重的酒精依赖所导致的生活问题的感受导致患者对损伤后生活的改变有心理准备。在不同改变的阶段使用动机性访谈、干预技术来促进患者康复的动力的方法,根据证据显示在其他的残疾组中也有效。而且,在逐渐增加的短小紧凑的康复过程中,经过证明这种特殊的简洁的方法比那些正式的治疗方法更加有效。评估和治疗的具体内容将在本书中第14章进行详细介绍。

药物滥用的评估是非常困难的,因为数据来源于自我报告或者问卷调查。跟其他的熟悉的问卷调查不同,此类评估缺乏确定或者排除数据的标准从而数据不可靠。因此,对脊髓损伤患者的违法药物使用和滥用的情况,尽管一些研究提示了发病率的上升,但我们仍然很少知道具体的情况(Heinemann 等,1990)。许多常见的药物滥用的筛查设备有显而易见的项目情境(如密歇根州酒精筛查),资料有自我报告偏倚的可能。因此在收集准确数据时,应建立更加精细的、可信任的情境或问卷量表。

除了损伤前后的非法药物滥用,临床医生需要警惕处方药物滥用的可能性。这样的治疗如安定(经常用于痉挛的治疗)、疼痛的麻醉类苏醒药、抗焦虑药和其他的精神调节药物都有滥用的可能性。除有效的中枢性疼痛治疗外,治疗临床医生经常遇到病人要求开具强麻醉药来治疗疼痛的情况。如果这样的事情发生了,部分患者会出现药物耐受,甚至是需要解毒治疗。

(五) 性活动

也许脊髓损伤人群中男性占主导地位,所以很多文章关注男性的性功能,比女性的要多很多,尽管这样的形势已经改变。根据神经学方面的损害的程度,脊髓损伤对性生理或性行为的机制有不可估量的影响。评价和治疗的重要目标是恢复日常功能中正常的性生理和心理方面的最佳适应和调节。

对男性而言,脊髓损伤后出现精神性的勃起功能障碍(单独的勃起是被心理或非触觉所唤起)是很有可能的。Bors 和 Comarr(1960)在一组大样本的案例中研究上行和下行运动神经元对反射性勃起和心理性勃起作用的关系(自发勃起通常出现在没有性刺激的接触的情况下),但是,性交过程持续时间长的证据还不够充分,射精和精神性勃起不在这一组内。完全性下行运动神经元损伤的男性有可能出现精神性勃起,但是反射性勃起消失。大约 1/5 的人能出现射精。临床医生无法准确预测男性不完全性下行运动神经元损伤导致的勃起反应和射精的影响,生育仍然成为问题。如果性交过程中出现射精,精子的生存能力和质量通常比较好。电射精和体外震动来提取精液,然后通过人工受精来正常怀孕的方法取得了一些成功。19 世纪 60 年代到 70 年代可膨胀的固定的阴茎假体是改善勃起功能障碍的主要手段,近年来,体外真空装置和注射的方法成为可能,使用包括口服、经内尿道、经皮等系统的治疗。最近的观点表明,临床医生首选口服药物治疗,当口服药物治疗无效时,才使用更多的侵入治疗手段,如注射和移植。尽管支持他们自己文章的数据有很多,但较少有文献关注这些干预措施后的性满意度。Sipski、Alexander 和 Gomez-Marin(2006)进行了一项关于脊髓损伤后男性的性反应的实验室研究,他们发现性刺激引起的心率和血压的生理变化与正常男性相似,同样也认为患有不完全性脊髓损伤的患者自诉性高潮的频率比那些患有低位运动神经元损伤的患者的频率要高,这些研究工作者的数据证明脊髓损伤的男性的性高潮比以前认为的要更多,而且性高潮能在没有射精的情况下发生。

对女性而言,性生理与男性的情况相似,包括阴道润滑(与勃起类似)和子宫、阴道的紧缩(与射精类似)。Sipski、Alexander 和 Rosen(1995)使用一项特殊的实验方法证明脊髓损伤的女性能达到性高潮。脊髓损伤的女性的一部分生理学变化与正常女性的相同。但是,Jackson 认为参与性交能稍微减少后损伤,自诉的性高潮能明显减少后损伤。这两项研究发现事实上部分脊髓损伤后的女性有通过自身或其他的刺激技术来改善性反应或性体验的可能性,虽然这在控制的对象中没有被证实。这样的结果同样适用于脊髓损伤后的男性。

脊髓损伤后的女性的激素和月经周期暂时性被破坏,强调需要恰当的生育控制的心理咨询。相反,在缺乏信息、丧失盆腔知觉和缺乏早期的损伤后的经期保健的情况下,许多脊髓损伤后的妇女错误地结束了妊娠,导致她们无法再次怀孕。只有主张在妊娠和分娩时经过对脊髓损伤熟悉的产科医生的特殊细心的随访观察术后并发症后,才可能出现怀孕的成功。

关于心理学家对性功能障碍治疗的作用可以包括从被动教育到主动进行性治疗等各个方面。无论如何,担任性教育的角色,需要在康复领域有许多不同的专业背景知识。康复心理学家需要熟悉这些话题,那样就能在话题展开讨论时坦然地和患者进行直接的交流。心理学家参与到教育患者的一个重要作用是阻止性传播疾病(STDs)的传播,因为性传播疾病的一个普遍症状是不适感,而脊髓损伤患者可能感觉不到,所以在男性和女性中性传播疾病可能很难觉察出来。对脊髓损伤的患者而言,他们需要对自己的性角色进行探索和重新定位,因此心理学家的教育作用就显得非常重要。

社会技能训练能帮助脊髓损伤患者与其他人接触时更轻松自如。对其他阻碍性角色的重新适应的社会心理的问题,其合理的评估和治疗正在进行过程中(如抑郁、药物滥用、膀胱直肠损伤等)。

脊髓后损伤的性活动已经在被广泛地研究中,有很多优秀的文本和视频音频资源来帮助康复心理学家在这个领域中变得更加睿智和高效。正式的性咨询的训练和治疗同样有效(如美国性教育者协会,咨询者和治疗者)。

四、干预策略

这里没有足够的空间来对脊髓损伤后患者所有的可能的干预方法进行讨论。Trieschmann(1998)总结了对这类人群的有效的干预治疗的文献,我们只简短概括独特的特点、问题和建议已经成功的方法,即当对脊髓损伤患者提供干预服务时的康复环境。

许多患者在急性脊髓损伤的开始阶段抵触或者不情愿积极参与心理干预治疗,许多临床医生可能遇到这些问题。从病人的角度出发,他们最开始在康复医院治疗的原因不是治疗心理健康,而是想获得最大的生活自理能力。综合上述的事实,许多患有脊髓损伤的男性都缺乏自我反省的能力。就像心理学家看到的那样,许多患者在这些要求得不到满足的时候,会出现羞辱感。为了避免羞辱感,发展相应的服务模式,如常规地把所有的住院病人转诊到心理学家那里进行治疗,心理学服务作为所有康复过程的一部分,这样形成常规转诊模式后,能帮助患者减少羞辱感的过程和减少抵抗治疗的情况发生。传统的围绕患者自知力的心理治疗,不管是个体的或者团体的治疗,都没有纳入常规康复治疗中。

(一) 教育心理学方法

Trieschmann(1988)发现结构式的教育心理学团队经常会遇到急性脊髓损伤

的患者。在这些方法中,都是结构化的、有自知力的、情感为中心的,是每一组脊髓损伤患者必须面对的现实话题。后来团体讨论成了信息教导式模式。在同辈应对模式中,一个有经验的脊髓损伤患者的出现对讨论是非常重要的,家庭成员也能被邀请参加,会议通常由康复小组进行引导。心理学家的角色包括组织团队计划表、组织讨论和为康复的每一阶段提供信息帮助。由于近年来减少了住院康复时间,许多康复的阶段需要重复循环。许多这类关于脊髓损伤的话题包括性活动、生殖问题、社会技能和辅助残疾人的设备、残疾人的立法、建筑学的和态度的障碍、旅行、娱乐机会、个人护理人员的管理、膀胱直肠功能、饮食、皮肤护理、药物治疗和滥用、物质滥用。

康复初始阶段,心理学家合理的目标应关注于病史的评估、个性和行为模式、建立融洽关系和上述已提到的教育心理学过程的参与。如果这些目标都达到了,脊髓损伤患者或者家庭成员在出院后出现问题时更希望能联系到心理学家。这能在更广的范围内使患者与心理学家合作,或者把患者转诊到患者所在社区的独立的生活中心或心理健康中心。

间接干预措施在康复小组成员的心理咨询中也会出现。他们通常花更多的时间与脊髓损伤者或他们的家庭成员共处。因此,康复小组更可能面对限制进步的行为或情感障碍问题。使用行为管理方式和提供应对情感障碍的反应或情境的引导是非常重要的。

(二) 应对和认知行为干预

认知行为疗法通常对一系列情感障碍进行管理的心理干预,包括抑郁、焦虑和适应障碍。脊髓损伤患者对许多新的事物不确定且担心将来的情况,如果患者相信这些情况能得到控制,他们更倾向于以解决问题的方式来促进应对和适应。如果认为脊髓损伤无法改变,对应地他们会有较低的期望值,这样反而会对适应有影响。Trich 和 Radnitz(2000)发现脊髓损伤后出现 6 种认知扭曲,包括对自己和他人的过度否定、损伤后的自我价值的否定、期望排斥他人和不足的方面、期望持续失败、过度的个人权利欲的发展、过度脆弱感。

Craig、Hancock 和 Dickson(1999)提倡为改善脊髓损伤患者的情感关怀而进行基于团体认知行为疗法,他们使用了非随机化的对照试验后,发现在康复期得到团体的认知行为疗法后的住院率比对照组更少、而自我报道的适应比对照组要高。Kennedy、Duff、Evans 和 Beedie(2003)评价了脊髓损伤后患者基于团体的应对效率训练计划,目标在改善适应和增强合适的应对。这些干预措施包括引导小组讨论、解决问题的实际训练和评价训练。它每个课时是 70~75 分钟,一星期 2 次,每一个小组由 6~9 人组成,在配对试验中对照组参与人数为 85 名,实施干预的处理组的抑郁和焦虑的发病率有明显的下降,尽管没有证据显示应对的类型发生了改变。这些改善措施旨在改变参与者对损伤结果的负性评价和增加社会公认的可管理性的概念。

(三) 同辈心理咨询

通过模范和情感的支持,有相同损伤的同辈或个人的暴露被认为对适应脊髓损伤有益。这些暴露通过和其他患有脊髓损伤的人一起接受康复治疗时发生。更多正式的与提供信息或者心理咨询的同辈交往,融入到康复过程中即有目的有计划的方案中。在有经验的同辈的群体形式中进行关于独立生活的话题讨论已经部分实现了。脊髓损伤的成年人在康复中的团体学习有提供同辈支持和分担问题的机会,减少分离感和增加激励的作用。尽管如此,一对一的同辈咨询还是这种服务最常见的模式。通常这些服务是在自由生活中心的社区中进行,而且同辈是经过定位和训练后成为的一名同辈心理咨询师。

同辈心理咨询的时间是另一个令人感兴趣的话题。心理学家已经在决定介入同辈心理咨询师的最佳时间,心理学家在一些设置中可能会概括或询问同辈心理咨询师们以优化这类干预措施,使其与心理学护理更好的协调。

五、职业和教育的问题

对年轻人来说,学生是一个重要的社会角色。对于刚离开学校的毕业生而言,开始工作就变成一个卓越的社会角色。这些角色的参与,比那些既不是学生或非失业的人来说,是与患脊髓损伤的成年人的优越的社会心理适应相关的。然而,并非所有的研究都表明脊髓损伤患者的心理功能和就业有明确的关系。

大部分脊髓损伤的儿童都能上学,因为联邦法律的存在(主要值得注意的是1973 年《康复行为》第 504 节, P. L. 94—142),主流是许多儿童在常规的教室里,有随时提供的各种各样的活动空间和附带的服务。心理学家可作为提倡者,可以教授患有脊髓损伤的儿童及他们的家人关于特殊教育的过程和适用的法律。而且,心理学家给学校提供学术性调解和重新融入社会的方案。心理学家有时会和老师讨论怎样重新介绍儿童从教室到社会环境的方法,例如使老师或者儿童以事实为重的方式讨论脊髓损伤。

脊髓损伤的儿童通常在学习上都表现良好。在一项研究中,老师和学生按照脊髓损伤的学生的学习表现来分类,比他们的同学们都表现好,他们的平均等级均数在总分 4 的比例中得到 3.05 分,45％的学生都包括在质量最好的那四分之一的学生中,18％在其他的四分之一的学生中。脊髓损伤的高中生中,82％考入大学,而没有残疾的同学中上大学的比例为 56％。这与同一项对就业数据的研究惊人地相似,71％的患有脊髓损伤的大学毕业生都成功就业,但是,没有高中毕业或者更低学历的年轻人成功就业。那些在儿童时期脊髓损伤的人获取高中毕业后的教育比那些在成人时期脊髓损伤的人要高很多,一项研究显示数据是 22％。此外,每年脊髓损伤的学生平均死亡 23 人。

在幼年时期出现脊髓损伤白种人中,寿命更长、较少有严重的损伤,拥有更多教育时间是他们在出现脊髓损伤后就业率高的预测因素。教育是脊髓损伤后一个持续的最重要的预测因素之一,而且高中后的职业训练对提高脊髓损伤患者的就业机会至关重要。一项应用大量国家样本的研究发现男性患脊髓损伤后 10 年达到就业率高峰 32%,女性患脊髓损伤后 11 年达到就业率高峰 33%。少数民族总体上比白种人的就业率要低。

Crewe(2000)发现,职业性心理咨询、早期的工作经验和对有价值工作的强烈的伦理道德导致了脊髓损伤后的高就业率。职业教育计划的完备性能增加成功就业的可能性。但是,不幸的是,很少脊髓损伤的年轻人得到了职业规划、职业教育和在校期间在社区兼职的工作经验。而且,单独通过学校实施职业教育无法充分满足有竞争力的工作的需求。对成年人而言,在院外接受国家职业康复服务的脊髓损伤人数占到 45%,并在此后逐渐减少。

对针对脊髓损伤护理的心理学家而言,他们经常做职业兴趣测试,讨论获取需要的技能的方法。一方面,这个初步的职业心理咨询向人们验证和传达了脊髓损伤后重新工作是可行的。在某种程度上,促进高中后教育和职业的生产力可能受特殊的脊髓损伤患者的心理特征所影响。Chapin 和 Kewman(2001)发现与就业有关的心理因素主要包括乐观、自尊、成就定向和榜样的应用,而环境因素主要包括货币奖励、约束、机会和住宿。Schonherr, Groothoff, Mulder, Schoppen 和 Eisma(2004)发现重新开始工作的积极期望与脊髓损伤后就业相关。与普通人群比较,脊髓损伤后的男性更加内向,更加喜欢蓝领工作而不是白领工作,因为白领工作需要更多的人际交往,很少参加实在的体力劳动。这种兴趣格局与有生理限制的人如脊髓损伤患者能从事绝大部分的工作有分歧,强调教育和职业规划,以有更多成功的职业机遇。

提供的就业途径的使用和辅助工作技术对脊髓损伤的患者而言可以超越所有的就业障碍,对工作的成功非常重要。辅助技术将在本书第 16 章详细介绍。保留工作的服务,如高风险工人的身份识别、雇员提出适应要求的准备,可能特别有效。Chapin 和 Kewman(2001)证明增长的乐观的发展可以提高脊髓损伤患者的就业,他们难以克服的就业障碍的观念需要减少。促进脊髓损伤患者重返损伤前工作的政策提高了他们的就业率。使用同伴积极的影子模范作用同样可能改善脊髓损伤患者的就业率。

六、儿科学

5 岁前患有脊髓损伤的男性和女性分布相同,但是随着年龄的增长,脊髓损伤的男性的比例逐渐增大。和成年人比较,0~16 岁的未成年人多数都由于车祸而受伤,这个比例从 1973 年到现在都一直在增长。运动、暴力和医疗并发症作为青少年(12~21 岁)脊髓损伤的病因比例比成年人要高。DeVivo 和 Vogel 同样发现 13 岁前发生的截瘫和完全脊髓损伤的儿童占有很大的比例。尽管如此,在年长的未成年人中,机动车车祸导致颈椎水平的损伤更多见。在 19 岁前发生脊髓损伤的人群中,导致死亡最常见的原因是呼吸系统疾病(13%)、心脏疾病(10%)和自杀(9%)。

适应问题的危险因素和那些患有慢性疾病和残疾的普通儿童类似。这些危险因素包括脊髓损伤前的心理状况、家庭压力和较低的凝聚力。

和患有残疾和慢性疾病的儿童的普通文献一致,根据脊髓损伤儿童的定性研究,Parnell(1991)发现几种心理障碍的缓冲方法,包括家庭支持、家庭内部适应疾病的应对类型、健康的脊髓损伤前人格类型、积极的损伤前同伴关系、良好的损伤前学习表现、经济状况、提供必需仪器的能力、社区人群的接受和支持、损伤前的娱乐方式、保持住院期间和重返学校的受到教育的能力和住院期间和朋友保持联系。例如,家庭成员创伤后的应激程度会对脊髓损伤的儿童的功能独立性造成影响。社会和环境作为生活质量结果的决定性因素,其重要性同样被由呼吸机辅助呼吸的脊髓损伤儿童所证实。

伴随脊髓损伤成长的儿童的运动功能受损可能会影响好奇心和启蒙教育。24%患脊髓损伤的未成年人中,出现父母溺爱和过度保护的问题。Lollar(1994)评估了 145 例患有脊髓损伤的儿童和未成年人(平均年龄 15.9 岁)的认知功能,尽管他们总体上拥有更高的智商和更好的心理承受能力,但是他们的社会感知力和判断力仍然很贫乏。Warschausky,Kewman,Bradley 和 Dixon(2003)讨论了脊髓损伤的儿童怎样因为社会羞耻感而出现社会融入困难的危险。尽管出现这些困难,18 岁前出现脊髓损伤的成年人中有 32%获得大学文凭、57%找到工作、65%独立生活,还有 20%已经结婚。

旨在促进教育和提高特殊的社会技能的心理干预,如怎样进入同伴间的互相交往,以及怎样积极的应对来自同伴的嘲笑和回避,这是一个重要的治疗目标。行为干预同样被用来处理脊髓损伤儿童面临的其他的问题,包括叛逆和焦虑。行为疗法和抗惊厥药物也用来治疗自残行为,因为自残行为可能继发于感觉迟钝。

七、总结

开始从事脊髓损伤患者的康复工作的经过传统训练的心理学家们,会有机会使用他们必须掌握的康复知识和技能,来进行脊髓损伤的所有评估和治疗手段。他们在脊髓损伤患者人群的心理健康领域会遇到很多问题,如抑郁、焦虑、自杀和物质滥用。尽管如此,治疗脊髓损伤的特定方法也需要改进,例如慢性疼痛(见本书第7章）、性功能失调的神经学的和继发疾病的评估和治疗。心理学家们都必须谨慎小心，因为他们自己的治疗干预不是最佳的方法。同辈心理咨询或独立生活中心可能起到更重要的辅助作用。随着脊髓损伤后时间和患者年龄不断变化，干预措施相比传统的心理健康领域而言不断变化，脊髓损伤的适应可能是要终生都面临的问题。

医疗保健的补偿和分配的改变被看作是威胁和机遇并存，这种威胁与住院时间的减少、看似没有终点的服务（包括心理服务）、没有第三方政党的护佑和补偿较少而经过传统的方法无法获得充足的服务有关。当面对这些趋势时，设计确实有效、思路清晰、物有所值、能在其他临床医生中传播评估和干预方法成为一个巨大的挑战。通过临床心理学家非传统的和低成本的指导，远程医疗进入社区、其他远程的服务的提供是今后探索研究的方向。而且，对于曾经拥有健康的脊髓损伤患者，比起提供传统的心理服务，心理学家能更好地在行为医学上给自己定位，这与建立持续的创新有效的方法来防治影响生活质量的继发疾病，更好保持健康的需求相一致。

尽管能与脊髓损伤患者合作的高效率和受到良好训练的临床医生的需要不断增长，但是对临床脊髓损伤研究者的需求更加迫切。心理学家在评估他们干预方法的疗效方面已经处于落后。在对医疗保健实践和结果的不断精细研究的年代，那些无法证明其干预有效性的数据的医疗保健计划都是不被重视的。他们的康复小组同时执行了这个研究，心理学家比大部分临床医生都表现要好。尽管要为之付出很多努力，心理学家的临床干预研究必须采取严格且紧迫的措施来保护这个有价值的领域及脊髓损伤患者的康复和终身关怀。

（夏亮译，朱霞校）

参考文献

Ackery, A. , Tator, C. , & Krassioukov, A. (2004). A global perspective on spinal cord injury epidemiology. Journal of Neurotrauma, 21, 1355 - 1370.

Bird, V. G. , Brackett, N. L. , & Lynne, C. M. (2001). Reflexes and somatic responses as predictors of ejaculation by penile vibratory stimulation in men with spinal cord injury. Spinal Cord, 39, 514 - 519.

Colville, G. A. , & Mok, Q. (2003). Psychological management of two cases of self injury on the pediatric intensive care unit. Archives of Disease in Childhood, 88, 335 - 336.

Elliott, T. R. , Kurylo, M. , Chen, Y. , & Hicken, B. (2002). Alcohol abuse history and adjustment following spinal cord injury. Rehabilitation Psychology, 47, 278 - 290.

Frank, R. G. , Elliott, T. R. , Buckelew, S. P. , & Haut, A. E. (1988). Age as a factor in response to spinal cord injury. American Journal of Physical Medicine and Rehabilitation, 67, 128 - 131.

Heinemann, A. W. , Mamott, B. D. , & Schnoll, S. (1990). Substance use by persons with recent spinal cord injuries. Rehabilitation Psychology, 35, 217－228.

Judd, F. K. , Stone, J. , Webber, J. E. , Brown, D. J. , & Burrows, G. D. (1989). Depression following spinal cord injury: A prospective in-patient study. British Journal of Psychiatry, 154, 668－671.

Kennedy, P. , Duff, J. , Evans, M. , & Beedie, A. (2003). Coping effectiveness training reduces depression and anxiety following traumatic spinal cord injuries. British Journal of Clinical Psychology, 42, 41－52.

Krause, J. S. (2004). Factors associated with risk for subsequent injuries after traumatic spinal cord injury. Archives of Physical Medicine and Rehabilitation, 85, 1503－1508.

Selser, M. L. (1971). TheMichigan Alcoholism Screening Test (MAST): The quest for a new diagnostic instrument. American Journal of Psychiatry, 3, 176－181.

Tate, D. G. (1993). Alcohol use among spinal cord injured patients. American Journal of Physical Medicine and Rehabilitation, 72,192－195.

Wegener, S. T. , & Elliott, T. R. (1992). Pain assessment in spinal cord injury. The Clinical Journal of Pain, 8, 93－101.

Yezierski, R. (1996). Pain following spinal cord injury: The clinical problem and experimental studies. Pain, 68, 185－194.

第2章　截　肢

Bruce Rybarczyk, Jay Behel, and Lynda Szymanski

　　虽然截肢是最普遍存在的残障之一,但由于美国近50年来假肢技术的发展,截肢患者已经基本不被公众所察觉。然而,最近急剧上升的截肢率可能会使公众见到截肢患者的机会增加。事实上,公众对待截肢患者的认识不断改变,部分原因是媒体对假肢技术的发展和美国军方人员受伤截肢后的康复经历的报道。迄今为止,在伊拉克战争中,美军截肢人员的比例比过去任何一次军事冲突还要多一倍(Glasser,2006)。

　　根据最新估算,在美国成年人中有190万断肢人群。在2000年,有82 000人(约占截肢人群90%)为下肢截肢,最主要的病因是周围血管性疾病,多由2型糖尿病导致。在美国,随着人口增多、老龄化及肥胖的流行,与糖尿病及其导致的周围血管性疾病相关的截肢发生率将在2025年成倍甚至三倍的增长。目前,截肢人士年龄大部分在65岁以上,未来几年这种残障将更加影响患者的晚年生活。

　　截肢患者人群有很高的死亡率,40%～60%的下肢截肢者在手术后2年内死亡。大多数死亡发生在那些并发多系统疾病和心脏并发症的老年人身上。此外,截肢患者失去单侧腿后,2年后对侧腿丧失功能的风险是15%～20%,4年后则达到40%(Cutson和Bongiomi)。

　　虽然截肢群体众多,但是直到最近,康复心理学文献仍缺乏对截肢群体的关注。具有讽刺意义的是,康复心理学新兴领域中的第一篇文献是研究战后退伍老兵截肢手术后处理适应问题的。在截肢经验方面的专业研究数量相对有限,很可能与国家科研经费的优先次序和医学中心研究者针对此类人群了解有限等因素有关。经过初期的住院治疗和门诊康复,大部分截肢患者在假肢门诊接受截肢相关服务。幸运的是,在过去十年中的大量国际研究中,无论从理论上的定量研究,还是从设想方面的定性研究,都在处理解决心理调适和疼痛的问题。本章会重点阐述自2000年以来该内容的新进展。

一、截肢患者的心理调适

　　虽然对截肢者来说,各种形式的应激是必然反应,而实际上其反应程度从巨大的心理困扰到很少甚至没有心理适应问题。事实上,随着时间的推移,大多数的截肢者做了成功的心理调整,截肢生活已经被患者所接受,并不觉得这有什么异样。

然而,研究发现大部分截肢者经历过精神痛苦症状,其抑郁症的发生率约为21%～35%。最近,一次目前为止最具代表性的和最大样本量的分组电话调查发现,914例截肢患者中28.7%有明显的抑郁症状。截肢患者抑郁症的发病率是正常人群的2～3倍,但与门诊慢性病患者相当。

临床观察表明截肢患者焦虑症比抑郁症少见,这也许与临床调查人员研究焦虑症比抑郁症少有关。最近一项对截肢多年的英国老年退伍军人的调查研究发现,其中16%的人患有中度或重度焦虑。显然,焦虑症的患病率应在未来调查研究中予以评估。

即使在临床上没有出现明显的抑郁或焦虑症状,截肢患者在患病初期也会经历情感上的失落和脆弱。一项对近期截肢患者的研究发现,截肢患者极易出现悲伤(62%)、焦虑(53%)、哭泣(53%)和失眠的情绪(47%;Shukla, Sahu, Tripathi 和 Gupta, 1982),受这种程度的损伤或身体变化影响,出现的情绪和反应是一种正常的表现。

截肢的调适因素

我们很难预测患者对截肢的反应,但有些因素在预测和了解调节反应方面是有价值的。表2.1列举了截肢患者适应的各种因素,并对每种因素进行了分级。值得重视的是 ,如疼痛、创伤病因,限制活动等生理因素在截肢的康复过程中远比心理和社会因素简单。通俗地讲,对残疾人来说,最不重要的是残疾本身。下面的内容将更加深刻细致地讲述这些因素。

1. 截肢的相关因素

截肢后时间长短似乎是心理调整的一个重要的变量。一般认为致残后的心理调试会随着时间的推移而改善,但仅有少数实验研究支持此观点。到目前为止,研究并没有发现心理调适与截肢后时间长短存在显著关系。同样,最近一项全国调查表明,当控制其他因素时,截肢后时间的长短对于抑郁症的影响并不明显。

在临床工作中,我们发现了一部分患者在截肢初期心理感受无异常变化,后来他们才会因截肢而感到悲痛。这与一项针对截肢老年人所进行的回顾性研究结论是一致的,研究发现只有23%的参与者认为截肢初期是最令人沮丧的时间段。这些作者提到在截肢前,很多老年人当得知失去一条腿的可能性增加时,出现了"预期的悲伤"。有时,最消极的反应出现在当患者装有假肢,发现假肢的功能并不能满足他们的期望时发生。

表 2.1　诱发截肢患者抑郁症的潜在因素

因素	研究证据	支持该证据的研究	重点内容
医学的： 　截肢的原因 　截肢后时间 　幻肢痛 　残肢痛 　后背痛 　医学共患病	中度 轻微 很强 中度 很强 中度	Darnall 等，2005 Livneh, Antonak 和 Gerhardt，1999 Katz，1992；Pell, Donnan, Fowkes 和 Ruckley，1993；Gallagher, Allen 和 MacLachlan，2001 Darnall 等，2005 Darnall 等，2005	外伤性截肢导致了其他相关风险的增加。一些研究表明距离截肢的时间越短，需要适应的问题越多，但更进一步的对照研究却不支持这种说法
残疾 　截肢的程度和数量 　活动限制	没有 中度	Williamson, Schulz, Bridges 和 Behan，1994	活动限制＝截肢后自我照顾、他人护理、工作、娱乐和/或社会交往的限制
统计因素 儿童与青年相比	中度	Atala 和 Carter，1992	在实际学习中，儿童比青少年适应性更强
老年与青年相比	中度	Dunn，1997；Frank 等，1984；Livneh 等，1999；Williamson 等，1994	在这些研究中发现老年人比青年人更少有对身体形象的困扰，患焦虑症、抑郁症的可能性也更低
性别： 　婚姻状况 　教育程度 　财富地位	轻微 中度 中度 中度	Kashani, Frank, Kashani 和 Wonderlich,1983 Darnall 等,2005 Darnall 等,2005	某研究发现，男性比女性更少患抑郁症。离婚或分居增加患抑郁症的风险。学历越低患抑郁症的风险越高。"接近贫困"比贫困或不贫困有更高的患病的风险
个体的： 社会耻辱感 脆弱感 社会支持度 截肢相关身体形象和公众前 自我 　意识 积极应对 解决问题 寻找积极意义 乐观	中度 中度 中度 很强 很强 很强 中度	Rybarczyk, Nyenhuis, Nicholas, Cash 和 Kaiser，1995 Behel, Rybarczyk, Elliott, Nicholas 和 Nyenhuis，2002 Rybarczyk 等，1992；Rybarczyk 等，1995 Desmond 和 MacLachlan，2006b；Livneh 等，1999 Gallagher 等，2001；Dunn，1997 Dunn，1997；Dchulz，1992	

注意：以上研究依据的强度等级是定性的，大量有论据的研究支持上述观点，但这些研究也有些区别。

另一个可能在截肢后心理调整中发挥作用的是医学相关因素(如先天情况、癌症、糖尿病、血管疾病、战伤或精神创伤)。尽管一些研究并未发现引起截肢后心理适应不良的特别诱因,但由 Darnall 等做的调查(2005)发现,精神创伤相关的截肢患者更可能表现出抑郁症状。类似的是,近来由精神创伤引发的截肢患者创伤后应激障碍(PTSD)的抑郁症患病率较高,而那些无精神创伤的 PTSD 截肢者患病率却没有提高。作者推测可能会引起截肢患者精神压力的是 PTSD,而不是截肢本身。

在血管相关的截肢病例中,截肢后的生活质量确实能够提高,尤其是已有多年慢性血管性疾病疼痛史或为了保留肢体而反复实施手术的病人。非手术治疗糖尿病继发的足溃疡通常需要数月的减肥并延长卧床休息时间,这会引起患者的无助与失落感。的确,一项针对糖尿病患者截肢后的研究,发现他们比糖尿病继发慢性足溃疡的对照组适应性更强。

2. 疼痛因素

疼痛,几乎是截肢后普遍存在的情况,可以表现为截断的肢体的疼痛(如幻肢痛)、手术切口痛、肌肉痉挛及残肢的其他不适(如残肢痛)及身体其他部位的疼痛,比如通常由截肢后移动拉伤引起的患肢后部或对侧肢体疼痛。以一项对全国范围内 914 名截肢患者的调查为例,Ephraim (2005)发现 95% 的被调查者经历过疼痛,一半以上被调查者体验过不止一种疼痛。

关于幻肢痛(PLP)与截肢后适应困难的关系已有详细研究。PLP 是断肢的疼痛感受,它的患病率从 60%～90% 不等。PLP 的特征多种多样,但普遍被描述为间断的痉挛或灼烧感。成年人的 PLP 可以是持续或者间断性的,经常在术后六个月内发生,在那段时间里疼痛的频率及强度上会持续减弱。PLP 持续超过六个月常转变为慢性,且难于治疗。

尽管 PLP 的病理生理机制并未被完全阐明,但在 90 年代就已出现关于 PLP 中脑皮质重建作用的研究(Birbaumer 等,1997)。确切地说,研究已经证实多数人在截肢后躯体感觉皮质中枢出现重构。实质上,支配失去肢体的脑皮质"空间"已经被身体的其他部位所代替。随后的研究证实观察到的重建有相当大的个体差别。尽管早期研究者认为更大的神经可塑性会减轻 PLP 的症状,但随后的研究(如 Flor 等,1995)则坚持认为高水平的皮质重建与更严重的 PLP 有相关性。基于这个发现,Birbaumer 与同事猜测 PLP 与皮质重建可能共同参与某个过程,针对皮质重建的介入干预治疗也许会演变成为一个重要的治疗途径。

许多与 PLP,尤其是慢性 PLP 相关的医学与社会心理方面的危险因素已被发现。Dijkstra(2002)观察到 PLP 风险的增加与以下因素相关:① 截肢前疼痛,② 持续的残肢痛,③ 双侧截肢,④ 下肢截肢。人们也已经注意到 PLP 在血栓继发截肢的患者中更为普遍(Weiss 和 Lindell,1996)。

Gerhards (1984)发现得到越多社会支持的患者患 PLP 的几率越小,而且

Hanley 等(2004)观察到社会支持采取的方式很重要。特别是他们注意到截肢后1个月得到良好、普遍社会支持的患者将会有很好的适应性,以及在接下来1~2年内出现的疼痛困扰较少。然而,接受过多以疼痛为重点的社会支持的患者会有较差的适应性,将来也会有更明显的疼痛感。

在情感方面,PLP 显然与抑郁症有着重要的因果关系。Darnall 等(2005)发现对 PLP"有点烦恼"或"相当烦恼"的截肢患者中抑郁症患病率相当于那些"无烦恼"患者的三倍。后背痛和残肢痛同样与抑郁症相关,Vander Schans 等(2002)发现持续性 PLP 患者的健康相关生活质量(如健康观念、生理功能、社会功能和角色限制)比较少或没有 PLP 患者差。Whyte (2001)通过一个有趣的对比发现,疼痛相关的障碍对截肢患者抑郁水平的影响比疼痛本身更大。此外,Whyte (2004)发现持续性 PLP 患者中灾难恐惧念头与残障之间有密切联系。

3. 障碍因素

我们通常认为越严重的身体缺陷会导致越差的心理调节能力。因此,与膝关节以上截肢甚至是双侧截肢相比,膝下截肢的损伤程度大为降低;然而,一些研究发现截肢程度与情感调节没有关联。Williamson 和 Schulz (1994)对比测试了行为约束的自我评估与截肢适应之间的关系,他们发现行为约束与抑郁有着更大的关联程度,而其他一些测试显示损害程度(例如截肢水平)与情感调整没有直接关系。根据他们的见解,对个体的认同感和自身价值感(例如生活自理,他人关怀,工作,娱乐,友谊)所必需的活动受到威胁时,他可能会感到很沮丧,并处于抑郁的高风险状态。

4. 发展因素

特定年龄阶段的患者所面临的社会心理问题因对截肢的心理调整不同而受到不同程度的影响。当其发生更严重的后天残障情况时,心理调适是不断变化的。我们依据过去患者的截肢经验,严密观察了各个不同年龄阶段的具体情况,包括儿童期、青春期及成人期。

儿童及青少年:在美国,儿童及青少年的截肢将近1/3继发于外伤。在1990年到2002年期间,美国大约有111 600例外伤急诊治疗的儿童及青少年需要截肢。然而,过去13年的回顾研究发现,外伤引起的截肢病人有所减少,可能与公共卫生部门对事故预防的重新重点关注有关。大多数的局部截肢(例如一根手指的部分移除)发生在两岁以下儿童群体(43.8%),而完全截肢(如移除一肢)多发生在青少年群体(70.2%)。

总的来说,研究表明年幼的孩子在面对截肢所带来的影响时表现的尚可,随着年龄增大会变得越来越难以适应。在一篇综述中,Tyc (1992)指出了一些有助于截肢儿童积极心理调整的因素,包括家庭凝聚力,良好的社会支持和较少的家庭矛盾,此外,较高的日常生活压力,父母的抑郁情绪及医疗问题会导致截肢儿童心理调整较差。

青少年通常有独特的关注点,影响着他们对截肢的心理调适程度。在成长的某个临界点,他们由于残障而越来越依赖父母。超过一半的青少年截肢患者认为他们的父母过于保护他们,但与此同时也把父母当成是社会支持的主要来源。对身体形象的关注通常是青春期的突出问题。Varni 和 Setoguchi（1991，1996)发现了很多预测截肢青少年如何认识他们的身体形象的因素。这些因素包括从父母、老师、同学得到的社会支持,同事的认同,学术或体育上的辉煌,极少的日常烦恼以及父母间较少的矛盾。那些对自己外观持积极感觉的人往往有着更强的自尊心和更少的抑郁症状。

对儿童及青少年极少有幻肢感觉和疼痛的普遍错误认识,一些研究已经展开争论。Krane 和 Heller 报道了儿童和青少年截肢患者中有幻肢感觉的为100%,有 PLP 大约为83%。他们的研究证实了儿童及青少年中 PLP 的频率和强度随着时间的推移呈现下降趋势,成年人更是如此。此外,本研究还揭示了健康专家低估了幻觉的感受,医学著作中对幻肢感觉和幻肢疼痛回顾性的经验报道仅有一半进行了记载。另一项研究发现42%的儿童和青少年截肢患者有过肢体幻觉,29%有过 PLP。值得注意的是,那些因伤手术、癌症或其他医疗问题而截肢的患者比那些先天肢体缺陷的人有着更明显的肢体幻觉和疼痛现象。Wilkins 等报道了儿童及青少年用来处理 PLP 的主要方法是忽视它(79%)和按摩假肢(29%)。

老年人:几项研究表明,由于假肢的使用需要较高身体条件,老年人在康复训练的几个月内很少使用假肢(如 Cutson 和 Bongiorni,1996)。因此经历过截肢的老年人通常由于身体虚弱和慢性疾病相关问题而变得复杂些。事实上,疾病并发症是导致截肢患者抑郁的一个危险因素。

关于疾病并发症,研究认为老年人常把肢体受损和功能改变视为令人厌恶但相对理所当然的事实,丰富的生活经验能够更有效的帮助他们应对疾病和伤残。三项研究发现部分证据认为年轻患者比老年截肢患者(年龄在65岁及以上)有更多心理调适问题倾向的假说,但其他研究则不认同此假说。

5. 身体形象因素

后天残障需要个体对自身心理和身体评估（如形象)有全面的调整适应阶段,在身体静止、运动或者在运动中的形体表现都需要调整(如身体动态形象)。不论戴或不戴假肢,截肢患者应该适应他们外在的身体形象。尽管许多人对自我认知的复杂转变仅有短暂的轻度痛苦,但是他们身体的改变及伴随着的残障导致了某些消极情绪的加剧。截肢患者可能表现出尴尬、羞耻、甚至厌恶情绪;另一些调查报道显示当戴着假肢的时候他们感到乐观,但他们宁愿看到自己戴假肢的样子或不戴假肢的时候也看着它。

负面的身体形象已经成为抑郁的前兆,降低了由假肢服务专家制定的调整级别,降低了活动水平和总体生活质量。同样的,Williamson（1995)发现活动受限的老年截肢患者在公共场所有较高的自我意识。因为愈来愈多的研究支持身体形象在调整过程中的重要性,截肢的身体形象标准已经得到开发和进一步的验证。

6. 社交因素

截肢个体最常见的社交问题是,周围人视其为整体残疾或认为进行截肢是悲惨的事件。对于残疾个体,能够意识到通常的偏见是消极的和不接受这些偏见往往是一个提升健康心态的途径。在一个早期的调整研究中,Chaiklin 和 Warfield(1973)发现在没有任何心理治疗措施的干预下,那些否认其特殊社会责任的患者,其在康复过程中较难取得好的进展。作者建议患者首先要意识到管理的必要性和结果的不可预测性。

虽然普遍观点表明,受到歧视和羞辱的心理想法是可以调整的,但是我们的研究发现,那些受到歧视的个体更容易出现抑郁情绪,并且他们的判断能力更低。实际上这项研究似乎表明,不管这些偏见是否被个人采纳,患者对于其他人可能持有消极偏见已经适应了。另一种解释是,这些受访者完全地接受别人更多的偏见,因为有抑郁症的残障个体会产生较强的对于非残障人的负面刻板印象和反应。如果是这样的话,对于心理学家和其他专业人员来讲,帮助这些人区分来自他们情绪的消极反应和来自他们截肢的消极反应是很重要的。

在截肢患者心理调整方面,受损的脆弱感看起来似乎是另一种人际因素。人们已经注意到,康复专业人员发现身体残疾的人常常担心暴力、财产犯罪和性侵害问题。截肢患者尤其对个体犯罪经常抱有强烈排斥情绪。他们也报道了一种特别的忧虑(比如有关抢劫)或者对"被欺负"严重担忧。有些人的焦虑比较客观,这让他们采取了适当的预防措施,而另一些人则产生了多余的焦虑,导致过多的回避行为、生活质量下降和健康受损。Behel 等(2002)发现比起没有脆弱感的截肢者,那些宣称他们"容易成为受害者"和感觉到"不能自卫"的人明显有更高的抑郁评分,更易被社会所隔离,被专家降低假肢修复调整等级,其生活质量也更低。同样,威廉姆森表明,截肢老年人之间的脆弱感情和活动受限密切相关,他们在公共场所并没有感觉到舒适。

7. 应对策略因素

最近的调查表明,一些应对策略可以促进截肢者进行积极的心理调整。Livneh 等(1999)发现抑郁和内在的愤怒对积极地解决问题有负面作用,而心理调整和对残障的心理接受有积极作用。Desmond 和 Maclachlan(2006)在英国调查了 796 个截肢个体,也发现解决问题时患者抑郁及焦虑有负面作用,而避免心理压抑有积极作用。Dunn(1997)发现,具有乐观倾向的人更能积极地调整心态去面对截肢。

最近的研究强调了那些在截肢心理调整中的积极心理因素。在受过良好教育的高尔夫男性截肢成员中,Dunn(1997)调查了其中积极的因素。他发现 138 位研究参与者中,77%持积极态度的人比那些无动于衷的人抑郁发生率更低。同样的,Gallagher 和 Maclachlan(2000)报道在 48％截肢患者中能够找到积极的意义,并且认为最终截肢是个好结果,包括截肢后能增加独立性、增加性格重塑的经验、拥有不同的生活态度、提高学习能力、获得经济效益、减轻痛苦、过上美好生活并重新开始人生。另一个有关 12 名能够正确调整心态的截肢者的高质量研究证实了早期病例的研究观点,过去针对于截肢经常使用的两种有效应对策略包括关于截肢的幽默(例如假肢在公共场所脱落的故事)和向下比较(如"至少我还有一条腿,两条腿都没有的情形真是难以想象")。

二、干预事项

上文所述的许多截肢患者心理方面的体验都没有与家人、朋友或者健康护理人员进行交流,它们仅停留在个人的体验上。受益于假肢技术,截肢人群可以融入非残疾人的世界。因此,开展心理调节的对话,帮助截肢患者的感觉和体验恢复正常化,通常成为临床医师的责任。

规范化的心理调节,常常是通过与那些有类似残障的人进行会面和交谈来完成,在别人截肢经验中寻找积极的意义。正因为前文提到的假肢技术的运用,尽管在美国有超过百万的下肢截肢者,他们并不知晓彼此的身体状况。互联网上存在的全国性组织,例如美国截肢者联盟(ACA),是他们发现和自己处境类似人群的重要桥梁。参与由 ACA 主办的截肢互助小组的人们表示对这些小组十分满意,但一些有需要的人们却很难找到互助小组,特别是那些在较小社区中居住的人。在一个案例中,该地区有很多互助小组存在,截肢者们也很渴望加入,但是有 50％的显著抑郁的患者并没有参加互助小组。由于医疗分歧、人口特征和心理反应的差异,使得在小组中"合群的"截肢者数量受到限制,也使一些患者躲避参加互助小组。因此,网络交流和自我帮助类的书籍变成了互助小组的重要替代品。

当临床上出现显著的抑郁或焦虑症状时,就需要比来自互助小组和自助式更多的心理健康服务。最近的一项全国范围调查揭示了喜忧掺半的截肢心理健康治疗状况。在过去的一年里,将近 22％的样本得到了一些心理健康服务,其中 44.6％有明显抑郁症状的患者接受了服务。另外消极的一面是,超过一半的接受了服务的抑郁患者认为他们需要的比得到的少,并且 32.9％的抑郁症患者没有得到任何照顾。心理服务中两个常见的阻力是开销(27.7％)与"不知去哪寻找服务"(19.2％)的问题。因此,还需要进一步改善抑郁症的检测,为临床提供参考,提高心理健康服务的保险覆盖。

一种具有降低成本并治疗心理调试问题的做法是进行群体心理教育干预,尤其是针对那些凭经验就可以确定风险因素的目标患者(如外伤病因)。一项随机临床试验通过比较标准互助小组与 8 个干预组,形成了促进截肢者生活技能(Promoting Amputee Life Skills，PALS)计划。PALS 计划是仿照其他慢性疾病成功的自我管理方案,涉及的主题如采用认知行为的方法来处理疼痛、焦虑和抑郁,进行有效的沟通以解决问题,以及运动、营养、睡眠和截肢相关的皮肤护理等健康信息。与近来为残障人士强调的消费主导干预方案相一致,领导 PALS 班级的人应该是截肢者。在接下来的 6 个月中,PALS 参与者($n=275$)与标准互助组($n=223$)相比,结果显示自我效能感与积极情绪显著增加,并且功能受限得到改善。PALS 的参与者中,77%的人评价干预措施比他们以前参加过的小组更有效率。PALS 干预的最重要的成果是得到了截肢 3 年内患者的认可。因此,需要启动有所改进的第二种 PALS 的随机临床试验,即针对近期截肢的患者,每人配有同等水平心理训练师,并使用激励谈话来进行参与研究患者的招募。

另一种务实的做法是在假肢诊所实施干预策略,这往往成为应对截肢相关健康问题的基本医疗设置单元。参与自助团体(如 ACA)的人,往往比一般截肢者能更好地调整,更加积极主动。因此,干预方案需要积极地消除各种障碍,以便让最需要的人参与和接受。

(一) 幻肢痛

在幻肢痛(PLP)的临床治疗中,虽然心身学说已不是核心理论,但心理学家仍然扮演着主要角色。这个角色依然重要,理由之一是没有哪种治疗方式在缓解PLP 时被证明是前后一致和可靠的。Gevirtz(2005)简要介绍了 PLP 的 6 种治疗方法:预防性(如术前)镇痛、药物治疗、物理治疗、镜像技术、心理治疗和外科干预。在评估其功效时,他提到镜像技术(一种可以让病人学习控制断肢不自主痉挛的影像技术)以及认知行为的干预有一定的疗效。预防性镇痛和药物治疗对PLP 有效的证据尚模棱两可。有传言称物理技术如针灸、热疗和冷疗会缓解疼痛,但这些技术需要更加科学严谨的研究,而外科干预方法基本上已经被淘汰了。总之,对于 PLP 的认识已取得实质性的进展,也曾经尝试过许多不同的方法,但还有许多工作要做,尤其是对现有治疗方法的前瞻性随机试验工作。

Hanley、Ehde、Campbell、Osborn 和 Smith (2006)考察了 255 个下肢截肢者的治疗经历,其中 72%的人患有 PLP,而在这些 PLP 患者中,47%的患者从未进行过疼痛的治疗,包括那些 38%患有严重疼痛的患者。而在那些得到治疗的患者中,大部分认为上述 18 种治疗措施仅仅有轻微或少量的有效性。超过 50%的研究认为脊柱按摩疗法和阿片类药物治疗方法对 PLP 有中度或较强的作用。作者认为将来的研究应探讨治疗的有效性、治疗实施的障碍和治疗的可接受性,并设法消除相关治疗障碍。

与所有慢性疼痛性疾病的情况相同,PLP 并发抑郁症的治疗也应得到普及。Ephriam(2005 年)等进行的全国范围的截肢调查发现,抑郁症状的存在是疼痛强度和"烦恼程度"的一个关键预测指标。作者认为,有效的疼痛控制方案应包括进行多次的评估和对各种情绪紊乱的积极治疗。

(二) 性功能

虽然性行为是人类健康和幸福的关键环节,但截肢后患者的性行为状况却经常被康复专业人士忽略。Williamson 和 Walters(1996)发现他们收集的截肢后人群样本中,仅有 9% 得到了性功能方面的康复指导或者在这方面有咨询的机会。虽然截肢和性功能之间缺乏明确的医学联系,或者可以为这个不幸的疏忽做解释,但文化上对性话题讨论的不便感也起到一定作用。在一项对日本截肢者进行的研究中(Ide, Watanabe 和 Toyonaga, 2002),60% 的患者能够继续进行房事,但 42.4% 的人也承认截肢后的性行为有变化。Ide(2004)报告虽然这比一般脊髓损伤及其他后天残疾患者的性活动率要高,但很少有人真正了解在截肢后性行为的变化或截肢者性生活的主观质量。目前措施旨在减少残疾后对性功能造成的影响,通常提供了关于在残疾限制下如何保持性活动和如何主动与性伙伴交流。增加医疗指导者对截肢患者性生活干预的坦然程度是另一个极其重要的目标。

三、未来临床研究方向

尽管截肢的心理调试方法在过去 10 年有良好进展,但在调试运用中仍旧有很多东西需要认识。举个例子,表 2.1 中只有一项研究的设计具有普遍性。许多研究样本数量小,而且具有较高的选择性。仅有一项研究的样本能够代表全部的美国截肢人口。此外,针对那些高危人群进行的具有良好对照的临床干预研究,研究人员和资助机构应该在设计与积累基金方面进行合作。该人群的认知进展(如自我评价、他人的看法)与积极的心理调适相关,认知行为干预似乎要有更高的针对性。表面上看儿童和青少年很好地适应了截肢所带来的各种困扰,虽然令人鼓舞,但还需要进一步研究,以确定促进复原力的因素,确认导致不能恢复最佳功能状态的风险因素,及制订优化心理调整的策略。

一个特别且重要的未来研究领域将会是监测在多损伤背景下(如多损伤结合脑部损伤)截肢军人的心理调适问题。在近年的军事行动中这种损伤已经很常见,并有可能持续下去。目前,简易爆破装置、爆炸和地雷造成的截肢占战斗损伤致残的 65%(退伍军人事务部,2005),并常常并发脑损伤、多处截肢以及创伤后应激障碍。康复心理学家如何最大程度地满足这些人在心理学和神经心理学的多方面需求,需要在未来的研究进一步调查。

最后应该强调的是,必须让大多数截肢者接受良好的心理调适,并且让他们明白截肢不能决定将来的人生,而是生活中需要面临的众多挑战之一。因此,未来的研究应把重点继续放在截肢患者的积极应对方面,注重患者返回到自尊心、生活满意度和幸福感"原点"的过程,将具有特殊的重要意义。

(李月译,夏亮校)

参考文献

Atala, K. D. , & Carter, B. D. (1992). Pediatric limb amputation: Aspects of coping and psychotherapeutic intervention. Child Psychiatry and Human Development, 23, 117 – 130.

Birbaumer, N. , Lutzenberger, W. , Montoya, P. , Larbig, W. , Unertl, K. , Topfner, S. , et al. (1997). Effects of regional anesthesia on phantom limb pain are mirrored in changes in cortical reorganization. Journal of Neuroscience, 17, 5503 – 5508.

Cutson, T. M. , & Bongiorni, D. R. (1996). Rehabilitation of the older lower limb amputee: A brief review. Journal of the American Geriatric Society, 44, 1388 – 1393.

Demet, K. , Martinet, N. , Guillemin, F. , Paysant, J. , & Andre, J. (2003). Health related quality of and related factors in 539 persons with amputation of upper and lower limb. Disability and Rehabilitation, 25, 480 – 486.

Dunn, D. S. (1997). Well-being following amputation: Salutary effects of positive meaning, optimism, and control. Rehabilitation Psychology, 41, 285 – 302.

Flor, H. , Elbert, T. , Knecht, S. , Wienbruch, C. , Pantev, C. , Birbaumer, N. , et al. (1995). Phantom—limb pain as a perceptual correlate of cortical reorganization following arm amputation. Nature, 357, 482 – 484.

Glasser, R. J. (2006). Wounded: FromVietnam to Iraq. New York: Braziller.

Ide, M. , Watanabe, T. , & Toyonaga, T. (2002). Sexuality in persons with limb amputation. Prosthetics and Orthotics International, 26, 189 – 194.

Kooijman, C. M. , Dijkstra, P. U. , Geertzen, J. H. , Elzinga, A. , & van der Schans, C. P. (2000). Phantom pain and phantom sensations in upper limb amputees: An epidemiological study. Pain, 87, 33 – 41.

Pell, J. P. , Donnan, P. T. , Fowkes, F. G. R. , & Ruckley, C. V. (1993). Quality of life following lower limb amputation for peripheral arterial disease. European Journal of Vascular Surgery, 7, 448 – 451.

Shukla, G. D. ,Sahu, S. C. , Tripathi, R. P. , & Gupta, D. K. (1982). A psychiatric study of amputees. British Journal of Psychiatry, 141, 50 – 53.

Wartan, S. W. , Hamann, W. , Wedley, J. R. , & McColl,I. (1007). Phantom pain and sensation among British veteran amputees. British Journal of Anesthesiology, 78, 652 – 659.

Weiss, S. A. , & Lindell, B. (1996). Phantom limb pain andetiology of amputation in unilateral lower extremity amputees. Journal of Pain and Symptom Management, 11, 3 – 17.

Wilkins, K. L. , McGrath, P. J. , Finley, G. A. , & Katz, J. (1998). Phantom limb sensations and phantom limb pain in child and adolescent amputees. Pain, 78, 7 – 12.

第3章 成年人创伤性脑损伤

Joseph H. Ricker

在过去30年中,创伤性脑损伤(TBI)已成为医学康复领域的主要诊断之一。虽然他们只占住院康复患者的10％不到,但住院和急性期后患者的特殊脑损伤康复项目比其他公认的康复项目(如对脊髓损伤和慢性疼痛患者的项目)多得多。鉴于创伤性脑损伤的高发生率及所导致的神经行为、认知和心理社会残疾,康复心理学家参与残疾的评估和治疗是必需的。

本文对TBI相关的康复心理学实践提供了一个全面的总结。回顾了创伤性脑损伤的流行病学和伤害因素,包括TBI病理生理学基础和紧急医疗处置;临床评估,特别是可能被康复心理学家使用的工具;诸多的干预模式,包括心理、药物和认知治疗;一系列的结果和远期的康复问题,如康复结果的预测,回归社会,重新选择职业和学业,护理的标准等。

一、创伤性脑损伤的流行病学

描述TBI流行病学的研究文献有点混乱,部分原因是对TBI定义的不同。在本文中,创伤性脑损伤的定义正如国家医学数据库中对创伤性脑损伤模型系统的描述那样,具体定义如下:由于外界机械力损伤大脑组织,在体格检查和精神状态检查时由于脑创伤引起的客观的神经病学临床表现,如意识丧失、创伤后遗忘、颅骨骨折等。

在过去几十年里,据统计在美国人口中,脑损伤的发生率从小于0.1％上升到将近0.4％。全国医院急救医学调查数据的分析显示,每年大约有100万美国人出现脑损伤,每年大约8万美国人经历与TBI相关的残疾(Guerreo, Thurman 和 Sniezek, 2000)。在TBI的住院患者中,19％被归类为重度,21％为中度,52％为轻度。由于巨大的发病人数,疾病控制和伤害预防中心(CDC)认为,TBI住院的总发生率已经极大地下降到了不到70/100 000,原因可能是急诊室内轻微受伤的患者没有住院就回家了。鉴于近年来有减少住院床位使用的压力,这种趋势很可能还会继续。另一个减少发生率的因素是增加了安全带和气囊的使用,限制了儿童车座,增加了摩托车头盔和其他保护装置的使用。

TBI与一系列主要的人口学和病因学因素有关。近来CDC的研究证实,TBI

的两个高峰年龄段为 15～24 岁和大于 75 岁。男性 TBI 患者的数量大约是女性的两倍。一些研究报道,少数民族 TBI 有更大的发生率,低社会经济阶层者更甚。发生 TBI 的主要原因包括机动车车祸、暴力和跌落及运动或娱乐相关的损伤。

在一些情况下,遭受 TBI 的个体并不代表整体人群的情况。首先,在机动车车祸和暴力相关的 TBI 中,血液酒精检测阳性是一个重要的危险因素。许多研究中喝酒的发生率超过 50%,并且经常显著超过合法的剂量。这种现象也可能与非法使用药物有关。其次,相当部分的 TBI 患者有犯罪史。例如,Kreutzer(1996)发现,327 名 TBI 中有 19.5% 的人在受伤前有犯罪记录。此外,研究显示 TBI 患者经常在受伤前有学习障碍、情感问题和注意缺陷。

二、损伤的性质和病理改变

总之,作出神经病理学的推断和结论不是康复心理学家和神经心理学家的任务。对 TBI 来说,没有专门用于心理病理学评估的神经心理测试或者模式。而且,在全面评估功能状态、功能保留和功能康复潜力时,心理学家会结合心理病理数据进行推测。因此,研究 TBI 幸存者的心理学家必须对神经生物学和 TBI 的预后有基本的理解。如果想对 TBI 的神经病理有更全面的了解,读者可以参考 Kochanek,Clark,Jenkins,Povlishock 和 Katz 等人的书籍。

TBI 的神经病理学影响可以被大体分为解剖和生化方面。临床上这种区分可能没有用,因为解剖和生化的变化经常是共存的和相互作用的。因此,区分为原发的或继发的神经病理改变也许在临床上作用更大。

(一) 原发性损伤

原发性损伤是机械力作用于头颅时引起的损害。一般来说,人脑悬浮在脑脊液中,被三层膜(软脑膜、蛛网膜和硬脑膜)包绕,密闭在颅腔内,每天受到良好的保护,而免受机械力的损伤。然而,对头的机械性损伤能引起持久的伤害。例如,子弹穿透或者螺丝起子攻击头部都能引起脑和颅骨的穿透伤,钝伤可造成颅脑组织移位。传统意义上,穿透伤能产生与解剖位置一致的神经行为后果,但可能存在更广泛的影响。

除了颅骨骨折或贯通伤外,在跌落过程中、攻击伤害或车祸时的机械力也可导致脑的结构性损害。大脑在强大的惯性作用下,如果遭遇突然减速,将引起脑组织与头颅的内表面急速挤压,与大脑后部相比,前部更易受这种情况的影响,可造成与颅骨骨突对应的挫伤。

(二) 继发性损伤

继发性损伤来源于延迟性的生理反应,在最初的机械损伤后较长时间发生。

局部损伤和皮质挫伤通常不是 TBI 的典型发生机制。大脑可以在头颅内移动,可以导致上下行轴突通路的扭曲或膨胀。而且,连合纤维(如胼胝体)和其他的神经纤维传导束(大脑穹窿)也会由于大脑的不同减速而造成损伤。轴突传导束的机械性破坏可引起一系列生化反应。轴突的潜在性破坏历史上曾被称为弥散性轴突损伤(DAI)。早期的 DAI 概念认为,轴突的损伤是立刻的,是机械力的直接结果,会撕裂或剪切轴突(Strich,1961)。研究显示,DAI 的持久性神经病理变化发生在创伤后一系列生化反应的数小时到数天之间。DAI 也可以介导许多中等的和严重的长期的脑损害神经行为后果,造成脑区失去广泛的联系。此外,虽然轴突损伤经常被认为是弥散的过程,近来更多的观念倾向使用创伤性轴突损伤这个名词。

水肿往往是中度和严重脑损伤的继发性并发症,当脑细胞内或细胞间含水量增加时常常发生。也可以由直接的机械性损伤引起,或者是血管通透性变化的产物。结果,颅内压的增加导致进一步的脑损伤和破坏。

(三) 并发症

TBI 及导致 TBI 创伤的其他因素也能造成循环、呼吸系统的变化。例如,交通事故中作用于胸部的钝力可造成心脏或肺脏挫伤,引起心跳停搏、缺氧和呼吸并发症。头颅受伤也会引起感染,通常是化脓性头颅穿通伤的原因。也会发生代谢和内分泌变化,或者由于机械伤及垂体柄,或者继发性的造成肾上腺皮质激素和甲状腺激素的变化。

癫痫可继发于局部性挫伤或穿通伤,但不知是否由单独的轴突损伤引起。癫痫的易感性及预防是 TBI 患者经常需要讨论的话题。其发生率根据外伤的严重性而变化。虽然,大多数的 TBI 患者在创伤后服用数天到数周的抗癫痫药物,但其实践意义和预防作用尚未阐明,是有争论的(Benardo,2003)。在一项研究中(Annegers,Hauser,Coan 和 Rocca,1998),大脑损伤后 5 年的癫痫累积发病率为:严重伤为 10.0%,中等程度伤为 1.2%,轻度伤为 0.7%。

(四) 意识和昏迷

在明显的 TBI 中常出现意识丧失。当然也有例外,比如短暂性脑局部损伤。相反,意识丧失不总是发生在贯穿性脑损害中。然而,虽然昏迷被正式定义为睁眼缺失,不能听从命令,不能用语言讲话,格拉斯哥昏迷量表分值为 8 分或以下,但昏迷并不必然发生在 TBI 中。意识受损的深度通常是脑损伤严重程度的指标,特别在怀疑弥散性大脑损害的情况下更是如此。昏迷的时间长短和对持续时间的预测作用将在后面的章节讨论。

1. 植物及最低限度的意识状态

大约严重 TBI 中 20%的幸存者外伤后 30 天仍然处于无反应状态(Jennett,

2005)。虽然昏迷是常用的说法,但真正的昏迷只能持续数周。有自发的睡眠觉醒周期,但无明显的意识觉醒水平是典型的持续性植物人状态(PVS)。昏迷而保持相对睡眠觉醒模式的患者对家庭成员来说是非常痛苦的,因为他们看到患者是清醒的,但不能进行交流。因为这种"清醒",家庭成员可能会推断植物人感知了周围环境,可以进行有指向性的行为。TBI患者也可处于最低意识水平,虽然观察到的行为不一致,但仍是客观意识存在的证据(Giacino等,2002)。

2. 创伤后遗忘

创伤后遗忘(PTA)是头部出现创伤后的浑浊状态,患者出现暂时的定向障碍,形成连续记忆能力减低,也可能出现激动情绪。近来的研究显示,PTA更准确的特点是谵妄的一种形式。结合直接创伤的严重性,PTA的持续时间是临床上非常有用的预测预后的指标。虽然在康复过程中,恰当处置和规范处理PTA是有效的,但患者或医生对PTA的回顾性评估往往是不可靠的。许多独立的脑损害因素能干扰对PTA的处置和评估(比如受伤时酒精或其他物质的使用、疼痛或其他伤害的影响,由于意外事故造成的情感创伤,其他人关于事件不确切的复述等)。

三、康复病程和医学并发症

虽然TBI的原发性损伤是大脑本身的创伤,但常伴发许多其他的医疗问题。这些共存的并发症不仅使原发性脑损伤恶化(如肺挫伤或心脏停搏引起的缺氧),而且也会影响康复效果(如感觉或运动的损害可以影响机体全部参与康复过程)。

因为TBI患者脑和全身系统的功能失调有不同的病因和多方面的特征,对一个特定的患者来说,预测其特殊的神经心理学后遗症是困难的。总之,下列的认知损害是TBI后常见的:唤醒、注意、记忆、学习新知识的能力缺陷,计划、维持和组织或指向性的行为出现问题,自我管理和意识能力的缺陷,语言和交流能力受损,视觉知觉缺陷,情绪和行为问题,如激动、攻击、脱抑制和抑郁。这些缺陷的性质、严重性和慢性化由于个体的不同而各异,由许多因素相互作用而产生影响,包括脑功能失调的性质,创伤以来的时间,性别,创伤前的神经心理学和心理状态,家庭支持,获得服务的经济和身体条件,身体、心理和社会环境的接受能力等等。在TBI康复中心理学家遇到的挑战是选择一些测量指标:这些指标不仅对TBI的康复效果是敏感和特异的,而且也可最大限度的预测短期和长期的预后。

四、康复测评

在脑损伤领域工作中,可能不用负责一些量表和测量的具体应用,但必须熟知这些量表和测量工具。为了能提供有效的、临床有意义的解释,对功能状态、未来结果做出真实的预测,心理学家必须掌握测评的方方面面。

格拉斯哥昏迷量表(GCS)是一个普通的评估患者行为反应的量表,这些反应包括有无睁眼运动、运动功能和言语能力。量表分值范围为 3～15,分值越低代表无意识的程度越深。临床上,13～15 分被认为是轻度损害,9～12 分表示中度损害,8 分及以下代表严重的损害。过去,GCS 常被认为是伤后 6 个月准确的和全面的预测指标。当单独使用时,GCS 的预测能力受一些变量的影响。例如,最初 GCS 评分为 13～15 分的患者可能与 9～12 分的患者预后相仿。而且,最初较低的 GCS 评分可能不是由于原发性脑损伤所致,而是因为其他的因素,比如受伤时饮酒、急性的身体疾病等等。

GCS 的改进版格拉斯哥—李量表(Glasgow-Liege Score)在观察患者最初表现的基础上可以提高预测的效果。此量表除了评估整体的言语、运动和睁眼反应外,还评估数个脑干反射,这在结局的预测中可能更加有效。

Rancho Los Amigos 水平的认知功能量表(RLAS)是一个常用的反映行为和认知水平的量表,量表的分值从水平 1(无反应)到水平 8(有目的的和恰当的行为)。这个量表是基于许多行为的观察,临床预测时不如其他的测量有用。这个量表是定性的而不是真正量化的,对一个体而言,可能在一维度 RLAS 为一个水平而在另一维度为另一个水平。

Galveston 定向和记忆缺失测验(GOAT)被设计为一个客观的评估 PTA 存在和程度的方法。GOAT 评估短暂的定向(包括时间、日期、地点)和创伤的回忆(包括创伤前后的事件)。最近,更为简短的工具也被发展出来了:定向 LOG 量表(O-LOG;Jackson,Novack 和 Dowler,1998),一个更经得起检验的用于定向评估的工具。

格拉斯哥结果量表(GOS)是一个常用的可提供整体效果评估的量表。患者依次被评为 1～5 分:1＝死亡;2＝持续的植物状态;3＝严重的障碍;4＝中度的障碍;5＝良好的康复。GOS 被广泛使用,其结果的预测与 GCS 和 PTA 相关。扩展的格拉斯哥结果量表(GOS-E)将后三个分值状态又分成高、低两个水平,结果增加到 8 个区间。

残疾评定量表(DRS)是为了评估残疾这个目的而设计的,描述从昏迷到正常的健康状态。虽然 DRS 比 GOS 有更大的心理测量范围,但与 GOS 有相关性,相关系数在 0.97～0.98。这个量表被广泛用于康复的研究,也被常用于 TBI 患者结局的评定。

功能独立测定(FIM)最初为一个包括 18 项目的量表,用来提供功能独立性的标准性测量,而不管残疾的特殊性。FIM 被分为两个亚量表:运动(自我照顾、运动能力、括约肌的控制)和认知(交流、心理社会调整、认知功能)。由 12 个条目构成的功能评估测量(FAM)被增加到了 FIM 中,用来评估读、写、言语和其他的认知方面(定向、注意、安全判断)。FIM 已被合法地应用于 TBI 人群中。然而,即使增加了新的条目,FIM/FAM 也不能完全特异性地区分认知或其他的神经行为变化,特别不适用于不是 TBI 康复阶段的住院患者。

根据 TBI 患者回归社会生活的程度,发展而来的社区整合问卷(CIQ)可评估残疾的程度。他的 15 个条目组成三个分量表:家庭整合,社会整合,生产力。虽然 CIQ 也受到了关于心理学测量属性、随时间变化的敏感性和有严重认知缺陷个体的可靠性等方面的批评,在评估生活质量、社会和职业功能方面,CIQ 被证明是有用的(Dijkers,1997)。其他的活动已经被增加到修订版的 CIQ。

五、脑损伤的严重程度和相应的表现

被归类为严重的脑损伤者并不一定会导致全面的和持久的障碍,其结果可有一定程度的变化。例如,一个严重的脑损伤(GCS 评分为 8 或以下)可以导致死亡,也可以最终奇迹般地完全康复。从昏迷到创伤后意识混乱等不同程度的意识持久受损常见于严重的 TBI 后。大约 30%~50% 的严重 TBI 患者会死亡,生还者中 20% 的患者在创伤后 30 天内仍处于无反应状态。最初的康复过程也许是较长的,在急性康复阶段,个体可能承受不了全面的心理测量评估和高水平的干预。

最初遭受中等程度伤的患者也许有更多的表现,有时难于与严重患者区分。大多数研究通常不进行严格的区分。此外,根据 GCS 评分为相对轻的脑损伤患者,但有局部的损害(例如弥散的串通伤),研究时常被归类为中度 TBI。然而,临床上这些患者常被描述为复杂的轻度伤。

轻度的脑损伤引起了临床医生及研究者较大的兴趣,也成为一些争论的话题。毫无疑问,研究发现的不一致、院外脑损伤康复项目的增加、轻度 TBI 伤后诉讼案件的数量上升也推动了这些现象的出现。Meta 分析显示(Binder,Rohling 和 Larrabee,1997),轻度 TBI 对神经心理功能的影响是较小的,主要涉及注意、工作记忆和思维速度等方面,只是在创伤后的急性阶段才会有统计学的意义。少数的患者会有持续数月,甚至数年的症状和功能障碍。Iverson 的综述认为,许多与创伤无关的因素也许会影响认知和情绪,这些症状在轻度的 TBI 患者中可能会持续数周或数月。

轻度脑损伤自然史回顾性研究的模型,是对个体发生运动有关的脑震荡前后的检查。CDC 报告称,美国每年大约有 30 万运动相关的脑震荡患者,在急性阶段(伤后 1 星期内),通过传统的纸笔测验及计算机辅助的测试,神经心理损伤是能够被发现的。实践指南建议,遭受脑震荡的运动员在症状完全消失前是不能恢复训练的。虽然,认知损害是常见的,但作为一个整体来说,与对照组相比,在伤后 90 天时运动相关的脑震荡患者没有显示更多的神经心理缺陷。

六、评估和干预

作为康复小组的一个组成部分,心理学家被要求提供心理学的评估和干预。这些评估和干预发生在康复过程的不同时期,涉及许多神经心理、行为和社会心理技术。

(一) 心理学家在急性阶段的作用

在康复的急性阶段,关注的主要焦点是维持生命,给予尽早的医学处理和最初的咨询、照顾。不过,在此阶段康复心理学家能扮演重要的角色。心理学家可以利用早期的评估工具帮助其他的医务人员,帮助他们决定可行的、早期的治疗计划。心理学家也可能是家庭教育和支持的引导者。早期的康复干预是国家残疾和康复研究院 TBI 模型系统中医疗处理的标准。但研究显示,心理学早期干预的有效性是不足的。

(二) 心理学家在急性期后的作用

心理学家在 TBI 患者成功康复的过程中有多方面的作用。Hamilton 等(1995)分析了 140 名 TBI 患者和 106 名脊髓损伤的患者,这些患者来自 8 所医院,这些医院加入了统一的医学康复数据系统,患者参加综合的多学科联合康复项目,结果显示,物理治疗、职业治疗和言语治疗的强度与功能恢复的变化没有相关性,即使控制了诸如年龄、入院状态和康复时间等因素后仍是如此,只是心理治疗的强度与功能的改善有一些相关。这些发现对脑损伤患者认知功能的变化显示有特异性。其他的研究显示了神经心理测试对住院患者康复的长期效果的预测作用。

1. 神经心理学评估

在康复体系中,神经心理学评估能对治疗小组、患者和其家庭成员提供一些有价值的信息。在康复过程中,神经心理学评估很少是纯粹的诊断,因为最初的诊断已经确立。而且,神经心理学能评估残疾的水平,在形成康复目标时提供帮助,评估状态的变化,做出出院的计划。神经心理学评估能帮助确定康复干预的方法,这些方法可以促成更为成功的治疗效果。例如,言语或视觉的受限制者可以建议给予不同的学习和适应的康复方法。为了达到这些目标,神经心理学在康复过程中的评估通常是灵活的(与固定的程序相对,见本书第 10 章)。

NIDRR TBI 医疗模型系统采用了一系列神经心理学测验,这些测验自 1989年到 2002 年在住院及门诊患者康复过程中均被采用。包括:盖尔维斯顿定向和记忆缺失测验(GOAT),符号数字模型测试,韦氏记忆量表,韦氏成人智力量表,视觉辨别测试,口语联想测试,威斯康星卡片分类测验。1 年后随访,在大多数测试中神经功能均有改善,集中注意力和口语学习最显著。伤后5年,中度和重度TBI患者大多仍有缺陷,虽然有一些人(约22%)伤后数年会有实质的康复。这一系列测试近年已经被修订和更新,反映了新的测试和较新的认知理念。本书第10章有更为详细的介绍。

2. 行为管理

　　TBI患者经常有行为障碍,比如脱抑制和兴奋。虽然可能与环境和行为的调整有关,但他们的行为也许与非行为因素也有关系,比如生物学方面导致的激越等。必须注意到,对行为管理的传统方法是基于学习理论,而学习在TBI患者中是明显受损的。因此,对TBI患者成功的行为管理需要更多的关注刺激的控制(环境因素),而不是学习(行为和结果间推理的联系)。已经出版了数个有用的小册子,详细介绍了行为管理技术的应用。

3. 患者及家属的教育和支持

　　工作在TBI康复领域的心理学家经常被要求提供给患者及家属一些教育和支持。TBI患者倾向于更加依赖家庭成员。这些负担也不会随时间推移而减轻。对患者及家属的教育可以通过许多方法获得,包括正式的家庭会议和教育团体,支持性的咨询和家庭治疗。基于网络技术的方法也被作为一种提供教育和支持的方式。本书第18章有更多的关于这方面的内容。

4. 心理药物治疗

　　虽然实践中已经有少部分人应用药物,但大多数的心理学家仍然不会使用药物。然而,熟悉在治疗和管理TBI时使用的药物非常重要。许多药物的使用经验是基于病例报道或小规模的应用得来的,虽然这方面的文献正在逐渐增多。

　　精神兴奋药物,比如利他林,溴隐亭,金刚烷胺等,经常被用来治疗TBI患者,以集中注意力或提高唤醒水平。许多的临床经验已经促进了精神兴奋药物在TBI人群中的使用。然而,支持性的文献相当有限,大多来自于对小样本的研究。随机对照研究显示,利他林和溴隐亭对TBI患者的注意受损作用较小,但临床上有显著的正性影响。金刚烷胺在治疗TBI患者的认知症状时也显示有改善作用,但需要进一步的研究。

　　抗惊厥药物用于预防或控制癫痫。这些药物也被用来控制TBI患者的兴奋症状。尽管这些药物的使用相对广泛,但对他们的价值仍缺乏实质性的证据。正如在非TBI人群中一样,抗惊厥药物也被用于TBI人群中情感障碍的主要或联合的治疗方式。

　　抗精神病药物也常被用来控制非TBI患者的激越行为。然而,他们被用于TBI患者更有争议性,因为也许会加重TBI患者的神经行为症状,因此干扰了康复过程。然而,新型非典型抗精神病药物的一些特点值得关注,也许有利于一些TBI患者的症状改善。

5. 认知康复

　　认知康复在本书的18章中有广泛的论述。不过,必须注意到,认知康复已经引起了 TBI 患者的兴趣和注意。只是直到最近,大多关于认知康复的资料仍是无对照的,或者基于不一致的纳入标准和方法。有人分析了关于认知康复的文献,他们使用循证医学实践标准,得出对 TBI 患者来说认知康复是有实质意义的。有效的方法,包括有策略性的训练其受损的注意和记忆,结构性的干预,从而有效地改善其交流方式。

6. 长期效果的预测

对 TBI 患者长期效果的经验性预测是有挑战性的。首先,要区分出用于预测的这些变量。昏迷的长短是效果最好的预测指标,但 PTA 的时间长短是伤后 1 年时最好的预测因素。

在预测效果的研究中,重新工作常被用来作为一个非独立的变量。例如,TBI 护理模型系统数据显示,受伤不严重(如 GCS 评分、昏迷程度、创伤后失忆程度),身体功能、认知功能和行为功能相对较好的患者,伤后 1 年可能重回工作岗位。使用多变量的模型来预测伤后 1 到 2 年重回工作岗位的可能性,Dikmen 发现,相对精确地预测可能基于教育、受伤前工作的历史,脑受伤的严重程度,神经心理功能和其他受伤的程度。近来,有人认为,早期的神经心理测试结果,在预测伤后 1 年重回工作岗位的可能性方面是很有价值的。

尚有许多影响长期结果的因素是未知的。比如,伤后 12～18 个月后继续改善也是可以见到的。也需要更多的研究去预测长期的结果,这些研究是基于急性因素的多变量模型。而且,伤前的身体条件、教育、心理社会因素等关键作用还需要进一步的调查。

7. 其他急性伤后阶段康复措施的获得

除了为患者及家属提供直接的服务外,心理学家还能提供其他的服务。在急性神经创伤康复后,根据受伤的严重性和类型,经济状况,交通条件和家庭支持的情况,脑创伤患者有许多的治疗选择。此外,在美国虽然有许多脑损伤恢复计划,但在城市和农村中的分布是不均衡的。鉴于伤后住院时间的缩短,伤后康复越来越重要,有利于患者的长期预后及家属的护理。

Salcido 等人对亚急性康复(SR)的定义如下:患者由于身体虚弱而不能参加传统的住院患者的身体康复项目(每天治疗至少 3 小时),为了满足这种需求而设计了一种医疗康复护理计划。SR 同样适用于不需要高强度治疗但可能有并发症和复杂的因素,而需要医生进行医学观察的患者。

患者会受到与急性阶段相同类型的康复治疗(如躯体、职业和语言功能康复),但强度更小,这些服务经常是由辅助性专业人员或较少专业经历的医学工作者提供。心理学家常在脑损伤亚急性阶段提供康复计划,但常是咨询的方式。对恢复较慢的患者(伤后数周甚至数月康复治疗进展缓慢),SR 常被推荐,最好是在急性脑损伤之后立刻进行,或者在综合性康复治疗后进行。对低水平的患者,康复治疗的重点是感觉刺激和评估患者对环境的反应。对于能从中获得显著的功能进步,但由于存在合并症和学习能力下降,所以可能需要更多的时间才能见效的老年患者,SR 也许是一种更具成本效益的替代方案。虽然对髋部骨折和中风患者的研究显示,急性和亚急性康复治疗的效果相似,但该结论并没有在 TBI 人群中进行系统研究。因此,对此的研究是一个重大的机遇。

一些急性康复后仍处于较低反应状态的患者,需要一个长期的治疗计划,通常会选择在家庭护理,可提供基本的医疗、护理和监管,以维持功能,防止进一步的躯体恶化。在这方面还缺乏经验性的研究。

急性阶段后康复最普遍的形式也许是门诊治疗和日间治疗。门诊治疗包括单一的或各种治疗的结合形式(例物理治疗,职业治疗,语言治疗和心理治疗),通常在康复中心或专门的脑损伤康复机构中。在较轻的患者中,住院康复后结合门诊治疗,以便使身心状态达到最大程度的恢复。这通常是伴随着康复医师的定期医学监测,以及至少 6 个月或更长时间的神经心理学评估,以评估恢复情况、未恢复的损伤,并制定社会康复计划。日间治疗可给参加者提供种类齐全的不同的门诊服务,一般为期 3～6 月,每周 3～5 天,每天 4～6 小时参加治疗。这些计划通常是由康复设备鉴定委员会作为"社区整合方案"认证,提供标准化的康复项目,包括医学监测、认知康复、个案管理、职业康复、个体、家庭和团体心理治疗。这些项目是由心理学家领导或管理,被称为神经心理康复方案,已经产生了显著的效果。

过渡性的生活计划是专为病情稳定、功能较好的患者而设计,使其在社区环境中学习独立生活的技能。通常过渡性的生活计划设在社区单个或多个家庭进行,由附属于治疗团队的咨询师或治疗师实施。因为认知和行为问题,参加过渡性生活项目的患者需要进行训练,以发展或重新获得一些技能,比如社区交往、购物、管理个人财务、找工作、休闲时间的使用、发展人际关系等。

对慢性、有严重行为问题的患者个体而言,神经行为住院治疗往往是一个理想的安排。此类方案通常以医院为依托,采用具有高度系统性的行为、躯体和/或精神药理学手段。那些行为严重失控、情绪激动和反社会行为(包括对自己及他人有潜在的威胁)的患者可能是其适用人群。

8. 重返家庭

家庭经常是创伤性脑损伤的继发性受害者。伤害的灾难性质和持续的后遗症及同时伴有的事情(经常是摩托车车祸或暴力伤害)对接受及应对脑损伤后的生活会产生障碍。然而,在重返社会的过程中,家庭是一个关键的因素。有些脑外伤者在伤前通常是未婚和独居的,而在受伤后他们通常会重新回到家庭,让家庭承担主要的照顾责任。这对家庭成员来说是一个沉重的负担,家庭成员不适应新的角色,会经历较大的困惑,这种负担感甚至会逐年增加。在其他的情况下,TBI 患者可能会结婚,配偶也许会把他们当做特殊的人甚至一个孩子。这样会对照顾他们的配偶产生巨大的压力,在一些情况下,"亲子关系"会代替夫妻关系。正如 Serio 等人在关于脑外伤后家庭需要的研究中所说,与他们的医疗需要、专业支持和器械支持相比,情感支持的需要经常是最难满足的。详见本书第18章。

9. 重新就业

对许多脑损伤幸存者来说,重新进入竞争激烈的职场是恢复生活质量的最大的障碍之一。尽管脑损伤性质惨烈,许多幸存者在伤后6～12个月后躯体和认知能力就已充分恢复,可以开始职业康复了。实际上,在重返工作岗位的过程中,与幸存者受伤的特点、严重性、医学因素及人口学情况相比,接受恰当的职业康复服务是更为关键的(Johnstone,Mount 和 Schopp,2003)。

职业康复的第一步通常是从康复机构移交给国家职业康复机构。许多国家部门都有专门负责颅脑损伤的顾问。在进入服务机构后,通常有一个书面的、个体化的康复计划,包括下列情况:① 全面扩展评估,包括最新现代医学、神经心理和职业兴趣检查;② 制定一个包括职业康复的专门脑损伤康复方案;③ 联系患者受伤前的雇主,帮助脑损伤者重返同一个或更适应他们的工作;④ 提供支持性的职业项目,由政府机构或职业康复公司或脑损伤康复机构来管理。在支持性的职业模型里,也被称为地方训练模型,脑损伤者被安排在一个竞争性的工作环境里,与一个工作教练在一起学习工作,直到脑损伤者不再需要指导。更多的情况参看本书第23章。

10. 恢复学业

对儿童或年轻 TBI 患者来说,重新回到学校、参加学习活动是一个重要的目标。在过去几十年中,联邦和州教育机构已经意识到创伤性脑损害是一个突出的问题。残疾人教育法规定脑损伤的儿童和青少年应当享有特殊的教育服务。有些康复方案在住院治疗期间就已经开始教育指导了。出院后,康复团体(经常是心理学家或社会工作者)直接与患者当地的学区一起工作,制定一个过渡性的计划,重新开始教育项目。个体化的教育计划包括居家辅导,兼职的计划,补偿策略的运用,调整的课程,辅助性的技术,特殊的交通和相似的服务。这个计划可以每年进行评估,或者在需要时随时进行评估。一些大的学区甚至有指定的特殊教育专家,他们对创伤性脑损伤熟悉,可以监管 TBI 儿童的教育项目。对大学期间的年轻成人来说,许多大学提供给残疾学生相应的服务。更多的内容参见本书第22章。

(三) 性生活

TBI 所造成的身体、神经心理和行为后遗症的综合作用会导致许多的社会残疾,包括重新建立有意义的社会关系的挑战,特别是亲密关系。通常,TBI 后自我形象会受到显著地损害,即使在一些情况下身体外形的改变非常微小也是如此。诸如准确的感知和表达情感以及身体的限制对患者的性行为会产生障碍。在更基础的层面,在性角色中缺乏吸引力或变化的性别角色也许会阻碍建立亲密关系的能力。此外,不良的冲动控制能力会干涉 TBI 幸存者尊重亲密伙伴的能力。性教育和夫妻咨询是帮助 TBI 患者恢复性能力的一些手段。

(四) 物质滥用

影响 TBI 患者成功地重新融入社会的一个主要因素是酒精和药物的滥用。一项来自 TBI 康复系统的调查,包括对 322 名患者的横断面研究和对 73 人的为期 4 年的纵向研究,结果显示,伤前有过量酒精使用者在伤后数年仍持续严重嗜酒,在多项近来的研究中也有类似的发现(Bogner,Corrigan,Mysiw,Clinchot 和 Fugate,2001)。其他的研究已经证实,物质滥用是重新工作的一个主要障碍。以社区为基础的模式可以减少严重脑外伤后物质滥用的使用水平。虽然许多的康复心理学家在物质滥用治疗中没有受到过高级的训练,但开展筛查措施,比如用简明密西根酒精筛查测试或 CAGE 去区分过量酒精使用者或回到社区后可能滥用者是非常必要的。对康复心理学家来说,将创伤后脑损伤同时有物质滥用的人员鉴别出来,进行教育或给物质滥用的人员提供治疗也是很重要的。更多的内容参看本书第 14 章。

七、护理模型和标准

唯一被广泛接受的对创伤后脑损伤者的护理标准是由 CARF 颁布的。这些标准最初是由美国康复医学脑损伤特别小组制定的,随后在 1985 年被 CARF 采纳。最初的标准只涵盖综合住院康复,但是在 1988 年的规定中将急性脑损伤后康复者的范围迅速扩大。这些标准被称为社会一体化方案,包括为门诊患者提供系统化的康复项目,日间治疗及居家环境下的康复。其中之一就是心理服务,比如神经心理评估,认知康复,行为管理,患者及家庭咨询。

从保护消费者的角度来说,护理标准的修改是一个重要的进展,可以为患者及家庭选择和评价康复机构的质量提供指导。20 世纪 90 年代初期,针对脑损伤康复标准附加了专门的道德标准,就是针对脑损伤康复中的许多服务的欺诈和滥用而专门增加的。尽管有这些保证措施,仍不能防止不规范的服务提供者提供误导或欺骗的服务活动,或者提供过度的昂贵的、非必需的或无效的治疗。CARF 标准是在不断地发展的,每 3 年重新修订一次。心理学家已经参与了 CARF 标准的完善和公布过程。近些年来,团队成员,更明确的说,康复小组的作用受到了挑战。到目前为止,心理学因素在医疗康复中的重要性和康复心理学家作为康复小组核心成员的位置已被成功树立。然而,因为全面康复的重要性及对"哪些病人应该得到这样的服务"的鉴别持续受到质疑,康复心理学家必须清醒地意识到这些潜在的威胁,并提供足够的证据来记录下他们对理想的康复效果所做的贡献。

1987 年,CARF 标准形成不久,NIDRR 宣布资助一个新的项目和研究:TBI 系统护理模型,模仿 1971 年已经实施的脊髓损伤的系统护理模型。Ragnaarson

等人描述了一个护理模型系统,该系统提供整体的护理,包括紧急后送、事故现场的初步生命支持、重症监护、综合的身体、心理康复和长期的社区随访。全国目前有 13 个这样的中心。TBI 护理项目模型系统总的目标是:① 形成和展示一个针对 TBI 患者的护理模型系统,强调护理的连续性和综合性;② 制定和维护一个标准的全国性的数据库,以便 TBI 治疗和效果的创新分析。在这个项目中主要的情况包括下列:① 人口学情况;② 损伤的原因;③ 诊断的性质,包括严重性,伤残水平,残疾和障碍等;④ 服务或治疗的类型;⑤ 治疗的成本;⑥ 效果的预测和评估。心理学家是这些项目的主要或者共同参与者。

此外,下列几项也要优先考虑:① 调查住院患者出院和其他急性阶段后可供选择的干预方法的有效性;② 区分和评估干预措施,包括运用的急救技术,以便能改善职业和生活技能;③ 建立康复效果的预测因素,包括出院后和长期的随访的主观幸福感;④ 决定护理成本、专门的治疗干预与功能恢复结果的关系;⑤ 评估作为 TBI 原因的暴力对治疗干预、康复成本和长期结局的影响;⑥ 调查急性阶段后可供选择的治疗方法的效果,例如护理设备,亚急性的康复设备,家庭护理。这个模型系统强调对效果的评价。一些研究已经评估了公认的测量工具的信度和效度,比如 DRS 和 FIM,以及近来的工具比如 CIQ。到目前为止,从 1988 年以来,已经有超过 6 500 名患者加入了 TBI 模型系统。

八、创伤性脑损害后的经济问题

除了对认知、职业和家庭的破坏,TBI 幸存者还遭遇巨大的经济负担。一个明显的代价就是医疗康复护理的开支。High 等人的研究指出,仅一名患者进行初期住院康复护理的平均费用就可能超过 8.5 万美元。然而,财政负担还不仅仅局限在医疗康复方面。TBI 幸存者还会失去工资收入,家庭也随之失去了未来的经济保障等。据估计,20 年前美国头部外伤者的终生费用会达到 440 亿美元,其中只有 45 亿美元是直接治疗的花费。此外,据估计,脑损伤相关的失业和残疾会导致 206 亿美元的经济损失。

鉴于这些经济问题,以及对近些年有关脑损伤康复行业的诈骗和滥用的担心,人们有理由去问 TBI 康复是否真值得这些代价。数个成本效益分析支持对 TBI 患者的综合性康复措施,特别是对严重脑损伤患者的早期处置。总之,康复会减少对后期护理的需要,越及时的救治带来的收益越大。英国也有相似的发现,认为效果与康复相关,而不是单纯与护理有关。

虽然,TBI 康复工作和积极的早期康复措施会增加康复效果,但增加康复量并不一定会提高康复效果。Johnston 对他和 Lewis 以前研究的患者进行了一个随访评估,发现患者进行数月的居家康复与进行数年相似的治疗在长期效果方面没有明显的差别。花费在治疗上的时间与康复结果之间没有必然的联系,Ricker

(1998)综述了有关 TBI 康复的经典性文献,特别关注成本问题,他对 TBI 康复问题的结论:这些花费是值得的。虽然很明显 TBI 康复能够改善功能预后,可以减少监管的需要,改善职业能力,提高日常生活的能力,但综述时并没有研究直接支持成本效益问题,也缺少对 TBI 康复的临床心理学和康复心理学的应用。近来有人进行了有关脑损伤康复中神经心理服务成本效益的研究。他们认为,虽然没有新的数据支持这些服务的成本效益分析,从减轻照料者负担和减少未来护理成本方面来说,这些研究仍是可行的。

九、总结和结论

本章针对 TBI 的特点和 TBI 短期或长期对身体、认知、神经行为结果进行了简明的概述。为脑损伤幸存者和其他人理解心理学家在评估和处理缺陷及康复过程等多方面的作用提供了一个途径。在过去 60 年里,TBI 已经成为美国大多数康复项目的主要内容,在国际社会中日益受到人们的关注。心理学家正在临床实践中进行创新,进行关键性的研究,探索新的评估技术和康复干预的有效性。此外,心理学家正在积极地参与治疗效果的研究,逐渐成为卫生护理改革时期的突出点。心理学家也站在了 TBI 患者护理模型系统形成和建立护理标准的最前沿。未来脑损伤康复的科学进展,在很大程度上,可能继续依赖于心理学家对脑损伤患者和他们家庭的关心等这些实质性的研究贡献上。

(祝希泉译,孙丛燕校)

参考文献

Annegers, J. F., Hauser, W. A., Coan, S. P., & Rocca, W. A. (1998). A population-based study of seizures after traumatic brain injuries. TheNew England Journal of Medicine, 338, 20 - 24.

Benardo, L. S. (2003). Prevention of epilepsy after head trauma: Do we need new drugs or a new approach. Epilepsia, 44, 27 - 33.

Binder, L. M., Rohling, M. L., & Larrabee, G. J. (1997). A review of mild head trauma. Part I: Meta-analytic review of neuropsychological studies. Journal of Clinical and Experimental Neuropsychology, 19, 421 - 431.

Bogner, J. A., Corrigan, J. D., Mysiw, W. J., Clinchot, D., & Fugate, L. (2001). A comparison of substance abuse and violence in the prediction of long-term rehabilitation outcomes after traumatic brain injury. Archives of Physical Medicine and Rehabilitation, 82, 571 - 577.

Bushnik, T. (2003). Introduction: The Traumatic Brain Injury Model Systems of care. Archives of Physical Medicine and Rehabilitation, 84, 151 - 152.

Corrigan, J. D., & Bogner, J. (2007). Interventions to promote retention in substance abuse treatment. Brain Injury, 21, 343 - 356.

Dijkers, M. (1997). Measuring the long-term outcomes of traumatic brain injury: A review of the Community Integration Questionnaire. Journal of Head Trauma Rehabilitation, 12 (6), 74 - 91.

Ewing, J. A. (1984). Detecting alcoholism: The CAGE Questionnaire. JAMA, 252,27.

Giacino, J. T., Ashwal, S., Childs, N., Cranford, R., Jennett, B., Katz,D. I., et al. (2002). The minimally conscious state: Definition and diagnostic criteria. Neurology, 58, 349 - 353.

Guerro, J. L., Thurman, D. J., & Sniezek, J. E. (2000). Emergency department visits associated with traumatic brain injury. Brain Injury, 14, 181 - 186.

Heinemann, A. W., Hamilton, B., Linacre, J. M., Wright, B. D., & Granger, C. (1995). Functional status and therapeutic intensity during inpatient rehabilitation. American Journal of Physical Medicine and Rehabilitation, 74, 315 - 326.

Iverson, G. L. (2005). Outcome from mild traumatic brain injury. Current Opinion in Psychiatry, 18, 301 - 317.

Jennett, B. (2005). Thirty years of the vegetative state: Clinical, ethical, and legal problems. Progress in Brain Research, 150, 537 - 543.

Johnstone, B., Mount, D., & Schopp, L. H. (2003). Financial and vocational outcomes 1 year after traumatic brain injury. Archives of Physical Medicine and Rehabilitation, 84, 238 - 241.

Schopp, L. G., Good, G. E., Barker, K. B., Mazurek, M. O., & Hathaway, S. L. (2006). Masculine role adherence and outcomes among men with traumatic brain injury. Brain Injury, 20, 1155 - 1162.

Strich, S. (1961). Shearing of nerve fibres as a cause of brain damage due to head injury. The Lancet, 2, 443 - 448.

Wilson, J. T. L., Pettigrew, L. E. L., & Teasdale, G. M. (1998). Structured interviews for the Glasgow Outcome Scale and the Extended Glasgow Outcome Scale: Guidelines for their use. Journal of Neurotrauma, 15, 573 - 583.

第4章 康复心理学、神经心理学与脑卒中后遗症患者

Bruce Caplan

脑卒中是西方国家第三大的死亡原因,其中超过 2/3 的脑卒中患者有主要功能障碍,脑卒中也是美国成年人致残的首要原因(Centers for Disease Control, 2003;Dobkin, 2005)。正如"脑卒中比死亡更棘手",脑卒中后遗症是转送至康复医院最多的一种病症。随着美国人口"老龄化"的加速,脑卒中将会遗留下一个公共医疗问题,它牵涉到大多数公民、社会和经济发展。即便是高龄老年人群也适合脑卒中后康复治疗。此外,溶栓和神经保护治疗脑卒中后的进展、干细胞研究,可能会使那些在现有医疗条件下无法受益的人群提升到"可康复"的状态,虽然这些方法的现状和发展前景仍然存在争议。

通常情况下,康复服务一般提供给中度障碍患者。轻度卒中的病患常常在出院后就直接回到家中,医生会建议进行门诊治疗或家庭康复。患者们不能忍受更严格的康复训练,或者觉得那些训练对病情并无帮助,因此住院康复的病患往往更趋向于转至有专门技能的护理机构,以接受更适宜的治疗服务。

康复心理学和神经心理学评估和干预脑卒中后遗症患者需要的大量知识和技能,反映了神经功能活动所导致的多重后果。脑卒中心理学家必须同时精通传统康复心理学和神经心理学,用来辅助患者、患者家庭成员和治疗团队去处理脑卒中后各种认知、情感、生理、社会、性别以及职业的问题。此外,熟悉健康心理学的治疗方针和实践(例如坚持治疗、压力调试)历来被认为是有益的。

本章阐述了能够让康复心理师更有效率工作所需的知识和能力,当然只是在比较浅显的层面上。感兴趣的读者可以翻阅相关著作来更深入地探讨这个话题。在流行病因、经济影响、脑卒中类型以及特定地区症状人格特点的概述后,是一些现象学问题的讨论、评估和脑卒中治疗,因为通常它们分别发生在急诊、急性康复和急性期后康复训练阶段。

一、概述

脑卒中是"一种急性血管原发性神经功能障碍,突然(在几秒钟内)或迅速(在几个小时内)发作,产生相对应大脑局灶的症状和体征"。脑卒中也被称为"脑卒中",和心脏病一样为公众所熟知,两者通常都起因于动脉粥样硬化的发展。

　　将脑卒中从相关诊断术语中区分出来是很重要的。短暂性脑缺血（TIAs）是基于缺血性发作的局灶性神经功能障碍，一般持续 2～15 分钟，在 24 小时内完全缓解。可逆性缺血性神经功能缺损（RINDs）出现的症状和 TIAs 类似，但持续时间更长，为 1～3 天。当症状持续超过 3 周时，我们才称为脑卒中。所谓的无症状脑梗不会产生明显症状，一般也不会被发现，直到后来有典型的症状发生。不过，Royall（2004）认为这个名字并不准确，因为病变可能破坏额叶前-皮质下通路并造成难以察觉的行为缺陷。在这方面，值得关注的是 Vernooij 等人（2007）的研究，他们发现在来自荷兰公众人群的 2 000 人中，无症状脑梗占 7.2%。值得注意的是，该病发病率随年龄增长而上升，年龄在 45～59 岁之间的 4%，上升至 75 岁以上的超过 18%。最近，脑卒中前兆这个术语被提出，用来描述产生轻微症状（比如乏力，语言困难）但并不足以被诊断为脑卒中的情况（Howard 等，2007）。未查出的高血压诱发的血管危象，导致细微的认知功能减退，可能是出现临床严重后果的征兆。

　　从历史角度看，公众对于脑卒中的认识并不深刻。Schneider 等人（2003 年）发现 70% 的受访者确定有 1/5 的脑卒中征兆（如单侧无力或麻痹，突发性视力模糊，言语困难，头晕或共济失调，严重头痛），而在 1998 年时为 57%。尽管如此，危险因素的种类并没有多大的变化（68% 和 72%），高危人群范围（如老年人，男性，非裔美国人）也仍旧没有被充分报道。Williams，Bruno，Rouch 和 Marriott（1997）报道在连续随访的卒中患者中，只有 25% 能够正确的理解自己的症状，但这并未带来更及时的治疗。Koenig 等人（2007）调查报告，超过半数的住院脑卒中患者对脑卒中危险因素和征兆毫不知情，这些都提高了复发的危险性。

　　有一些证据表明，社区卒中检查方案至少在短期内可改善卒中知识的普及，但不知对健康相关的行为是否有影响。一些研究发现，公众教育对于民众意识影响不大，但密歇根州通过努力进行州际范围内的公众教育，使得能够说出 3 个脑卒中危险征兆的人的比例增加了一倍。此外，即便是电视广告间歇性的插播脑卒中相关知识，也对人们理解该病有着显著的改善。

　　Kleindorfer 等人采用了创造性的做法（2008），他们在两个区的美容师中宣讲有关脑卒中的危险因子、征兆以及正确的紧急处理措施，当这些人工作时，会把知识传授给自己的客户。虽然对危险因素的相关知识没有改变，但对脑卒中征兆的认识提高，也让人们认识到出现紧急情况时应该向 911 求救。然而，最近在捷克进行社会调查的结果表明仅了解危险信号是不足以对卒中进行有效的处理。Mikulik 等人（2008）发现那些懂得脑卒中既是一种严重的疾病又是可治疗的人更有可能拨打 911；仅仅了解脑卒中的症状还不足以使人们在需要时紧急求救。

二、流行病学

近年来发病率统计资料表明每年首次发生脑卒中约有 60 万人,再次卒中的约 18 万人(美国心脏病协会,2008)。然而上述的数据会使人产生误解,因为卒中发病率实质上是随着年龄、卒中类型、性别和种族群体而变化。举例来说,脑卒中的发病率随着年龄增加,年轻时男性发病率高于女性,年老却不是这样。非裔美国人脑卒中的风险比白人美国人高近一倍。

脑卒中患病率的研究显示,超过 300 万美国人因脑卒中而致残。通过 Bonita 和 Beaglehole (1993)的报道,男性致死率高于女性(42/10 万 VS 32/10 万)。虽然在大多数工业化国家,由于发病率的下降和生存率的提高,脑卒中的死亡率正在下降,但脑卒中仍然是发达国家最常见的第三大死因,仅次于心脏病和癌症。

三、经济影响

脑卒中对个人和家庭,医疗团体和社会都会产生巨大的经济影响。估计每年与脑卒中相关的直接和间接的费用,从 1976 年的约 70 亿美元(Adelman,1981)上升到 2008 年的 655 亿美元(美国心脏协会,2008)。脑卒中患者人均医疗成本因脑卒中类型不同相差很大:蛛网膜下腔出血 228 030 美元;颅内出血 123 565 美元;缺血性卒中 90 981 美元。这种长期的花费可以通过预防脑卒中的发作和复发,限制继发并发症,以及采取综合康复措施(Dobkin,1995)来减少。

四、危险因素

有一些危险因素可以控制(如高血压,糖尿病,房颤,饮酒,吸烟),但其他却无法做到(如卒中病史,年龄,性别,种族或民族,家族史)。控制这些可改变的危险因素,可能对脑卒中发病率、患病率以及个人开销产生巨大的影响。Devasenapathy 和 Hachinski (2004)认为,高达 75％ 的脑卒中是可以预防的。Gorelick (1994)估计,通过对高血压、吸烟、房颤、酗酒等危险因素的治疗,每年可以预防 378 500 例脑卒中。但瑞典调查人员的报告令人沮丧:在脑卒中后遗症患者中二级预防措施(如药物治疗高血压和高胆固醇血症,减肥)的实施率非常低。近期的报告将抑郁症也纳入成为一个可能的危险因素,并建议采取另一种预防途径。

五、脑卒中的类型

脑卒中不是单一的状况,而是脑血管疾病的集合。主要有两个类型:脑梗死或血栓形成或栓塞引起的缺血性脑卒中(占初次患病的80%)和脑内或蛛网膜下腔出血(分别占初次患病的11%和6%)。这两种状况形成了鲜明的对比:前者为脑供血不足所导致,而后者因脑中血液过量所产生。患病早期判别出发病机制生死攸关,因为不同种类卒中在治疗上有着明显的差别。近来研究应用的急性脑缺血介入治疗(例如组织型纤溶酶原激活物)旨在加强血液流动,但是在脑出血的状况下是绝对禁忌的。

两类脑卒中有着不同的发病率和早期死亡率,但在远期差别不大。一般来说,脑出血更可能在短期内导致死亡。一项研究报告表明,患者在30天内的致死率,45%为蛛网膜下腔出血,52%为脑出血,10%为血栓栓塞性卒中。脑出血康复患者入院时比缺血性卒中患者的功能状态差,但出院时几乎无差别。生活质量自我评估(de Haan, Limburg, Van der Meulen, Jacobs 和 Aaronson, 1995),神经和功能恢复,在出血和梗塞组间无差异,但前者可能会恢复得更快。

(一) 缺血性脑卒中

脑缺血发生于脑血流量减少以至于不能够维持神经细胞的生理需求;而脑梗死发生于脑血流量减少导致细胞死亡。最初,受损组织的周边区域呈现暂时性废用,但仍然有活性。如不进行干预,缺血半影区的损害很可能会成为永久性的,通过再灌注可促进功能恢复。

脑缺血和继发性脑梗死最常见的原因是动脉粥样硬化,这是一种非炎性、渐进性的疾病,通常起病于童年,在50~70岁之间达到峰顶,发病可能会影响到体内所有动脉。脂肪堆积在动脉壁,产生血栓逐渐使动脉管腔变窄,直到血管堵塞产生脑卒中。血液持续匮乏数分钟后,永久性的损伤随之而来。由于斑块堆积是慢慢地发生,通过侧支血管血流代偿可适当推迟发病和/或减少症状的严重程度。另一种类型的脑缺血,即腔隙性梗塞,所造成的血栓性脑梗死,往往作用在基底节,内囊,丘脑和桥脑。单纯运动或感觉障碍性脑卒中、失语性卒中和轻微共济失调偏瘫等特定位置的症状,可能是由腔隙性梗塞引起。

栓塞性脑卒中是由于少量破碎的栓子松动并阻塞于"下游"血管,引起血供突然中断而造成的。这种机制导致了起病迅速(通常在局灶),难以通过侧支供血代偿。

(二) 出血性卒中

出血性卒中因脑血管破裂而发生,常导致明显的发病症状。出血性卒中通常根据出血的解剖学位置进行分类(如硬膜外,硬膜下,蛛网膜下腔,颅间或颅内,小脑)。我们简要地讨论两种主要出血机制:原发性脑内出血与蛛网膜下腔出血。

原发性脑出血是脑卒中的第三大发病原因,仅次于脑血栓形成和脑梗塞。原发性脑出血由脑血管退变和破裂导致,通常由高血压引起。这种类型的脑出血,

90％的病例表现为血液进入了脑脊液，很少到达皮质表面。对脑干结构的重压可能致命。

第四类最常见的脑卒中的原因是蛛网膜下腔出血（SAH），是由于囊状动脉瘤破裂造成的。动脉瘤是动脉壁上的小球，它削弱了血管壁，使血管容易出现破裂和出血。蛛网膜下腔出血时，血液漏入蛛网膜下腔（如大脑膜与蛛网膜脑膜层之间）。出血性卒中发病急或缓，很大程度上取决于受损血管的范围和血管破裂情况。起病急骤，其后果往往严重。由于血液源源不断的进入大脑，导致颅内压剧增，成为威胁生命的主要原因。

（三）区域定位症状

卒中患者的神经行为实质上和受损区域的位置和大小有关，而本质上这些是和其所属的动脉有关系。人脑组织各有不同功能，从而表现出一些捉摸不定的现象，比如出现暂时的功能缺失，但这种现象具有潜在的可塑性和区域性（如缺血半暗带）。Cramer（2004）列举了一系列可能改变卒中后行为表现的病理变化及卒中相关因素。而且，特定大脑皮质的损害往往会伴随着某些特殊的症状。接下来是有关脑血管和卒中后主要解剖定位常见障碍的一个简要回顾。

1. 前脑动脉卒中

左右前皮质动脉源于前交通动脉的末端，为各自皮质半球的前中部分提供血液。分区包括大脑皮层区域的分区，例如额叶和额极的皮质分区；皮质下区域包括胼胝体的前部，内核，尾状核以及苍白球，同时受到左右前皮质动脉影响的区域相对较少。它们经常是和大脑中动脉损伤同时发生。通常来说，会发生对侧的下肢运动损伤，对上肢影响较少。其他的影响包括不自主，运动性失语，和一些与前额沟回损害有关的典型行为改变（如难做抉择，性格改变，情绪不稳定，主动性、积极性缺失）。

2. 大脑中动脉卒中

左右大脑中动脉是颈动脉的最大分支，它们分别向各自大脑半球相应的区域提供血液。该区域包括侧面的额叶和顶叶的皮质和皮质下区域，也包括颞叶和颞岛的下层。左右大脑中动脉也提供基底神经节的血液。

典型的左右大脑中动脉梗塞的表现是对侧脸、手臂和腿的脑半球传感障碍；以及损伤部位对侧视野缺失。左大脑中动脉分布的不同区域损伤决定了不同种类的失语，然而，右大脑中动脉型卒中可能引起视觉障碍，空间感和注意力障碍（尤其是单侧性忽视），病感失认（如无意识障碍）以及失语症（如对语言中情感成分的理解或表达的损害）。一侧半球梗塞会伴随出现对侧视野缺陷，包括上象限盲和同侧偏盲。

3. 颈内动脉卒中

颈内动脉沿着颈外动脉走行，其来源颈总动脉，是脑前中动脉血液的主要来源。虽然人们可能会推测颈动脉卒中的严重后果源于血流宽度受到破坏,但这并不是必然因素。过多的脑血流允许血流供给颈内动脉分支,因而限制了其发生卒中时对各项功能造成的不良后果。

最危险的部位是在动脉血充盈区域(如在每个大脑半球表层区域内额叶皮质和皮质下区域)的边界地带(如分水岭)。颈内动脉卒中的表现和大脑中动脉、前动脉以及深穿支相关。类似的伤害也可能发生在大脑中的动脉。

4. 大脑后动脉卒中

椎动脉在大脑汇合形成了基底动脉。基底动脉分支的血液循环提供了延髓、脑桥、中脑和小脑的血液供应,因此,发生在此区域的卒中可以致命。在进入脑实质后,基底动脉分叉为左右大脑后动脉。供应内颞叶,中颞叶区域,主要和次要的视觉区域,和大部分的丘脑、黑质和中脑。

影响了丘脑的大脑后动脉卒中可能会引起一系列的障碍,但是严重的遍布全身的感官缺失可能是最大的问题。其他和皮层下损害有关的障碍包括眼球运动障碍和小脑共济失调。大脑后动脉阻塞可能会导致偏盲、全色盲(如不能看见位于周围的物体)、视野狭窄、失读症(不伴随失写症)以及记忆损害。我认为在恢复的不同阶段,神经行为表现和脑卒中管理显得非常重要。

六、心理评估和干预

脑卒中心理评估和治疗的重要性在几年前 Framinham 的研究中已经提及,该研究认为脑卒中后心理障碍比肢体障碍更常见。根据脑卒中心理学家对患者认知情感功能的评估,在患者康复适应性影响、监管、治疗心理和社会因素方面做出判断,对于神经行为问题,建议治疗组其他成员指导患者及其家属,并为患者出院后的生活提供指南和建议。下个章节将描述脑卒中心理康复在急救、急性康复和康复阶段的具体内容和实施过程。

(一) 急性期医疗评估和治疗

首次接触脑卒中患者可能是在 ICU。一些医院根据治疗途径或详细的治疗措施,采用脑卒中单元形式(Wentworth 和 Atkinson,1996)。通过类似的这种特殊单元进行评估曾被报道,并不是所有的治疗结果都相同,对于患者经过长期治疗能否获得更好疗效尚不明确。此外,脑卒中单元具有影响治疗进程和结果的特性。在对脑卒中患者的护理环节上,神经心理康复学家的作用包括初步的认知和情感评估、患者及家庭咨询以及家庭成员间的咨询。由于脑卒中的直接影响(如抑郁,失语)或者间接影响(药物影响,失眠),患者在这样的条件下很少有回应。

尽管完整的评估有困难,"他"或"她"并不具备测试条件,但还是应当对一些患者进行神经行为状态的评估,一些简单的认知筛选措施是有用的,即使都缺乏深入和细节,还是可以作为临时指导或假设,而不是诊断结论和预后总结。旧版《脑卒中后康复指南》(*Agency for Health Care Policy and Research*)中所提及的两种方法简易心理状态量表(MMSE)和神经行为认知状态量表(NCSE)现在已广泛应用。MMSE检测主要是以语言为基础的测试,关注失语患者有限的表达能力。关于 The MMSE 测试,仅仅能得到一个总分而已。一个扩展修改版本的MMSE(MMSE,1987)比原来的版本有更高的灵敏度和较低的假阴性率,并对功能结果具有更好的预测作用。认知量表是对一系列的认知功能进行简要抽样,得出患者各维度的得分。但是,它很少用于脑卒中对照组的研究,并且不能判别出左右半球损伤的患者。而且,以上两种测试会受到教育背景的影响。测试可能会低估了受过高等教育患者的损伤情况,而高估了低教育人群的障碍情况。评估神经心理状态的可重复性量表(RBANS;Randolph,1998)是新近增加的一个应用性很强的测量工具,它对脑卒中人群有较好的结构效度(Wilde,2006)。

Larson 等(2003)发现特定的 RBANS 得分,尤其是视觉空间结构得分,都依赖于六个月后对脑卒中康复住院患者关于功能损害测量措施的电话访谈。在接下来 12 个月的研究中证实了上述结论。

脑卒中一般多发于老年人群体,其中许多人以前可能就存在着一些生理问题,如认知下降;同时,智力下降也可能已经开始出现,并且从此之后脑卒中患者认知障碍会更加严重。举个例子,Phillips 和 Mate-Kole(1997)发现周围血管病患者的神经心理的损害情况和那些心肌梗塞患者高度相似。Henan 等(1997)报道在连续就诊的 202 名脑卒中患者中,有 16% 的患者在发生卒中前存在痴呆表现(通过调查问卷来评估),而实际上,他们中没有任何一个人被正式诊断为痴呆。有研究显示,近 40% 被诊断为卒中后痴呆的患者在脑卒中发作前出现失去认知能力的现象(Pohjasvaara,Erkinjuntti,Vataja 和 Kaste,1997)。据记载血管性痴呆近来被 Paul,Garrett 和 Cohen(2003)(他们曾经就神秘的"瘟疫"发病逐渐下降进行过探讨)等人否认。Devasenapathy 和 Hachinski(2004)对血管性认知损害提供了例证,认为它是包括一系列不同损伤程度的发病风险到严重痴呆的症状。把专业术语、病原学,临床相关领域的研究结合起来判断具体认知损害情况,这是个快速发展的领域,在无痴呆和轻度认知障碍方面最近获得重大突破,以及 VCI 和阿尔茨海默病之间存在的"重叠和潜在的共性"引起了人们的关注。在这一阶段进行的心理评价必须着重于对康复潜力的评估。记忆的评估尤其重要,因为许多康复需要学习新方式来管理日常生活。然而,事实告诉我们,进行某些推理时一定要小心谨慎,即"程序记忆"类型可能与物理和职业疗法最相关,而它们可能不同于典型的神经心理学测试所关心的语义记忆的过程。

知觉障碍如单侧感觉丧失一定需要确诊,因为他们对于治疗和预后有深远的意义。由于脑卒中患者产生的情感压力,对患者及其家庭的支持和教育是心理康复工作者的一个重要职责。

对那些当面测试时不能理解和正确反应提问的急性认知损害患者,是不可能进行精确有效的评估的。此外,对于脑卒中住院患者,他们的行为和症状,如失眠、食欲下降,可能表示抑郁、焦虑等情况(Woessner 和 Caplan,1996),而在健康个体中不可能有此相同的意义。虽然患者心理压力很大,心理学家不可能对其进行有效的心理劝导,但是频繁的随访可能让心理工作者成为一个"熟悉的面孔",并且为日后的干预治疗和顺利转入康复状态提供桥梁作用。心理工作者与病人亲属的相互作用也相当重要。急性疾病的发生,如脑卒中,可能会长期的干扰家庭稳定,从而引发了人们对于未来不确定性的焦虑,配偶可能会因为患者不能改变高危行为而愤怒,也可能会因为造成脑卒中原因的争论而觉得内疚。即使一些关于脑卒中原因及后果和有关预后准备可能尚不能确定,这样的担心和误解往往因简短的讨论而减少。可以建议家庭成员了解影响早期预后的复杂因素和可能使预后变好的时间窗。当家属了解了这种特殊的和令人不安的现象(如忽视、失语或失语韵能)的原因时,他们的情绪可以得到缓解。许多患者出现的情感反应通常被认为是正常的脑卒中症状。除了这些脑卒中所造成的主要挫折外,他们不应该进一步担心自己对卒中反应是否"合适"。对于脑卒中后遗症患者及其亲属,也应该意识到支持团队的存在。有些人可能会通过选择阅读专业材料或从卒中幸存者的报告中发现有用的信息。

(二) 急性康复评估和治疗

转入康复单元治疗可能会产生一些难以预料的情感和认知反应。McCaffery 和 Fisher (1987)认为,当出现受损(如财产、尊严、自我依赖性、自信、经济独立性)和担忧(如死亡、依靠、再次脑卒中)等类似情况,可能使有明显脑卒中后遗症的患者产生强烈的情感反应。经常的在康复单元里接触残疾人,也可能使得患者变得缺乏自信。Lewinter 和 Mikkelsen(1995)发现来自试验性脑卒中康复单元(接受非物理治疗,如心理、社交、两性交往)的患者没有受到足够的重视。考虑到心理护理在康复中的重要性,心理学家的工作现已全面铺开,同时,更多的认知功能和情感状态的扩展评估已成为可能。然而,患者的治疗时间可能因为疲惫(Ingles,Eskes 和 Phillips,1999;Stulemeijer,Fasotti 和 Bleijenberg,2006)、药物损害及其他治疗组成员的相互矛盾而受到限制。可能需要多种简短(30 分钟)治疗环节。

AHCPR 指南声称那些有认知和情感障碍的患者应当接受一些测试,如对主要的认知、情感、行为和动机的评估。认知包括注意力、方向感、记忆力、言语、推理、判断、空间感、合作动机和社交技巧(Gresham 等,1995)。应当对患者是否有抑郁、焦虑、意识缺损状态和自我暗示及康复动机进行评估。对于那些有明确认知障碍的患者进一步治疗的时机,指南还要求进行一次完整的神经心理检查。考虑到认知障碍和情感抑郁的高发率,在康复单元中,这些检查很可能应用于大量的脑卒中后遗症患者。结果应该常规地被其他治疗小组成员所分享。

除了心理学和神经心理学数据对于制定治疗计划有重要作用外,对于其预测价值,还需有相当多的理论支持。除非进行成功的治疗,抑郁和单方面的疏忽能造成消极的预后。空间限制了对脑卒中后遗症患者进行常规丰富的神经心理障碍和情感反应的治疗。我在这一章简单地讨论了几种常见的问题。表4.1含有许多关于失调状态的简明定义。对于相关现象和评估方法的探讨,有兴趣的读者可以参考以下文献(Lazar,2009;Lezak,2004)。

(三) 神经心理失调

因为脑卒中往往是大脑局灶出现问题,因此常伴随着高选择性的高级认知功能的缺损。的确,越来越多研究神经心理认知的机构投入了大量的精力,通过对脑卒中后认知障碍的个案或小样本进行认知功能分析研究。单侧的脑损伤必然产生对应的症状。左脑损伤弱化了语言功能,但空间感知能力相对存在。而右脑的损伤往往导致相反的结果。

颅内定位也有影响。举个例子,大脑左前半球的损伤通常产生迟滞性失语症,主要表现为患者费力地讲出那些杂乱无章的单词信息,理解能力尚可,但几乎失去正常表达能力。而左后脑半球的损害常出现口齿伶俐,但内容简单,无法理解。

表 4.1　脑卒中继发的神经心理障碍

症状	参与的大脑结构
大脑优势半球症状	
失语:语言理解表达损害	左半球
Broca(表达性)失语:能充分理解对话,语言表达塞涩	左大脑额叶、额下回
Wernicke(理解性)失语:语言表达流利,但不能理解对话	左前颞叶、颞上回
传导性失语:语言能理解并流利表达,但是听觉和视觉记忆困难导致复述能力下降	顶叶、缘上回
完全失语:语言表达和接受能力明显障碍	左半球
不规则失语:因词语匮乏影响流利表达、理解和跟读	左半球
单纯失读症:原发或继发阅读困难,也可能伴有或不伴有书写困难	左后半球
失写症:拼写失常或者伴随阅读也困难(如失读症和失写症)	左后半球角回
失用症:因为虚弱、感觉缺失或者颤抖而导致无法完成精细动作	左半球
意识运动性失用症:快速反应困难,尤其是在手语交流时	胼胝体前部,左顶叶,运动前区皮质
构想性失用症:行动失去条理	左顶叶

计算力缺失:计算能力缺失	左顶叶,角回,缘回
感知和注意力症状	
失认症:由于感觉丧失或敏感性减弱导致的部分或全部的感觉刺激的识别障碍	左半球
视觉:不能够识别目标物体	左枕区或右枕区
听觉:不能识别声音但听觉器官没有损害	左右颞叶
躯体感觉:尽管躯体感觉完好,但是触觉识别困难	顶叶
空间视觉和结构识别紊乱:不能识别物体的空间属性(物体位置,方向和毗邻关系)	右半球
空间知觉紊乱:难于定位描述和辨清物体间的空间位置	右顶叶
结构性失用证:,这种损害仅次于由于视觉识别障碍而不能效仿绘画或仿制三维物体	右顶叶
躯体空间认知失调:不能辨清自身肢体位置姿势和外界空间关系	顶叶
无左右方向:辨清自身或他人躯体的左右方向困难	左顶叶
症状	**参与的大脑结构**
自体部位失认证:不能定位和命名自身或他人的身体部位	左后顶叶
手指失认:不能识别自身或别人的手指	左侧和右侧顶叶
钝化。患者对损伤对侧的刺激无法报告、反应和适应	右侧顶下叶、额叶、皮质下结构
感觉钝化:不能感知损害对侧一边的刺激反应	右侧顶下叶
空间感钝化:由于空间感的钝化,对于躯体空间位置识别困难及难于解决有关空间结构问题	右侧顶下叶
疾病失认证:对神经损害或疾患没有意识	右顶叶
记忆紊乱	
工作记忆紊乱:在从事其他认知任务时出现短期信息记忆困难	前额叶背外侧
遗忘综合症:学习或回忆信息能力损害	中颞叶、基底前脑、丘脑
额叶综合征	
去抑制综合症:情感或判断和洞察力上受损而在社交和性生活方面的去抑制方面有明显的改变	眶额叶
执行功能综合征:行为的计划、行动、自控、维持能力的缺乏	前额叶背外侧
冷漠综合征:动机表现为普遍的冷漠及自发行动上表现出漠不关心	中颞叶

续表

情绪失调:情感功能的改变	右半球
卒中抑郁症:卒中后出现的抑郁症状归因于大脑定位的损害和局部损害的反应	左前半球、基底神经节、右前半球
语音失节律症:对于带有情感色彩的语言在表达与理解方面有困难	右半球、额下回、顶下叶、颞上回

随着某侧半球的损伤,可能会不同概率地出现特定的体征,体征表现为不同的形式,并根据损伤的大脑半球而显示出相关的特点。

举例而言,如果出现右大脑半球受损时,结构性失用症主要出现知觉的损害,而出现左半球的损害时,则经常出现执行功能障碍。而且,尽管发生对侧的损害,右半球比左半球皮质损伤(包含皮质下损伤)频率高很多,伴随的阅读障碍(如失读症)可能不同。右半球损伤的患者不能阅读左侧页面的内容(甚至是单词的左侧)并会出现认知错误;但左半球损害的患者可能会忽略右侧的内容,并且可能会伴随着无意识言语而出现失读的错误。

特别需要重视执行功能(如自我监管,计划,设定目标,意见反馈,换位思考)。Pohjasvaara 等(2002)报告 40.6％的执行功能障碍发生于损伤后三个月。与那些执行功能正常的人相比,那些执行功能障碍的患者的年纪更大,教育水平低,依赖性更强,抑郁程度更重,以及有更大程度的认知损害。Zinn, Bosworth, Hoenig 和 Swartzwelder(2007)在多次的实验中发现,急性脑卒中和 TIA(短暂性脑缺血)以及仅有脑卒中危险因素的患者易出现该区域的损伤。后两组显著的结果表明脑卒中发作前执行能力减退会与将来脑卒中带来的残障效果相叠加。由于脑卒中后执行功能障碍与更差的功能转归相关,我们需要进一步发展评估方法和干预方案。

当代康复单元的流程——心理学和神经心理学评估和治疗仅仅构成医疗服务的一角——因此,我们鼓励采用"灵活"或"假设实验"的方法。最多对每个病人(包括躯体上和精神上的)进行 1 小时测评,然后回顾成绩,并把当天的结果作为第二天上课时的口述内容,这种方法是非常有效的。心理康复师在和病人(及其家属或朋友)接触的初期,应当让他们视自身为治疗团队的一员,并且把心理辅导视为日常习惯。急诊及住院病人的精神压力要用简短的脑神经功能基础描述以及脑卒中可能对其产生的影响加以认识和"标准化"。心理学家应该说明并让病人意识到识别功能缺失的重要性,以便于考虑将它们加入康复计划,并通过参与学习来弥补这些功能缺失。

那些能力低下的患者和那些能应对困难的患者之间,存在着明显的差异。对于后者,一个人就可能开始几个简短、多因素的任务(例如连线测试,Reitan,1993;符号数字形式测验,Smith,1982),同时进行 Wechsler 量表(如 Information,Digit Span, Similarities; Wechsler, 1997)、简要阅读方法(因其和发病前的智力和视觉钝化的灵敏度相关)和记忆的测验（因其在康复早期中起了重要的作用）。初步结果的选择决定着后续措施。每个阶段，预期成功的测试会暴露患者的缺陷，对障碍的评估将使患者出现挫折和令人沮丧的情绪。根据测试间隔时间，再进行选择性检测，结合当前测试的信息及出院后活动的建议对病情的量化是有帮助作用的。为进一步描述神经心理学康复的评价过程，请参阅 Caplan 和 Shechter (1995)及本书第 10 章。

在正式测试中，观察患者的行为、成就和治疗护理方面的困难，对于增加医者的经验有较大的价值。环境（如光、噪音）、动机和任务复杂程度上的显著差异，可能会导致不同的合理行为，以及对培养高水平表现的治疗计划的早期认识。考虑到脑卒中心理学家的多重角色，越早完成大量的测试越好。重点就可以转移到情感的、行为的、家族的、职业领域和(假设考虑到需要、专家意见、资源方面)神经心理的康复中。

过去认为的认知损伤无法治愈的悲观观点开始出现转机。目前治疗计划包括注意、记忆、视觉能力和执行功能的障碍干预。例如，我们认为训练效果不能仅仅关注于改善测试成绩上。相反，我们必须对患者进行综合治疗规划，培养在现实世界中生活的技能。同时，死记硬背的技能不太实用。在心理咨询时提倡使用多种干预方法，特别是患者出现认知功能障碍时。随着神经心理康复科学不断发展，文献报道的增加和专业训练指导指南的出现，新技术如虚拟现实和棱镜技术对钝化的治疗颇有益处。基于网络的干预手段对患者各种障碍有帮助，尽管它现在仅仅应用于创伤性脑损伤的治疗中。具体细节内容参阅本书第 16 章和 17 章。

我现在认为意识缺乏构成了神经心理学和情感现象的延续，因为它被看作是一种情绪反应病(例如心理否认)和一种高级皮层功能障碍（例如疾病失认症）的表现。

(四) 认知障碍

认知障碍现象（如病感失认）经历了一个漫长而有意义的历史。目前公认了几个事实。第一，认识障碍涉及一系列的缺陷，包括偏瘫、感觉缺损及认知能力障碍，但不局限于此。病感失认单独出现没有什么意义，因为完全病感失认的情况很少见；未诊断出该病会导致误会、误解，甚至误治。第二，患者会选择性地病感失认，忽视偏瘫而为其他功能的丧失感到伤心。Berti 、Ladavas 和 Della Corte (1996)报道，在同一个患者身上会出现上、下肢无力的认知分离及语言、行为能力的指示分离。

无意识症状多出现于右侧（尤其是顶叶及基底神经节）半球功能障碍，就这点而论，无意识症状有时与单侧感觉丧失有关联。据 Cutting(1978)报道，58％的无意识症状发生于右脑损伤患者，14％发生于左脑损伤患者。认知障碍也许会与病感失认共存，但不是绝对的。Starkstein、Federoff,Price、Leiguarda 和 Robinson

(1992)发现轻、中、重度病感失认分别占10%，11%，13%。在早期病感失认更普遍且更严重，但随着时间推移会有所减轻；开始表现为明显的病感失认，继之发展为承认损伤的存在，但否认或轻视这种损伤（如疾病漠视）造成的影响。持续出现的病感失认在那些严重的半身感觉缺失、空间感缺失及理解缺失的病人中普遍存在。

神经学和心理学因素对此病的作用须从个案上探究。由于我们对右脑病变病人反映的病情存在着高度的怀疑（神经损伤所致），所以应该通过询问亲属或其他了解患者行为方式的人，来明确心理因素造成的影响。这些方法包括否认、回避或一些相关的手段。结构化访谈及其他措施可以辅助确认病感失认症的等级及内容。

医务人员必须敏感地对待带着矛盾情绪、想放弃或出现病感认知和不得不承认神经上及心理上有缺陷的病人。前者更不服从治疗，但后者意味着一种性格缺陷，不成熟，或其他不受欢迎的个性。面对脑卒中患者的另一种"必败"情况是必然会在抑郁症与病感失认中做出选择。如果一个脑卒中病人没出现抑郁症，他一定处于病感失认状态，当一个病人不再处于病感失认状态，他一定变得抑郁。因此，情况更复杂多变。病感失认不会免除得抑郁症的情况，抑郁症的征兆在患者对不切实际的期望的坚持中加重，医务人员将此定义为病感失认。

考虑怎样才能最好地干预病感失认，我们必须意识到语言失认与行为失认的区别。大体上，只要患者在做治疗，医务人员最好在面对患者公开的语言失认时使用一些手段，因为这种参与反映了病人需要治疗的认知缺陷程度。抨击病感失认，迫使患者及其家人去接受不良预后的事实，对医务人员来说仅带来无意义的"胜利"。那些人习惯在参与治疗时无意识地设置阻碍，其实他们需要对功能的难点进行温和耐心的示范，并结合干预措施的讨论，以及治疗师尽全力的承诺。但是，我们必须认识到，对于某些个体而言，无意识的抨击会阻碍最佳的康复。关于特殊意识概念的干预措施的来源，读者可以直接查阅Langer，padrone（1992）和Crosson（1989）等人的著作。

（五）情感障碍

在脑卒中患者身上发现有多种形式的情感压力（Angelelli等，2004）。目前有两个最普遍的情感障碍受到重视。

1. 抑郁症

脑卒中后抑郁症（PSD）的调查在过去20年中激增，在Robinson及他同事（Robinson，2006）的书中大量记载。PSD病因：① 脑组织结构改变；② 患者对突发的功能丧失的疾病的情感反应；①与②的结合。研究者已经调查了PSD的发生率、发病过程、伴随症状、大脑优势半球、定位及治疗。Gordont和Hibbard（1997）发现经过报道的PSD发病率是从25%到79%不等，但Desmond等（2003）发现了一个更低的比例11%。包括大量临床资料及脑卒中后持续时间的综合估计,提示大概1/3患者在脑卒中后某个时间会表现出抑郁症的症状,抑郁症同时会伴随其他情感或行为失常,包括易激惹、好斗及焦虑。

关于抑郁症更普遍存在于病变脑半球或另外半球损伤的讨论仍在持续。有人报道,左前额叶或左基底部神经中枢损伤患者发生PSD的几率最大;有些人发现抑郁症更常见于右脑损伤患者,而另一些人发现两组没有明显差别。一些综述(Carson等,2003)及Meta分析对此现象是无结论的。

仍然有相矛盾的结果涉及PSD的病因、特征、疗程。一篇综述支持如下因素,即众多文章一贯坚持与PSD有关:精神病病史(包括抑郁症),语言障碍症,功能残疾,独居,社交隔离。根本原因因长期作用,由生物学因素引起的严重抑郁症(如损伤部位、去甲肾上腺素和/或5-HT匮乏)而不同,而康复中的抑郁症也许来源于对功能限制的进一步认识,慢性期抑郁症由于脑卒中的社交功能障碍所致。有关PSD诊断的相关躯体症状仍缺乏,具体来说,这些是脑卒中的自然结果,而不是抑郁症的真实症状。

争执更深入的问题涉及PSD认知功能的影响,一些学者讨论了脑卒中患者抑郁痴呆综合症,另一些发现,至少在抑郁症与重度认知缺乏之间有微少的联系。Hackett与Anderson(2005)在他们的综述中总结认知障碍是PSD三个相关病因中的其中之一,其他的因素是严重脑卒中及躯体缺陷。

研究显示PSD会延长住院时间、妨碍治疗参与性、影响功能恢复到最大水平、在出院后增加医疗服务的负担、妨碍回归社会,降低生活质量。另外,研究发现抑郁症与死亡率增加有关。在这群人中的死亡率大概是一般人口的两倍,而妇女及那些60岁以下患者更加明显。Thomas和Lincoln(2006)报道沟通障碍及外在行为控制障碍会成为持续抑郁的最明显的预兆,并引发直接或间接自我伤害行为。

由于多数诊疗方法无法对脑卒中病人进行评估,这一人群情感状态的评估是令人担忧且危险的。尽管一些方法(如观察者级别量表与借助格式化的快乐与悲伤脸谱在线的两端的自我报告工具)被发展用于神经性免疫缺乏的个体,这些还未被广泛采用。而且,失语症患者不能说出他们的情感状态;确实,在PSD的研究中的纳入标准欠缺说服力,失语症患者的普通实验,明显限制了调查结果的普遍性。患者健康问卷9展示了一些诊断提示,最近一篇报道表明对于简单是非问卷的回应会为PSD提供相当准确的标准。

由于劳累、困惑、认知缺陷,伴随情感状态或意识缺陷之后发生的感知障碍的低意识水平,所以脑卒中患者提供的情感信息也许是不可靠的。另外,"失语韵症"(如无曲折变化,缺乏节奏与语调)会被错误地看作是抑郁症,因为他们听上去"很悲伤",即使他们的话语及行为不符合抑郁症的诊断。临床医生必须判断患者语言中最可信的信息源,这往往是一个艰难的选择。Klinedinst(2007)报道,在患者与其看护者之间不融洽的关系与前者的抑郁症状有关,Hochstenbach(2005)发现患者与其亲属在一系列认知能力、情感表达及行为范围内很少能达成一致。

按照公认的复杂性,使用标准的自我与观察者报告手段相结合,定义 PSD 为生物心理社会学的现象,以及需要运用多种方式去评估,患者与家庭成员两者的交谈,在不同背景下由不同人员进行行为观察,看来是必需的。临床工作者仍需留意 Ross 与 Rush(1981)的提议,他们的研究表明脑卒中(与头部外伤)患者中的抑郁症可能导致差的或不稳定的康复,不服从康复治疗方案或"管理困难"会使先前的稳定状态恶化。还需注意的是,既往有抑郁症史的患者其脑卒中过程较长,发病前有抑郁症病史的患者出院后转至康复机构的几率比家庭康复更高。

关于 PSD 的有效心理治疗的研究很少。这也许一部分是由于人们把脑卒中失语抑郁症看作自然的、不可避免的(甚至是必然或合理的)的反应,这是由于现阶段许多关于调节方案的不可信理论导致的令人遗憾的结果,因此,转诊治疗的的病人很少。虽然如此,一个早期未发表的研究表明在康复中个体心理治疗是很有效的。Grober(1993)描述改进的认知行为治疗(CBT)技术,但 Lincoln 与 Flannaghan(2003)发现 CBT 不如标准治疗或特殊处理的安慰剂有效。诚然,这仍是一个具有研究潜力的领域。

PSD 的药物治疗取得了更大的成功,即使仍有部分争议。以下报道了甲替林的积极作用,调查者把令人鼓舞的成果归功于三环类药如丙咪嗪及阿米替林及 5-HT 再摄取抑制剂。Narushima(2003)甚至发现运用抗抑郁剂使得一些抑郁症患者的认知功能得到改善。尽管一篇系统性的回顾报道(Hackett,Anderson 和 House,2005)对于 PSD 抗抑郁剂治疗的效能得出一个悲观结论,然而最近一个关于患者及家人教育、用药及紧密跟踪调查的随机对照的综合实验提供了一些乐观的看法。

一项研究发现,那些用舍曲林预防治疗一个疗程(12 个月)的脑卒中患者抑郁的发生率是给安慰剂的 1/3。最近,Robinson 及同事(2008)把接受依地普伦或问题解决心理治疗的"预防干预"的一组脑卒中患者与用安慰剂的对照组相比较。那些接受安慰剂的患者在一年后患抑郁症的几率是药物组的 4.5 倍,是接受心理干预的 2.2 倍。

兴奋剂疗法,虽然曾被认为对 PSD 有效,但已经在很大程度上被新型抗抑郁药替代了。休克治疗,以往在重症抑郁症患者中显效,现在很少被运用了。侵入性更少的治疗 PSD 的方法是运动治疗,它能增强情感和生活质量,同时帮助减轻疲劳感。

2. 焦虑

大多数研究已经发现,脑卒中后焦虑症虽不如脑卒中抑郁症常见,但是可致残。Starkstein 等(1990)确定有 24% 急性脑卒中患者中存在广泛性焦虑症(GAD),其中多数也表现出明显抑郁征象,仅 6% 仅患有 GAD。Shimoda 与 Robinson(1998)发现 GAD 伴有明显抑郁症患者会导致抑郁症状延迟恢复,且妨碍社会功能与日常生活;然而,仅表现为 GAD 的患者,影响并不会那么大。Barker-Collo(2007)报道在发病后三个月的个体中焦虑症与抑郁症的发生率(分别为21.1%,22.8%)几乎相等。大脑左半球与焦虑有关。有证据显示作为年轻女性增加了脑卒中后焦虑症的可能性。在一个纵向研究中,Astrom(1996)确定在 71例急性脑卒中患者中(28%)有 20 例 GAD,11 例也诊断为严重抑郁症。在三个月(31%),一年(24%),两年(25%)及三年(19%)流行程度仍然很高,且在每种情况下,一半以上的患者有抑郁症并存。

　　研究报告发现广场恐怖症是焦虑症最普遍的类型,尽管脑卒中患者实际发生率仅约为 7%至 8%。Burvill 等发现女性在诊断为广场恐怖症上可能是男性的 4倍。Burvill 与同事(1995)指出抑郁症通常是由于缺失的经验引起,焦虑症更常由恐吓产生(如害怕外外的脑卒中,心理脆弱,经济难题等),常常出现周期性的脑卒中或在远离家的地方跌倒且处于困境的相关忧虑。也许调查对脑卒中患者在认知缺失、伴随他们生存状态的威胁、关于抑郁症或焦虑症症状的研究需要不断加强。

　　考虑到出院后的问题所造成的越来越多的恐惧而带来的焦虑,坦诚且详尽的心理咨询会缓解这种状况。药物疗法与行为治疗都是行之有效的,尽管前者看上去产生更大的作用。去甲替林已经被报道在治疗脑卒中后焦虑抑郁综合症上尤其有价值。

3. 冷漠

　　冷漠是康复治疗机构的排除标准,因为冷漠的患者很难显出治疗积极性。然而,应当优先为那些通过训练其家庭成员具有护理技能的患者提供康复服务。同时,对待认为失语患者是"冷漠"的观点必须谨慎。

　　Starkstein (1993)报道了在脑卒中十天内冷漠的发生率是 22.5%。半数表现为(主要是严重者)抑郁,但其他的仅表现为冷漠;后一组内囊后部的损伤发生率很高。没有抑郁的冷漠患者有着更严重的认知障碍及功能失用。一般认为,冷淡反应是与右脑半球损伤有关的,研究认为这冷漠反应没有左右脑不同的区分。Okada (1997)发现在皮层下梗死形成的患者中冷漠的发生率是 50%,表现抑郁的患者是 40%。Okada 等认为脑卒中后冷漠是由皮层 5-HT 缺乏所致,多巴胺与 5-HT 药物也许对治疗有效。值得注意的是,Marin (1995)描述了七位冷漠患者(四个有脉管疾病)成功被药物治愈,另一些被兴奋剂治愈的情况。

　　其他情感障碍的形式也随脑卒中而来,如躁狂症、非典型精神病、妄想行为及病理感情状态。尽管情感伤害的各种形式确实很普遍,尤其在脑卒中后早期阶段,但从长远看来,一些脑卒中者积极看待这些结果,包括社会关系与利他主义的增进、人格成长及改进的保健意识。脑卒中心理学研究者也许能推进这些研究继续发展。

4. 家庭与医务人员关心

　　康复心理学家有时可以为处理医务人员与患者和/或其家人不和谐的关系提

供帮助,对成员之间的压力、动机、忧虑与态度的更好交流与理解给予帮助。简单地再构造或改述某些言论或行为也许是必然的。例如,医务人员应该把"参与治疗的"家庭成员看作是"对治疗的关心和参与",即使也许会不知所措。

无论是何目的,康复心理学家在出院计划中也扮演了一个重要的角色。事实上转去护理院或协助生活机构也许是永久的计划,而不是一时的想法。因此,我们可以说,在没有被误导的情况下,决定患者下一步去哪是简单的,重点是强调长期康复治疗,而不是患者出院后就终止康复计划。精神心理康复与功能康复可能是分开进行的。进一步说,我们必须区分在损伤、障碍与残疾各个层次的"康复"。确实,一个稳定的精神障碍可能是功能障碍或社会功能的改善(Roth 等,1998)。

对于脑卒中康复中家庭的重要角色,Palmer 与 Glass(2003)提供了一个有益论述。其探讨了家庭重要性、问题解决方法的技巧、移情作用等一些积极因素。在危机干预过程内,Palmer (2004)描述了他们对脑卒中患者与看护者单一治疗干预的使用,它包含教育与认知—行为计划。他们认为这种方法对预防出院后抑郁症的产生、过度护理负担及社会隔绝等问题的发展均十分有帮助。

(六) 亚急性期的评估与治疗

逐渐增多的脑卒中患者在他们已经处于"稳定状态"前从康复单元出院,从而在住院与门诊的治疗上形成了延续性。尽管一些病人无疑是因费用问题提早出院,但相对于受限制的住院病人,提前出院有很多益处,包括重获在家中生理上的舒适,在现实生活完成治疗课程的机会,及重新开始自己的日常生活。Von Koch (1998)发现接受家庭治疗的患者比那些住院治疗的患者表现得更主动,但需要注意的是看护者的压力会增大。在这一点上,"情感与心理康复"十分重要,因为患者及其家属在重建新生活,考虑患者生理受限与持续需求时需要很大的努力。他们必须面对"新的生活状态"。

有关于这一阶段的很多课题中,有四种活动如开车、性功能、护理负担与职业前景可在心理专业书籍中被找到,也包括其他值得称赞的研究。例如,脑卒中后持续疼痛的问题最近开始引起注意,但仅在零散的文献中。Jonsson(2006)发现脑卒中发病后四个月有 32% 的脑卒中患者有中至重度疼痛,在 16 个月后增加至 21%。这是一个需要进一步调查的领域,因为持续疼痛会导致抑郁、失眠及活动受限。

1. 开车

因为开车的能力代表自由与独立,所以失去这种特权是对一个人自我形象的毁灭,因为社交、娱乐、职业的限制也会随之而来。对驾驶的制约不应轻易地被强加,也不应随便地准许。很多脑卒中的普遍结果(如偏盲、忽视、偏瘫、感觉缺失、失语症)预计可能会危害安全驾驶,正规测试确实可以监测损伤的精确水平(如显而易见的注意力分散、严重的单侧性忽视),而道路驾驶测试基本不推荐。然而,

AHCPR 指导原则引用研究证明,正规测试的糟糕表现并不代表驾驶行为障碍。最近更多的调查几乎已经很少提及关于正规测试的价值。尽管完整语言功能尤为重要(如阅读街道标志、速度表),但两个早期研究发现失语症患者中仅有语言能力障碍的患者不具有开车能力。一个最近可能有价值的新进展是神经心理系列评估的"开车情景"子测验,它们研究了 55 个轻度老年痴呆与健康老人的驾驶行为。

继续开车对多数脑卒中患者来说是一个有争议的话题。Legh-Smith(1986)发现他们样本中的 2/3 在生病前已经停止驾驶,剩余的 58% 最终未恢复。Fisk(1997)报道仅有 30% 的具有脑卒中先兆的驾车者出院后恢复驾驶。然而,Legh-Smith 等发现停止驾驶者社交活动更少,因此,抑郁的可能性比能够继续驾驶的人更多。考虑到这些研究的年代较早,这是一个需要更多调查的领域。

一些康复机构有特殊的驾驶指导,包括上路测试,但这些相对较少。Fisk 等(1997)的样本中仅 5% 通过路考。当缺乏这种服务时,康复工作者及家属也寄希望于康复心理学家的指导。虽然如此,个人驾照的最终取得属于州机动车局。在州法律的限制下,心理学家应该知道他们必须如实报告人们能否安全地驾驶汽车。不管州法律怎样,应该对患者进行评估,甚至重新进行州考试,以加强其自我保护意识及平和的心理状态。

假定他们卷入车祸中,就潜在经济风险而言,有一个专业的驾驶评估认证或考试的及格分数是会有帮助的。

2. 性功能

性功能障碍在脑卒中后的男性与女性中都很普遍,但是常常由于临床工作者的疏忽、对此话题不便与患者交谈或认为老人无性欲的守旧观念,使得这一问题未能解决。尽管性行为会随着年龄减少,但应该对每个人与其伴侣的状况与欲望进行评估。Fugl-Meyer 与 Jaasko(1980)发现受试者中的 83% 的人在脑卒中前性欲活跃,然而病后的一年,大约 1/3 的人完全无性活动,1/3 被报道明显减少,剩余的基本恢复到脑卒中前水平。Inglis(1986)发现脑卒中发病后性冷淡的发生率在男性中从 11% 增至 64%,在女性中从 29% 增至 54%。

很少有深入探讨这个话题的著作,但 Hawton(1984)提出一些振奋人心的发现,注意到发病前在性方面活跃的样本多数大约在发病后 6 个月恢复性欲。勃起能力大约在 7 周恢复,性生活平均在 11 周左右恢复。Aloni 与同事报道了一小组男性(Aloni, Ring, Rozenthul 和 Schwartz, 1997)与女性脑卒中患者入院及 6 至 12 个月后,性功能在性别上没有特别的差别,尽管有报道揭示非优势(辅助)半球损伤出现性功能障碍的几率更高。Buzzelli 等(1997)研究了 139 名连续的患者,发现在脑卒中后 1 年恢复性功能的人数占一半。尽管性能力的下降是非常常见的(83% 的发生率),但目前仍未发现其与年龄、抑郁或残疾程度相关。

脑卒中后性功能障碍的原因很多,包括生理障碍如男性的勃起能力下降、共患病(如糖尿病)、感觉或运动功能下降和治疗的副作用。同时,自尊心下降、抑郁、欲望减少、害怕再次出现脑卒中、角色改变、对同伴的反应的关心、焦虑表现、移动受限、交流障碍和认知损伤等均对性功能障碍有影响。脑卒中后恢复性能力的心理障碍与恢复身体障碍同等重要。

Ducharme(1987)总结了康复心理学家在性功能恢复中的作用,建议使用PLISSIT 模型(允许、限制的信息、特殊的建议和加强治疗)。至少在康复阶段,最早的两部分(允许、信息限制)需要尽早完成。而且,通过立法讨论(给予许可)和提供一些基本的服务会增加治疗效果。事实上,所有的患者都需要经过这两步,但是,都没有经过相关的培训,所以性生活咨询通常变成心理学家的责任。通常给予患者及其伴侣适当的技巧和视听资源是相当重要的。加强治疗需要经过特殊训练的人才能完成,同时需要提醒临床医生注意性欲、性交和性感的区别。这些在评论功能障碍的特征和决定合理的干预手段中非常重要。

3. 护理人员负担

最近几年来,护理角色负担的多重任务已经开始得到人们的重视(见本书第18 章)。然而,综合实证研究结果由于测量措施重叠而变得困难重重。考虑到门诊病人护理的转变,关注对卒中幸存者出院后生活起关键作用的人——患者配偶(子女也许也是)的需求是至关重要的。如果主要护理者的健康恶化,最佳的出院计划就会失败。身体上的负担是显而易见的,尤其是那些健康相关的负担(如提供转移协助、推轮椅、监测活动等)。

情感负担也是同样繁重的,与表现出认知缺陷(尤其是受损的言语)或行为改变而产生性格变化的脑卒中配偶相处,他们不能履行同样的社会角色,没有经济支配权,分担驾驶等等。比起有身体问题的脑卒中后遗症患者,照看有认知行为问题的患者要困难得多。结果可能是患者和护理者双方的关系不断恶化,双方产生社会孤立、情感压抑和功能退化。的确,Rochette、Desrosiers、Bravo、Tribble 和Bourget 在 2007 年报道过在脑卒中后遗症患者看护人员的数量在私人关系、雇佣及修养方面有相当大的减少。

因此,无需惊讶 Grant、Elliott、Giger 和 Bartolucci 在 2001 年发现社会的支持是看护者生活满意度的最好的预测因素。看护与焦虑、抑郁、挫折、社会隔离以及自我破坏的生活方式有关联,还可能增加事故发生的概率。Stein 在 1993 年提供了关于这个问题很好的概述并讨论了一些可行的干预措施。Williamson 等(2005)提出了一个可能的重要策略:将患者棘手的行为归因于疾病而不是看护者本人,即认为患者无法控制这种行为,看护者的压抑感便会减轻。家庭成员关于神经学的基础教育,如抑制解除和抑郁的后果,可能有助于使误解最小化。尽管护理环节或日常医疗可以减轻一些负担,但看护者必须明白使用这些资源并不意味着不需要他们。必须提醒看护者照顾好自己,这样他们才可以继续照看他们的看护对象(Lezak, 1978)。再者,尊重患者的意愿是一项十分重要的心理服务。

4. 职业功能

尽管脑卒中多发于老年患者,但很大比例(约15%~20%)的幸存者都处在传统的工作年龄。一项课题发现在随访中他们样本中的41%回到了工作岗位,尽管之前报道过的比例是21%~73%。此外,越来越多的高龄工人依然坚守在岗位上,不管是从需求方面考虑——未来美国社会保险环境的不确定性,或者可能将考虑更多的脑卒中患者重回工作岗位。

不幸的是,关于脑卒中后职业恢复的研究很少,而在这些研究中因为方法不同很难对它们进行比较,包括各种不同定义工作的基础部分。的确,在最近的一本脑卒中康复课本关于职业康复的章节中,作者承认由于缺少卒中的证据,书中内容取材于脑外伤著作。McMahon 和 Slowinski Crown 在 1998 年指出关于脑卒中后复岗率的报告从 3%~84%各不相同,还列举了一些原因,包括当前国家经济、损伤的严重性和地理位置。他们还呼吁要关注不可变因素(例如年龄、工作经历、教育程度)和可变因素(例如行动、认知障碍、交通能力)之间有意义的区别,其中后者容易受到干预。在他们研究的 200 例脑卒中幸存者中,那些左脑脑卒中伴失语的患者最有可能重回工作岗位,而那些右脑脑卒中伴认知或感知缺陷的患者重回岗位的可能性最低。这与 Wozniak 等人在 1999 年报道过的损伤位置与重返岗位无关联的结果形成鲜明对比。另一个相关的限制性因素是情感抑郁。Weisbroth、Esibill 和 Zuger 在 1971 年报道过在低于 65 岁的样本中有超过 1/3 的人重返工作岗位,即使有一些是水平较低的岗位;虽然受年龄和教育程度的影响不大,妇女更有可能重返岗位。然而,Smolkin 和 Cohen 在 1974 年却发现那些没有完成高中学业的人比完成高中学业的人恢复工作的可能性更低,尤其是女性。

Howard, Till, Matthews 和 Truscott 在 1985 年以及 Vestling 等人在 2003 年达成一个结论:与缺乏熟练技术的工作人员相比,专业人才有着更高的返岗率。Gresham, Phillips 和 Wolf 于 1979 年报道了"职业功能衰退"是脑卒中后 6 个月内或更长时间内最普遍的功能限制,但是消除并存疾病(例如关节炎)的影响使职业损害发生率从 65%降到 38%,由此解释了更多由于脑卒中导致的身体限制对职业的影响。许多脑卒中患者在考虑重返工作岗位也得益于综合的神经心理评估。Merceier 等人于 1991 年发现在他们考虑过的所有重返工作岗位的因素中,神经心理测试结果最具有预测价值。测试结果应当转达给患者和家属以及职业顾问,并商讨工作地点"合适工作"的可能。Black-Schaffer 和 Lemieux 在 1994 年指出,大多数工作分为五类:工作传送带工人,工艺设备的使用或维修,个人辅助服务,有弹性的工作和责任调整。很少存在以卒中幸存者为对象的职业修复规划。Kempers 在 1994 年分别描述了芝加哥康复研究所和新英格兰康复医院的服务。前者被认为是"职业教育前的",而后者显得更广泛。住院病人的治疗数据显示,大约一半的当事人回到了某种形式的生产活动。失语、物质滥用(如饮酒、吸烟)以及不能驾驶与较低的返岗率相关。

对脑卒中幸存者使用用于脑外伤及其他残障者的"就业支持"程序时（例如专业人员落实的岗位规划如雇主教育、客户的绩效反馈、具体任务认知康复），必须检查其效能。

七、总结和未来的发展方向

脑卒中，顾名思义包涵着突发事件的意思，它影响着个人、家族与社会水平等多方面的功能。

虽然急性脑卒中的及时治疗可能改善部分人的预后，但实际上日益增加的老龄人口需要进一步展开脑卒中康复服务。除了继续履行本章节所描述的角色外，康复心理师可在改进脑卒中治疗上提供若干方法。这个章节附注了相关的目标和活动。

心理学家能协助关于脑卒中危险因素及早期预兆的公共教育，无论是从大范围的角度还是从个体客户水平，由健康心理学家倡导的行为管理策略可协助减少像吸烟、饮酒之类的可纠正的危险因素，并且也能够促进坚持治疗与脑卒中有关的病症如糖尿病和高血压。可以明确众多需要研究的领域，包括心理咨询效率、脑卒中后抑郁的缓解、脑卒中幸存者本能的应对策略，及治疗强度和结果之间的相关性。

同时，在更精确的检测神经心理评估预测正确性上更有价值，以协助建立早期的预断和治疗指南。Ween 等人在 1996 年建议的出院后人员配置计算数值，可能由于添加了神经心理学的数据而改进了。同样重要的是记录推荐的出院后活动，如驾驶、理财及复岗等效度测试的需求。这一领域需要更多的关注，因为纳税人越来越不愿意资助不合算的服务项目。资金管理测试及 Wilson 与同事开发的疏忽和记忆方面的行为记忆测验等方法，代表着该领域正向前不断发展。

同样的，神经心理康复的拥护者必须加倍努力论证日常生活中对脑卒中有影响的因素。而且，与运用现代动态成像技术的神经放射科的同事合作可能有助于阐明脑卒中后的恢复机制。更多信息，见第 13 章的神经影像部分。

Lewinter 与 Mikkelsen（1995）的发现显示在脑卒中康复过程中病人对情感需求无法满足的程度已经达到令人担忧的水平。正如我之前所讨论的，精确评估脑卒中幸存者的情感状态会带来许多难题，但是这应该是激发创造性方案的动力，而不是放弃的理由。

行为指标的可靠和有效需要鉴定，新的评定工具需要全面评估。康复心理学家应该作为抑郁、焦虑及其他形式情感障碍治疗的倡导者，这些情感障碍经常被认为"可以理解的"或"预期的"，因此被忽视了。令人遗憾的是很少有关于脑卒中后抑郁的心理治疗疗效的正式研究，不论是个案讨论还是分组试验，考虑到情感障碍可在多方面妨碍康复治疗，因此必须认识和处理持续性抑郁、焦虑等情况。

目前已经坚决确立了限制病人留院,以及强调康复主要在门诊进行的趋势。康复心理学专家需要确保他们的专业技能被认可以及运用于此领域。Stiers 和 Kewman 1997 年提出的许多策略依然合适,包括充当病例管理者、监督专职人员助手、开发治疗协议、拥护美国残疾法案保障下的服务专款、执行或咨询调查研究、以及为开创关于残障人士议题的公共政策游说。关于心理学家作为管理者时表现出较生疏的能力,Callahan(本书第 33 章)提出了一个强有力的例子。在脊髓损伤与外伤性脑损伤方面取得成功的模型系统方法可被延用到脑卒中。最近,一个美国脑卒中协会的工作小组发布了"制定脑卒中护理系统的建议",明确了神经心理学家在脑卒中康复小组中的位置。

美国退伍军人事务部和美国国防部也发布了一个成人脑卒中康复的临床实践指南,指出社会心理评估和认知状态以及把心理学家作为治疗小组核心成员的重要性。在一个永远紧缺的医疗保健市场,康复心理学家必须不断强化他们作为基础服务提供者的角色。

最后,康复心理学家必须努力影响授权医疗保健组织的各个机构。这些机构不再倾向于指定具体的"核心团队"成员,而是趋向于团队组成的灵活性,这取决于特定的服务对象。康复心理学家迫切需要收集证据以证明他们的技能和知识是康复事业所必需的,这些证据不能仅包括推荐书和轶事。实证研究必须证明如下:① 心理测试提高了康复干预发展和执行的特异性,并指明情感问题可破坏病人的积极性和参与性;② 心理辅导有助于改善病情,如抑郁和焦虑,使患者更易于接受治疗;③ 对抑郁家庭成员的干预有助于他们参与患者的康复治疗和出院后的生活计划;④ 建议和培训其他治疗师对患者棘手行为的管理,增加了这些治疗的意义;⑤ 评估及预后措施的发展和完善,必须保证有心理测量特点,这是适合心理学家理想的任务。这些成果应当增加心理学家成为"核心"团队成员的可能性。

（李月、李星译,苗丹民校）

参考文献

Adelman, S. M. (1981). National survey of stroke: Economic impact. Stoke, 12 (Suppl. 1), I-69-I-88.

Aloni, R., Ring, H., Rozenthul, N., & Schwartz, J. (1997). Sexual function in male patients after stroke: A follow up study. Sexuality and Disability, 11, 121-128.

Barker-Collo, S. L. (2007). Depression and anxiety 3-months poststroke: Prevalence and correlates. Archives of Clinical Neuropsychology, 22, 519-531.

Barrett, A., Buxbaum, L., Coslett, H., Edwards, E., Heilman, K., Hillis, A., et al. (2006). Cognitive rehabilitation interventions for neglect and related disorders: Moving from bench to bedside in stroke patients. Journal of Cognitive Neuroscience, 18, 1223-1236.

Cappa, S. F. , Benke, T. , Clarke, S. , Rossi, B. , Stemmer, B. , van Heugten, C. M. , et al. (2005, September). EFNS guidelines on cognitive rehabilitation: Report of an EFNS task force. European Journal of Neurology, 12, 665 - 680.

Carson, A. , MacHale, S. Allen, K. , Lawrie, S. , Dennis, M. , House, A. , & Sharpe, M. (2000). Depression after stroke and lesion location: A systemic review. The Lancet, 356, 122 - 126.

Centers for Disease Control. (2003). Hospitalizations for stroke among adults aged over 65 years-United States, 2000, JAMA, 290, 1023 - 1024.

Cramer, S. (2004). Functional imaging in stroke recovery. Stroke, 35, 2695 - 2698.

De Haan, R. J. , Limburg, M. , van der Meulen, J. H. , Jacobs, H. M. , & Aaronson, N. K. (1995). Quality of life after stroke. Impact of stroke type and lesion location. Stroke, 26, 402 - 408.

Dobkin, B. D. (1995). Rehabilitation after stroke. New England Journal of Medicine, 352, 1677 - 1684.

Frassinetti, F. , Angeli, V. , Meneghello, F. , Avanzi, S. , & Ladavas, E. (2002) Long-lasting amelioration of visuospatial neglect by prism adaptation. Brain, 125, 608 - 623.

Hackett, M. L. , Yapa, C. , Parag, V. , & Anderson, C. S. (2005). Frequency of depression after stroke. Stroke, 36, 1330.

Howard, G. , Till, J. , Toole, J. , Matthews, C. , & Truscott, L. (1985). Factors influencing return to work following cerebral infarction. JAMA, 253, 226 - 232.

Kleindorfer, D. , Miller, R. , Sailor-Smith, S. , Moomaw, C. J. , Khoury, J. , & Frankel, M. (2008). The challenges of community-based research. Stroke, 39, 2331 - 2335.

Kwan, J. , & Sandercock, P. (2003). In-hospital care pathways for stroke: A Cochrane systematic review. Stroke, 34, 587 - 588.

Mikulik, R. , Bunt, L. , Hrdlieka, D. , Dusek, L. , Vaclavik, D. , & Kryza, J. (2008). Calling911 in response to stroke: A nationwide study assessing definitive individual behavior. Stroke, 39, 1844 - 1849.

O'Rourke, S. , MacHale, S. , Signorini, D. , & Dennis, M. (1998). Detecting psychiatric morbidity after stroke. Stroke, 29, 980 - 985.

Vernooij, M. W. , Ikram, M. A. , Tanghe, H. L. , Vincent, A. J. , Hofman, A. , Krestin, G. P. , et al. (2007). Incidental findings on brain MRI in the general population. New England Journal of Medicine, 357, 1821 - 1828.

第5章 心理评估和实践在老年康复学中的应用

Peter A. Lichtenberg and Brooke C. Schneider

美国正逐渐成为一个老龄化的国家。根据联邦政府老龄化统计论坛(2000)的统计数据,在 20 世纪,超过 65 岁的成年人口已经从 3 000 000 增长至 35 000 000。现如今,这一数字大约为 40 000 000,在 2030 年则可能会达到 70 000 000。更戏剧化的是,和老年康复心理学更多相关的是超龄老年人群(如年龄超过 85 岁的老人)。这一部分人,在 1900 年时人口数只有 100 000,到 2000 年增至 4 000 000,估计到 2030 年会达到 21 000 000。超龄老年人中感觉障碍、记忆困难和行动不便的比例是 65 岁至 84 岁老年人的两倍。这一失能和障碍的比例提醒我们他们更需要康复服务。

仅仅由年龄老化引起的变化是相当直接的,但是年龄变化,性别,种族和民族相互之间的关系就相当复杂了。目前超过 80% 的老年人为非西班牙裔白人,这一比例到 2050 年估计会降到 60%(联邦政府老龄化统计论坛,2000)。西班牙裔,黑人和亚裔老年人口的增加使我们的老年人口变得多样化。西班牙裔和黑人在慢性疾病、肥胖、认知障碍和失能上的发生率远远高于白人和亚裔人。这些情况和教育、贫困、种族差异,以及卫生保健服务的差距相关,甚至于来源人种都不是问题。由于人口发展趋势,相当一部分的人估计会慢慢变老,病情会逐渐加重。

最显著的趋势就是,虽然在整个生命周期里预期寿命是在增加的,但这并不是由慢性疾病的减少造成的。1900 年,一名 65 岁的老年人预计可以再活 10 到 12 年;他/她现在预计可以再活 20 年。1900 年,一名 85 岁的老年人预计可以再活 2.5 年,而现如今他预计可以再活 3 倍长的时间。因心脏病而死亡的人数是下降了,但是心脏病的发病率依然居高不下(联邦政府老龄化统计论坛,2000)。因此,可以预见将来康复心理学将需要治疗越来越多的患有复杂疾病和障碍的老年病人。

在老年人康复治疗中,我们需要康复心理学,以便从宏观的角度了解老年人的问题,明确老年康复病人的角色,提高其生活质量。本章剩下的部分包括三个部分。第一部分重点在于老年康复医学的核心概念,如失能,合并症和健康状况不佳,以及这些因素导致残疾的路径;下一个部分讲述了康复心理学的临床问题,抑郁症和认知障碍;最后一部分重点讲述康复心理治疗对老年患者的其他作用,包括对睡眠障碍的治疗,酒精滥用和疼痛的治疗。

一、老年康复医学的概念：失能，合并症和健康状况不佳

如果使用同义词义，失能，合并症和健康状况不佳这三个词现在的理解是完全不同的，虽然三个词之间有重复词义，互相关联，但是对于康复心理学来说却有着重大的意义。我们最熟悉的概念可能就是失能，它可以定义为不能或难以进行独立生活的基本活动。举个例子，下肢障碍的影响，它可能会限制一个人的独立行走和运动。在社区中，20%～30%的70岁以上的人都有身体或心理上的缺陷。患有身体或心理缺陷的老年人经常发生的三个问题是步行两到三个街区的距离、洗澡和准备做饭，以及发生率极高的视力障碍。老年康复医学中，失能人口数的增加和年龄的增长直接相关。老年康复病人的独立流动性，60岁的老人为30%，而80～95岁的老人则降至3%。同样的，60岁老人的独立如厕比例约为65%，而80～95岁老人的独立如厕比例则降至40%。

健康状况不佳描述了老年人患有各种疾病的风险总和。它的早期定义集中表现了由疾病和失能导致的多器官衰退（如心脏，肺，肾脏，大脑）。近些年来，健康状况不佳的定义更为清楚的表现在康复症状和康复效果上。Fried等（2004）总结了健康状况不佳的定义，包括以下各种症状的综合表现：食欲减退，体重下降，步态不稳和跌倒，认知下降。一些病例还有明显的呼吸困难症状。这一组症状的患者病因不明，甚至发生多器官衰竭现象。健康状况不佳与疗养院明显增加的安置率和死亡率增高有直接联系。在康复机构中，健康状况不佳是和患者的年龄相关的。患者从康复机构出院到一个可依赖环境中的比例，从60～79岁的35%增加到80～95岁的50%，更特殊的是，入院后进行专业护理机构的比例，从60～69岁的5%增加到80～95岁的25%。

合并症指的是在一个独立个体身上有两种或多种医学诊断的疾病。社区居住的老年人常见的易患疾病包括关节炎（48%），高血压（36%）和心脏病（27%）；这些疾病的发生率随着年龄的增长而增加（联邦政府老龄化统计论坛，2000）。这一关系在康复机构并不常见，也就是说尽管失能和患者年龄之间有着明显的联系，但是并不能表明合并症和年龄也有明显关系。在我们的研究中（Lichtenberg，1999），60～69岁的患者有1.4种合并症，70～79岁的患者有1.6种合并症，而80～95岁的患者有1.3种合并症。年龄和合并症之间缺乏相关性，一个为期三年的死亡率调查研究进一步支持了这一观点，该研究表明年龄和死亡率没有相关性，但是合并症和死亡率之间有相关性。在该项研究中，从康复机构出院3年内，纳入样本的36%的患者死亡，而60～69岁，70～79岁，80～95岁年龄组的死亡率几乎相同。

老年人失能，健康状况不佳和合并症之间的共性对于康复心理学来说有着特别的含义。所有年轻的相关特点，力量、协调性和肌肉质量等，老年的相对表现形

式就是失能。健康状况不佳是年龄增长伴随疾病入侵时，多系统衰退的极端表现形式。因此，在康复机构，无论患者的诊断是什么，年轻一些的患者总是比老年患者更为强壮，失能现象更少，生活也更容易独立。合并症，和以上观点不同，年轻一些的患者和老年患者患有合并症的人数相近。事实上，各年龄组之间死亡率没有区别这一现象表明可能年轻一些的老年康复患者和超龄老年康复患者代表了不同的人群。年轻一些的老年康复人群（如 60～79 岁）相比社区同龄人，患有更多相关疾病和失能，而超龄老年康复人群则更接近于社区同龄人。所以年轻老年康复人群的有效人数可能永远比不上超龄老年康复人群。

已有研究表明，老年人一些先兆疾病可能会导致失能，如关节炎、认知下降、更大的疾病负担，以及不健康的生活方式。据报道，30％的年龄超过 70 岁的社区老年人患有失能或完成一般家务劳动出现困难（Fried 等人，2004），因此，失能的鉴别途径变得尤为重要。功能减退会使死亡率和发病率升高，并伴随其他的负面影响，如住院。因此，对有失能风险的个人应进行早期鉴定和治疗，对于延缓疾病和减少卫生保健费用会有一定的帮助。尽管已经提出一些失能的危险因素，但是还有相当多的危险因素有待鉴别，并非所有人都会以相同的方式导致失能的。

认知减退一直是导致失能的一大因素（Tabbarah, Crimmins 和 Seeman，2002）。认知功能减退在失能上表现为步态减慢（Rosano 等人，2005）和日常生活行动困难（ADLs）。更为严重的是，执行功能受损将限制老年人去做一些更为复杂的事情，比如那些需要多种认知过程参与的计划和整合的事情。因此，尽管老年人在身体上还可以去做一些特别复杂的 ADL（如核对账目），认知缺乏也会限制他或她的实际操作能力。

疾病负担，受到慢性合并症和急重病症的影响，疾病负担会降低一个人的正常生活水平，使他或她处于疾病或失能的高风险中。老年人往往会因为各种失能危险因素增加而产生疾病。相反，正向健康的生活方式（如锻炼，适当营养，睡眠）则会延缓失能的发生，并使已经有身心缺陷的患者改善生活功能。正向健康的生活方式，特别是有氧运动，对 SES 失能独立性以及疾病负担有不同的作用。有一重要观点表明，正向健康的生活方式可减少失能危险因素，并在其以后的生活中降低失能的风险。

关节炎是导致失能的主要疾病原因。举个例子，老年人中，因膝关节炎导致失能的风险远大于其他疾病。关节炎的发病率大约为 30％～60％（Dunlop 等人，2005），10％的成年人因关节炎导致依赖性增加和活动受限。女性，非洲裔、美洲裔以及西班牙裔关节炎伴功能减退的发生率最高。值得注意的是，一项由 Kauppi, Hartikainen, Kautiainen, Laiho 和 Sulkava（2005）所做的研究表明老年人患或不患关节炎的日常生活能力没有差异。然而，在这项研究中，关节炎样本患者的失能发生率更高，患有失能水平最高的痴呆症。这表明，尽管关节炎只是失能的危险因素，但是对于那些患有其他疾病的患者来说，关节炎通常有着非常大的影响。这一结论支持最近的研究发现,如合并有其他疾病,关节炎患者身体受限水平和失能可能性增加。研究表明,除了合并症之外,患有关节炎的老年人的另一个危险因素就是身体活动缺乏,它会导致功能下降更快。因此,康复治疗的重点越来越多的集中在增加关节炎病人的身体活动,以及发展减少关节炎所带来的协同效应的方法上来。

二、心理学家在老年康复学上的临床问题

我们主要关注评估过程中最常见的两个方面:① 认知评估和出院计划,② 抑郁评估和治疗计划。老年人康复治疗主要是短期(如 7～10 天)住院康复治疗或是康复疗养院治疗。尽管临床心理治疗师白天基本会在康复医院工作,但他们也经常回到康复疗养院进行会诊,这类会诊每周大约 1 到 2 天。相比住院病人,康复疗养院是为长期治疗的老年人服务的(平均 20 天左右的)。心理治疗师特别强调评估、鉴别诊断、疾病和功能的关系、独立性和决策,因此住院期间康复心理治疗的时间延长就非常必要。因此,认知障碍,抑郁和能力是康复心理学家关注的三个主要领域。

(一)认知障碍

痴呆症如阿尔茨海默病和年龄密切相关(Riley,1999)。事实上,痴呆症的发病率,60 岁以上每过 5 年,发病率增加一倍,据统计,85 岁以上的发病率大约为30%～45%。在我们的研究中,康复病人的痴呆症往往无法觉察。可能原因包括对基本认知功能的关注,如服从命令,基本安全行为,以及假设痴呆症患者在去康复机构前就被筛查出来了。因为很多老年康复机构的患者都是独自生活,收集信息的人往往很难及时收集到关于患者的记忆和功能障碍的信息。因此,康复心理治疗师熟悉老年人的认知评估的程度就显得尤为重要。

老年神经心理学在美国仅有 25 年历史。随着 20 世纪 70 年代末,阿尔茨海默病研究中心的建立,精细的认知评估成为痴呆症评估和治疗的基本组成部分。如上所描述的,老年患者来到康复治疗机构时,往往已经发生了认知行为的改变。完全从主要的康复诊断来衡量痴呆认知下降的风险容易导致许多其他未知的疾病,因为认知障碍同样会引起如脑卒中和下肢骨折。痴呆症在年轻一些老年康复病人(年龄在 60～79 岁)中的发病率是社区年轻一些老年人的两倍,考虑到康复病人在疗养院,缺乏独立性,社交性少的风险因素。他们的康复练习中,康复治疗师常常需要决定谁最需要评估。他们必须快速分类,决定谁需要进行立即评估,谁最好进行门诊评估或是不需要完全评估。

筛查程序有两个目的:发现认知障碍患者和决定优先治疗的患者。在我们的治疗过程中,我们通过简短的认知和抑郁筛查将病人和家庭数据分类。Mundtd

的调查问卷为看护者和担保者汇报认知障碍的常见症状,提供了一个系统的定量的方法。记忆条目包括重复提问,忘记预约,需要别人提醒基本的日常工作。个性和情绪条目包括悲观,对事物失去兴趣,躁动或多疑;功能条目包括驾驶困难,管理事件和基本的自我照顾。11 个条目的问题最高为 4 分,是一项访谈或电话随访的有效筛查工具。

元认知是另一个有效评估决定患者和家庭需要的工具,尽管一些适当的有深度的评估相当耗费时间。Anderson 和 Tranel(1989)建议让病人来评估某些遇到严重问题的方面(如语言,注意力,记忆力,视力,执行功能)的具体程度,然后将这些评估结果和实际测试结果相对比,来评估病人的精确度。意识障碍不仅仅和认知障碍相关,也和功能障碍相关。意识缺乏,往往伴随基本日常生活能力降低,而认知能力仍然完好。

简短认知功能测试也是非常重要的,并且评价时应该综合环境要求。Mac-Neill 和 Lichtenberg(2000)设计了一系列的问题,可以使人迅速判断出需要立即治疗计划的认知评价优先顺序。问题主要集中在病人和看护者对认知障碍的认识,需要患者在无人监督的情况下,执行基本的和/或进一步的自我照顾技能,以及患者是否独自生活。最后一项是一个关键变量,因为将近 40% 的老年康复患者是独自生活的。

Ruchinskas 和 Curyto(2003)列出了一些经过验证的简短筛查用的认知测量方法。它们包括简易精神状态评价量表(MMSE),痴呆评定量表,神经行为认知状态检查量表(设计认知量表),画钟测试法,可重复成套神经心理状态测量(RBANS),还有剑桥认知检查(CAMCOG;Blessed,Black,Butler 和 Kay,1991)。每一项测试的特点都覆盖各个条目,管理时间,一些共同的测量内容见表 5.1。MMSE 是临床诊断中最常用的筛查工具。30 个条目的测试涵盖了一般方向性问题,记忆和语言问题,以及一项简单的实践任务。作者提出人口学变量(主要是年龄,教育)应该考虑加入到测试因素中去。的确,对于所有的认知筛查测试来说,这是一项最大的挑战;年龄和教育影响经常会导致老年康复患者认知障碍评估过度。因此,护理超龄老年患者(超过 85 岁),低教育水平患者(少于 8 年),或者两者都有的康复患者,需要使用合适的量表版本来进行。

认知筛查现在有了一些新的方法可供选择,比如应用电脑或是互联网评估。这些评估方法一般不需要计算机专业知识,通常只需要使用数字键和/或方向键即可。我们的研究小组已经加入认知筛查测试的验证,这是一项基于互联网的筛查测试。认知筛查测试为自动语音测试,包含三项任务,共需时 8 到 10 分钟。第一项任务是使老年人简单熟悉键盘的数字键和方向键。另一个任务就是选择性记忆(如测试经过 3 次尝试,记住储物柜中特定位置的 10 个物品)。这项测试也有一部分测试的是延迟记忆。该项执行功能测试的是个体抑制先前的反应并展示新反应的能力。第一项任务要求病人根据显示按下数字键(1 或 2),下一项任务要求病人反向选择数字键(如显示 1 时,按数字键 2),同时还要评估速度和准确度。在一项 102 名老年疾病患者参与的研究中,认知筛查测试结果和医生未经测试诊断结果对比,其敏感性和特异性分别是 0.80 和 0.88。即使综合年龄和教育因素,其临床功能指数也比 MMSE 高 15 个点。计算机评估的优势包括测试的标准化管理,更加特别,同时可以将年龄和教育程度加入筛查结果中。

表 5.1　认知筛查评估常见特点

测试名称	包含条目	测试时间	内容
简易精神状态评价量表(MMSE)	方向、语言、记忆、简单复制	10 分钟	医疗机构痴呆筛查应用最为广泛
MacNeill-Lichtenberg 决策量表(MLDT)	方向、流利度	5 分钟	不需要很好的视力或使用手
神经行为认知状态检查量表(设计认知量表)	方向、记忆、计算、注意力、推理	5~15 分钟	和刚开始筛查一样,每个部分都使用单一条目
痴呆评定量表(DRS)	方向、开始、视觉空间技巧、抽象推理	20~45 分钟	和其他筛查工具相比缺乏下限效应
可重复成套神经心理状态测量(RBANS)	即时和延迟记忆、语言、注意力、视觉空间技巧	30 分钟	用以鉴别老年人异常认知下降
剑桥认知检查(CAM-COG;Blessed,Black,Butler,& Kay,1991)	方向、记忆、开始、推理、视觉空间技巧	30~45 分钟	用于老年人评估

(二) 抑郁症

一些国家数据库发现老年病人中精神健康问题的发生率极高,其中发生率最高的就是抑郁症,其发生率在 30%~44%。医疗康复患者抑郁症的发病率是社区居住老年人发病率的两倍。研究发现,老年康复患者大约有 30%~40%患有抑郁症,社区老年人抑郁症的发病率大约在 15%。康复患者的抑郁症和人口学变量没有相关性,和功能缺损显著相关。

抑郁症是一种公认的可用多种方式治疗的慢性疾病,其中许多方法都和康复过程和方法有关。目前已经得出几个抑郁症的病因,根据这些病因产生的治疗方法简单陈述如下。

抑郁症最常见的病因是神经递质模型,特别是去甲肾上腺素、多巴胺、5-羟色胺的阻断。在过去的 10 年里,5-羟色胺选择性重吸收抑制剂(SSRIs)成为治疗抑郁症的首选药物,但是该药物普及很好,疗效却不佳。一篇研究回顾表明,美国食品和药物管理局对 SSRIs 的审批过程中发现其疗效和三环抗抑郁药基本相同(如35%~40%的病人明显改善),但是 SSRIs 因为副作用相对较少,其用药中止率更低。抗抑郁药物治疗抑郁症的作用无可非议,但是如果仅仅使用药物而不配合其他方法治疗抑郁症,是非常不明智的。

抑郁症的第二个病因是基于活动限制理论的。简单的说,只有当疾病限制了个体活动,无法满足个体需求时,其疾病表现形式即为抑郁症。Franks 等发现老年康复人群中,高级 ADLs 和抑郁症状密切相关。因此,加强力量和运动训练治疗(如有氧运动和阻力运动),提高活动水平,可减少抑郁症状。在为体弱的老年患者加入特殊运动治疗前,康复心理治疗师应与其同事一起确定其药物治疗、物理治疗和职业治疗。如果运动治疗不适合患者,则不必选择运动治疗。

抑郁症的第三个病因基于神经变性学说,是血管性抑郁假说(Alexopoulos,1997)。这一观点提出假设,有血管危险因素的患者更容易产生抑郁症,据称是通过在白质中的微血管改变完成的。Mast,MacNeill 和 Lichtenberg(2004)监测了三组老年康复患者的抑郁症发病率:患有脑卒中的病人,未患有脑卒中但患有血管危险因素疾病的病人(如房颤,糖尿病,高血压病),以及患有两类疾病的病人。三组病人的抑郁症状的发病率几乎相同(如每组的发生率基本都为 30%),但如果应用了阈值模式(如多于两个危险因素),非脑卒中,血管危险组的抑郁症发病率明显升高,从 30%升至 47%。作者将这一发现作为"血管性负担"的依据。一项为期 4 年的无脑卒中老年性研究进一步支持了血管负担理论,血管负担患者抑郁症的发病率解释了预测脑卒中发生中的最大矛盾。58%的抑郁症患者在接下来的随访期间发生了第一次脑卒中,而只有 4%的非抑郁症患者发生这种情况。作者想知道血管负担患者的抑郁表现是否是脑卒中发病前的重要提示信号。在教育或指导依从性不佳的患者时,通过坚持药物建议,减少血管危险因素,康复心理治疗师将扮演一个非常有价值的角色。

抑郁症的第四个病因,认知—行为方式,是一个更好理解抑郁症的心理学理论。尽管在康复医疗机构,刚开始的认知行为治疗会非常困难,但随后联合行为治疗,这种方法会变得容易一些。Lichtenberg 等(1998)和其他研究者为通过行为治疗治疗抑郁症的有效性提供了初步的依据。这一方法是基于经典的 Lewinsohnian 理论,该理论提出心情是变化的(如很大程度上取决于个人的日常经验),是可调整的。因此,康复治疗过程就是努力将建立的愉快的事情加入患者的治疗过程中,并且减少患者将注意力集中在不愉快事件上,从而达到改善心情的目的。

抑郁症的第五个病因是损失和悲观的反应,如丧偶的损失效应。在健康和退休调查中(Turney,Carney,Arndt,Wallace,&Herzog,1999),丧偶 3 年后人群抑郁症发病率是未丧偶人群发病率的 3 倍。抑郁症状和早期悲观有一定的重复(如注意力无法集中,睡眠质量差,哭泣,食欲差),丧偶的样本患者中 30%报告在悲观后第一个月中曾出现以上现象。一年后,丧偶人群抑郁症的发病率下降到 12%,随后两年一直未变。Worden(1991)提出,抑郁症持续到悲伤的过程,是复杂悲伤的共同因素。抑郁症状的出现成为治疗悲观的障碍,所以抑郁症的治疗刻不容缓。

总的来说,晚年的抑郁症有多种病因和影响因素,可以通过多种方法治疗,包括药物、心理治疗以及物理方法。很明显,抑郁症是老年人死亡和失能的高危因素,它明显降低了老年人的生活质量,老年抑郁症患者的治疗非常重要。

三、康复心理学家的作用

尽管现在非常重视抑郁症和痴呆症,但是康复心理学家的日常工作中还存在很多其他重要的行为健康问题。尽管这些行为健康问题常见于年轻一些的康复患者,直到近 10 年老年人中的这些问题才得到关注,并注重诊断和治疗。

(一) 疼痛

Tait(1999),Yonan 和 Wegener(2003)讨论了老年康复学中疼痛的评估和治疗。Tait 提供了一些简单的工具方法评估疼痛的强度和影响,包括视觉模拟评分量表、疼痛日记以及疼痛态度量表,这些方法可以评估关键性的行为特征,从而成功应对疼痛。最后,他提供了疼痛失能指数用以帮助临床医生理解疼痛在自我保健和其他重要技能中的影响。Yonan 和 Wegener 提供了老年人疼痛治疗的指导准则。

认知行为理论是康复心理学家对疼痛进行治疗的基础。疼痛治疗效果的信念和期望对于疼痛的评估和处理非常重要,因为它对于成功治愈疼痛有着重要的心理暗示。坚信自己是顽固性和不可控制性疼痛的患者可以从疼痛教育和治疗反应中受益。那些即将加入认知行为治疗的患者会在治疗师的帮助下学到各种心理应对策略,比如疼痛注意力的转移,重新解释疼痛感觉。患者在治疗中坚持自我监测以及照顾者的参与,可以提高治疗的效果(见本书第 7 章)。

(二) 睡眠障碍

睡眠障碍是另一种综合症状的表现,而应对行为方面极大的影响治疗效果。Trevorrow(1999)文中提到普通睡眠随着年龄增长而变化,Stepanski,Rybarczyk,Lopez 和 Steven(2003)讨论了老年人中睡眠问题的高发生率,注意到睡眠影响着老年人的心理和运动能力。这些作者制定了一个访问量表,用以评估睡眠障碍。事实上,对于老年人,理想的评估和治疗需要多种模式方法。而睡眠障碍的治疗,传统的医学方法无疑是最主要和最有效的。尽管这些问题不是老年人群唯一的问题,但是睡眠问题是近年来老年人中唯一得到规律认识和治疗的问题。

心理学上主要有三个方法治疗睡眠障碍:刺激控制疗法,睡眠限制疗法,认知行为疗法。前两个主要出自睡眠特定的行为模式,后一个适用于认知行为治疗睡眠问题。刺激控制疗法指的是建立良好睡眠和卧室之间紧密联系的方法。严格禁止在床上看电视、阅读以及懒散地躺在床上,因此卧室和睡眠紧密联系在一起,仅仅用于睡眠。睡眠限制疗法是一个更为强效的方法,它实际上是通过让人们更晚上床睡觉,同时在第二天同样的时间起床,安排睡眠负债。减少这部分睡眠,加强人们的睡眠系统。最后,认知行为疗法帮助阻止病人睡眠问题的消极化思想,减少他们关于睡眠的恐惧心理,改善他们的应对能力,达到促进睡眠质量的目的。

(三) 药物滥用

老年康复心理学家的另一大作用是评估和治疗酒精和其他药物的误用和滥用。酒精使用紊乱包括酒精滥用和酒精依赖的临床问题(诊断标准见 *Diagnostic and Statistical Manual of Mental Disorders*, 4th *ed.*; American Psychiatric Association,1994)。这一领域开始认识到另一个酒精问题,即饮酒风险的应用,指老年人的饮酒量达到一定量就会使他们产生危险。一个人变老时,仅需很少的酒精就会使血液酒精含量达到很高的水平,因此一周喝七杯酒就可以归到风险人群中。酒精滥用指的是酒精的饮用量已经直接导致负面的医疗、社会或心理状况。简易评估工具包含美国密歇根州酒精筛选测试老年版(MAST-G)、简短版和完整版、CAGE 问题和酒精使用障碍鉴别测试(AUDIT)。

尽管还有很多严重的酒精性问题需要特别的技术方法和一系列治疗,包括简短动机访谈,可以减少老年人饮酒风险(Blow 和 Lawton Barry,2000)。这些作者发现那些经过简短治疗的老年人在饮酒量和暴饮发作次数上都有了明显的减少。关于老年康复患者酒精滥用的研究相当少,但是,Lichtenberg(1998)描述了城市人口中年轻一些的老年人(如 60～79 岁)自我报告有酗酒问题,且其发生率很高,可是却没有使用任何的治疗措施。尽管相关的研究很少,但这仍然是老年患者的核心临床问题。

四、总结和结论

老年人,特别是超龄老年人(如超过 85 岁),很快会成为医疗康复患者的主要人群。康复心理学家必须熟悉基本的老年综合症状,并且将老年心理学的理论和实践加入到日常的工作中去。美国心理学会(APA,2004)最新的老年心理学指南是康复心理培训的一个必学内容。康复心理学家还需要熟悉主要的老年症状、失能、健康状况不佳和合并症。尽管有一些重复,但这些症状并非完全相同。健康状况不佳形容的是多系统衰退的进一步发展过程,失能包含主要和次要功能变化,保留扮演一个有价值角色的能力。合并症是一个其他概念,指同时患有多种疾病(如糖尿病,关节炎,抑郁症)。这些症状受年龄的影响,在不同方面随年龄增长而变化。康复病人,失能和健康状况不佳与年龄直接相关,而合并症则与年龄不相关。年轻一些的老年康复患者通常和超龄老年患者一样,患有相同数量的疾病。因此,无法控制的合并症会导致许多年轻一些的老年患者提前死亡。老年康复心理学概念如失能、健康状况不佳及合并症的引入,意义在于它们和心理健康紊乱,以及出院规划的影响之间的关系。

康复治疗团队依赖于康复心理治疗师发现认知障碍,评估这些障碍如何影响出院规划。痴呆症的发现需要清楚理解正常老年模式,痴呆的早期行为表现和特点,如阿尔茨海默病,以及培训认知评估能力。认知评估不再简单用于诊断。它现在广泛应用于疑似痴呆症需确诊者,以及测试结果和患者的出院规划和功能技巧联系起来。一些经确认可应用于老年人的简短认知筛查测试,是康复心理学家非常有用的工具。新方法,基于计算机技术的认知筛查测试也变得越来越有用。

抑郁症的发现和治疗是康复心理学家处理老年问题工作中所起的第二个作用。我们从老年抑郁症的病因学和治疗上介绍了多种模式观点。特别是血管性抑郁症的进一步理解使康复心理学家重新修改了他们对抑郁症的理解。血管性疾病及负担(如中风前期)已经被证明对老年抑郁症合并执行功能障碍有影响,建议应用慢性病管理,认知行为方法和其他治疗方法在老年抑郁症的治疗中是非常重要的。病因诸如神经递质阻断,损失和悲观,主要生活压力,活动受限等是老年抑郁症其他的重要内容。

老年心理学的临床研究促进了认知、抑郁还有其他行为障碍的评估工具的发展。APA(2004)发表了老年人心理实践指南,鼓励心理治疗师意识到年龄歧视现象和老年人对年龄歧视的态度。指南还指导心理治疗师熟悉老年人的心理因素和独特的精神病心理学,还强调了和卫生治疗团队中其他成员合作的重要性。APA指南还收录引用了老年人评估和治疗中的相关标准值。康复心理治疗师,尽管一般都掌握了许多医学疾病的治疗,但还需要加强特定的老年人评估和治疗的相关知识。

人口统计学内容的改变,超龄老年人口的增加,更好的区分老年综合症状,将给康复心理学带来新的热点和挑战。理解认知障碍和健康状况不佳等精神健康问题之间的关系需要进一步的学习。过去的十年见证了老年人认知评估,抑郁症治疗,行为健康领域知识的扩展。康复心理学的服务数量和种类正在稳步增长。我们相信,在不久的将来,康复心理学家将有更多的机会为老年人的临床治疗和评估提供服务。

（丁品译,谢敬聘校）

参考文献

Alexopoulos, G. S., Meyers, B. S., Young, R. C., Kakuma, T., Silbersweig, D., & Charlson, M, (1997). Clinicallly defined vascular depression. American Journal of Psychiatry, 154, 562 - 565.

American Psychological Association. (2004). Guidelines for psychological practice with older adults. American Psychologist, 59, 236 - 260.

Blessed, G., Black, S., Butler, T., & Kay, D. (1991). The diagnosis of dementia in the elderly: A comparison of CAMCOG, the AGECAT program, the MMSE, and some short rating scales. British Journal of Psychiatry, 159, 193 – 198.

Blow, F. C. , &Lawton Barry, K. (2000). Advances in alcohol screening and brief intervention with older adults. Advances in Medical Psychotherapy, 10 m 107 – 124.

Newhouse, P. A. (1996). Use of serotonin selective reuptake inhibitors in geriatric depression. Journal Clinical Psychiatry, 57, 12 – 22.

Rosano, C. , Simonsick, E. M. , Harris, T. B. , Kritchevsky, S. B. , Brach, J. , Yaffe, K. , et al. (2005). Association between physical and cognitive function in healthy elderly: The health, aging and body composition study. Neuroepidemiology, 24, 8 – 14.

Ruchinskas, R. A. , & Curyto, K. J. (2003). Cognitive screening in geriatric rehabilitation. Rehabilitation Psychology, 48, 14 – 22.

Stepanski, E. , Rybarczyk, B. , Lopez, M. , & Steven, S. (2003). Assessment and treatment of sleep disorders in older adults: A review for rehabilitation psychologists. Rehabilitation Psychology, 48, 23 – 36.

Tabbarah, M. , Crimmins, E. M. , & Seeman, T. E. (2002). The relationship between cognitive and physical performance: MacArthur studies of successful aging. Journals of Gerontology Series A: Biological Sciences and Medical Sciences, 57, M228 – M235.

Turney, C. , Carney, C. , Arndt, S. , Wallace, R. , & Herzog, R. (1999). Conjugal loss and syndromal depression in a sample of elders aged 70 years or older. American Journal of Psychiatry, 156, 1596 – 1601.

Yonan, C. A. , & Wegener, S. T. (2003). Assessment and management of pain in the older adult. Rehabilitation Psychology, 48, 4 – 13.

第6章　烧伤患者的心理康复

Shelley Wiechman Askay and David Patterson

本章将首先阐述烧伤病人的流行病学状况及其必须经历的生理康复,然后讨论烧伤病人的康复模式和不同阶段的心理康复。本章还对烧伤病人的其他问题进行讨论。

随着大面积重度烧伤病人存活率的日益提高,烧伤病人将遇到大量的生理和心理康复问题,如毁容、瘢痕挛缩、截肢、疼痛和心理适应性下降等。目前有关烧伤的研究主要针对烧伤病人的急性住院期,特别是复苏和手术治疗,对烧伤康复领域的研究还很不完善,有关出院后烧伤病人的康复研究更少,如对疼痛、抑郁和创伤后应激障碍(PTSD)等的研究。

一、流行病学调查及动态

尽管美国一些烧伤中心开展烧伤流行病学调查已有 10 年,然而有关烧伤的发生、病因学及发展趋势仍需要深入研究。估计美国每年住院烧伤病人大约有 70 000 人(其中 40 000 人是儿童或青少年),大约 5 500 人死亡(Brigham 和 Mcloughin,1996)。烧伤的发生与年龄有很大的关系。最常见的是热水烫伤,尤其是小孩、老人和行动困难的人。男性青少年因为喜欢玩焰火或汽油等危险性活动而烧伤。一些从事特殊职业的人更易被烧伤,包括电力、餐饮、化工和燃料等行业。最容易烧伤的年龄发生在 20～40 岁的男性。

烧伤的严重程度取决于烧伤面积和深度。Ⅰ度烧伤(浅度烧伤)只伤及表皮,这类烧伤很少起水泡但会引起疼痛,一般 3～4 天即可愈合,不留瘢痕。Ⅱ度烧伤(中度烧伤)伤及表皮和真皮,这个范围的烧伤开始很难归类,植皮手术可做可不做。如果让其自行愈合,很可能留下瘢痕,这类烧伤患者会感到明显的疼痛。Ⅲ度烧伤(深度烧伤)已伤及皮下组织。这类烧伤需要植皮才能愈合。

中至重度烧伤一般是在外科或最好是在美国烧伤协会下的烧伤中心救治(至少是在美国和加拿大)。简单而言,大多数烧伤治疗的任务是促进开放创口的愈合,因此,烧伤中心会每天或隔天对患者进行创面清创以防止感染,促进创面愈合。程序包括清除坏死组织、清洗创面。如果烧伤创面缺乏自我修复能力,通常会做皮肤移植。创面的清洗和移植手术所导致的疼痛会持续几个星期,而且比烧伤初期的疼痛更加厉害,会慢慢消磨病人的应对机制。

近年来,随着烧伤治疗水平的提高,如烧伤中心的广泛建立和发展、大面积烧伤病人的复苏及外科治疗能力的提高,大面积烧伤病人的生存率大大提高。联邦康复研究基金会不仅资助烧伤急性期的研究,也资助烧伤后续康复治疗的系统模式研究。1985—1995 年,烧伤患者年龄校正死亡率下降了 33%。对心理学家而言,这就意味着更大规模的烧伤患者将面对更多的生活适应问题。

二、烧伤患者的生理康复问题

无论是大面积还是小面积烧伤,如果烧伤部位发生在关节或其他特殊部位,由于瘢痕增生、挛缩、截肢、神经病变、骨异化和疼痛等因素,患者需要复杂而长期的生理康复。因此需要由生理康复、职业指导、语言训练、心理康复等领域人员联合组成多学科烧伤康复小组。烧伤早期处置理论认为,多数患者不仅需要外科治疗,还需要住院期间和出院后精细的康复治疗方案。为防止并发症,需要采取一定强度的活动、弹力衣和托板等治疗措施,但这些治疗会让病人产生疼痛和不舒适感,坚持治疗将给病人带来一定挑战性。虽然烧伤患者瘢痕增生、挛缩、神经病变和持续疼痛发生率很高,但有关这些病变治疗效果的随机对照研究很少。

三、烧伤患者的心理康复问题

文献研究烧伤患者负性心理反应的程度和性质与其他残障患者类似(Wright, 1959)。早期研究(Patterson 等,1993)认为,抑郁或其他形式的精神病理问题是严重烧伤的普遍反应。这些研究主要关注精神病症状,并指出其高发生率。早期关于烧伤的报道对结果的预测是单变量的,一对一因果模型。也许最显著的变量是烧伤面积。医学取向的观点认为烧伤面积越大,出现的心理病理问题就越严重。而且,潜在的毁容可能也是造成烧伤幸存者心理问题的因素。心理分析取向的观点认为即使一个病人呈现出很好的心理状态,也不能说明他不存在心理问题。他只是在掩饰自我价值与社会关于相貌和吸引力之间不可回避的冲突。

痛苦(非精神病理性)几乎是所有烧伤病人的反应,常人对毁容的看法是烧伤幸存者面临的常见挑战。然而,早期的研究却忽略了临床医生的观察,缺乏良好的设计的研究。一些大面积烧伤患者心理(80%的烧伤面积)似乎没有受到容貌及生理变化的影响。这样的情况在成年(Patterson 等,1993)和儿童病人均很常见。相反,一些小面积烧伤的病人,即使瘢痕皮肤藏在看不到的地方,依然会出现明显的心理问题。过去 40 年的关于烧伤病人心理问题的文献报道并没有对此现象做出很好的解释。

来自康复心理学家的研究提供了一些解释,这有助于了解烧伤患者的心理反应及烧伤后病人的心理调适。这和其他类型的残障(如脊柱损伤和截肢者)类似,报道中有用的概念是"悲痛需求",这个概念经常被一些非专业人士或病人护工提出。Wright 指出人们从旁观者的角度观察到别人的残障。他们认为残障人士可能会出现那样的残障状况。因此,烧伤治疗小组成员对烧伤患者评价的抑郁情绪比患者本身感觉的要高,乐观情绪要低(Adcock,Goldberg,Patterson 和 Brown,2000)。临床报告错误的认为烧伤患者经历了烧伤适应的有序的心理反应历程。然而,严密设计的研究认为,和其他类型的残障一样,烧伤病人并没有经历预期的心理反应过程。

烧伤病人痛苦水平的评估基于生物—心理—社会模式(Patterson 等,1993)。值得关注的是对烧伤患者心理损伤的评估经常忽略了患者烧伤前的因素,而这些变量也许是很重要的预测因素。同样被忽略的变量还有患者抗击创伤的弹性力和耐挫力。而且,有关烧伤的文献还经常忽略烧伤前各种变量的相互影响,如烧伤的性质与治疗措施、患者应对方式和社会支持,以及这些变量与并发症(如挛缩、其他外科问题)的交互作用。当所有的因素都被考虑,我们就很容易理解烧伤面积在预测烧伤康复中所起的作用其实很小,更为重要的是烧伤的个体及他们所处的环境和社会支持,以及这些因素在烧伤康复中的作用。

四、心理康复的伤前影响因素

跟研究烧伤治疗一样,探讨住院烧伤患者病前的精神病理学因素也是非常有用的。研究认为住院的严重烧伤患者曾在他们烧伤前的生活中出现过心理紊乱和障碍。一些文献发现烧伤病人比正常人群存在更多的心理疾病或人格障碍(Kolman,1983;Patterson 等,1993)。比如,Patterson 等(1993)评估约有28%～75%的烧伤病人有病前精神异常,发生率比正常人群要高。这些精神异常包括抑郁、人格障碍和物质依赖等。另一项由 Patterson 等进行的研究发现,与正常人群相比,烧伤病人伤前心理压力、焦虑、抑郁、行为及情绪失控得分明显高于人群常模。研究还发现伤前存在心理障碍的病人住院期间往往会采用先前建立起来的具有破坏性的无效应对方式。这些应对方式反过来又会影响住院日程,延长住院时间,出院后还会存留更多心理问题,如烧伤及后续的治疗会加重伤前有抑郁倾向患者的抑郁情绪,在烧伤治疗过程中需要提供心理方面的帮助。

有人格障碍的烧伤患者会给医务人员带来很多麻烦。烧伤治疗组的成员需要培训关于人格障碍方面的知识,以明白烧伤病人并非要在烧伤病房进行人格障碍方面的"治疗"。心理学家或受过良好心理训练的专业人员可以为烧伤病房医务人员提供调整烧伤治疗计划的咨询或为医务人员提供这方面的培训。

有物质滥用行为的患者对止痛药物有很强的依赖性。由于药物滥用,他们对疼痛的耐受力很低,表现出更多的疼痛行为,需要咨询疼痛控制方面的专家。有物质滥用行为的患者也需要提供一些非药物方面的帮助,而且应该经常鼓励他们采用这些方法控制疼痛。对于剧烈疼痛的患者,通过充分的规范的药物治疗方案可以使疼痛得以缓解。对烧伤前有焦虑和慢性疼痛的患者,医务人员应鼓励他采用原有的有效应对方式。如果病人原先没有接触过非药物性治疗方案,这或许是一个很好的学习机会。他们会更愿意去学习使用这些对伤前问题有益的治疗方法(详见本书中关于非药物疼痛控制章节,比如催眠术及分心术等)。

最后,关于烧伤的弹性力和创伤后发展的研究也较缺乏。临床经验提示,伤前已形成有效应对方式和有良好社会支持的患者,能借助这些策略去应对烧伤。虽然他们仍然会出现抑郁和焦虑,并需要相应的处理。但这些障碍产生的可能性会大大减少,即使出现,也没那么严重,只是暂时性的反应。

对烧伤的调节是伤前因素、环境因素、损伤的性质、医学治疗等因素交互作用的结果。由于文化差异,对轴Ⅰ类型障碍,如抑郁障碍和 PTSD 的实际发生率,很难做出明确的判断(DSM-Ⅳ,美国精神病学会,1994)。这些差异很可能是由于使用评估工具的不同,评估的时间点选择不同等方法学问题造成的。对于需要住院的大面积烧伤病人,抑郁和 PTSD 的症状很常见,而且被认为是正常的适应过程。大多数病人的症状即使不治疗,也会随着时间的推移而慢慢消退,而不会发展出诊断意义上的障碍。但是,部分病人症状不会随时间而消退,反而会发展成轴Ⅰ类型的障碍。而且,病人会因症状的困扰影响生活质量。因为这样,我们建议对住院和门诊随访病人均要做症状筛查,并做针对性处理。我们建议做全面的心理评估,包括病史、疼痛等级、睡眠质量,抑郁和 PTSD 症状等的评估。我们也发现,采用一些简单的筛选工具,如简明筛查工具诸如 9 项病人健康评估量表(PHQ-9)就可以完成评估。

五、康复期

由于烧伤的严重程度和并发症的不同,烧伤病人的住院时间短则不到一周,长则好几个月。虽然目前没有明确的"烧伤康复阶段理论",但是烧伤病人的生理和心理康复不同阶段经常表现是不同的。烧伤康复一般分为三个阶段:① 危险期或复苏期:病人通常在 ICU(重症监护室)。② 急性期:病人病情平稳并开始康复。③ 门诊期:病人出院但仍在门诊继续进行康复治疗。每个阶段代表烧伤康复过程的一个里程碑,随着康复的进展,要求患者有更高的独立性,护理的等级逐渐下降,会增加病人的焦虑,这对病人是一个很大的挑战。不同阶段及相应的康复治疗介绍如下。

(一) 危险期

危险期或复苏期病人通常是在 ICU 治疗,一般会持续好几个星期。本阶段病人的特点是预后不确定,特别是严重烧伤病人,重点是挽救病人的生命。在这个阶段,病人要经历反复的医学治疗,承受很大的生理压力,包括电解质紊乱、感染、缺氧和水肿等。ICU 环境也是一个很强的刺激因素,包括明亮的灯光、监护仪器、不停变换的医务人员等。同时 ICU 环境也相当单调,要求病人卧床,常常还需要制动,这通常要持续好几个星期。病人常常会出现认知改变,包括极度的昏昏欲睡、迷糊、定向力障碍和谵妄等,这常常会影响病人对环境的适应。认知改变也可能是感染、酒精戒断和代谢并发症的症状,或者是大剂量使用药物的副作用。

这个阶段的心理干预只能提供病人安全感和舒适感。此阶段病人变得更加敏感,过分关注病人的过去和未来意义不大。病人最重要的任务是生理康复。无论病人使用了什么样的防御机制,即使是简单的否认或抑制,也应该鼓励病人去应对不寻常的可怕的 ICU 环境。支持性心理治疗应该重点关注当前存在的问题,如睡眠、疼痛控制,支持病人使用的应对策略。非药物性的止痛措施,如催眠以及放松训练等,在这个阶段也是有效的。

烧伤治疗的早期阶段,医务人员心理干预的重要措施是与病人家属进行有效沟通。通常,家属在看到病人治疗过程中的病痛表现,会有焦虑或者抑郁情绪反应,这又会影响病人的应对能力。当家属出现过分焦虑或抑郁情绪时,病人也很容易觉察到这些细节并出现相应的行为。让家属了解这样的一个过程,并鼓励他们向病人传递希望和镇静心态。

(二) 急性期

急性期康复的重点主要是身体的恢复,如营养支持、创面处理、植皮和创伤恢复等。虽然病人已从 ICU 转出到环境更舒适的普通病房,但还是要忍受痛苦的治疗过程。随着认知的改善,病人在这个阶段变得更加敏感,他们面对痛苦的治疗过程变得更加不平静。结果,焦虑、抑郁和悲伤的情绪表现得更加明显,疼痛和睡眠障碍也需要得到及时处理。

这个阶段,当病人更清晰地意识到创伤对他们的影响,可以考虑使用药物以调整失眠、焦虑和抑郁等问题。也可进行短程心理咨询和心理教育。非药物的止痛措施,如放松、意向对话、催眠和虚拟现实技术等,也很有效。这个阶段,对酒精和物质滥用采取简短咨询干预也是有效的。住院也为病人提供了一个评估不良习惯对生活影响的窗口。

(三) 门诊期

出院后,漫长的康复阶段就开始了,病人将面临重新回归社会的挑战。对于严重烧伤病人而言,这个阶段通常包括持续的门诊生理康复和其他处理,如换药、整容手术等。病人每天还要承受康复中的疼痛,还需要面对整容和其他由于创伤带来的改变。这个阶段病人逐渐适应由于烧伤带来的活动限制,重新找回一些效能感。研究提示,出院后第一年是烧伤患者要经历的心理最痛苦的阶段(Patterson 等,1993)。

对出院后的病人进行电话随访或者继续在门诊给予观察,筛查心理症状并及时提供心理治疗是很有必要的。在出院后几个月或几年内,那些有心理问题的病人通常都需要相应的心理干预,尤其是针对心理症状的心理干预。虽然缺少烧伤病人的随机对照临床研究,但是对有相同心理症状的非烧伤病人进行的心理干预是有效的。比如,抑郁的烧伤病人的症状可以通过药物、认知行为治疗和功能锻炼而得到改善。暴露治疗对 PTSD 的烧伤病人有效。烧伤病人的康复需要多学科治疗小组的参与,因为病人可以从职业或康复咨询师处获得相关重返工作的支持。社会工作者也可以为烧伤病人提供经济来源等多方面的帮助。在专业人员的督导下,支持小组和同伴都是很重要的康复力量。

六、疼痛的非药物治疗

治疗烧伤病人的疼痛,药物和非药物措施(如放松技术、分心术、意象对话和催眠等)都是必要的。非药物治疗的有效性取得较多临床上的证据,特别是作为阿片类药物的附属性治疗(Hoffman,Patterson,Carrougher 和 Sharar,2001)。焦虑对疼痛的影响经常被低估,治疗自然也经常被忽略。由于焦虑可以使疼痛明显加重,所以尽可能早地进行非药物治疗对于减缓患者的预期焦虑,消除焦虑-疼痛的恶性循环非常重要。掌握非药物治疗疼痛方法的康复心理治疗师不仅能对病人进行治疗,还能指导其他医务人员使用这些方法和技术。

七、应对策略

Thruber,Martin-Herz 和 Patterson 认为烧伤病人的应对策略是一种基于控制的连续统一体。病人对环境的反应倾向于被动地服从医务人员,而不是尽可能获取更多信息并主动参与整个过程。病人希望放弃控制,倾向于认知回避,惯于使用各种分心应对方式,以回避痛苦的刺激。这些病人多采用回避型应对方式。相反,倾向于寻求更多的信息、尽力参与其中的病人会发现分心方式很苦恼,因为他们不得不放弃太多的自我控制。这些病人采用的是趋近型应对方式。需要注意的是,两种应对方式可能都是适当的,烧伤小组最好识别并支持患者自己的应对方式,不要试图改变他们的惯常反应。专业康复人员可能会发现,病人会随康复的过程而改变他们的应对方式。比如,病人可能会发现运用分心应对方式去应对像注射这样的短程治疗会更容易些,对于长期创面处理,他们更愿意了解细节并恰当地参与治疗过程。当病人对环境逐渐适应,感到比较舒适时,可能会改变他们的应对方式。患者的应对方式应比选择何种非药物止痛措施更优先评估。可以通过一些病人应对压力性医疗事件的典型反应问题进行评估,如去看牙医或注射治疗。

趋一避应对方式及相应的干预方法见图 6.1。虽然依据目标结果,意向对话或催眠等技术可能分属到不同的类别,这个分类表对于临床工作者选择合适的技术是一个很好的启发。本章关于这些干预技术的细节没有介绍。但提供了信息,可以帮助临床工作者掌握这些技术。

图 6.1　控制—应对连续谱

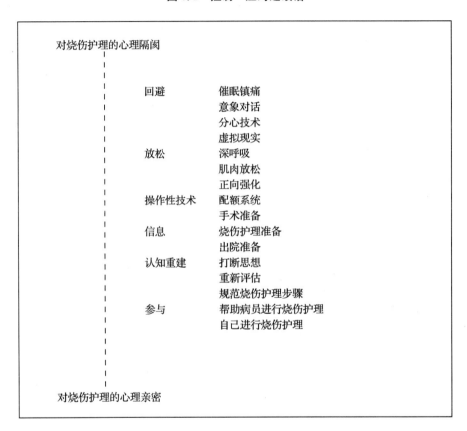

选自"《儿童烧伤疼痛的心理学原理》I：理论框架"作者 C. A. Thurber, S. P. Martin-Herz, & D. R. Patterson,2002,烧伤护理康复杂志,21,376—387。版权许可 2002,Lippincott & Wilkins。

八、形象不满意

烧伤后因为疤痕、挛缩、皮肤色素沉着、截肢导致严重毁容。外貌的改变对自尊和自我形象的影响在近几年才有研究。有关低形象感的风险因素研究发现一些烧伤特点,如疤痕的可见度、抑郁、女性和病人应对方式等可有效地预测病人形象的不满意度(Abdullah 等,1994)。形象不满意的另外一个预测因素是烧伤前病人对外貌的重视程度。换句话说，如果病人在伤前不那么在意他的外貌，他就很少因为毁容而悲伤。

有关烧伤治疗期间改善患者形象感的方法已有研究。但各种治疗方法的有效性却少有报道。大多数治疗主张使用认知行为方法，让烧伤患者评估自己的容貌，并教给他们一些适应性的应对策略，传授一些能提高自尊和社会满意感的社会技能。一项提高患者自尊的方案是大不列颠的变脸方案，包括住院期间意向增强、回归社会技能，一系列有关病人处理毁容的研究成果。这个方案基于认知行为模式，由烧伤患者和心理治疗师共同制订。在别人对他们毁容产生反应时，让患者探究自己的内心反应，在他人对毁容产生不可避免的负性社会反应时提高患者的各种适应性行为。Fauerbach 等(2002)发现，在急性住院期间采用趋近—回避应对方式（都是情绪关注策略）的成人烧伤患者，在出院后两个月，比只使用一种应对策略或选择性应用策略的烧伤患者有更高的形象不满意体验。结果，他们提出使用调整激发性模式去评估一个人应对策略的矛盾，并教给他适应性的应对技巧以预防潜在的形象不满意。

九、自伤

烧伤病房经常会收治一些自伤引起的烧伤病人。这类病人大约占烧伤病人的 1%～9%(Dniels, Fenley, Powers 和 Cruse, 1991)，虽然比例很小，但很难管理，需要更多的医疗资源。这类病人经常患有边缘型人格障碍。如 DSM-IV 的诊断标准所述，边缘型人格障碍的人际交往模式和情感反应特别冲动、不稳定。当这类患者在烧伤科这样的环境长期住院时，由于对环境和他人的过分要求，经常会跟护理人员和治疗师产生较多的人际冲突。

一些行为治疗策略可以降低这类病人的挫折和冲突(Wiechman, Ehde, Wilson 和 Patterson, 2000)。首先，这类病人尽可能采用门诊治疗。如果需要住院治疗，可考虑将他们收入精神科病房，并派烧伤科的护士为其进行创面处理。这些病人更适合门诊治疗和精神科住院较低的紧张度。如果病人必须要收治进烧伤病房，那么烧伤科与心理科或精神科医生联系就更加重要。他们可以为烧伤科医务人员提供如何管理这类病人的培训。然而，对于反复住院的病人，心理专业人员的过多介入并无好处，原因是不能给这类自伤病人过多的关注。最后，尽可能由最初与他接触的护理人员和烧伤治疗小组共同讨论治疗计划和疼痛药物治疗方法，这将会使沟通更加有效、冲突减少，还可减少医务人员彼此"分离"。

十、动机问题

病人经常不愿意参与到其烧伤护理和治疗中，我们认为主要是因为他们对于繁重的烧伤治疗感到无助,他们将反复的换药当作惩罚。另外,他们在治疗过程中还得经历无数次的抽血、药物治疗、侵入性治疗和每一天的创面处理。为克服这些障碍,我们建议采用动机性访谈(MI),可以通过改变习惯性行为让病人意识到这种内在改变的价值。MI 主要依赖反馈性倾听,医务人员与病人之间的相互作用模式可简写为"FRAMES"(即反馈、责任、建议、选择单、共情、自我效能)。这些治疗方法各要素在实际运用过程中是相互影响的,而非一成不变、按部就班。下面以一位有腋下有烧伤疤痕而不愿意做功能锻炼的病人为例加以说明。

对反馈而言。提供一些有关烧伤后果的未加评判的一般信息。比如:"你的腋下形成了疤痕组织,随着这些组织成熟后疤痕会收缩,如果你不积极锻炼保持它的弹性,最后,如果不做手术松解的话,你的手臂将因疤痕挛缩而失去功能"。责任是把改变的重点放在病人自己,"是否进行功能锻炼以及如何做功能锻炼,都取决于你自己,没有人会强迫你"。建议采用规范有力的询问方式,建议才会容易为病人接受。"你介不介意我给你一些建议,我知道对你而言,这是一段艰难的时期,现在你还没有真正意识到功能锻炼比做手术松解更重要。"选择的权利。多种选择不仅仅提供给患者一个新的想法或潜在选择,更重要的是给病人一系列建议,允许他们自己做选择。比如,你可以说:"这里有一些方法,可以让治疗更合理",然后一一列出这些方法,让病人自己选择。共情。共情是 MI 最重要的方法,也是医务人员最难掌握和运用的一项技术。共情通常使用反馈性倾听,比如:"这样看来你好像真的不想做手术,但是每天做手臂功能锻炼对于你而言又非常困难。"共情目的是让病人通过诉说充分地表达他的内心感受和矛盾冲突。有效的反馈性倾听可以让病人表达改变的理由,并增强其选择动机。自我效能感。让病人产生他能有所行为、而且能够达到良好效果的自我意识。"我知道这看上去很困难,我曾见过许多严重烧伤的病人进行功能锻炼后,突然发现这种治疗方式不仅是值得的,而且还发现功能锻炼比他们想象的要容易得多。我也相信你通过功能锻炼完全可以避免手术治疗"。

我们认为配额系统是另一个可以提高长期住院烧伤病人动机的技巧。职业治疗师经常使用这个系统的操作技术,以提高病人在经历疼痛和复杂物理治疗中的自我掌控感。这个技术最早用于慢性疼痛的治疗。Ehde,Patterson 和 Fordyce(1998)最早探讨了它在烧伤病人治疗领域的使用。鼓励医务人员降低他们对病人的要求,通过测量病人对每一项治疗任务接受的基础水平,使医生的要求和病人的容忍力协调一致,再逐步提高对每项任务的要求(如每天增加 5%),其余的做为完成预期任务的强化。每项任务的目标制定基于前一天任务的完成情况,要求病人坚持完成预期目标,不能感到疼痛或疲惫时就停下来。这项技术将更多的控制权放在病人手上,防止由于疼痛性治疗产生的习得性无助症状。它也可以避免强化病人的疼痛行为。配额系统技术的应用基于这样一种观点:烧伤治疗会产生疼痛,但这种疼痛是无害性的。

例如,腿烧伤的病人会因感到疼痛而不敢行走。治疗师使用配额系统技术,分三步让病人行走,直到感到疲劳或疼痛为止。为了这个目的,我们选择这三步分别为150、100和50英尺,3天的平均数的80%(100英尺)或者80英尺是病人开始行走的初始值。每天增加的距离控制在5%或5英尺。每天当病人目标达到时就停止,即使他觉得还可以坚持也不能再走。这样提高了病人以后的活动积极性,避免了因过度活动和低活动交替进行而产生的活动不足。

十一、睡眠

无论是住院期间还是在出院后,烧伤对病人的睡眠都有很大的影响。影响烧伤患者睡眠的因素很多,如疼痛、药物、焦虑、瘙痒以及医疗设备的干扰等。Jaffe和Patterson(2004)回顾了烧伤病人特殊的睡眠问题及其治疗进展。对烧伤病人睡眠问题的干预最好首先采用行为技术,如条件刺激法(如困了才上床睡觉,起床时间准时),避免打盹,下午3点后不喝咖啡,卧室不放电视。除了行为干预,有些病人还需要药物治疗。目前药物主要选择唑吡坦和扎来普隆类混和的激动剂。但这类药物容易成瘾,只能短时间使用。如果病人有抑郁史,并且使用先前讲过的药物效果不好,可以考虑使用曲唑酮。曲唑酮属三环类抗抑郁药,可以提高维持睡眠,依赖性小于先前所述的激动剂和拮抗剂(Jaffe和Patterson,2004)

十二、瘙痒症

瘙痒会给烧伤病人带来很大的烦恼,当伤口开始愈合时瘙痒是很常见的症状。遗憾的是,目前研究尚未找到治疗烧伤后瘙痒的药物。目前一般用抗组胺药和局部用药治疗瘙痒。合并药物或不合并药物的催眠治疗能明显缓解烧伤患者的瘙痒。

十三、结论

50年前,康复心理学家在烧伤病人康复中起的作用很少,烧伤领域里心理康复的概念鲜为人知。那时,大面积烧伤患者很少能存活下来,小面积烧伤的康复很少有人关注,更不要说心理康复了。现在情况就大不一样了,甚至烧伤面积达80%～90%的病人通常都能存活下来。这些病人需要得到良好的康复,也需要专业的心理康复。和其他后天残疾者一样,烧伤病人需要得到更好、更专业的康复治疗。由于对毁容的极大关注和治疗过程的剧烈疼痛(有的是烧伤本身引起),烧伤病人需要更多的心理康复。尽管烧伤治疗环境也与普通的治疗环境没有什么差别,但由于各专业人员组成烧伤多学科专业小组,心理干预应积极适应这种治疗模式。

　　随着严重烧伤病人的存活率日益提高,植根于传统临床医学和神经心理治疗实践的烧伤康复治疗越来越重要。本章我们重点讨论了病人伤前因素在烧伤发生及康复中起着的重要作用。物质滥用治疗方面的知识和 DSM-IV 诊断轴Ⅱ对人格障碍的诊断与处理在烧伤康复中非常重要。神经心理学技术对吸入性损伤、电灼伤、合并脑损伤的烧伤患者的治疗很有意义。

　　心理学在烧伤康复中扮演着一个很重要的角色,心理康复治疗技巧尤其关系密切。从这些专业领域形成的理论就是一个很好的例子。烧伤通常在外科治疗,而外科医务人员对生理心理社会模式的康复观念了解较少。因此,烧伤后心理康复的简易模式正在兴起,该模式认为烧伤的面积和性质在烧伤康复中起了决定性作用,但我们知道烧伤康复过程是一个非常复杂的动态过程。关于烧伤病人的病史、社会支持系统、应对方式、并发症、烧伤治疗的性质等对烧伤的评估和治疗都是必须要考虑的因素。

　　最好的烧伤临床治疗师会将临床心理学与康复心理学的知识和方法有机结合来开展工作。传统精神病学的诊断对烧伤诊治也非常有价值,特别是对有抑郁、焦虑、应激障碍的烧伤患者。更多诊治可以借鉴没有烧伤或有其他创伤有同样诊断病人的方法。然而,烧伤患者通常经历了强烈的痛苦,可能不适合采用正式的诊断标准。剧痛、毁容、睡眠障碍和瘙痒是造成烧伤患者痛苦的主要来源。康复心理学家需要很好的培训以诊治烧伤患者面对的特殊问题。

（杨国愉、何梅译,朱霞校）

参考文献

Abdullah, A., Blakeney, P., Hunt, R., Broemeling, L., Phillips, L., Herndon, D. N., et al. (1994). Visible scars and self-esteem inpediatric patients with burns. Journal of Burn Care & Rehabilitation, 15, 164-168.

Adcock, R., Goldberg, M., Patterson, D., & Brown, P. (2000). Staff perceptions of emotional distress in patients with burn trauma. Rehabilitation Psychology, 45, 179-192.

American Psychiatric Association. (1994). Diagnostic and statistical manual of mental disorders (4th ed.). Washington, DC: Author.

Brigham, P. A., & McLoughlin, E. (1996). Burn incidence and medical care use in theUnited States: Estimates, trends and data sources. Journal of Burn Care & Rehabilitation, 17, 95-107.

Daniels, S. M., Fenley, J. D., Powers, P. S., & Cruse, C. W. (1991). Self-inflicted burns: A 10-year retrospective study. Journal of Burn Care & Rehabilitation, 12, 144-147.

Ehde, D. M., Patterson, D. R., Wiechman, S. A., & Wilson, L. G. (1999). Posttraumatic stress symptoms and distress following acute burn injury. Burns, 25, 587-592.

Hoffman, H. G., Patterson, D. R., Carrougher, G. J., & Sharar, S. R. (2001). Effectiveness of virtual reality-based pain control with multiple treatments. Clinical Journal of Pain, 17, 229 – 235.

Jaffe, S. E. , & Patterson, D. R. (2004). Treating sleep problems in patients with burn injuries: Practical considerations. Journal of Burn Care Rehabilitation, 25, 294 – 305.

Kolman, P. B. R. (1983). The incidence of psycholopathology in burned adult patients: A critical review. Journal of Burn Care & Rehabilitation, 4, 430 – 436.

Patterson, D. , Everett, J. , Bombardier, C. , Questad, K. , Lee, V. , & Marvin, J. (1993). Psychological effects of severe burn injuries. Psychological Bulletin, 113, 362 – 378.

Wiechman, S. A. , Ehde, D. M. , Wilson, B. L. , & Patterson, D. R. (2000). The management of self-inflicted burn injuries and disruptive behavior for patients with borderline personality disorder. Journal of Burn Care & Rehabilitation, 21, 310 – 317.

第 *7* 章 慢性疼痛

Michael E. Robinson and Erin M. O'rien

此章讲述了慢性疼痛的多面性,包括疼痛体验的感觉和情感成分,以及在康复机构人群中普遍常见的流行疼痛,而后又阐述了有关慢性疼痛的评定和治疗的观点,最后提出处理慢性疼痛的最新方法,尤其是关于安慰剂和中枢敏化。

一、疼痛的多样性

国际疼痛研究协会将疼痛定义为"一种与实际或潜在组织损伤相关的不愉快的感觉和体验"。尽管此定义提出疼痛的多重含义,比如疼痛包括感觉和情感成分,但未反映出负面情绪是疼痛的基本成分的最新根据,另外,也没有认识到大多病患无法以组织损伤术语来表达感受。Price 定义疼痛为一种躯体感觉,包括:① 在组织损害刺激时报告的身体感觉。② 跟这种感觉相关的威胁体验。③ 在这种威胁体验基础上的不快感和否定情绪。研究证明,疼痛强度和不快可构成个人疼痛这一观点可从脑成像研究中获得依据,已证明疼痛强度和疼痛不适感应区分开来。脑中的不同区域还可对不同疼痛进行调节(Rainville,Duncan,Price,Carrier 和 Bushnell,1997)。

为更符合临床实践和理论证明,很多实验研究用来支持慢性疼痛多面性的这一观点。Price 和 Riley (1999)总结大量关于情绪和疼痛的文献资料,通过很多研究证明:患慢性疼痛的患者,极度消沉和紧张,与仅是疼痛的病人相比,在测量愤怒的时候也比标准高很多。另外还发现负面反应可推测治疗结果。

研究表明负面情绪可影响病人的疼痛和残疾,各种生理和心理因素,如躯体化、灾难化恐惧、人际因素、疼痛控制和影响生活程度,已假定为疼痛及负面情绪的潜在调节者。虽然有很多关于这些变量的支撑点,但尚未有关于疼痛与负面因素间相关关系的关键性结论。

二、常见康复患者的疼痛

在康复机构治疗的人群中,疼痛是常见问题,以下部分将阐述最常见康复患者中的普遍疼痛,也提供关于疼痛怎样影响病人治疗效果的依据。

(一) 脊髓损伤

脊髓损伤患者中普遍存在慢性疼痛。Siddal 和 Loeser(2001)发表的报道中称,通过研究,平均65%的脊髓损伤病人有疼痛,另外,作者还报道在这些人中有近1/3人评定其疼痛水平为严重,强调疼痛处理在脊髓损伤人群中的重要性。Mariano(1992)总结慢性疼痛是脊髓损伤人群必须面对的一项重要挑战,与实际的心理损伤相关,需要多学科的治疗方法从而达到最佳的治疗效果。如需有关脊髓损伤的信息,见本书第1章。

(二) 脑外伤

疼痛常伴随脑外伤后出现(TBIs),尽管目前尚无明确的患病率。Walker 的报告(2004 年)中表明脑外伤后最常见的疼痛是创伤后头痛(PTHA),它在受伤后的发病率为18%~93%不等,估计44%的慢性创伤后头痛患者的疼痛持续六个月以上。与中度和严重脑外伤相比,创伤后头痛更普遍见于轻度脑外伤病人,尽管这一论点还需进一步研究。遭受脑外伤可引起新的疼痛,也会加剧原有的疼痛。脑外伤后疼痛尤其在康复人群中问题突出,因为疼痛会引起许多脑外伤后常见的不良行为(如注意力不集中,睡眠障碍),以及由于病人拒绝治疗引起的疼痛的加剧(Walker,2004)。多项调查还研究观察了脑损伤病人中疼痛,睡眠障碍及认知功能障碍之间的复杂关系的重要性。

总之,这些继发于脑损伤后的综合因素会影响他们的整体康复疗效,而且会对他们个人带来不良的功能障碍,更多关于脑损伤的信息,见本书第3章。

(三) 脑卒中

脑卒中是一种常见的神经系统疾病,其致残率和死亡率较高。疼痛是一种常见的脑卒中后症状,但脑卒中后疼痛性质和影响的研究较少,也许是因为脑卒中后疼痛的复杂性所导致。偏瘫肩是脑卒中后最常见的疼痛症状,研究报告其发病率为38%~84%。脑卒中后疼痛是脑卒中后常见症候群,2%~8%的发病率可以说明这个问题(Andersen,Vestergaard,Ingeman-Nielsen 和 Jensen,1995;Bowsher,1995)。

同时脑卒中后疼痛对患者生活质量的影响有很多争议的报告(Jonsson,Lindgren,Hallstrom,Norrving 和 Lindgren,2006)。研究表明,它关系到患者的康复(Bowsher,1995)。脑卒中后疼痛的发生没有一定的时间阶段;疼痛可在脑卒中后立即发生或在几周或几个月后某一时间点发生。研究结果表明,脑卒中后疼痛的报告显示,相当一部分患者的痛苦,至少是中等程度(Jonsson 等,2006)是连续出现或接近连续(Jonsson 等,2006)。更多有关脑卒中的信息,请见本书第4章。

（四）骨关节置换

有几项调查报告显示在关节置换术后疼痛减轻和关节功能改善，以及关节置换术对退行性关节炎治疗的一些初步的积极发现（即疼痛减轻和残疾等级的改善）（Gamradt 和 Wang，2005）。值得注意的是，不同研究的异质性结果限制了这些研究结果可信度，关节置换术治疗背部疼痛仍被认为是一个实验方法。Jones 等人的研究还表明在手术后关节疼痛比功能恢复得更快。虽然关节置换总体结果是令人鼓舞的，但 15％～30％的患者接受这些治疗后报告在手术几个月后很少或根本没有改善或对结果不满意。由于导致上述人群术后功能减退和疼痛的相关因素尚不清楚，最近的调查已经开始将重点放在尽可能预测心理因素上。一些初步的心理因素工作报告，如自我效能感和对于手术结果的预期，对术后疼痛和关节活动的预期比其他医疗和基线变量更易导致慢性疼痛。

三、慢性疼痛评定

一个全面的疼痛评定应大致包含对病人疼痛体验的评估以及疼痛对其功能的影响。因此，重要的是评估的方式，同时好好把握患者对疼痛的感受及疼痛体验对其影响的程度，并评估情绪、应对和可能对患者功能起重要作用的行为维度。

（一）疼痛评定

疼痛评定是病人常规护理的重要部分，实际上，美国疼痛协会创造这样一句话："痛苦：第五个生命体征"，以鼓励从事疼痛治疗的医护专业人员需要提高有效评估的意识。此外，医疗机构评审委员会和联合委员会认可的研究设施已经表明准确定期的疼痛评定及处理是病人护理的重要程序。根据这些讨论，重要的是要讨论评估疼痛的各种方法，以及疼痛相关后遗症。由于疼痛的主观感受，病人痛感受的自我报告提供了最有效的评估。因为疼痛只能是间接测量，准确评估疼痛是一个具有挑战性的目标，也是一个讨论和研究的重要课题。

病人自我报告是评定疼痛最常见的方式之一，包括很多不同的技术，从问卷调查及请病人报告其最近/平均/最糟的疼痛数据，到以视觉模拟评分法评估分析疼痛感受的不同方面（强度和不愉快）。视觉模拟评分法（VAS）和数字疼痛评分法（NRS）是其中最常用的自我报告来对疼痛强度的评测方法，VAS 评测法已被证明是对治疗效果敏感的有效的评价措施。此外，使用视觉模拟评分法（VAS）一个重要的特性就是似乎这个测量方法在临床用起来更具规模，这是其他类型仪器所缺乏的。在疼痛的改善的百分比及其他结果得分方面是一个重要的问题，要引起提供者和医疗机构足够的重视。然而需要注意的是，病人理解并使用 VAS 会较为困难，在特定的人群中 VAS 比理想的评估工具还是要差一点（例如认知障碍患者)。然而,我们的经验表明,适当的培训和指导,绝大多数患者能成功地使用 VAS。

另一种常用的疼痛强度评估方法是数字疼痛评分法(NRS),这也被证明是一种对治疗效果敏感的有效的措施,数字疼痛评分法的另一好处是易于理解和操作,在临床工作中更为常用。但与视觉模拟评分法不同,数字疼痛评分法没有比率测量的特征,这是一值得关注的缺点。

McGill 疼痛问卷(MPQ),它是由 Melzack 和同事在 20 世纪 70 年代开发的,是第一次按疼痛的三个组成部分设计的评估测量方法,按疼痛的闸门控制理论假设,即疼痛的感觉、情感和评价方面。McGill 疼痛问卷有三大指数:疼痛评分指数(PRI),是根据在每个类别的三个等级值的单词为基础;词语选择的总和;目前疼痛强度指数(PPI),这种数字和单词的组合作为患者在进行问卷测量时整体疼痛强度的指标。有研究表明,MPQ 符合作为一个衡量主观疼痛经验的一致可靠有效的工具的要求。此外,MPQ 对经历不同疼痛情况的患者的心理感受提供了深度阐述,相同条件下的患者对疼痛词语描述的选择是非常一致的。简易版本的MPQ 也被开发出来,其也对治疗效果的评估具有较好的有效性和敏感性,并与全版 MPQ 问卷的研究结果一样能够区分不同的慢性疼痛的人群。

心理物理测试方法也用于疼痛的评估,通常分为几步:第一步是评估个人疼痛起点水平和随后在这些水平上的变化,第二步是询问病人经历的疼痛强度来进行评分,包含话语或数字的分类量表,第三步是用视觉模拟评分表对疼痛的强度或所造成的不愉快的感觉给予评分,研究表明疼痛强度和疼痛所引起的痛苦对不同情况的疼痛类型和慢性疼痛类型有较大的区别。

随着影像技术的发展,如单光子发射断层扫描和功能磁共振成像的发展,他们已开始提出了关于伤害性信息在大脑里处理的新观点。研究表明,大脑的许多不同的领域接受相同的伤害性刺激,这一结论认为疼痛经验是在大脑不同区域分配的过程和相互作用的结果。虽然对大脑中疼痛处理的理解有了巨大的进步,但疼痛的功能成像目前还没有临床应用。

(二) 负面影响

慢性疼痛的性质允许潜在的心理因素发挥更大的作用,个人的主观感受的痛苦,以及他或她的反应,和对疼痛的报告,因此有必要评估慢性疼痛病人的心理因素。一项重要的研究结果预示,与疼痛影响相关的是灾难化恐惧。灾难化的定义是"一个夸大的负面的疼痛刺激倾向和痛苦体验",并被报道个体疼痛评分差异在7%～31%。已经发现灾难化恐惧可能与以下因素有关:更大的残疾、医疗服务的增加、止痛药的增加、疼痛行为的增加、手术后康复的增加。传统的负面影响的评估方法适用于康复和疼痛人群,而且在本文的讨论范围内进行回顾。然而,应该指出的是,很好地理解身体与基本医疗条件下的预期症状对完善分数的解释和加深情绪上的理解是至关重要的。

最近由 Vlaeyen Boeren 等(1995)提出一个关于慢性疼痛的理解是:恐惧—逃避模型。该模型认为在受伤后,个人之前的疼痛体验和信念、当前的应激水平,疼痛行为和特定的人格特质,都能导致恐惧—逃避水平的提高。这些恐惧—逃避想法依次会导致个人出现逃避行为,可以到达慢性残疾的最高状态。恐惧逃避信念影响感觉输入,与恐惧—逃避结合,通过夸张的疼痛感知与疼痛敏感性增强有关。研究为此慢性疼痛做出广泛试验支持,临床实践研究决定,与疼痛相关恐惧和紧张是可以预见的。该研究已经对这种慢性疼痛提供了证据。而临床与实验研究证实,疼痛相关的恐惧和焦虑是个人对持久性疼痛的适应能力的预测因素。利用恐惧—逃避概念框架模型,Boersma 和 Linton (2006) 清楚地区分与疼痛相关的恐惧和压力。由 George 等(2006)研究也报告了恐惧—逃避理论 ,根据试验总结出慢性腰痛群的有关疼痛残疾的预测因素。此外,对不同慢性疼痛人群,恐惧—躲避模型的适用性也得到评估。发现恐惧—躲避模型在三个不同年龄组的慢性疼痛的成年患者广泛一致,结构方程模型发现与疼痛相关的恐惧是老年人的一个更好的调节因素。与疼痛有关的恐惧和焦虑的比例增加不只与程度较高的疼痛有关,而且还与对疼痛的感觉的重视程度有关,及自我报告的残疾和抑郁增加,其疼痛行为增加,更易出现较差的应对。

作为评估全面疼痛的一部分,评估慢性疼痛个体表现的疼痛行为、以及别人对这些疼痛行为的反应是很重要的。而疼痛是一种主观体验,个人可以通过语言和非语言的形式来表达疼痛。疼痛行为是对慢性疼痛患者进行观察的重要内容。这些观察常关注于疼痛行为对社会发展的影响。康复设置提供了非常好的环境,在这个环境里观察、评估和测量患者在与工作人员、其他患者和家属的社会互动中的疼痛行为比较方便。正式评估疼痛行为或非正式的观察可以对病人的疼痛行为的特征进行评估,该资料在康复中非常重要。

"慢性疼痛处理"这个短语是指不论适应或是适应不良,个人努力解决疼痛相关问题,而这些努力会强烈影响到患者的疼痛信念。研究证明疼痛应对的差异与疼痛程度、心理困扰、疼痛行为和物理功能等有关,常规评估及非常规观察都可以抓住关于病人疼痛行为的重要信息。主动和积极的应对策略之间相互联系影响。反之,消极的应对策略会导致更高的疼痛评分和高水平的残疾与心理困扰。最近修订的范德比尔特多维疼痛应对量表已发现在评估身体和心理功能提高预测能力。修订应对策略问卷(CSQ-R)保留了原来的应对策略问卷(CSQ)中 27 个项目,评估了慢性疼痛的人群的认知与行为的应对方法,包括灾难化。灾难化对CSQ 和 CSQ-R 都是一种适应不良的应对策略。以及其他应对策略(如疼痛灾难量表;Sullivan,Bishop 和 Pivik,1995),大量研究发现该灾难化与更高的疼痛程度、残疾的增加、心理功能较差相关。应对评估允许临床医生采取消除适应不良的应对措施和增加适应性的干预治疗策略。

McCracken, Carson, Eccleston 和 Keefe(2004)提出了一个治疗慢性疼痛的可选方法,已经获得一些经验支持,要求评估"疼痛的接受度"。而不是把焦点放在学习如何"应付"慢性疼痛,他们建议,让患者发展他们"接受"疼痛的态度更为适宜。此方法的基本原理是对疼痛进行心理治疗,这通常涉及到学习的认知和行为策略,以减少自己的疼痛体验,在很多情况下可能会成为问题,反而可能有助于使问题进一步恶化。这种做法背后的原理是,最常见的心理治疗疼痛,通常涉及到学习的认知和行为策略以减少自己的疼痛感受,在很多情况下可能会成为问题,反而可能有助于使问题进一步恶化。这些研究人员建议患者接受疼痛的出现,而不是试图控制或避免不必要的(痛苦的)疼痛经验,他们进一步指出,科学研究表明以接受为基础的方法正在普及。在慢性疼痛的文章中,McCracken 等将"接受"定义为"生命中有意义活动的愿望,不考虑其他疼痛相关的知觉、思维或其他可影响的感觉"。研究比较了接受与疼痛及疼痛相关的表达(如残疾,心理功能),接受对疼痛,残疾,消极情绪和工作状态有较大的益处(McCracken,1998)。主要研究接受对于慢性疼痛的反应被称为慢性疼痛接受问卷(McCracken,1998)。总体而言,调查结果表明,接受是负面反应(例如,抑郁症,疼痛相关的焦虑)以及心身障碍,甚至是疼痛强度的控制的主要预测因素。

四、慢性疼痛治疗

正如疼痛评估包括的内容和日趋复杂的变化一样,对慢性疼痛的治疗也将日渐全面。以下章节阐述了各种治疗方法并提供了证据支持。

(一) 治疗药物

阿片类药物治疗慢性良性疼痛的效果一直是讨论的焦点。大量调查和研究证实很多慢性良性疼痛患者使用阿片类药物来降低疼痛反应,而对照试验结果提示总体看好,疼痛整体减轻。一项系统综述发现阿片类药物对良性疼痛患者会产生不同的结果(Kalso,Edwards,Moore 和 McQuay,2004)。虽然只有 18 项研究符合纳入标准,而且研究在终点、安慰剂盲法和结果测量上差异很大。在该项研究中报道了一个积极的结果, 约 30%的疼痛得到缓解;然而,只有 44%的病人在服用阿片类药物后无效,包括了后续开放的试验。停用阿片类药物的最常见原因是缺乏阿片类药物的临床疗效、不良反应的报道。这些研究焦点主要或专门针对疼痛减少,而不考虑对功能及预后的影响。有些研究检验了功能改善和疼痛减少的关系。但已经报道的结果喜忧掺半,有一半报告功能改善,一半报告功能没有改变。这表明需要采用行为观察方法和自我报告相结合的方法,来探讨阿片类药物对慢性疼痛患者的功能是否改善。

同样,虽然肌松剂被广泛用于下部腰痛的治疗,但这在现有的证据上存有争议。van Tulder 等(2003)报告说,有证据支持肌松剂在短期内可有效缓解下腰痛患者的疼痛。然而,肌松剂在该人群的长期疼痛方面的有效性和这些药物的相对有效性跟镇痛药或者非甾体类消炎止痛药相比,药效还未得到证实。此外,本文指出,使用肌松剂的不良反应发生率较高,作者强调在决定是否给病人开这些药物时必须要考虑到这个因素。

局部麻醉技术(局部痛点阻滞术),是运用合适的局部麻醉化合物直接阻断疼痛的神经冲动。该技术的应用是一个局部麻醉剂的使用,无论单独或联合类固醇或盐水溶液重复进行触发点注射。局部麻醉剂已经成功用于减轻肌筋膜疼痛。局部交感神经阻滞术已被广泛用于治疗复杂性局部疼痛综合征。最近的综述无法得出关于这种过程的有效性的任何结论,并报道说没有什么证据能支持使用这种治疗作为治疗这种疾病的金标准。一些研究探讨了在使用类固醇激素进行硬脊膜外注射来治疗下部腰痛时,不管用或不用局部麻醉剂,在 3 到 6 个月的随访中,报道的平均成功率大约为 60%。还有很重要的一点是,随时间的推移成功率会下降。同样,椎管内注射麻醉剂治疗慢性良性疼痛已经收到有限的疗效,虽然,最近有综述报道肌肉注射利多卡因治疗机械性颈部疼痛有较好的疗效。

(二) 脊髓刺激

脊髓刺激治疗某些类型的慢性疼痛,由一个植入式电极对着脊髓区发射脉冲电流,脊髓刺激的确切作用机制我们还知之甚少。回顾现有的证据是由 Mailis-Gagnon (2004 年)提出;在文献中发现只有两个随机对照试验对这种干预进行研究。这些试验研究之一是脊髓刺激对腰椎手术失败综合征的影响(FBSS),而另外的试验包括了一组患者出现复杂性区域疼痛综合征 1 型(即反射性交感神经营养不良;CRPS1)。作者总结得出的结论是,虽然脊髓刺激可能对某些患者是有效的,但很少有证据目前可以充分评估这种治疗方法的益处和影响。Turner,Loeser,Deyo,Sanders(2004)指出脊髓刺激对反射性交感神经营养不良症和腰椎手术失败综合征的疼痛有一定的缓解,但是疼痛缓解程度随着时间的推移出现下降。此外,本文没有发现脊髓刺激后功能可以明显改善,指出在此研究中,34%的病人有不良事件发生。关于利用脊髓刺激治疗慢性疼痛的可行性,近期的研究表明需要从更多严谨的试验中进一步探究(Carter,2004)。

(三) 增生疗法

增生疗法是利用注射加强薄弱韧带治疗慢性下腰痛。增生疗法方案通常包括共同干预,如运动、锻炼、注射进纤弱的肌肉组织以增强注射的有效性。Dagenais,Yelland,Del Mar 和 Schoene(2007)通过对 344 位腰痛患者的至少 3 个月的试验,检查增生治疗效果,评测出 4 个结论:因为共同干预的频繁出现,以及大量的研究之间的异质性研究,关于增生疗法的疗效是有争议的。总体而言,单独的增生疗法注射没有发现比对照组更有效;但是,在共同的干预因素存在时,增生疗法比对照注射更有效。

(四) 射频去神经支配

颈和腰背痛的潜在原因可能是关节或者两个椎体之间的椎间盘受损,通过对特定神经根的射频消融能判断是否是病人疼痛的根源。射频消融这一技术,旨在通过电流烧灼引起疼痛的神经(如毁损和热)。一个由 Niemisto, Kalso, Malmivaara, Seitsalo 和 Hurri 等总结认为射频消融对颈椎关节疼痛或慢性颈肩部疼痛有短期治疗效果。然而,本文进一步结论,在治疗关节源性慢性下腰部疼痛及功能障碍的短期效果方面有与之相冲突的证据,有限的证据表明椎间盘内的射频消融术对慢性腰椎盘源性的下腰痛是无效的。因为缺乏数据支持,关于射频消融术的远期疗效目前尚没有明确结论。作者还指出,随机对照试验需要检验这项技术在脊柱非融合技术适应证的有效性,因为在这种情况下还没有任何科学证据支持。

(五) 经皮神经电刺激

经皮神经电刺激疗法技术是三十几年来疼痛治疗的非药物方法之一。目前已被广泛用于下腰部疼痛的治疗,但它的使用仍受到争议。Khadilkar 和同事(2008)进行了随机对照试验(175 患者)来检验 TENS 治疗下腰部疼痛的有效性。他们记录了将经皮神经电刺激疗法作为一种孤立的治疗模式来使用,认为证据是有限的且前后不一致。同样,由 Brosseau 和他的同事(2002)报告了病人主动接受经皮神经电刺激和安慰剂治疗之间没有显著差异。这些研究人员总结说目前没有证据支持经皮神经电刺激在慢性下腰背疼痛人群中的作用。因此,经过精心设计的实验来研究这种治疗方法是非常必要的。

(六) 心理干预

目前为止,使用了行为和认知行为疗法的心理干预对慢性疼痛的治疗有效性的证据最多,认知行为疗法的目的是鉴别慢性疼痛患者的不良认知模式和疼痛应对态度,帮助患者学习更佳的疼痛控制策略,强调与环境的交互作用,包括其他人。与其他方法强调治疗疼痛不同,心理疗法强调功能的恢复。大量研究认为心理疗法对慢性疼痛人群是有效的。

Meta 分析综合评价了这些心理干预对慢性疼痛的有效性,无论是作为独立的治疗方法及多学科治疗方法中的一部分。与常规治疗或基础治疗或候选对照组相比较,认知行为疗法能明显缓解慢性疼痛,减少疼痛相关的干扰活动,应对和感知对疼痛的控制,改善情绪,在一年的时间中减少工作(Linton 和 Andersson, 2000),减少药物和/或保健服务(Linton 和 Andersson, 2000),提高生活质量。

一项由 Flor,Fvdrich 和 Turk(1992)主持的 meta-分析调查了多学科综合治疗慢性腰背痛患者的结果,与单学科治疗和对照组比较,随着时间的推移,多学科治疗显示出更加稳定的整体效果。除了减少患者对疼痛的注意和干扰水平,多学科治疗方法显示出更多的有益的结果,包括病人的心境、回归工作的能力、卫生保健的利用。同样,最近由 Hoffman, Papas, Chatkoff 和 Kernd 的 Meta-分析发现了心理干预对慢性下腰痛患者有效的证据,无论是作为一个单独的治疗还是作为多学科治疗的一部分。心理干预组和候选对照控制组相比较,对疼痛强度和健康相关生活是中度有效。与主动控制条件(比如常规治疗,物理治疗)比较,心理干预被认为对减少工作有关的残疾起中等作用,对减小疼痛干扰作用小。总体而言,心理干预被证明在所有对照组中对疼痛强度的影响很大。

重要的是,运用行为或认知行为疗法治疗慢性疼痛,人口变量和物理变量没有表现出相互依赖的关系。研究表明在这些慢性疼痛的治疗中显示出某些显著的行为或心理的预测因子和结果。尤其是慢性疼痛患者有强烈控制疼痛信念的、较少负面思维来应对疼痛的,及焦虑和抑郁感受较少的病人从认知行为疗法中获益更多。据报道,对治疗效果有成功期望的病人更能体验到更有利的结果。这些结果表明,当对慢性疼痛人群制定治疗方案时,这些因素都要考虑到。

(七) 安慰剂

最近对安慰剂性质的研究说明了病人对镇痛药物对于疼痛减轻的预期和要求的重要性。证明安慰剂效应是复杂的,与生理和心理活动现象相关。从一些实验室中获得的脑成像研究结果显示,安慰剂的干预影响大脑与疼痛相关的已知加工区域。此外,某些出现安慰剂干预有一个内源性阿片机制,而其他形式的机制仍不明。在临床疼痛镇痛作用中,即使不提供药物,药物说明中的简单变化就能够产生深远影响。最近关于安慰剂的研究强调了安慰剂效应以及各种形式的治疗中病人预期的重要性。每一个病人干预涉及一种安慰剂效应。虽然关于安慰剂的使用仍有相当大的争议。临床医生应认真考虑怎样通过现有干预手段来成功提高病人的预期。

(八) 中枢敏化

越来越多的证据显示,很多以痛觉过敏为特点的慢性疼痛被考虑为中枢敏化的结果。该行为现象,有时被称为时间总和或终结,以反复刺激后产生不断增加的疼痛知觉为特点,尽管受体和末梢神经的活动没有增多。该现象的确切机制仍需深入研究。然而,在临床人群这一现象的存在以及中枢敏化与心理因素之间的关系都与疼痛病人的心理活动有关。这一现象说明可以改变病人的负性情绪(特别是焦虑)能直接影响疼痛过程。另外,早期的疼痛干预,无论是药理的,手术的,物理的或心理的方法,都潜在地抑制中枢敏化的发展,也可以避免慢性疼痛的发生。

五、总结

在这一章中,回顾了慢性疼痛的定义及组成要素,引用大量相关文献强调疼痛在传统康复人群中的高发病率和重要性。也强调在非传统康复条件下对慢性疼痛的治疗,如慢性腰痛、康复设置、以及在传统的设置下的很多问题和疾病(如脑卒中,脑外伤)都与这些患者有关。本章还阐述了心理学家和认知行为干预对慢性疼痛疾病具有较强的经验性的支持,其实更强于其他传统的疼痛医疗干预措施。最后,强调了行为和心理干预在治疗慢性疼痛方面的重要作用。

(冯金彩译,谢敬聃校)

参考文献

Andersen, G., Vestergaard, K., Ingeman-Nielsen, M., & Jensen, T. S. (1995). Incidence of central poststroke pain. Pain, 61, 187 - 193.

Boersma, K., & Linton, S. J. (2006). Psychological processes underlying the development of achronic pain problem: A prospective study of the relationship between profiles of psychological variables in the fear-avoidance model and disability. Clinical Journal of Pain, 22, 160 - 166.

Bowsher, D. (1995). The management of central post-stroke pain. Postgraduate Medical Journal, 71, 598 - 604.

Branca, B., & Lake, A. E. (2004). Psychological and neuropsychological integration in multidisciplinary pain management after TBI. Journal of Head Trauma Rehabilitation, 19(1), 40 - 57.

Carter, M. L. (2004). Spinal cord stimulation inchronic pain: A review of the evidence. Anaesthesia and Intensive Care, 32(1), 11 - 21.

Gamradt, S. C., & Wang, J. C. (2005). Lumbar disc arthroplasty. The Spine Journal, 5(1), 95 - 103.

Hoffman, B. M., Papas, R. K., Chatkoff, D. K., & Kerns, R. D. (2007). Meta-analysis of psychological interventions for chronic back pain. Health Psychology, 26(1), 1 - 9.

Jonsson, A. C., Lindgren, I., Hallstrom, B., Norrving, B., & Lindgren, A. (2006). Prevalence and intensity of pain after stroke: A population-based study focusing on patients' perspectives. Journal of Neurology, Neurosurgery, and Psychiatry, 77, 590 - 595.

Kalso, E., Edwards, J. E., Moore, R. A., & McQuay, H. J. (2004). Opioids inchronic noncancer pain: Systematic review of efficacy and safety. Pain, 112, 372 - 380.

Linton, S. J., & Andersson, T. (2000). Canchronic disability be prevented? A randomized trial of a cognitive-behavior intervention and two forms of information for patients with spinal pain. Spine, 25, 2825 - 2831.

Mariano, A. J. (1992). Chronic pain and spinal cord injury. Clinical Journal of Pain, 8, 87 - 92.

McCracken, L. M. (1998). Learning to live with the pain: Acceptance of pain predicts adjustment in persons withchronic pain. Pain, 74, 21 - 27.

Rainville, P. (2002). Brain mechanisms of pain affect and pain modulation. Current Opinion in Neurobiology, 12, 195 - 204.

Rainville, P., Duncan, G. H., Price, D. D., Carrier, B., & Bushnell, M. C. (1997). Pain affect encoded in human anterior cingulate but not somatosensory cortex. Science, 277, 968 - 971.

Siddall, P. J., & Loeser, J. D. (2001). Pain following spinal cord injury. Spinal Cord, 39(2), 63 - 73.

Sullivan, M. J. L., Bishop, S. R., & Pivik, J. (1995). The Pain Catastrophizing Scale: Development and validation. Psychological Assessment, 7, 524 - 532.

Walker, W. C. (2004). Pain pathoetiology after TBI: Neural and nonneural mechanisms. Journal of Head Trauma Rehabilitation, 19(1), 72 - 81.

第8章　认知与多发性硬化：评估与治疗

Nancy D. Chiaravalloti and John DeLuca

多发性硬化(MS)是中枢神经系统进行性疾病，以中枢神经系统多发性髓鞘脱失而影响正常的神经冲动传导为特点。髓鞘的广泛脱失导致一系列的运动、认知和神经精神异常，并且症状体征和疾病发展过程具有较大的个体差异。一般症状包括运动感觉障碍，大小便障碍，视觉异常，性功能障碍，疲乏以及认知功能减退。多发性硬化患者中，女性的患病率几乎为男性的2倍，并具有明显的地理差异。据估计，在美国至少有40万患者，全世界有250万患者，而且这些患者发病年龄都在20～50岁之间。虽然多发性硬化的确切病因仍不清楚，但是现在大多认为是免疫、遗传、病毒等因素导致的。

本章主要研究多发性硬化病患者的认知及其和其他因素的关系(例如，日常生活功能、生活质量，精神症状、疲乏)以及认知功能障碍的评估及治疗。本文也涉及一些多发性硬化的影像学的最新进展。

一、多发性硬化认知损害的流行特点和影响

认知功能障碍是许多神经系统疾病的伴随症状。认知功能障碍的普遍性和症状认知功能障碍一直被忽视，在近些年才引起关注。

(一) 患病率

认知功能障碍在多发性硬化患者中很普遍，据统计，患病率在43%～70%。多发性硬化对认知功能产生许多不利影响，包括注意力、工作记忆、信息处理速度、执行功能、空间视觉处理能力以及情景记忆。

虽然MS对认知功能、信息处理速度、记忆力和情景记忆等产生多种不良影响，但目前这些都已经得到了广泛关注。虽然记忆力和信息处理速度总是被列为MS的不同症状，但二者总是同时出现在MS患者中并且可能有相关性。在记忆力障碍的患者中信息保存和提取障碍均有所报道。有研究显示，信息处理速度减慢是最基本的认知障碍，因为它限制了多发性硬化患者学习新知识、提高认知功能的能力。

情景记忆障碍是MS患者最常见的功能障碍之一，发病率高于65%。最初的关于MS记忆障碍的文献研究认为记忆缺陷的根本原因是回忆障碍。但是，最新

研究发现，在获取等量信息的情况下，MS患者的回忆和再认过程也会受限。这就表明，MS患者的记忆缺陷是对新信息的获取障碍，而不是长时记忆的提取检索障碍，这是我们下面将要提到的康复功能训练的一个重要概念。

（二）日常行为能力和情感

认知障碍对MS患者的日常生活最重要的影响就是低就业率。其中，低信息处理速度和情景记忆缺陷是就业的最大障碍。一项报告显示，那些没有认知问题的患者，失业率在53%，而有认知问题的患者失业率达到86%。

认知功能障碍也是密切影响患者的日常生活能力的重要因素，会给多种日常活动带来困难，如购物、做家务、洗熨衣服、做饭等。同时，通过实际操作或计算机模拟驾驶实验测定，认知障碍还影响驾驶技能。一项研究发现患者有认知障碍的MS患者与没有认知障碍只有躯体功能障碍的MS患者相比，就业率更低，更少参加社会及职业活动，操持家务有更大的困难，并且更容易患精神方面的疾病。显然，躯体功能障碍本身不会影响到日常生活能力障碍的范围，尤其是那些伴有认知功能障碍的患者。虽然认知功能障碍患者的认知功能一直都由自评量表评定，报告并不总是模仿客观的评价方式，但应该注意的是，Goverover(2005年)等发现自评量表不仅与日常生活能力相关，还和情感状况相关。

最新研究显示在许多神经系统患者（包括MS）中，情感症状和认知功能有密切的联系。抑郁、焦虑是MS的普遍性症状，他们能极大地影响认知及非认知活动。在MS患者中终生患有抑郁的发病率远远超过正常人，在37%～54%之间。并且，抑郁的程度与MS的神经心理功能密切相关，患有抑郁症的MS患者与无抑郁症的患者相比存在更严重的认知障碍（已经在工作记忆力、信息处理速度、记忆表现及其他非语言智力方面所证实）。虽然焦虑在MS的研究中关注较少，但它经常和抑郁共存，并且在一项研究中显示有大约8%的患病率。

行为干预和精神药物治疗的方法都显示，治疗MS的认知缺陷，情感状况也会随之得到改善。这些都表明MS患者的认知功能和情感状况密切相关。

（三）生活质量

大量研究表明在MS患者中生活质量有所下降，并且与认知功能缺陷程度，抑郁症状，残疾程度，患病时间、严重程度及疾病进展速度，MRI显示的脑白质疏松程度及日常生活执行能力减退程度呈正相关。QoL在复发期更低，并和神经功能障碍程度相关。多项研究表明，认知缺陷影响着MS患者的QoL和生产力，并且认知缺陷对QoL影响巨大。

MS患者的健康相关QoL与其他患有慢性病和神经系统疾病的患者相比要明显减低。研究人员还发现在严重的、进展的MS长期患者中QoL分值更低。能够提高QoL的因素包括：与配偶生活、工作减轻疼痛、较好的认知功能及较低的抑郁程度。

因为患有类似 MS 疾病的患者可以存活较长时间,所以医疗保健的目标总是最大程度的提高健康相关 QoL。康复治疗及综合康复训练可以改善 MS 患者的 QoL。

(四) 疲乏

疲乏也是 MS 的常见症状之一,但对其了解较少也很难处理。现在,对疲乏程度的衡量都是患者主观报告,但这与真实的身体状况及疾病活动程度相关性不大,甚至身体的疲乏的衡量指标与主观报告没有相关性。

通常在 MS 患者中主观疲乏与认知功能(例如,工作记忆力、短暂记忆力、执行功能、复杂注意力、警觉性、语言流利性或语言记忆)障碍几乎没有相关性。认知功能疲乏可以认为是长期患病的结果或长期患病过程中急性症状的减退。到目前为止,虽然在临床个体中,认知活动作用的时间越长,主观疲乏感越强,但这在所观察的认知功能缺陷个体中并没有体现。对急性且有持续心理效果的疲劳患者的研究表明,在整体持续的工作中表现都有所减退,而并不总与自我评定报告相一致。在一段持续心理效果的表现减退程度也许可以作为患者疲乏评定的有效方法。

二、MS 患者的认知和 QoL 的评估

既然有证据表明 MS 患者存在认知功能缺陷和 QoL 下降,那么寻找最佳的方法来权衡患者是否存在这些障碍也就不足为奇。虽然 MS 患者特殊症状的多样性阻碍了可靠有效的评估方法的确立,但目前诊断已有了很大进步。

(一) 认知

虽然现在认知缺陷诊断的金标准是神经心理评估,但是这些方法的生物学效度有限,并且耗费大量金钱和时间。因此,研究 MS 的科学家最近致力于发明诊断 MS 的认知功能缺陷简洁的工具,包括简明神经心理量表、认知功能障碍测验及 Basso 评定量表。因为这些量表是简洁和复杂的量表的折中,所以对于认知的某些重要领域没有完全评估。为弥补这种缺陷,一些有经验的 MS 神经心理学家发明了 MS 认知功能最低评定量表(MACFIMS)。这个量表主要研究 MS 影响的认知功能,包括:信息处理速度和工作记忆力,学习和记忆,执行功能,视空间能力和语言功能(表 8.1)。每个领域有两个小测验,整个测验约需要 90 分钟。

表8.1 测试包括多发硬化对认知功能最低评定量表(MACFIMS)

范 围	测 试	参 考
信息处理速度和工作记忆	同步听觉系列加法测试 符号数字形式测试	Rao,Leo,Ellington 等,1991 Rao,Leo,Bernardin 和 Unverzagt,1991
学习和记忆	加深语言学习测试－Ⅱ 短暂视觉空间记忆测试－校正	Delis Kramer,Kaplan 和 Ober,2000 Benedict,1997
执行功能	Delis-Kaplan 执行功能 系统分类测试	Delis,Kaplan 和 Kramer,2000
视空间能力和空间信息处理	线方向判断测试	Benton,Sivan,Hamsher, Varney 和 Spreen,1994
语言/其他	口语词联想测试控制	Lezak,2004

为最大限度地筛选 MS 早期患者,Benedict 等人发明了多发性硬化神经心理问卷(MSNQ),一个具有 15 个条目的自评量表,包括注意力、信息处理速度和记忆力。这个量表有自我评定报告和信息报告两种方式。自我评定报告方式与神经心理测评结果不一致,但是与抑郁测评结果一致;而信息报告方式与神经心理和抑郁测评有明显的相关性,难以区分认知功能障碍及抑郁。关于这两种报告的灵敏度与特异度目前尚无定论。

(二) 生活质量

研究人员及临床工作者用 QoL 的一般量表(如 SF-36,the Farmer QoL index)及 MS 患者专用量表(如 QoL-MS 版,the Leeds MS QoL Scale,MS Hamburg QoL 问卷及 MS 功能评定量表)。MSOLI 在针对 MS 患者的同时也对其他患者进行分析和比较。因为,MSQLI 包含 10 个尺度,既有一般的,也有 MS 特有的。虽然作者建议 MSQLI 要整套应用,但每个尺度都可独立应用。

三、神经影像学在评估 MS 中的作用

科技的发展促使对认知的研究有了革命性的进步。在近几十年,结构和功能影像学技术被应用到临床领域,使我们对大脑在损伤和疾病情况下的结构和功能变化有了更深的了解。MS 也不例外,这些技术极大地增加了我们对 MS 疾病本身及它对认知影响的认识。

(一) 结构神经影像学

MRI 被广泛用于 MS 的诊断及疾病严重性的评定。有研究显示,一个 MRI

病灶的严重程度与认知功能障碍,免疫功能,视觉心理生理缺陷及生活质量相关。衡量病灶的方法有脑室直径的测量及全脑重构。

在近些年,许多研究试图找到 MS 患者认知功能障碍与影像病灶部位及数量的关系。使用 MRI 技术,Swirsky-Sacchetti 等(1992 年)发现整体病灶区域与认知功能相关,较早的一篇研究也有类似发现。额叶病灶是最重要的提示区,它主导着 50% 的认知功能。区域 MRI 研究显示,在 MS 患者中,大多数病灶都集中在额叶,并且在这些个体中 4 年以后病灶仍持续可见。并且,全脑、额叶、顶叶病灶与认知表现(工作记忆力和学习新知识)存在相关性。解剖研究表明工作记忆力、信息处理速度、语言记忆的表现不佳,与额叶、顶叶、全脑的病灶有关,但没有颞叶、枕叶、脑干和小脑的病灶。一些调查者指出,与 MRI 其他变量相比,萎缩与认知功能有更强的关系。

(二) 功能神经影像学

功能神经影像学也为大脑的结构和功能提供了多种信息。功能核磁共振(fMRI)通过关注手指的运动来研究 MS 患者的运动系统。在完成运动指令时,皮质的活动方式与健康对照相比存在明显的不同。更确切地说,MS 患者与健康对照相比,同侧和对侧的运动感觉皮质活动都明显增加,提示运动指令动员了更多的皮质资源。

现在的少数应用功能神经影像学技术评估 MS 患者认知功能的研究都关注注意力、执行功能和工作记忆力(WM)。应用 fMRI 进行注意力的研究显示 MS 患者比健康对照皮质活动更加分散。然而,执行功能的研究未见差异。在得出确切结论前仍需要更多的研究。

在对 MS 患者工作记忆力的研究中,fMRI 观察到皮质活动的两大主要方式。第一,与趋向于显示更多的左额叶局灶性活动的健康对照相反,MS 显示双侧额叶活动。第二,与健康对照相比,MS 患者显示大脑皮质的广泛活动。有些学者还观察到在 MS 患者中,存在 WM 障碍的与没有 WM 障碍的大脑活动也存在不同。应用其他 WM 指令的 fMRI 研究显示当 MS 患者及健康对照表现相似时,fMRI 也无明显差异。然而,MS 患者活动区域的活动水平却明显增高。关于小脑,一项 WM 执行试验显示,MS 患者与健康对照相比,左右小脑半球三维元素活动的数目明显降低。

在 MS 患者中疲乏在大脑活动中的影响也被功能神经影像学检查出来,那些主诉疲乏的患者与无主诉疲乏的患者神经功能存在差异。虽然 MS 患者的病理生理基础仍不清楚,但是神经影像学显示未诉疲劳的患者与主诉疲劳的患者相比,在同侧小脑半球,额叶下部,顶叶皮质,对侧额回和丘脑活动增加。相反,主诉疲乏的 MS 患者在扣带运动区活动增加。然而,还需要更多的研究探索 MS 患者疲劳的原因及解释神经影像的相关性。

在 MS 患者大脑活动不同水平和模式的各种解释中,最普遍的解释就是大脑的重新组合，即募集额外的皮质区域作为补充机制来减缓 MS 相关的运动和认知功能障碍。然而，另一种解释更注重执行任务的难易程度的影响。

四、MS 患者认知功能障碍的治疗

MS 患者认知功能障碍的治疗极少受人关注。对 MS 患者认知功能康复的研究显示，在注意力、执行功能障碍、交流技能和情景记忆力方面都有良好的效果。另外，有研究表明，多模式治疗及神经心理咨询也有积极的作用。

相反，MS 患者认知功能康复的多种方式缺乏支持也有报道（Solari 等，2004）。不幸的是，方法学的局限性经常会影响所得出的结论。尤其是许多 MS 的认知功能康复研究受这种方法的限制，如随访时间有限，缺乏对照组，小样本，或缺乏随机对照，以及对于日常生活能力及 QoL 治疗的整体效果观察不足。今后的研究需要将这些方法学因素考虑进去，以提高 MS 患者的整体康复水平。

MS 研究人员试图用新方法来改善 MS 患者的学习和记忆能力包括重复作用及概括作用。简单的信息重复对于改善学习和记忆是不够的，但是 Chiaravalloti 和 DeLuca(2002,2003)发现 MS 患者在学习新知识时可以通过自我概括而受益。一项随访研究发现通过自我概括，功能任务记忆力得到明显改善。这些研究表明 MS 患者通过对每天任务应用自我概括可以改善日常记忆功能。

虽然研究很有限，但是一些研究发现一些促进智力的药物有效，如多奈哌齐，金刚烷胺，莫达非尼。其他的研究却没有发现有效。免疫调节剂被广泛用于减缓 MS 相关的症状和潜在的慢性疾病的发展，但是很少有研究评价这些药物对认知的影响。Betaseron 显示有轻微的视觉记忆和注意力改善作用，而 Avonex 中等程度的改善复发缓解型 MS 患者的记忆力，信息处理速度，视觉空间技能和执行功能。Copaxone 没有认知改善作用。

五、结论及展望

对 MS 患者认知的检查在过去 20 年得到了极大的发展，研究人员现在开始认识到 MS 对认知功能的多个方面产生不利影响，包括工作记忆力，信息处理速度，执行功能和情景记忆。疲乏是 MS 的一个最普遍的症状，但在 MS 患者中主观疲乏与认知功能障碍几乎没有关联。认知功能障碍与日常生活功能状态密切相关，单纯生理残疾不会影响 MS 患者日常行为活动困难的广度。近来神经影像的发展增加了我们对 MS 患者认知功能缺陷的认识，同时也让我们对大脑的结构和功能有了更深的了解。我们希望在未来影像学能继续增加我们对 MS 的了解。尽管 MS 的认知功能缺陷广泛且具有影响性，但很少有人关注 MS 患者认知功能障碍的有效治疗方法，而且现存的许多研究存在方法学的研究缺陷。今后的研究应该着眼于确立有效地改善

MS 患者认知功能的方法,使认知功能及总体 QoL 都得到提高。

(肖雷译,夏亮校)

参考文献

Allen,D. D. , Goldstein, G. , Heyman, R. A. , & Rondinelli, T. (1998). Teaching memory strategies to persons with multiple sclerosis. Journal of Rehabilitation Research and Development, 35, 405 - 410.

Arnett, P. A. , Higgonson, C. I. , Voss, W. D. , Bender, W. I. , Wurst, J. M. , & Tippin, J. M. (1999). Depression in multiple sclerosis: Relationship to working memory capacity. Neuropsychology, 13, 546 - 556.

Barker-Collo, S. L. , (2006). Quality of liefe in multiple sclerosis: Does information processing speed have an independent effect? Archives of Clinical Neuropsychology, 21, 167 - 174.

Birnboim, S. , & Miller, A. (2004). Cognitive rehabilitation for multiple sclerosis patients with executive dysfunction. Journal of Cognitive Rehabilitation, 22(4), 11 - 18.

Caruana, P. A. , Davies, M. B. , Weatherby, S. J. M. , Williams, R. , Haq, N. , Foster, D. H. , & Hawkins, C. P. (2000). Correlation of MRI lesions with visual psychophysical deficit in secondary progressive multiple sclerosis. Brain, 123, 1471 - 1480.

Filippi, M. , Rocca, M. A. , Mezzapesa, D. M. , Falini, A. ,Colombo, B. , Scotti, G. , & Comi, G. (2004). A functional MRI study of cortical activations associated with object manipulation in patients with MS. NeuroImage, 21, 1147 - 1154.

Fisher, J. S. , Priore, R. L. , Jacobs, L. D. , Cookfair, D. L. , Rudick, R. A. , Herndon, R. M. , et al. (1998). Neuropsychological effects of Interferon B-1a in releasing multiple sclerosis. Annals of Neurology, 48, 885 - 892.

Gilchrist, A. C. , & Creed, F. H. (1994). Depression, cognitive impairment, and social stress in multiple sclerosis. Journal of Psychosomatic Research, 38, 193 - 201.

Henmann, B. P. , Vickrey, B. , Hays, R. D. , Cramer, J. , Devinsky, O. , Meador, K. , et al. (1996). A comparison of health-related quality of life in patients with epilepsy, diabetes, and multiple sclerosis. Epilepsy Research, 25, 113 - 118.

Lee, M. , Reddy, H. , Johansen-Berg, H. , Pendlebury, S. T. , Jenkinson, M. , Smith, S. , et al. (2000). The motor cortex shows adaptive functional changes to brain injury from multiple sclerosis. Annals of Neurology, 47, 606 - 613.

Rocca, M. A. , Falini, A. ,Colombo, B. , Scotti, G. , Comi, G. , & Filippi, M. (2002). Adaptive functional changes in cerebral cortex of patients with nondisabling multiple sclerosis correlate with the extent of brain structural damage. Annals of Neurology, 51, 330 - 339.

Schultheis, M. , Garay, E. , % DeLuca,I. (2001). The influence of cognitive impairment on driving performance in multiple sclerosis. Neurology, 56, 1089 - 1094.

Thornton, A. E. , & Raz, N. (1997). Memory impairment in multiple sclerosis: A quantitative review. Neuropsychology, 11, 357 - 366.

第二部分

评　估

第*9*章 功能状态和生活质量测评

Allen W. Heinemann, Trudy Mallinson

　　卫生保健和康复在美国发生过重大转变。管理者对各个相互联系的子系统进行了巩固和集成,由于医疗保险提供方要对患者的最终结果、患者对得到的医疗关怀和医疗结果的满意度承担金融风险,因而患者医疗结果评估变得越来越重要。特别是,在过去十年历经了由公营和私营纳税人向预期支付形式变动的过程。虽然有多种方法可以实现预期支付,但这些方法通常是根据病人的严重程度以固定利率支付给卫生保健服务人员,不考虑给予怎样的服务。在康复方面,功能状态是严重程度的一个重要测量方面,所以,近年来如何测量功能状态变得日益重要。但对预期支付系统的一个主要批评是,它们不利于确保卫生保健服务人员提供高质量的护理,因为不管提供的照顾/护理怎样,偿付都是一样的。为了回应这些批评,绩效工资,通常称为 P4P,正在成为医疗报销(Bodenheimer,May,Berenson 和 Coughlan,2005)的组成部分。在 P4P 中,如果患者获得的治疗效果高于平均水平,供应商可以获得额外的付款。因此,有效地测量病人健康状况变得越来越重要,将是在未来十年发展和完善结果测量的重要推动力。

　　本章的目的是总结康复心理学家和其他临床研究者所做的功能状态和生活质量测量的相关工作,并涉及康复心理学家在实践和研究之间不断尝试获得的相关成果。在这一章中,我们提供测评的概念综述,即关于如何界定和测量生活质量和功能状态,提供并概述了测评工具,对如何应用到康复和慢性疾病人群,如何选择和使用这些工具等方面问题做了描述,并讨论了未来的发展趋势。

一、专业术语

　　患者/委托人的功能状态和生活质量是康复的两个最重要结果。从广义上讲,功能是指日常活动的执行能力;生活质量(Quality of Life,QoL),是指与个人的期望相比,对自身健康的个人知觉与对健康的期望。康复医疗试图最大限度地提高生活质量,强调功能状态达到心理和社会功能上的恢复,和改善残疾状况。世界卫生组织(WHO)的伤残模型对人们考虑如何测量功能和生活质量,提供了一个有用的结构(WHO,2001)。

　　概念化的伤残涉及健康状况和背景因素之间的复杂关系,包括环境和个体因素,这种关系有潜在双向性。伤残,作为个体健康程度和环境发生相互作用的产物,可表现为损伤、活动限制,或参与能力限制。损伤,被定义为"身体功能或结构问题,与正常状态显著偏差或丧失"。(WHO,2001,p. 10)脊髓水平和完整性的受损就是损伤的例子。在与情境因素相互作用中,损伤可能会导致活动受限,活动受限定义为"个体在执行活动时遇到困难"(WHO,p. 10)。反过来,损伤或活动限制,又与环境因素相互作用导致参与限制,参与限制,即"个体在参与生活情境时出现的问题,体验到参与困难"(WHO,p. 10)。参与限制的例子,如无法重新回复原来的社会角色,如工人、家庭主妇、学生、社区成员等。

功能评估通常都集中在活动的受限程度和参与范围的受限水平。然而,这些评估一般不考虑环境因素对活动限制的影响。例如,功能评估量表的一个典型评估项目为"洗澡"。一个人是否能独立完成或需要协助,很可能取决于浴室本身的设计是否易于使用。一个人在医院可独立洗澡,是由于那里有一个方便使用的浴室和自来水装置,但他/她回家时洗澡困难,可能是由于那里的浴缸不方便使用,或家里的水龙头需要旋转不利于他/她使用。残疾一词频繁出现在近期文献中,并被用于对功能的评估。残疾,被认为是个体永久并完全地失能。根据功能、残疾和健康国际分类(the International Classification of Functioning,Disability and Health,ICF),残疾是一个过程,在这个过程中人与环境是相互作用的。

生活质量要复杂些。世界卫生组织把生活质量定义为"个人在生活中对地位的认知,这种认知基于他们生活的文化和价值体系,并与他们目标、期望、标准和关注相关"。然而,一直存在着定义混淆,即事实上生活质量意味着不同人的许多不同的事情。物质财产、财富、身体机能、社会关系、生活满意度、情感幸福、精神完整等,这是人们对生活质量的定义描述。生活质量的一个核心特性是关注个体的远景情况。生活质量的定义,主观法是根据个体对远期愿望和取得结果一致性的判断。客观法关注的是观察量的特征,诸如收入、邻里、贫困程度、寿命、教育和疾病等。本章的重点——与健康有关的生活质量(health-related QoL),关注的是与受影响人的健康有关的生活方面,这些特性通常包括功能状态、精力、疼痛、社会和日常活动的参与和外出能力。应用主观和客观方法对残疾和生活质量作出评估,它的重要性被广泛认可。生活质量评价历来作为慢性疾病和癌症文献的研究重点,但它只是最近才成为康复临床医生和研究人员的关注重点。

如这篇综述所述,功能状态,作为生活质量的一个组成部分,在一般保健文献中经常被提及。例如,健康状况调查问卷(the Short Form-36;SF-36)包括身体功能量表的 10 个项目,单独或作为总成绩的一部分计算。而康复专业人员对此有不同的观点,他们通常把功能状态看作伤残的一个方面。这两个概念模型均是有用的,但为了传达清楚,必须对作者正在使用的模型澄清框架。但只有少数工具充分评估了信度,人们能够从来源不同的概念域总结项目,并取得一致的、统一的测评方案。

尽管已经由 ICF 给出了定义，但是残疾和生活质量的关系并不总是很清楚。许多研究都旨在衡量残疾和生活质量，然而，当我们从早先提供的定义发现，这两个概念有很多重叠的维度。功能不简单是生活质量的一个子域。例如，在检查与健康有关的生活质量（HRQoL）测评工具内容和 ICF 之间的关系时，Cieza 与 Stucki（2005）发现，许多健康相关生活质量（HRQOL）的概念没有根据 ICF 分类，而一些重要的 ICF 的概念，如"可动性和环境"在健康相关生活质量（HRQoL）的测量中也很少涉及。一般情况下，世卫组织 ICF 的模型把残疾归因于人与环境相互作用。生活质量模型通常无归因或认为它与主要的健康状况有关（Hays，Hahn 和 Marshall，2002）。目前许多对功能的测量，与生活质量观点是一致的，因为大多数人并没有意识到功能是人与环境的互动作用。在许多方面，我们对功能的测量还没有赶上我们对它的定义。这并不是一个深奥的问题。当我们要测量功能时，我们会为此先创建特定的定义。此外，我们赋予这些测量产生的数据意义，并利用它们来分配资源和做出干预。我们需要明白的是，数据意味着我们的想法是什么或打算让它们意味什么。

二、康复心理学家在测量功能状态和生活质量方面的作用

一般康复专业人员以及专业康复心理学家，必须处理患者关注的日常基本功能及 HRQoL。康复心理学家，因为拥有临床测量专业知识，在选择评估方式来指导病人护理计划，以及协助康复小组成员根据方案作出评估和根据研究目的选择有效的评估措施中，起关键作用。

康复专业人员逐渐认识到这方面的重要性，体现在，"生活质量"一词在 Marcus Fuhrer 具有里程碑意义的 1987 年教科书的索引表中是没有的，而其 1997 年的教科书中已大量出现。由于康复心理学基本关注点在慢性疾病和伤残人士的心理体验，因而相对容易把握生活质量文献中的词汇。

作为康复团队的一部分，心理学家把专业知识应用在患者护理的多个领域，如识别情绪状态和其他心理健康失调，审查和干预患者如何适应后期的残疾状态，如何学习和获取新的技能，并评估心理健康状况与认知能力。跨学科的评估功能与生活质量促进了康复科学，并且不同专业带来了各自一套独特的技能来理解这些关注的问题。

（一）功能的概念化

功能状态涵盖了日常活动，包括个人日常生活活动和工具性日常生活活动。个人日常生活活动（Personal activities of daily living，PADLs）包括如洗澡或淋浴活动、穿衣和吃饭。这些基本的日常活动，被认为对康复来说很重要，因为这些活动如果无法完成将影响一个人的独立生活能力，或至少增加个人的援助需求。而

工具性日常生活活动(Instrumental activities of daily living，IADLs)是更高层次的日常活动，一般都比较复杂，可能涉及家庭以外的照顾和其他方面的支持或参与。IADLs包括洗衣、做饭、生活必需品的购买，和屋外活动。

PADL或IADL的项目活动分类并不是任意的。此外，虽然PADLs和IADLs被认为是区别于生产、教育和休闲活动，但是对于个体这一活动如何分类并不清晰。例如，一个人可能会把仪容打扮、家电维修、看护孩子作为自己日常活动的一部分，而另一个人可能会认为执行这些活动是属于职业活动。

一般来说，在功能状况进行评估的项目只反映了少量的PADLs和IADLs，通常被称为有限的数据集。通常，由于时间、成本和效率的原因，所包括项目的数量保持在最低限度，并且重点项目是那些不受社会的性别角色影响，并可以在各种保健过程中观察到的活动。功能状态的测量工具，经常旨在满足务实的目标，如评估治疗方案的成果，预测在一个家庭或社区环境中能否顺利地生活，是否需要援助或需要家庭护理，及评价损伤对日常生活的影响。

(二) 生活质量的概念化

有关生活质量，文献中有大量的定义和术语。一个对生活质量测量最权威的汇编声称，生活质量组成成分的数量和类型未达成一致。生活质量的组成结构被认为是多级分层方式，具体内容组成底部水平，概括领域组成更高的水平，总体的健康评价组成最高水平。大的领域一般包括：① 身体状态和功能能力；② 心理状态和幸福感；③ 社会互动；④ 经济和职业状况和相关因素；⑤ 宗教和精神状态。Spilker对评估生活质量的测评工具进行了分类，为五个方面：① 普遍适用于每一个人，与健康相关的生活质量(HRQoL)测量内容一致；② 可适用于每一个人，是HRQoL的组成内容；③ 适用于特殊条件个体，是HRQoL组成内容；④ 有时作为HRQoL测量内容，通常归类为临床测评内容(如抑郁症、疼痛、认知)；⑤ 与生活质量方面相关较远，偶尔使用的测量内容。Schipper、Clinch及Olweny (1996)断言，生活质量是多因素结构，是一个主观评价，与重返社会正常生活的概念有关。它反映了"疾病及治疗的最终结果、患者对是否具有能过一个有用且充实的生活能力的认知"。

随着人们对卫生保健方面兴趣的逐渐增加，特别在生活质量方面，专业人士提出了数十种测评工具。然而，它们的心理属性在临床应用中有很大的不同。常用的工具包括健康状况调查问卷(SF-36)、欧洲版生活质量评估(EuroQoL)、世界卫生组织版生活质量评估(WHOQoL)、生活满意度问卷(Satisfaction with life Questionnaire)，以及慢性疾病治疗的功能性评估(Functional Assessment of Chronic Illness Therapy)。然而，并没有具有金标准价值的QoL测评工具，来满足不同用户、不同的标度特性、不同临床经验的人群的需求，并且这些测评工具需要高层次的成熟思维去理解和解释。例如，工具的开发者必须提高项目设置来应用到不同任务中,如多中心临床试验、不同的临床实践结果的监测,"严重性"(se-verity)或"风险调整"的结果,以及护理协议的发展等。

由于康复心理学家使用 QoL 测量两个方面:面向个体客户的临床实践和面向广泛的病人评估。如方案评价研究,一个重要的区别是采用通用的还是具体疾病的方案来测评 QoL(生活质量)。通用方案不考虑对特定疾病的后遗症,重点是对生活质量的影响。例如,烧伤时个人生活质量评价可能特别关注外貌,但在大多数 QoL 的通用测评中并不作为问题出现。对生活质量采用通用方案是有利的,因为它们允许跨多组进行个体比较。当某些特别情况对于个体是重要时,采用针对疾病的具体方案是有利的,而这些问题可能在通用方案中忽略了。康复心理学家将会使用哪种方法在很大程度上依赖评估的目标,在本章后面会更详细地讨论。

无论是通用方案还是针对特定疾病的具体方案的支持者,都在寻求项目最少,精确性、临床相关性、灵敏度均较高的工具。经典的应用是收集来自不同个体或程序得分结果,跨时间比较。在不同的慢性疾病和残疾方面应用也是有价值的,尽管在评估残疾人的具体特点方面还存在争议。

(三) 功能状态测评工具的综述

在本节中,简要回顾了在功能测量方面最常用的一些工具。整个文本都致力于这个主题,并且通过援引,读者能更详细了解具体内容。本节的目标是介绍这些工具,并通过使用这些工具来解决在临床实践中很可能遇到的问题。本文从功能评估的重要层面开始综述,即各种量表的实施模式,通用测评工具与特定疾病测评工具,以及一些测评技术在功能性评估中的作用。下面是对常用功能评估所遇到的重点问题的讨论综述。

(四) 功能评估的维度

许多因素影响评估工具的选择。下面提出的是一些共同关注的问题,可能影响预期生成的数据类型以及可采集性。

1. 评定量表类别

很多量表主要用来对功能状态进行项目评分。例如,评估量表可能会提问执行任务的难度,完成任务是否需要提供援助,或完成任务的频率或重要性。是否需要提供援助可能是康复方案的一项重要结果,这对怎样计划社区出院/解除合约是必需的。评估完成任务困难程度可能在门诊中很重要,例如,根据职业要求的性能匹配一个人的工作能力,这项评估是必需的。当选择测量工具时,重要的是要明确如何使用有关数据,因为这样才能避免测评失败。例如,明确所使用的数据,是要用来制定治疗计划还是要用来评估结果。因为不可能一个测评工具同时适用于这两个目的,因而重要的是要确定目标,以确保数据的效用。很多时候,目标是治疗计划却选用了评估结果的测评工具。对结果的测评之所以不能或很少应用于以治疗计划为目的的项目,是因为它们不能提供导致残疾根本原因的相关资料,在指导治疗方面帮助不大。

针对结果的测评工具,能提供个体身体机能的整体水平,例如,功能独立自主量表(the Functional Independence Measure,FIM),无疑是最广泛使用的功能评估工具和住院康复医疗保险的预期支付系统的基础。这种设计可能对目标设定(例如,通过免除,实现个体履行合理的任务水平)和结果评价(例如,该个体是否能达到功能目标)均是有用的。然而,这种测评在治疗计划中很少使用,因为它不提供有关为什么个体不能完成任务的信息。测评工具,如机动—加工技能的评估(the Assessment of Motor and Process Skills)(AMPS;Fisher,2003),明确说明执行的任务如何分解,或者描述动态评估策略,确定环境如何影响工作表现,以提供更合适的治疗计划。

2. 管理模式

功能评估的一个重要区别是管理模式。常用的两种不同的管理模式:自我报告或基本执行能力评估(Coman 和 Richardson,2006)模式。自我报告,顾名思义,个体对自我完成活动的能力做出报告。基本执行能力或观测评估,指观察个体完成职能任务和工作任务或部分任务成分,评估完成的绩效。每种方法都有自己的长处和局限性。有时,比较这两种做法是无益的。区别在于,自我报告具有"主观"性,基本执行功能具有"客观性",其实这两种方法均需要个人的判断,所以不是真正的"客观",或这个比另一个更客观。此外,"主观的"缺乏效度和信度,个体在功能评估方面,对不同的情况下自身能力评估,较一个仅仅观察患者一两次的医生,需要具有更好的判断力。也许借用定性和人类学研究领域框架更有助于分析这些方法,即主位/文化与客位/通用的观点。一个主位/文化的观点是一个对行为者有意义的描述行为的方式,客位/通用的观点是一个对观察员或对较广的群体有意义的描述行为的方式。这种看法避免了主观—客观或内部—外部不一致的立场,并承认这两个观点在了解功能状态方面的价值。

3. 通用与特定疾病的工具

功能状态测评涵盖了从一般到特定疾病的整个区域。通用测评工具可广泛应用在团体和个体,已被证明无论谁做诊断,均可保持足够的可靠性和有效性。通用测评工具可以应用于非常广的人群,如应用于医保病人,或美国成人人口流行病学研究中,国民健康访问调查或国民健康和营养调查。在临床上用来衡量人口功能的通用工具包括如 FIM(指南或医疗康复统一数据集)、Barthel 指数、日常生活工具活动量表、最小数据集。特定疾病的症状或情况的设置均来源于对疾病特定的诊断。例如,西安大略和麦克马斯特骨关节炎指数(Western Ontario and McMaster Osteoarthritis Index,WOMAC 3. 1),评估结果为下肢关节炎的个体,对在完成活动中伴随疼痛的认知以及运动时他们的臀部和/或膝盖限定的范围进行评估。帕金森氏病日常生活活动量表包括的测评项目,反映哪些活动能力方面最有可能为个体所关注,及对震颤和伴随的行动僵化体验。特定疾病或通用工具的选择在很大程度上取决于数据将如何使用,以及对照组是普通人群还是有类似情况的其他人。

4．评估技术

评估技术的发展影响评估的实施,目前功能评估发生了很大变化。计算机自适应测试(CAT)仅需要测评与患者最相关的项目。例如,一个人可以轻松地步行 100 码,那么对于吃饭这么简单的项目就不大可能是困难的了。所呈现的项目针对性很强,均是与一个人的能力水平密切相关的,既降低检测时间,又增加了对个体的功能状态测量的精度。Jette 和同事们正在为康复患者进行 CAT 的初步探讨工作。其工作目标是建立一个单一的措施,可有效用于急性后期活动的测量,即急性后期护理的活动能力测评(the Activity Measure for Post Acute Care)。

相类似的技术越来越有助于克服使用不同测量工具的人群作比较时遇到的问题。有这么多的功能评估工具可用,如果同样的项目不能在每个研究使用,比较个体间的差异就会出现困难。测评工具等值化,使用相同的心理测量技术如 CAT(例,项目反应理论 IRT),使临床医生和研究人员能克服以上问题。例如,Fisher 和他的同事对来自 FIM 的 13 个运动功能项目(医疗康复统一数据集指南)和来自病患评估会议系统的 22 个项目进行了等值化。等值化为应用广泛的 FIM 与使用较局限的 PECS 所获得患者的评分之间提供了联系通道,使三组功能测评项目连接起来。这些项目来自于用于跟踪在社区老年人生活状况的健康和卫生动态功能状态中最老旧的数据集。这种连接让衡量不同部分的不同项目设置能够和通用指标加以比较。这项技术将在康复心理学家未来的评估实践中起重要作用,因为它现在正在使用于大型联邦政府资助的项目,如国家神经疾病和中风研究所生命质量的测评项目和国家老年研究所评估神经与行为功能工具箱(http://www. Neuroqol. org/Default. aspx;http://www. nihtoolbox. org/default. aspx)。

5．功能状态测评工具

本节介绍了常用的功能评估样例。它的目的不是详尽无遗,而是突出不同方法的测量功能。

(1)早期测评工具。Barthel 指数(巴氏指数,Mahoney 和 Barthel,1965)是最早的功能测评工具之一,至今仍然被广泛使用,特别是美国以外的国家。它最初的形式,是由 10 个日常自我照顾活动项目组成。并非所有项目/条目具有相同评估等级。例如,美容以两分制等级评分,而转移以 4 分制评分。评估步骤是为每个项目具体定义的。此外,项目的权重,独立洗澡为 5 分,而独立如厕为 10 分。该测评工具已被证明具有良好的信度和效度。巴氏指数非常著名,因为它已经成为很多新的日常生活活动(ADL)的测评工具的基础。

（2）IADL 量表。首先由 Lawton 和 Brody 公布，是一个八项的活动评估，如购物、洗衣服、使用电话、准备食物和财务管理。每一个项目以 3 分或 4 分计分，像巴氏指数一样，每个项目指标评分步骤都单独定义。量表对老年人在基本的自我保健活动外做功能延伸。这一工具经常在调查研究中使用，成为其他测评工具的先驱。

（3）实施评估。因为功能是康复的一项重要结果，也是公认的功能恢复的预测因素，康复服务的提供者一直对这方面很感兴趣。作为康复服务最大的提供方，医疗保险和医疗补助中心(the Centers for Medicare and Medicaid，CMS)，投入巨资发展测评工具，用于评估康复结果，并确定如何支付。每个用于恢复期护理的医疗保险评估系统均包括功能状态的测评。住院病人康复测评工具使用患者评估工具(Patient Assessment Instrument)、技术性护理测评工具使用最小数据集(Minimum Data Set，MDS：http://www.cms.hhs.gov/nursinghomeuality-inits/25_nhqimds30.asp)和家庭卫生机构使用的信息集评估结果(Outcome an Assessment Information Set：http://www.cms.hhs.gov/oasis/)。每个测评工具由 CMS 托管和构成恢复期保健系统预期偿付系统，确立赔还的基础。MDS 包括11 个 ADL 项目，涵盖了诸如床上活动度、移动、穿衣、吃饭、厕所使用和卫生。每个项目的评分标准分两个：一个 5 点自我执行力的评估和一个 4 点辅助评估。MDS 的版本 2.0 已验证可靠性和有效性。版本 3.0 是对 MDS 的更新，目前正在开发，对功能项目进行了修正，并根据测评的需要使用一个 8 点等级评定量表。

（4）新的和创新的评估。动机—加工技能评估(The Assessment of Motor and Process Skills)代表了在功能测量方面重大的创新，包括功能如何概念化以及如何实施。AMPS 是观察评估日常生活的工具性活动评估方法。观察病人完成两项 IADL 任务，然后对 16 个活动项目和 20 个加工技能项目评分。AMPS 一个重要的方面是，病人可以和评估人员咨询选择那些他们希望完成的评估任务，使病人执行熟悉的、有意义的任务。AMPS 一个独特的特点是通过技能(或项目)对其性能做评估。加工技能包括选择、互动，以及使用工具和材料，执行独立活动和行走，遇到问题时改变操作状态等能力。运动技能包括能力如运输物体，高处取放物体，并在相关的任务中对自己身体定位。由于 AMPS 对技能成分的评估，通过病人的操作指出何时以及如何分解任务，AMPS 成为制定干预计划的理想工具。

AMPS 由有资质的评估人员执行，在患者完成任务过程中由他们观察和记录得分。计分完毕后，应用 AMPS 软件(多面 Rasch 模型的应用)转换原始分数的数据为等间隔的测量。它还侧重对评价者宽严度做阐述。AMPS 通过在家庭、诊所和不同诊断组的应用，证明了其可靠性和有效性。

能够对每个运动和加工技能排序，并从最难到最易的顺序排列执行的活动，使 AMPS 成为有价值的治疗计划工具,因为治疗师可以决定下一个康复阶段的"恰到好处"的挑战训练。但 AMPS 在使用上也有限制,因为需要对测评人员做大量必要的培训并掌握电脑软件计分方法。

急性后期护理活动测评(The Activity Measure for Postacute Care)是基于 ICF 形成的,其中包括 233 项,涉及运动、个体和认知三个活动领域。由电脑计分算法根据他们对上一个项目的回应来呈现给患者下一个项目。每人完成运动方面的 6 个项目、个体方面的 7 个项目,以及认知方面的 8 个项目(Haley et al.,2006)。

CAT 的实施是有效的、精确的,因为它能从一个大型领域中仅提取几个必要项目。作为一个强大的心理测评工具,虽然新,但已经有越来越多的文献支持其可靠性和有效性。但由于使用 CAT 方法,AM-PAC 仅限于有先进信息技术基础设施的康复机构。AM-PAC 简式(short-form)具有可应用性。此外,AM-PAC 的格式为自我报告,一些康复患者可能使用受限。

(五) 生活质量测评工具的回顾

虽然有丰富的生活质量测量工具,但在选择具有代表性的测量工具上让人感到气馁。有兴趣的读者可以从以下刊物获得非常好的指导:*McDowell*（2006）,*McDowell* 和 *Newell*（1996）,*Spilker*(1996),以及 *Bowling*(1995,1997),及世界社会官方刊物上对生活质量的研究。本节概述了关于应用较广泛的生活质量测量的资料、SF-36、慢性疾病治疗功能评估资料(FACIT; http://www.facit.org/)等常用的测评工具,以及美国国立卫生研究院(NIH)开发的患者报告结果的测评工具。

1. SF-36 健康调查问卷

John Ware 和 Rand 公司开发了用于健康保险研究实验/医疗结果研究用的 SF-36(1993)。他们的意图是要建立一个主观健康状况的通用测评工具,可广泛应用于各种条件的人。SF-36 从超过 22 000 人收集的信息中提出的 149 项经过因子分析演变而来。该测评工具最初分布应用于 Rand 公司和健康结果研究所医疗结果信托的健康状况问卷(Bowling,1997)。有样本得分的在线版本可以从 http://www.qualitymetric.com/demos/from QualityMetric 找到。36 项测评分为以下八个方面:身体功能,社会功能,因身体问题方面导致的功能/作用受限,因情绪问题导致的功能/作用受限,精神健康,精力和活力,疼痛,一般健康知觉。第九类是对过去一年里身体健康变化的看法。单独的版本允许对过去 4 周和过去 1 周的健康认知作出评价。

本量表使用了不同的回答格式,包括二分法,"是/否",以及 3、5 和 6 类等级评分法,来指示问题发生频率、限制程度、疼痛程度,以及不同陈诉的一致程度。八个分量表得分,是对项目的反应总结;原始量表分数被转换成连续代数从 0(身体不好)到 100(身体健康)计算,一定程度上保留个人成绩原始分数的连续性。在各种健康条件下量表具有良好的可靠性和有效性,它对随时间变化的健康状况是敏感的。但特定样本中可能存在地板和天花板效应。

　　Haley,McHorney 和 Ware(1994)报告了对 SF-36 中 10 个身体功能(PF-10)的项目的评价维度分析。他们审查了这些项目单维性,PF-10 对大多数病人团体的等级秩序和跨病人团体反复评估项目校准可重复性。他们的研究结果支持了 PF-10 作为身体功能测量工具的内容有效性。随后发表了(McHorney,Haley 和 Ware,1997)原始分数和线性测评的相对精度的评价。原始分数和线性测评之间的差异是由于线性测评的对数性质,PF-10 项目校准分配不均,以及组内方差减少导致的。明确的差异也许是无意义的,用更多的响应类型的项目比重也可能导致以上差异。他们发现,线性测评对严重程度不同的疾病患者之间的区分较原始分数好。在所有的比较中,原始分数和线性测评之间差异表现明显的是对有极端评分的临床组的测评。

　　Bode(1997)进一步延续了 Haley 的等级评估分析,即评估所有 36 个项目对健康状况基本结构的适应性,在 526 名间歇跛行导致腿部动脉粥样硬化和持续行走受限制的成人患者中进行研究。这些项目合并定义为健康状况的一维结构,和测量健康的四个层次(即优秀,良好,公平,差)。重新评分几个项目,并指定健康从良好到差之间的“关键点”,增加项目难度的分散程度,提高可靠性。项目难度的不同层次有不同的临床意义,如健康状态相对良好的个体报告为较少的活动限制,很少受情绪的干扰,轻微的痛苦,并认为他们的健康状态稳定。与此相反,健康状态相对差的个体报告为严重的活动限制,经常心情混乱,难以承受的痛苦,以及对他们的健康状况整体认知是每况日下的。这些结果支持了 SF-36 测评工具的有效性,提供了对变化敏感性的测评工具,提供了对已知误差的测评工具,并帮助识别那些反应不符合基本条件的个体。

2. 慢性疾病治疗的家庭功能评估工具

　　FACIT 测量系统(http://www.facit.org)是 HRQoL 的工具集,旨在促进对慢性疾病患者的管理。该测量系统最初始于 1987 年,旨在建立一个通用问卷——肿瘤治疗功能评估—通用版(FACT-G)。目前 FACT-G 版本(4)是由 27 个项目组成的问卷,评估幸福感的四个方面:身体,社会和家庭,情感以及功能。FACT-G 设计可用于各种癌症患者;后被进一步扩展使用,在其他慢性疾病群体中的使用也得到验证,这些群体包括艾滋病、多发性硬化症、帕金森氏症和风湿性关节炎,以及在普通人群中。该 FACIT 测量系统已被翻译成 45 种以上语言。评估可以根据病人具体情况,从 400 条可应用的问题中只选择最相关的问题呈现给患者。选取题目是通过特定 QoL 的分量表并应用 CAT 来完成的。FACIT 问卷实施可以通过以下方式:自我报告(纸或电脑),面对面访谈,或通过电话采访。评估时间通常不超过 15 分钟。评分信息和标准数据可以从开发人员那里获得(http：//www. facit. org)。

3. 病人报告结果的测量信息系统网络

美国国立卫生研究院(NIH)发起了跨—美国国立卫生研究院(trans-NIH)方案，称为患者报告结果的测量信息系统(PROMIS；http：//www. nihpromis. org/default. aspx)，旨在发展一些方法能在各种慢性疾病和不同条件下，测量患者报告的症状如疼痛和疲劳以及健康相关生活质量(HRQoL)(见 http：//www. nihpromis. org/default. aspx)。PROMIS网络的目标是彻底改变在临床研究和实践的评价中对病人报告结果测评工具的选择和使用，并建立一个国家资源方式，在临床实践中能更准确、高效对患者报告的临床症状和其他健康结果做出测评。

PROMIS倡议的目标是：① 开发和测试病人报告结果评估项目库；② 建立一个CAT系统，包含较广范围的慢性疾病临床研究中病人报告结果评估的有效性，和心理测量鲁棒性；③ 建立一个公开的系统，可定期添加和修改，允许临床研究人员访问公共存储库的项目以及计算机化自适应测试。数据分析是根据项目反应理论，由来自合作广泛的调查和顾问团队投入开发。项目库的发展用改进的德尔菲方法在领域框架和优先领域中达成了一致。定性项目的审查始于专家分类和对现有问题的审查，以及个别访谈和病人焦点小组评议。

追求"一致性"，导致了世界卫生组织领域对测评内容进行选择。从疼痛，疲劳，情绪困扰，身体功能，社会角色的参与，以及一般健康知觉这些领域中进行选择，并围绕这些内容发展测评工具。每个概念定义一致化，并用现有的数据集通过IRT分析以评估项目质量。当需要时，新项目被写入，确保对五个选择领域的每个内容具有充分的代表性。更多信息可在http：//www. nihpromis. org/default. aspx中查看。

PROMIS活动测评从三个测量领域出发：身体，精神，以及社会的健康。疼痛和疲劳是身体功能领域中两个测量的症状。精神健康领域的重点是情绪困扰。情绪困扰，是指不愉快的情绪或想法，干扰了应对疾病能力、其身体症状及治疗。社会健康领域被定义为关于社会活动和社会关系的认知，包括个人、团体、社区和社会作为一个整体认同的能力。社会健康或社会功能组成，包括了解和沟通，与人相处，社会参与和扮演社会角色。社会角色的参与和社会支持看作是社会健康不同的方面。社会角色的参与是指参与平常的生活情景和活动中的社会角色，并感到满意。

三、生活质量和功能状态衡量医疗质量

功能状态和生活质量的测评对以下三方面提供了对比信息：① 随时间变化的个体；② 以残疾或疾病为基础定义的个人团体；③ 提供康复、保健的组织。功能状态和生活质量的测评具有可变性，可以根据使用资料的预期用户是接受者、提供者、付款人，或购买者来变化。对于功能状态和生活质量测量的发展使

我们能够评估:① 受损伤的个体体验到的在功能上、心理上和社会上的改善;② 提供者组织的结构和程序;③ 所接受服务的相对价值。历史上对功能状态和生活质量测评描述关注度低,仅在当他们需要描述医疗成果时才用到。

Donabedian,医疗质量监控的创始人,分别用三个组成部分衡量医疗服务质量:① 结构(即医疗保健提供的设置,充足的设施和设备,有资质人员);② 过程(即来自患者的信息资料,工作人员的技术能力,预防管理,协调和服务的连贯程度);③ 结果(即康复,功能恢复,生存)。早期评估医疗保健的尝试,以结构和过程为重点,因为这两方面的信息最容易获得。最近,研究人员认为,结果应该是我们关注的焦点,因为良好的结果是医疗保健所追求的目标。鉴定机构在传统所关注的结构和过程基础上,增加了结果的测量。但是,只注重于结果否定了权力的组织属性,无法提供质量改善的方向。完备的质量检测系统必须包括结构、过程和结果指标。它们被认为是康复服务结果和使用中产生变化的重要证据。

在医疗康复方面,来自 eRehabData(http://www. erehabdata. com)和医疗康复统一数据(http://www. udsmr. org)系统收到的国家和各地区的比较结果信息,显示的变化是有目共睹的。当前对临床指引或协议的行动是基于这样的假设,即越标准化的操作将导致提高质量,减少成本,并有助于减少操作的变异。操作变异的经验实证与解释差异的存在原因完全是两回事。在如何最好地医治某种疾病或某种状态方面,临床医生和研究人员现在刚刚达成一致,一部分是来源于关于患者的治疗效果的研究工作项目,由医保质量和研究机构(the Agency for Healthcare Quality and Research)资助的医疗质量研究,和美国国立卫生研究院的 PROMIS 倡导和评审机构临床指导。目前正在努力找出"最佳做法",来印证什么样的临床过程将导致什么样的结果。

四、衡量医疗质量工具的简短历史回顾

与医疗保健有关的测量工具,我们可以分三代。第一代,资料的收集以提高医院的急症护理过程和医疗结果的质量。20 世纪 80 年代中期政府的医疗融资机构开创了医院死亡率的报告,监察和改善手术结果(美国医疗与公共服务部,U. S. Department of Health and Human Services;美国医疗机构评审联合委员会,The Joint Commission On Accreditation Of Healthcare Organizations;马里兰医院协会,the Maryland Hospital Association)。后来发展的指标监测系统旨在改善病人护理的质量。在医疗康复方面,发展了医疗康复统一数据系统,医疗结果系统(医疗保健形态),为改进医疗康复方案提供比较结果的数据库。康复设施委员会(CARF)策略结果的资料用于急性后期/恢复期评审。

结果测评的发展推动了第二代测评工具从急诊医院模式发展为多样化设置,当支付方、购买者意识到结果信息的价值,就用其来实现根据成本效益选择供应

方。由国家质量保证委员会开发（NCQA）的雇主健康计划数据和信息集（HE-DIS），充分体现了这个重点的转移。HEDIS 是一套标准化的性能测评工具，旨在为消费者、购买方提供信息，比较托管的卫生保健计划的性能。HEDIS 性能的测评目标情况包括如癌症，心脏病，吸烟，哮喘和糖尿病，关注于客户服务，和获得护理和索赔处理（http://www. ahrq. gov/qual/tools/toolsria2. htm）。大供应商，如哥伦比亚/ HCA 的医疗保健公司和联合健康公司，在购买方营销中促进了比较数据的价值。不同的购买者联盟均支持医疗责任，强调在结果的基础上作购买决定。

第三代是以消费群体感兴趣的结果为特点。问责基金会公布的功能测量摘要，帮助病人在使用方面和质量基础上选择合适的供应商（现代医疗保健）。健康版面（Health Pages）提供面向消费者的特定市场的比较资料（见 http://www. thehealthpages. com ）。改进的功能状态，缩短测评时间及费用降到最低，有效增益功能状态和减轻家庭负担，是相应的康复结果类型，由 CARF 认可性能指标。近年来，医疗保险已开始密切关注受益人购买的服务质量。为了帮助医疗保险受益人更好了解服务质量情况，CMS 开发了一些医疗质量信息的网站。这些网站提供质量指标信息，在相同的国家或跨国家比较某一设施的性能。以下两个网站，康复心理学家应该很熟悉：养老院比较（Nursing Home Care, http://www. medi-care. gov/NHCompare/home. asp）以及家庭健康比较（Home Health Compare, http://www. medicare. gov/HHCompare/home. asp）。

（一）测量问题

测量对于康复实践的进步是至关重要的。康复机构和服务提供方面的最新变化，对功能评估的技术和实践具有重要的意义。我们测量什么，我们如何测量，以及这些措施如何更好预测功能结果，如何使用护理设施，对消费者、供应商和付款人均非常重要，虽然每一方都有关于这些数据不同的具体问题。下面是我们对如何测量功能状态和生活质量一些根本问题总结。

我们必须认识到，总分数本质上是序数排列，不应该用于参数统计比较。一个测量程序，用于开发从序数转化为等距量表测评，即等级量表，或罗序分析（Rasch, 1980）——该程序以丹麦数学家罗序命名，他的这项工作在 20 世纪 50 年代和 60 年代已被广泛应用在教育测试。转化原始序数到等距测量，使人们能沿平等间隔连续量化一个人的功能状态或生活质量水平，定量比较不同时间的个体变化，或在个人或团体间比较。评定/等级量表分析有助于评估占主导的一维元素对一组项目的反应程度。这一程序沿着一个连续统对项目定义，其范围从简单到执行（或认可）到难以执行（或认可）。等级/评分量表分析为临床医生和研究人员对那些不能使用普通量表的人们，或区别项目无法较好定义到一维结构中的情况，提供了对功能状态和生活质量一种描述程度的方式。

(二) 在康复和慢性健康状况中的应用

人们选择测试必须考虑的一个关键问题是,测试是否能提供所需要的信息。想得到一个满意的答复,必须要求个体事先衡量自己想要的东西,以便选择一个合适的测试。为测试而测试是不可能产生有用信息的。此外,评估价格昂贵,因此产生的数据必须是有用的信息,如果它要符合成本效益的话。选择测评工具涉及实用性问题,如什么测评方案,谁来执行测评;心理测评问题,如测评的信度和效度;以及使用性问题,如测评对变化的定位和敏感性。

(三) 选择工具

本节介绍了有关功能和生活质量的测评工具选择的一系列问题。本综述并不是要做一个详尽的清单,而是作为一个指南思考关于如何选择测评工具,以及什么影响到数据采集的过程,如何选择收集数据的种类,以及怎样对采集的数据做出解释。

1. 实施要求

在测评的选择方面有一些常见的务实问题。例如,AMPS 是一个创新的工具,但需要一个复杂的测试环境。如何把评估工具应用于临床上是一个不可忽视的问题;如果不能应用于实践,最考究的研究也将永远不会产生数据。要考虑的问题包括以下内容:谁可以使用和/或完成测试? 执行员是否需要培训? 如果它是一个自我报告测试,一个委托人是否可以完成测试? 考试形式是什么,它是否适合目标人群? 实施方法是什么? 多久才能完成? 患者是否接受测评? 是否与目的相符? 工具的相关性和敏感性?

2. 问题的解释性

虽然那是一个被杂志描述得很有诱感力的可采用的工具,因为它似乎解决一个类似于你一直在试图理解的问题,但必须认真考虑测验是如何设计的,以及测试结果如何解释。通常,研究人员开发一种工具,以满足特定的研究需要,可能并非临床的需要。要考虑的重要问题包括:如何进行项目选择的? 哪些人群被取样? 它是如何计分的? 标准分值有效吗? 存在截断值吗? 有截然不同的分项分数吗? 这些设计的测试的目的是如何与其用途相关的?

解释性也涉及通用型与疾病的特定工具的选择。通用测评工具价值在于它们能在广泛的临床人群间进行比较。然而,他们对特定患者群的理解可能是有限的,因为这些项目不能解决特定患者群体验的突出问题。

3. 信度

信度关注的问题是获得分数的一致性。跨时间或跨情境或不同评估者,重复测量会受到测量误差的影响。可靠性理论区分任何成绩为两部分:认为是真实及认为是由于误差。噪声或不精确造成测量误差。测量的信度被定义为真正的变化与观察方差的比率。测试内部一致性,评估一组项目的一致性如何。克隆巴赫α(Cronbach's alpha)和库特—理查森公式(Kuder-Richardson's formula)是评估内部一致性的传统方式。如前面提到的,较新的心理测量的方法以 Georg Rasch 的评定量表模型为基础,通过区分项目和人相应的特点扩展了这些思想。

4. 效度

效度关注的是测评工具所得分数的含义,通常被定义为测试对测量意图的反应程度。效度的广义定义关注解释的范围,即与其意义相匹配,放一个适当的分数。与其相关的概念是敏感性和特异性。敏感性是关于测试能否有效识别具有某一条件的个体,特异性反映一个测试对具备某一条件个体的特异识别。效度可以从几个方面进行评估。内容效度通常是第一步。抽样的全面性或充足性是与内容效度有关的一个方面。被测量概念项目的相关性被认为对内容效度起决定作用。敏感度是一个相关概念,它指的是测量的临床适当性。来自病人或这一领域专家的主要批评是评估内容效度的方法。

(1)标准效度,评估一个新的工具与测量同一结构的金标准是否有好的相关。标准效度往往分为共同效度和预测效度,反映了当时与未来之间的关系。敏感性和特异性可能反映了病人的背景因素,如生活质量评估案例中性别和教育情况。

(2)结构效度,当收集到足够证据,允许用户对测试与预期结构进行评估。相关证据(即新的测试与同类测验有相关,与不同类测验没有相关)对这种评估是有用的。清晰陈述测验之间关系的假设,对于评价测验的结构效度是有价值的。

5. 测量水平

经典的测量区别定义了反映测试性能的四个水平。名称量表区分条件存在或条件缺乏,或完成任务有能力或无能力。等级量表对条件或现象进行从多到少排序,如症状或功能破坏的严重程度。等距量表定义是回应测评的等距化;身体测量量化,长度、压力、重量,分别以厘米、毫米汞柱,和千克为单位测量。比率量表扩展了等距尺度,增加了一个绝对零度点,温度的开氏度就是这样一个例子。大多数的功能状态和生活质量评定量表只提供有序的数据。基于项目评分的总计来评估损害程度的假设,是有限的,因为某一条件的程度是未知的。

6. 对变化的敏感性

结果评估的一个重要问题是,测评工具如何检测出病人样本的差异。这通常被称为对变化的敏感性,而且,虽然变化是某一个方面,但容易混淆的事实是,测评工具是对随时间推移对个人执行能力差异检测不佳,还是对个体之间差异检测不佳。然而,测评工具应该能够检测多大的变化? 测评工具的敏感度怎样? 需要提到在临床结果研究中的一个重要新概念,最小临床重要差异(Minimally clinically important difference, MCID),即临床上重要的差异和相关的术语。MCID 是临床检测到的最小变化量。在两个均值的比较中,有时能发现有统计学显著差异,虽然两组用实际结构项目测量真实差别是如此之小,以致毫无意义。这是因为在统计上显著差异,某种程度上依赖于样本大小。被比较的两个样本越大,需要达到统计学显著水平的差异越小。相反,在小临床样本上,尽管在患者的结果显示微乎其微,但临床上发生变化可能是有意义的,仅因为没有足够的力量来检测变化。

7. 定位

选择测评工具的一个重要方面是,对预期的病人团体,确保测试的项目涵盖适合测评的结构范围。例如,评估一个功能,只包括简单的日常生活的(ADL)任务将很可能无法适合测量成年社区居民,因为大部分的项目将不具有挑战性。这通常称为天花板效应,也就是说,太多的个体在测试中获得高分。与此相反的问题是地板效应,即对于样本人群测试难度太大。对于评估功能和生活质量,这是一个问题。不像数学考试,其中许多人可能会得到100%的项目正确,表明这些人都获得了数学知识,而功能和生活质量评估旨在检测个体间的差异。如果一个功能测试有太多的个人得分高,我们就无法说明他们是否有功能上的差别。我们怀疑他们有差异,但却不能用测评工具检测出差异。选择有针对性的测试需要最大化样本变异量。

在选择工具时也必须考虑发展水平。例如,功能独立测量的儿科版本(the pediatric version of the Functional Independence Measure),即 Wee-FIM,考虑对发展的预期,已经修改了该项目的定义。同样,残疾小儿评价量表的开发是为了评估儿童的功能状态。如上所述,当这些项目与确定的通用结构一致时,无论年龄大小,应对不同的测量工具项目作校准,使测评项目可以匹配个体的发展状态。

五、结论和未来的发展方向

康复心理学家能完全胜任评估功能状态和生活质量,因为他们具备学科从业背景并掌握/了解测量的基础知识。对功能状态和生活质量的文献,可以利用研究生培训阶段获得的技能进行评价。评级量表分析的基础知识可以通过列举在这里的教科书获得,或通过网上资源,如下:

客观测量研究所(http://www.rasch.org)
澳大利亚教育研究委员会(http://www.acer.edu.au)
皮亚杰协会(http://www.piaget.org/links.html)
评估系统公司(http://www.assess.com)
信息技术促进社会与行为科学(http://www.gamma.rug.nl)
QualityMetric 公司(http://www.qualitymetric.com/demos)
美国国立卫生研究院的 PROMIS(http://www.nipromis.org)

精良的心理测量方法的应用,使我们更清楚地概念化我们所说的功能状态和生活质量的意思。反过来,我们也受益于这些提高了信度、效度和敏感性的测量结构。我们只是开始联合校正来自不同的测评工具的项目,探索与测量模型不匹配的项目和个体模式。联合校正工具将允许临床医生和研究人员使用不同的测量工具描述生活质量。认识个体与测量模型失配模式将使我们能够做出更明智的选择手段,并开发出更好的通用工具和具体条件测量工具,并且影响生活质量 QoL 认知的具体障碍和个体的特征将会被更好地理解。反过来,更好的生活质量工具,被用于改善功用和根据成本效益按不同价值分配给患者,并决策分析研究按不同的生存期调整服务质量。测量技术的不断增长,应继续使功能状态和生活质量测评的使用者受惠,并最终让使用这些工具的用户的健康受惠。

慢性疾病在健康方面的文献中日益突出,随着人口统计学的变化,和不断增长的成本控制,功能状态和生活质量成为康复关注的重点。预期支付的发展对医疗康复和功能状态的应用提供了基础,强调必须理解和应用功能状态的概念。此外,继续努力发展由医疗机构联合委员会和 CARF 评审的保健服务提供者执行能力的指标,以及由 NCQA 管理的医疗组织性能,更需要明晰功能状态和生活质量的概念。以改善服务质量的前提,需要清楚地了解如何把功能状态和生活质量作为康复结果连接到临床实践(即进程)和提供者组织(即结构)。目前医疗保健工作重点在讨论职能和质量的改善,要求康复提供商收集和报告有关其项目的结果,使消费者能作出比较评价。康复心理学家的评估技能,对残疾概念的熟悉程度,以及了解/掌握测量过程,使他们成为对功能状态和生活质量测量的富有经验的/成熟的开发人员和使用者。

(侯艳红译,黄鹏校)

参考文献

Bodenheimer, T. , May, J. H. , Berenson, R. A. , & Coughlan, J. (2005). Can money buy quality? Physician response to pay for performance. *Issue Brief Cent Stud Health Syst Change*, 102, 1 - 4.

World Health Organization. (2001). The International Classification of Functioning, Disability and Health. Retrieved November 17, 2008, from http://www3. who. int/icf/online-browser/icf. cfm

Cieza, A. , & Stucki, G. (2005). Content comparison of health-related quality of life (HRQOL) instruments based on the international classification of functioning, disability and health (ICF). Quality of life research, 14(5), 1225 - 1237.

Hays, R. D. , Hahn, H. , & Marshall, G. (2002). Use of the SF—36 and other health-related quality of life measures to assess persons with disabilities. *Archives of physical medicine and rehabilitation*, 83(12 Suppl. 2), S4 - 9.

Schipper, H. , Clinch, J. J. , & Olweny, C. L. (1996). Quality of life studies: definitions and conceptual issues. *Quality of life and pharmacoeconomics in clinical trials* (2nd ed. , pp. 11 - 24). Philadelphia: Lippincott-Raven.

Fisher, A. G. (2003). AMPS: Assessment of Motor and Process Skills: Volume 1: Development, standardization, and administration manual (5th ed). *Fort Collins, CO: Three Star Press.*

Coman, L. , & Richardson, J. (2006). Relationship between self-report and performance measures of function: a systematic review. *Canadian Journal on Aging*, 25(03), 253 - 270.

Haley, S. M. ,Ni, P. , Hambleton, R. K. , Slavin, M. D. , & Jette, A. M. (2006). Computer adaptive testing improved accuracy and precision of scores over random item selection in a physical functioning item bank. *Journal of clinical epidemiology*, 59(11), 1174 - 1182.

McDowell,I. (2006). *Measuring health: a guide to rating scales and questionnaires* (3rd ed.). New York: Oxford University Press.

McDowell,I. , & Newell, C. (1996). *Measuring health: a guide to rating scales and questionnaires* (2nd ed.). New York: Oxford University Press.

Spilker, B. (1996). Quality of life and pharmacoeconomics in clinical trials (2nd ed.). Philadelphia: Lippincott-Raven.

Bowling, A. (1995). Measuring disease. Philadelphia: Open University Press.

Bowling, A. (1997). Measuring health: a review of quality of life measurement scales (2nd ed.). Philadelphia: Open University Press.

第 *10* 章　康复中神经心理实践

Thomas A．Novack，Mark Sherer，Suzanne Penna

作为康复科医生,当遇到因脑外伤和休克等原因所导致的脑功能障碍患者时,必须要有利用神经心理学的原理和技术帮助患者康复的意识。本章将针对神经心理学在住院和门诊病人康复治疗的作用,以及神经心理评估对脑功能障碍患者愈后预测的价值进行阐述。

一、神经心理学概念

对康复机构来说,神经心理学技术要求以广博的知识为基础,包括如神经解剖学、心理测量、神经心理测量学、临床神经综合症、心理治疗学和神经影像学等。这些广博专科技术和知识对康复小组来说将是很好的补充。此外,康复治疗小组由具有多种专业卫生保健技术的人员构成,其小组知识构成具学科交叉性。以康复为导向的神经心理学家通过了解外伤和疾病后脑行为后遗症的特征以及它们对日常生活技能如驾驶技能、生活自理能力、社会功能的恢复情况等长期潜在的影响,将对患者的康复治疗做出特殊的贡献。本章将就神经心理学在康复机构中做出的特殊贡献进行重点阐述。

二、住院康复机构中康复神经心理学实践

因为对脑功能障碍患者的康复治疗的重视,神经心理学家经常被邀请参加住院病人的康复治疗。在治疗中,他们可以提供不同于其他康复小组成员的独特的见解。

(一) 神经心理学对康复治疗团队贡献

神经心理学家在住院的康复机构中可以为康复治疗小组提供以下几个方面帮助:首先,神经心理学家通过关注出院病人认知和行为障碍,如记忆障碍、冲动行为、执行功能障碍等,可以确定出院患者临床干预的疗效。在查房和病例讨论中,神经心理学的研究结果将会在康复小组中得以充分的讨论。当有信息对患者康复治疗有益时,神经心理学家出具的书面报告虽然看起来对于患者治疗不够充

分,但却很有必要。另外,神经心理学家除了可以界定患者问题,还能够帮助康复小组为患者制定治疗方案,包括建议治疗师如何能让患者充分地参与治疗,而对于神经心理学家来说最具优势的是对于治疗进展的评估,这也是康复治疗中最重要的问题。当然,对于参与康复治疗的神经心理学家来说最基本的要求是要具备量表研制和使用的培训背景。因为只有他们才能够把握与患者脑功能障碍相关的行为、认知和情绪障碍问题,他们也更适合参与出院患者康复治疗计划的制定。这些康复计划包括诸多方面。例如在促进患者社会功能的恢复方面有自理能力、驾驶技能、再就业和受教育能力、理财能力,等等。利用这一角色,神经心理学家能够为患者和其护理者提供关于脑功能障碍对患者的影响的建议,以及告知患者未来生活可能是什么状态。在许多康复机构中,神经心理学家也能够利用他们在研究方法和统计学上的知识对相关研究方案提供指导,或者他们也可能直接开展与他们研究领域相一致的课题研究。但在所有这些角色中,神经心理学家最基本的角色应该是康复小组的一员。

(二) 病史采集

在病史采集中,神经心理学家主要的贡献是能够帮助康复小组获得患者全面详实的病史,特别是在小组没有临床心理学家时,他们的存在就显得尤其重要。神经心理学家通过关注患者社会背景(特别是教育背景和工作经历)、物质滥用史、日常活动、精神病史、应对能力和家族史,能给康复治疗小组提供更广阔、全面的诊疗视角,这在患者病史采集中起着补充作用。除了对患者病史采集有帮助外,神经心理学家在患者家庭成员和其护理者的访谈中发挥重要作用。因为他们通过访谈可以验证患者提供的信息是否真实,可以为患者家庭咨询做出预先准备,如果有必要还可以参与患者康复和出院计划探讨。

(三) 认知评估

在康复机构神经心理学技术的应用将面临着诸多挑战。因此,康复神经心理学家必须要做好为不同意识水平(从昏迷到意识清楚)患者进行评估的准备。在评估患者意识水平时,他们必须对测评工具的效度有一个初步的判断,常用的量表有格拉斯哥昏迷量表(Glasgow Coma Scale, GCS, Teasdale 和 Jennet, 1974),昏迷严重程度评分以及昏迷恢复量表的修订版(Coma Recovery Scale-Revised, CRS-R)的效度。在一些住院病例中,要求患者要能够对神经心理评估充分理解并能全部做出反应,即有能力完成评估。这些神经心理评估测验特别适用于那些确诊没有器质性病变而仅仅存在对安全风险的认知和行为障碍的患者。对于存在严重脑功能障碍的患者,这些神经心理评估也能够在最初的一个月中进行简要的评估。特别是在脑外伤(Traumatic brain injury, TBI)后一个月的时间里,患者神经心理测试完成的情况可以预测其愈后。

　　然而对于许多每天因接受数小时的治疗而疲惫不堪的住院康复患者来说,复杂的神经心理评估还是存在一定的缺陷。因此,最有效的评估措施是利用可重复和简短的筛选工具去监测处于脑功能障碍早期恢复阶段患者的认知和行为改善的状况。如果患者患病初期出现伴短暂精神障碍的急性精神混乱状态,仔细心理监测和进行药物处理是很必要的。有一些量表已可以对处于中等意识障碍状态中的患者进行评估。如加尔维斯顿定定向遗忘测验(Galveston Orientation and Amnesia Test)是一套被认为效度很好的针对脑外伤患者的测量工具。最近,研究者又编制了许多可应用于脑功能障碍患者评定的量表。例如定向日志(the O-Orientation Log,O-Log)已应用于许多脑功能障碍患者。虽然本量表测试简短(量表包含10个问题,评估用时5分钟),但是可以预测患者出院后的康复效果和认知功能恢复情况;另一个与它配套使用的量表是认知日志(the Cognitive Log),可以反映注意力和记忆力的变化情况,以及预测脑外伤1年后的康复状况;密西西比失语症筛选测验(The Mississippi Aphasia Screening Test,MAST) 可以进行床边语言能力评估。如果有必要,神经心理学家还可以利用这些量表通过床旁评估对每天康复情况进行随访评估。

　　虽然应用认知评定量表可以对患者心理状态做出全面的评估,但其评估结果仍然显得很简略。其中信、效度较高且被广泛应用的测评量表是简易精神状态检查(Mini-Mental State Examination,MMSE)。虽然量表因为要求主试和患者对测验材料熟练掌握,临床使用起来显得很繁琐。但是它能够对多维认知功能进行综合评估。此外,量表仅有总分,因此对于具体各维度成绩的解释必须要事先明确界定。然而,其评估成绩与患者社会活动联系紧密,至少对于像阿尔茨海默病人来说是这样。神经行为认知状态检测(The Neurobehavioral Cognitive Status Examination)也在康复机构中被广泛应用,量表具体的因子分也能被提供,但量表效度一般。因此,这些量表最好是在正规评估场所如办公室而不是在患者床边完成。与MMSE和Cognistat比较能够提供更为综合的评估结果且被广泛应用的神经心理评估量表是可重复成套神经心理状态评估量表(the Repeatable Battery for the Assessment of Neuropsychological Status,RBANS),本测验具有的两套版本和相关因子,这使得RBANS更适于康复人群。对于痴呆患者来说,痴呆评定量表—2(the Dementia Rating Scale-2)有很好的常模,并能够提供总分和因子分。意识模糊评定操作方案(the Confusion Assessment Protocol,Sherer,Nakase-Thompson,Yablon和Gontkovsky,2005)是特别针对中度急性意识模糊状态的患者编制的评定工具,可用于对患者脑外伤恢复早期阶段的评估。

　　在康复机构中,存在特定的认知功能缺陷问题也应被重视。例如,脑功能障碍导致意识下降这一普通的问题可能危及到康复的效果。意识下降不仅是患者存在功能障碍证据,而且也是了解对患者日常生活影响的证据。有一些量表可以测量这类患者的自我意识水平。一般来说,与患者对认知功能障碍的了解相比较,他们对自身生理功能的了解可能更加心中有数。但研究者对此存有疑惑,因为认知功能障碍对于患者至少对于脑外伤的患者的自理能力的恢复影响更大。执行功能(包括自我意识)障碍通常会影响患者的安全,如跌倒和日常自理能力的恢复等。

(四) 行为与情绪评估

康复小组的成员常常要对脑功能障碍患者异常行为的治疗和评估做出指导。在住院康复机构,主要关注的是具有潜在风险的行为,如静坐不能、冲动和激惹行为等。根据患者存在的认知功能障碍情况如自知力下降、执行功能缺损和记忆损伤等,可以很好地预测患者所出现的异常行为风险。因此,行为评估与认知状态的评估需要同时进行。激越行为量表(the Agitated Behavior Scale, ABS)就是一套在康复机构被广泛认可用来评估行为障碍的量表。通过利用 ABS 对患者激越行为的评估发现,其激越行为与认知功能的改变存在一定的联系。此外 ABS 还能够被用于激越行为干预效果的连续评估。在行为评估中要根据住院患者的情绪状态,将评估重点放在关系建立、面谈和观察上。在急性恢复期,脑功能障碍患者可能出现情绪的变化,这种变化常常被描述为情感迟钝、情感淡漠或者情绪不稳。在疾病恢复期,这种情绪体验经常是肤浅和短暂的。此外,认知功能障碍的影响也不容忽视。神经心理学家还应该重视对情绪不稳患者的情绪干预,包括指导康复小组构建一个可控的治疗环境并对相关治疗药物提供指导。

(五) 治疗与干预

在脑功能障碍患者出现认知功能、情绪以及伴有行为问题时,神经心理学家可能在其干预方案制定过程中为康复小组提供帮助。虽然认知矫正疗效还没有明确界定(参见 Cicerone 等,2005;同样查看第 17 章),但它已经被广泛应用于康复治疗,如在许多机构的语言治疗和职业治疗中认知矫正被应用。但是神经心理学家对这一治疗方法应用得更为专业。例如,对于存在定向和意识问题病例的治疗,团体干预可能会有效。对于有情感障碍病例的治疗,心理治疗能够为其治疗提供方法。对于住院康复的患者,心理治疗疗效并不显著。特别是对于存在认知功能障碍的住院康复患者来说,不应为患者提供心理治疗。此外,神经心理学家能够帮助康复小组确定治疗情绪障碍和行为问题的药物治疗方案。例如在许多需要康复小组了解患者行为和脑功能障碍关系的病例中,神经心理学家必须扮演指导者的角色。特别在行为异常或出现怪异行为如身份识别障碍、失认、感觉忽略时,就更需要他们的指导。

三、门诊康复中的神经心理学实践

从住院康复机构到门诊康复机构,最好的情况是保持神经心理学服务的连续性。这样既可以通过与早期评估结果的比较判断认知功能是否改善，也可以保证康复干预的连续性以及对干预方案进行准确调整。在门诊康复机构中，要求神经心理学家能够对不同反应水平的患者做出评估。在许多门诊病例中，更多的具有挑战性和复杂的评估现在已能够被应用。在门诊评估中，虽然需要澄清的问题是患者病情的改善情况，但首要关注的是对认知功能矫正的指导以及患者是否需要护理，患者社会功能的康复如受教育能力、工作能力和驾驶能力便需要更多的关注。虽然有时神经心理学家无法改变其他卫生保健人员的治疗观念，但他们在治疗方案的制定中起着重要的作用。在许多病例中，患者出院几月后或者几年后都需要神经心理学家参与康复治疗。

(一) 康复患者的随访评估

目前，关于心理学家随访评估的时间间隔仍没有统一标准，这使得无法将患者的评估结果与同类病例进行比较，无法判断患者是否达到康复预期。在康复患者随访评估时常常是通过预期判断来实施。因为在脑外伤后康复的关键期是在疾病发生后的第一年，对于严重脑外伤的患者康复的关键期是病后的 6～12 个月，休克、动脉瘤或轻微脑外伤的康复的关键期更短。然而康复治疗可能要持续好几年，因此需要一系列神经心理评估来检测患者认知、行为和情绪状态的重要变化。对于许多脑损伤患者来说，在脑损伤发生后 3～6 个月的随访评估非常重要，因为自理能力常常在这段时间内得到改善。因此在脑损伤病例中，神经心理评估建议在脑损伤后 3～6 个月、1 年、2 年施测。当然临床医生也可以根据患者个体需要调整这些评估时间点。

在康复早期，随访评估也可能是一把"双刃剑"。评估中的"练习效应"可能会影响对特殊认知功能改善状况的判别，当然对于病情严重的患者来说这一影响微不足道。"练习效应"可以通过副本测验、应用测验形式不同的同类测验和延长两次评估间间隔来降低。如果主试意识到某些神经心理测量的某些成绩提高可能是由于"练习效应"导致，就必须从患者家庭成员的报告中获得认知功能提高的确切证据。因为针对以往出现的损伤脑区的认知维度的综合评估对于住院患者是非常重要的。因此神经心理学家在随访评估中应该考虑到测验效度问题（如诈病问题），特别是当患者存在因疾病而继发获益时这一问题就显得更为突出（参见 Bush 等，2005）。

在制定一项综合评估方案时，神经心理学将面临如何选择测验的问题。测验选择最基本的问题是选择结构式还是选择开放式的成套测验。虽然传统的结构式成套测验，如 Halstead-Reitan 神经心理成套测验已经应用了很多年且有标准化的数据库——这点对于康复机构使用很重要——但是这些测验常常不能对患者的每日功能的康复进展情况给出明确的指导。在实际应用中需要应用其他测验来弥补 Halstead-Reitan 神经心理成套测验的不足，特别是在记忆评估中更需如此。这样使得 Halstead-Reitan 神经心理成套测验不再是一个严格意义上的结构式成套测验。为了阐明每日功能的恢复情况,Wilson 等人开发了一些测验(如行为记忆测验、日常注意力测验等)。在这些测验中,测验任务与日常生活的要求较为相似,因此具有一定的生态效应。虽然他们的研究代表一个重要的未来研究趋势,但这些测验没有得到美国神经心理学界的认可。

许多神经心理学家用开放式的成套测验去跟踪评估患者的特殊缺陷和相关其他问题,幸运的是,有许多测验在这方面还具有很好的信度和效度。其实重要的不是测验本身的特殊性而是要确信测验可以对认知功能的重要方面进行评估,如注意力、语言能力、空间能力、对于新信息的记忆能力、执行功能、文学能力和智力等。应用开放式成套测验的缺点是,即使标准化的样本可能是很完美的,但因施测中开放式的评估使得每个测验都是一套独立的样本,这使得测验结果间没有可比性。这时就需要同时使用好几套标准化的测试对于一个同样的样本进行标准化处理。如 Wechsler 在 1997 年同时利用同样样本对韦氏成人智力量表第三版(Wechsler Adult Intelligence Scale-Ⅲ)和韦氏记忆量表第三版(Wechsler Memory Scale-Ⅲ)综合评估。只有这样标准化的分数就才能进行直接比较,进而使得临床医生更为客观地识别患者认知结构中的优势和弱势。

(二) 康复患者病史采集

评估应该包括对患者的晤谈,特别是对家庭成员或护理者的晤谈。与患者的晤谈是为了确认自上次联系后他们对自我功能恢复情况的判断,如日常生活的自理能力,日常活动能力如抚养孩子、做饭或付账单等,还有重要社会功能的恢复如驾驶或工作能力,社区的人际关系和亲属关系的恢复情况也应该被详细评估。与此同时,晤谈还应该要向患者澄清其生理恢复情况如感觉运动功能,以及认知、情绪和行为的康复情况。患者对于服用什么药,为什么服药以及何时服用药物的理解情况是反映自我意识和自理能力的重要途径。此外,还应澄清患者对其他物质服用情况。

从家庭成员获取的关于患者的间接信息在病史采集中也极其重要。家庭成员可能提供与患者所夸大的恢复状况截然不同的情况。晤谈也允许家庭成员描述他们作为护理者和支持者一起面对挫折和挑战时的经历。通过与他们就这些问题的沟通,对于提高护理者对于患者护理本身的认知水平很有帮助。

(三) 康复患者治疗方案制定

神经心理评估的正确应用对于了解患者功能状况很重要。评估对于患者和家属真正的价值是指导他们了解认知缺损对于患者日常生活功能有何影响以及预期的疾病发展转归,而不是告诉他们患者认知缺损如记忆障碍是什么。随访评估能够阐明认知矫正的效果,以及职业康复和特殊专业教育恢复的难易程度。由于整个康复计划的实施与教师和职业咨询密切联系,因此康复神经心理学家必须对整个康复计划有所了解的。

此外,神经心理评估也能评估药物对患者康复的影响。虽然我们对于脑损伤后的精神活性药物疗效的了解有限。但是随着对脑损伤和脑康复的生物化学机制了解的深入,对于药物的潜在益处已经有了合理的结论,如胆碱酯酶抑制剂、选择性血清素再摄取抑制剂、多巴胺受体拮抗剂等机制。在过去的二十年里,虽然脑损伤后的药物治疗发生了翻天覆地的变化,但它们疗效的临床证据仍然很少。神经心理学的评估方法为这些药物在个体和群体水平的疗效评定提供了一个重要工具。

(四) 对行为障碍预警

在康复阶段,患者行为障碍虽然在急性住院期可能不会出现,但在随后治疗中很可能发生。在康复早期的几个月中,认知能力几乎是不会出现改变,但情绪和行为障碍可能还会出现,甚至可能会持续存在或恶化。随着认知功能的恢复,患者会逐渐意识到情感的伤害和日常生活功能的受限,这将导致患者情绪烦躁不安和抑郁。脑损伤后也可能出现创伤后应激障碍(PTSD),特别是在因突发暴力事件引起的脑损伤发生时,如车祸和受到攻击等,与创伤事件相关的情景在脑海中会再现(Bryant,2001)。门诊病人行为功能障碍的问题可能与住院康复的患者相似,如冲动、易怒、情绪不稳等。但门诊患者随着生理康复和行动增加上述问题将变得更为严重。总之,行为障碍于康复患者社会功能特别是工作能力的恢复,以及护理等级的制定有影响。因此,利用神经心理评估阐明患者行为障碍就显得相当重要。

(五) 患者和家属的宣教

对于患者和家属的宣教情况也是随访评估的重要组成部分,这要求将在急性住院治疗期间评估进行重复施测。这种重复评估对于明确患者的康复情况是很有必要的。与患者自身生理缺陷比较,患者情绪、行为功能以及认知缺损在很大程度上与其主要护理者对自身护理责任的理解有关。因此,为了减少护理者的这种责任或使其护理工作标准化,必须向他们提供客观的关于脑损伤的相关信息,并应用特殊的案例来对护理者加以指导。此外,提供关于脑外伤和康复程序个体的信息也会增加患者对于功能康复的满意程度(Pegg 等,2005)。这样的信息反馈使得患者更加了解自我损伤、相关功能缺损情况以及对自我日常生活影响的程度。如果患者不了解自身病情,这将使得患者不知如何在康复中开发自身潜能参与康复,将对他们社会功能恢复造成障碍。神经心理学家在患者整体康复计划中扮演着关键的角色,他们可以使患者更深入地认识到回归社会时自身的优势和劣势。因此,对于急性康复期患者来说,最重要的不是让患者简单意识到自身功能损伤的存在,而是明白这种功能缺损对于自身日常生活的影响。

(六)情绪行为和状态评估

对患者情绪和行为功能的评估与认知评估同样重要。情绪和行为功能障碍与认知缺陷相比不仅对患者家庭造成更大的不幸,也对患者功能康复影响更大。脑外伤后抑郁和焦虑是最常见的情感障碍,当然也可能出现情绪不稳(mood lability)、情感倒错、情感淡漠和情感缺乏等。行为症状有易怒、脾气暴躁或攻击行为等。当出现情绪行为和问题使得脑外伤患者社会化功能无法恢复时,患者及其家属可能变得更为沮丧。

要想尽可能避免或减轻这些问题的发生,最好的方法是要求康复小组通过比较患者家属和自我呈报的病情而对情感和行为做出准确的评估。但不幸的是,许多评估工具在脑外伤评估中没有独立的常模,这使得评估结果的解释出现问题。例如抑郁评估量表中常常包括与生活状态单调和认知状况相关的条目,但这些反应可能并不是由情感反应引起,可能是由于脑功能障碍引起。目前,研究者已经研制出一些专门针对脑功能障碍患者行为和情感问题进行检查的测量工具,包括神经行为评定量表(Neurobehavioral Rating Scale,NRC)、神经行为功能调查问卷—修订版(Neurobehavioral Functioning Inventory-Revised,NFIR)、神经心理行为和情感问卷(Neuropsychology Behavior and Affect Profile,NBAP)和脑卒中抑郁评定量表(Poststroke Depression Rating Scale,PDRS)。也有一些量表可以评定与前额叶功能相关的行为障碍,如额叶系统行为评定量表(Frontal Systems Behaviors Scale)、执行功能障碍问卷(Dysexecutive Questionnaire)等。当前对于脑功能障碍患者的认知测量的报道不多,因此这些量表对于这类患者的认知评估很有帮助。

四、神经心理测试结果与愈后的关系

有研究者对于神经心理测试的生态效应提出了质疑,认为这些测验仅仅是测量了现实社会功能中的次级能力,其结果也是来自于患者平静状态和环境控制的实验室。因此,这些测试不能对处于紧张状态,存在多种刺激的工作环境或其他社交环境的社会功能做出预测。然而,最近的文献报道,认知测验结果是可以用来预测日常生活功能(Chaytor 和 Schmitter-Edgecombe,2003)的。虽然来自于神经心理评估的这些结果不能单独对脑损伤患者的自理能力和工作能力的恢复提供明确的建议,但是这些评估结果可以在为患者做出明确的指导时提供重要的参考。总的来看,神经心理评估可以从以下几个方面为患者功能康复提供指导:① 决策能力;② 工作能力恢复;③ 是否需要监护;④ 驾驶能力的恢复。

(一) 决策能力

在许多康复项目中需要对患者决策能力做出评估,包括接受医疗保健的能力,决定参与相关研究的能力和对自我财政管理的能力。决策能力的临床判断来自于对病人的检查、间接的报告,以及行为的观察和对患者临床状况的了解。与此不同的是,关于患者胜任力的判断却是一个应该由鉴定部门做出的具有法律效用的鉴定结果(Marson 和 Hebert,2005)。

在患者决定是否接受医疗服务还是参加相关研究时,对其决策能力的判定是康复机构的工作人员将面临一个伦理上的两难困境。作为医护人员,临床医生可能持有这样的观点,判断患者决策能力丧失的首要外在证据是:如果患者拒绝医护人员提供的适当的治疗方案,那么就可以判定其决策能力丧失,而对这方面的合理性却不予以考虑。与之相似的是,康复机构的研究者可能面临的是即使患者拒绝,但其家庭成员仍然希望能让其参加研究的问题。这时很容易让研究者认为患者决策能力受损,亲属的决定应该被优先考虑。Kirschner,Stocking,Wagner,Foye 以及 Siegler 等人发现对于患者决策能力判断是临床康复医生面临的排名第三的常见伦理问题。

患者决策能力的判断应该给予对其能力的评估,主要包括:对选择结果的要能表述;要能对选择结果的合理性提供一个理性的解释;对做出的选择情景要能够理解;并对可选择项目的风险和获益要清楚。康复机构以前对于脑外伤和中风患者的决策能力有一些有限的调查。脑外伤或休克患者与痴呆患者不同,其决策能力的丧失可能是短暂的。例如,Marson 等在没有设立对照组的研究中发现,脑外伤后患者的医疗决策能力受到损害,但在脑外伤 6 个月中,这一能力在不断地提高。

在决策能力的临床评估中,决定患者决策能力的首要步骤是患者对选择结果的表述。这点可能对于失语症或处于意识模糊状态的患者来说是重要的障碍。目前,已经有明确的应用于决策能力评估的神经心理测试。评估发现具有决策能力的人与没有决策能力的人在智力(Sutto,Clare,Holland 和 Watson,2005)、注意力和视觉搜索速度上存在差异。研究者发现通过测量语言流畅性可以更好地预测对选择结果的合理解释能力和对决策结果的理解能力。而对于决策情景、风险和获益的理解能力的评估可以通过对概念和对证命名的测量来预测。

虽然标准化的神经心理测试可以用于患者决策能力评估,且目前已经有用于患者决策能力评估的特殊工具。常用工具有 MacArthur 能力评估工具(MacArthur Competence Assessment Tool,MCAT)和知情同意能力评估细则(the Capacity to Consent to Treatment Instrument,Marson 等,1995)。在为患者提供治疗且需要征求患者同意时,这两项测试工具都能评估上述与决策能力相关的四项问题。测验分数是通过判断被试在描述这些简要医疗问题的状况来评定。

(二) 工作能力恢复

美国特有的财政管理制度和其文化中的职业价值观,使得对于患者工作能力恢复状况的判定对于残疾人和他们的家庭来说具有重要的意义。大量的文献显示,神经心理评估结果可以用来预测脑外伤患者工作能力的恢复情况。Boake 等人报告,在对 293 例脑外伤患者的研究中发现,住院康复的患者进行测量的 15 套神经心理测试中有 10 套可以预测脑外伤患者 1~4 年的应聘结果。存在听力损伤、认知加工速度损伤、语言分析以及语言记忆能力损伤的患者与这些能力健全的患者比较,应聘成功的可能性明显降低。Sherer 和 Sander 等对 667 名脑外伤患者的研究中,通过对具有预测因素的年龄、教育背景、受伤严重程度、受伤前职业状态进行平衡后发现,认知状态的整体指数(通过对住院康复患者神经心理测试的分数联合分析获得)可以预测脑外伤 1 年后的应聘状况。Novack 等报道,与患者病前功能状态、患病严重程度和创伤后情绪调整能力比较,早期的神经心理测试成绩与患者职业应聘结果存在很大的相关性。

对于其他患者来说,神经心理评估与职业应聘关系研究的相关报告明显少于脑外伤患者的相关研究报道。对于休克患者来说,脑卒中的位置与患者工作能力的恢复的相关性有限,但对于休克愈后的其他因素预测是非常必要的。Vilkki 等在对 134 名休克患者的研究中发现,语言概念形成和执行功能的神经心理测验可以预测患者工作能力的恢复情况。

(三) 康复患者的监护需求

对于脑损伤患者的监护或许变成护理人员的负担,也使得患者失去战胜疾病的信心和勇气。关于患者的监护状况的建议一般要在住院康复患者出院时提出,并要根据随访评估结果不断调整。神经心理评估的结果可以有效预测患者监护的需要情况。Hart 等在对 452 名脑外伤患者研究发现,神经心理测试的结果可以预测患者需要的监护等级。这些测试包括定向测试、听觉理解能力测试、语言流畅性测试、记忆力、注意力、精细运动能力测试、认知加工速度,视觉搜索、视觉建构技能和执行功能。通过对其他潜在影响因素的平衡后研究发现,认知速度和视觉搜索能力是预测患者需要何种监护等级的最重要的预测因素。因此,神经心理评估对于监护提供的建议是有帮助的。

对于康复出院患者自理能力的预测依赖于脑卒中的位置。Novack 等发现运动持久性、视觉建构能力和记忆力可以很好地预测右半球脑卒中患者的自理能力。而记忆力、感觉抑制、运动保持和语言流畅性可以很好地预测左半球脑卒中患者的自理能力。

跌倒风险是决定处于康复中患者是否需要监护的关键因素,因为跌倒会造成明显的附加伤害。Rapport 和同事在对 90 名有脑损伤、整形和脊柱损伤的住院康复患者的研究中发现,执行功能的测试可以预测患者的跌倒风险。

(四) 驾驶能力恢复

如果存在潜在的责任风险,在做出关于驾驶能力恢复情况的建议时就特别具有挑战性。康复工作者对于脑损伤患者恢复驾驶能力持保守态度,但是患者一般都希望能够恢复作为自理能力重要标志的驾驶能力。一般认为真实的路面测试才是判断驾驶技能恢复的金标准。但是,研究发现认知测验在驾驶能力预测中也能扮演重要的角色。

Coleman 等人在对 71 名脑外伤患者研究中发现,测量工作记忆、视觉注意的稳定性和抽象推理能力的神经心理测验可以对驾驶状态做出预测。这些结果与对早期痴呆患者的研究结果相似。对于早期痴呆患者来说,执行功能和视觉注意可以对患者的驾驶安全性做出预测(Whelihan,DiCarlo 和 Paul,2005)。在社会功能的其他方面,执行能力也扮演重要的角色。对于患者脑外伤后驾驶技能恢复的预测,未来虚拟现实测试程序在这些领域将可能是一个很好的测试方法。但除了 Lengenfelder 等的相关研究报道外,在这方面仍然没有展开深入的研究。对于患者驾驶能力预测将使得标准化神经心理评估和测试有用武之地,最近已经有神经心理评估被应用于脑外伤患者驾驶技能恢复状况的预测。

虽然认知测验的结果为护理者、卫生保健工作者在判断残疾患者工作能力恢复情况、个人自理能力和驾驶技能时提供了很重要的信息。但是,当在做判断时必须要考虑到患者特殊的生活环境、个体差异等诸多因素。例如,在对这些能力进行判断时除了要考虑其认知能力还应该考虑到患者的精神状态。在判断职业能力恢复情况时必须要将以前的工作经历和对于工作岗位有帮助的教育背景与患者认知状态联系起来综合考虑。对于判断是否需要监护时要考虑到其居住房屋的建筑特点,如是否有楼梯;也要考虑到社区特点,如是否在安静郊区还是在喧闹的市区。对于驾驶能力恢复的时间判断要考虑到受伤前的驾驶记录和是否有可供选择的交通工具等因素。在对残疾患者自理能力和社交问题提供建议时,康复人员必须考虑诸多相关因素。因此,患者认知能力的神经心理测试结果是做出这些指导的重要依据。

五、结论

神经心理学家为康复机构提供许多有经验的建议。虽然他们不是康复机构关注的重点,但是神经心理学在医疗机构中的价值已经被证实。Bishop 等(2003)调查发现 100 名接受过神经心理学评估的患者中,有 78 例出院诊断摘要中提及需要神经心理评估,68 例有神经心理专家的建议。这些说明在患者管理中需要求助于神经心理专家的帮助。随着临床心理学和临床神经学的联合,在揭示中枢神经系统错综复杂的联系中它们变得越来越重要,也使得我们对人的行为、情绪和思维有了更好的认识。而重要的是对生物和生物化学过程的了解是保证探索这一复杂机制前提。神经心理学家在基础学科和日常生活的应用间架起一座特殊的桥梁。他们已经应用神经影像学技术为了解神经行为机制做出了巨大的贡献,这些技术包括功能性核磁共振成像(functional magnetic resonance imaging,fMRI),其他切片成像技术等(参见第13章)。

康复心理学可以不断地帮助患者、家属和康复小组成员了解患者每日康复的情况。而与社会功能恢复相关的专科测验也在不断被开发和采用,有的测验已经在决策能力判定中被应用,如在医疗卫生保健的决策。这些测验不仅不会被替代,而且将成为标准测验的有益补充。在将来,神经心理测试可能将重点关注特殊能力问题,也可能成为患者康复的指导。在一些病例中,一个简要有效的认知筛查可以有效地澄清相关的问题。假如限定患者反应时间和反应敏感度,能够获得所有的问题的答案。最终,随着对脑损伤后康复的生物学和生物化学的不断重视,日渐成熟的干预措施将指导患者的康复进程。神经制剂和行为康复程序的联合应用将被采纳,其中包括虚拟现实技术。神经心理学家将根据基本的认知和行为能力以及社会功能对这些康复干预的疗效做出尝试性的评估。

总之,神经心理学如康复心理学在未来面临的挑战是减少评估时间、人力以及心理评估和干预的费用。因此,神经心理服务首先应该明确的是费用问题(Prigatano和Pliskin,2003),但是也必须满足社区卫生保健的需要,它们也需要提供更多的指导信息。研究已经证明,现在神经心理学家为患者、家属和卫生保健者提供了非常重要的服务,同时也为了解脑损伤和恢复的特征做出科学的贡献。

(齐建林译,朱霞校)

参考文献

Teasdale, G., & Jennett, B. (1974). Assessment of coma and impaired consciousness: a practical scale. *The Lancet*, 304(7872), 81-84.

Sherer, M., Nakase-Thompson, R., Yablon, S. A., & Gontkovsky, S. T. (2005). Multidimensional assessment of acute confusion after traumatic brain injury. *Archives of physical medicine and rehabilitation*, 86(5), 896-904.

Cicerone, K. D., Dahlberg, C., Malec, J. F., Langenbahn, D. M., Felicetti, T., Kneipp, S., et al. (2005). Evidence-based cognitive rehabilitation: updated review of the literature from 1998 through 2002. *Archives of physical medicine and rehabilitation*, 86, 168 1-1692.

Bush, S. S., Ruff, R. M., Troster, A. I., Barth, J. T., Koffler, S. P., Pliskin, N. H., et al. (2005). Symptom validity assessment: Practice issues and medical necessity: NAN

Policy & Planning Committee. *Archives of Clinical Neuropsychology*, 20(4), 419 – 426.

A Bryant, R. (2001). Posttraumatic stress disorder and traumatic brain injury: can they co-exist? *Clinical Psychology Review*, 21, 931 – 948.

Pegg Jr, P. O. , Auerbach, S. M. , Seel, R. T. , Buenaver, L. F. , Kiesler, D. J. , & Plybon, L. E. (2005). The Impact of Patient-Centered Information on Patients' Treatment Satisfaction and Outcomes in Traumatic Brain Injury Rehabilitation. *Rehabilitation Psychology*, 50, 366 – 374.

Chaytor, N. , & Schmitter-Edgecombe, M. (2003). The ecological validity of neuropsychological tests: A review of the literature on everyday cognitive skills. *Neuropsychology review*, 13(4), 181 – 187.

Marson, D. C. , & Hebert, K. (2005). Assessing civil competencies in older adults with dementia: Consent capacity, financial capacity, and testamentary capacity. In G. Larrabee (Ed.), *Forensic Neuropsychology: A scientific approach* (*pp.* 334 – 377). New York: Oxford.

Suto, W. , Clare, I. ,Holland, A. J. , & Watson, P. C. (2005). Capacity to make financial decisions among people with mild intellectual disabilities. *Journal of Intellectual Disability Research*, 49, 199 – 209.

Marson, D. C. , Cody, H. A. , Ingram, K. K. , & Harrell, L. E. (1995). Neuropsychologic predictors of competency in Alzheimer's disease using a rational reasons legal standard. *Archives of Neurology*, 52, 955 – 959.

Paula, R. H. (2005). The relationship of neuropsychological functioning to driving competence in older persons with early cognitive decline. *Archives of Clinical Neuropsychology*, 20, 217 – 228.

Prigatano, G. P. , & Pliskin, N. H. (2003). *Clinical neuropsychology and cost outcome research*. New York: Taylor & Francis.

第11章 康复的司法心理评估

Brick Johnstone，Laura H. Schopp，Cherryl L. Shigaki，Kelly Lora Franklin

在康复领域工作的心理学家们越来越多地以专家的身份参与司法领域中对躯体和精神障碍有关的心理残疾鉴定。从历史角度上看，康复心理学家最初仅仅关注的是病人本身，例如与残疾相关的心理障碍的诊断和治疗。然而，由于这些躯体和精神障碍的人中很多都卷入了与他们的残障原因有关的司法诉讼中，那么对于康复心理学家来说，掌握与法律系统及他们自己在司法鉴定中的角色相关的知识是很有必要的。康复心理学家首先感兴趣的是如何提高个人对残疾的适应能力，但律师首先感兴趣的则是为他们的客户辩护。因此，心理学家的证词往往不受临床数据的影响，而是受律师的策略影响，如何能够最佳地支持他们的案件。鉴于心理学家越来越多地参与诉讼(以及他们积极改进对律师的服务)，心理医生必须主动提升与律师、残疾委员会及法院的沟通能力。事实上，隶属美国心理协会(APA)的司法心理学家的道德准则委员会(1991年)明确提出，任何心理学家在评估或处置一个存在与伤害有关的问题的客户时，应该考虑到这样一份评估可能会成为法律程序的一部分。

本章重点特别放在颅脑创伤(TBI)的司法鉴定上，因为它是最易发生诉讼的一类伤害。然而，康复心理学家当然还要处理其他与创伤相关的身体情况(例如脊髓损伤、肌肉骨骼疾病)，也可以说是为他们的心理和社会影响作证。

一、康复司法精神病鉴定的发展

不断增长的对由脑外伤引起的残障人士进行司法心理评估的需求来自以下几个因素：对脑损伤了解的增加，脑损伤及其相关继发障碍的存活率的提高，对脑损伤中心理评估的独特作用的认识，涉及脑损伤的民事诉讼的增加。心理评估在司法领域开始显著被大量使用有20多年了，Puente(1987)报道，所有得到社会保障援助的人中有41%(即近15万人)被诊断为器质性脑综合征或相关疾病。

在颅脑创伤(特别是轻微的案例)中，器质性损伤可能发生在微观层面，并不总能被现代神经诊断技术发现。因此，一些患者在缺乏明显的结构损伤的证据时仍会表现出认知和行为功能的紊乱(Belanger，Vanderploeg，Curtiss和Warden，2007；Borg等，2004)。有神经心理学研究表明，在这些方面长期存在的障碍甚至可能出现在轻度脑损伤之后,这使得心理学家越来越多地参与到法庭中来。

虽然统计数字没有提供关于康复心理学家在司法方面的工作情况,但 Guil-mette,Faust,Hart 和 Arkes(1990)报道说,曾提供神经心理服务的 449 名心理学家中有 50% 被证实至少参与过一次神经心理学的司法案件,而且近 20% 被证实参与过 10 次以上。同样的,Putnam、DeLuca 和 Anderson(1994 年)一项针对 40 个美国心理协会部门(临床神经心理学)成员的调查显示,51% 的受访者称参与过一些司法活动。Essig、Mittenberg、Petersen、Straurnan 和 Cooper(2001)的一项针对神经心理学美国国家科学院(National Academy of Neuropsychology,NAN)成员的调查反馈证实,大约有 94% 的神经心理学家称他们的一部分业务涉及与人身伤害索赔相关的脑损伤评估。早在 10 年前,美国心理协会(APA)40 部门接受调查的成员中就有 68% 的人报告称接受司法人身伤害的案子。最近,Sweet、Nelson 和 Moberg(2006)通过网络调查公司调查了 40 部门的具备医学水平的成员和其他的神经心理学家。结果表明,儿童神经心理学家每周参与司法活动的时间最少,而是投入更多时间到司法评估上,并收取较高的钟点费。那些被确定的儿童神经心理学家,他们会把平均业务量的 5.8% 用在司法工作中。志愿者中只做成人业务的、儿童/成人业务的,以及没有确定业务范围的,他们所做的司法工作占其业务量的百分数平均分别为 12.0%、20.8% 和 20.5%。对于整个样本来说,参与司法工作的情况是平均每星期 4.5 小时,占业务量的比例平均为 14.3%。结果还表明,司法业务的多少与收入呈正相关。

二、心理学在法律系统中的历史

在 20 世纪初,无论是实验心理学家(如 Munsterberg,1908)还是临床心理医生(如 Freud,1906)都在探讨心理学在协助法官寻求查明真相方法的潜力。心理学和法律之间的关系发展的里程碑之一是 20 世纪初在芝加哥成立了一个隶属于少年法院的心理诊所,这个诊所为心理学研究提供来自法院的数据。

心理学和法律的进一步合作最初发展缓慢。1921 年,一名来自西弗吉尼亚州的心理学家曾作为专家证人出席法庭审判,尽管他的证词最终被驳回。1962 年,哥伦比亚特区上诉法院认为,较低一级的联邦法院排除心理学证词的举动是错误的,并规定心理学家可以提供有关刑事责任的专家证词,尽管他们缺乏医学学位。自那以后,无论是立法还是法院裁决通常都会肯定和增加心理学家在其专业领域的专家证人角色(Barth,Ryan 和 Hawk,1992)。

1974 年,Relph Reitan 为一个脑损伤案件(印第安纳波利斯联邦铁路 v. Walker,1974)提供证词,一个神经心理学家的具有开创性的司法证词就此产生了,虽然由于 Reitan 不是医生使得他原来的证词未被采纳,但判决最终在印第安纳上诉法院被推翻就是因为神经心理学方面的证词。同样,在 80 年代中期,Antonio Puente 为 Home 诉 Goodson Logging Company 脑损伤案件(1986)提供的证词最初未被法庭采纳也是因为 Puente 不是医生。然而,这一裁决也在上诉中被推翻,就是鉴于神经心理测试对神经认知功能损伤的敏感性。到了 70 年代末,心理学和法律之间的关系取得了重大的突破。如美国心理法学会和美国司法心理委员会等交叉学科团体成立,而后者可提供专业认证。

三、司法心理学证词的采纳

鉴于心理学领域司法活动的激增,心理学评估的效度和信度——实际上是说心理学投入资源的准入资格——已在法律学领域就其科学价值的有无受到攻击。有少数心理学家在争辩这样的准则,就是"还没有达到一个可以合理的确定无疑地回答法律问题的科学发展和知识准备的状态"。然而,神经心理学测试程序在法庭上变得更可信赖并已被普遍接受为一个可行的辅助或替代残疾鉴定以及人身伤害诉讼中的医学评估。很显然,法院已经意识到科学在行为健康领域的局限性(以及其他科学法则),但又能继续寻求和欢迎来自心理学家们的证词。

联邦法律证据条例之 702 条到 705 条,是用来规范专业鉴定和专家证词的可接受性的,如果有资格的专家提出的意见是基于专业知识并能协助法官或陪审团,那么这些意见是被准许作为证词的(联邦证据条例之 702 条)。联邦法律证据条例不要求完美的科学证据和专家意见,并且明确地把资格认证作为一个增加的而不是绝对正确的问题。专家被要求公开他们评估的根据、数据的局限性以及他们意见中的不确定性。反过来说,法律依靠盘问(联邦法律证据条例,705)来阐明专家意见的优缺点并依靠陪审团的能力公正地去感知和权衡。

前联邦法律证据条例中,专家意见和科学证据的采纳是根据 Frye 标准,此条例于 1923 年通过美国哥伦比亚特区上诉法院的巡回审判被采用,并要求可以受理的证据必须"充分确定在其特定的所属领域中已经获得了普遍的接受"(Frye v. 美国,1923,1 014 页)。但在 1993 年,美国最高法院用 Daubert 标准取代 Frye 标准(就联邦法律而言)来规范科学证据的准入,而这与联邦法律条例更一致了。Daubert 标准涉及采纳未发表的研究结果,如一种孕吐药 Bendectin 可能导致出生缺陷。在 Daubert 标准中,最高法院对下级法院提出复审科学证据时要考虑的因素,不仅包括 Frye 标准中被"普遍接受"的概念,也包括所用技术的以观察和实验为依据的真实性的概念,还包括错误率和在技术操作中控件的使用。大部分司法管辖区都遵照 Daubert 标准,虽然有 23 个州仍然使用 Frye 标准作为唯一的标准,或还没有就此事做出规定(Phillips v. 工业机械,1999)。按照 Reed 的说法,巡回法庭做出如下划分,即 Daubet 标准是否应只适用于科学知识还是应扩大到所有基于专业知识的专家证词。一个测试或技术是否会在专业裁决中被接受或者一个法庭是否会采纳专家证词 ,这样的关联都基于这个标准(美国心理学,法学会,

2001)。

虽然 Daubert 标准拓宽了范围,允许具有科学依据但是未公布的数据作为证据,但据推测这将导致法庭对科学证据更严格的审议。事实上,Daubert 标准已经应用到 Chapple 诉工头的案子(1994)中的神经心理学证据,这个案子与司法心理学家的业务有着密切的关联。在 Chapple 案件中,由三组神经心理学成套测验得出的结论被提供给一个在车祸中脑部受伤的孩子的案例中。考虑到这些相互矛盾的神经心理学评估的解释,法院选择全盘接受"固定"或标准成套测验的结果,而不是"灵活"(即非标准化)的主成套测验的结果。因此,Chapple 案件开创了一个有利于标准成套测验评估的先例。然而,要注意到,在 Chapple 案件中法院也接受灵活的成套测验中的一些个别测试(和/或补充成套测验)以符合 Daubert 标准对于科学有效性、可靠性、方法论和程序的要求。实际上,Hom(2003)指出,在应用中 Halstead-Reitan 神经心理成套测验(HRB)是最为有效和被研究概括的最好的一个神经心理学成套测验。Bigler(2007)建议,Hom 出版的临床神经心理学档案已经被律师用于说明只有成套测验的方法(即 HRB)与 Daubert 标准相适应。Bigler 的结论是,"所谓的固定成套测验……当然不能被认为是与神经受损有关的认知和行为缺陷评估的唯一可靠的方法"。

此外,要注意的是,Chapple 裁决没有质疑神经心理学证据本身的可接受性。事实上,Richardson 和 Adams(1992)复审了近 200 例上诉案件的判决,这些案件是自 1980 年以来涉及脑损伤并采用了临床心理学家和神经心理学家作为专家证人的案件。他们报道称,所有审查的案件,法庭支持神经心理学家作为专家证人作证是否存在脑功能障碍的权利。然而,法院在涉及是否采纳神经心理学有关脑损伤或功能障碍的原因的证词方面是有分歧的。例如,佛罗里达州和俄亥俄州上诉法院认为,脑损伤的病因是一个医学问题,因此,只有医师有资格作证其因果性。虽然没有现成可用的标准来确定神经心理学家是否有资格作证有关脑损伤病人的预后,但这些作者们推测,司法辖区最有可能跟进涉及因果关系问题的范例。

四、对法庭证词的期待

对于工作在法律系统的心理学家来说,要知道法律系统的规范、方向、目标和程序以及它们与传统心理学业务的区别是很有必要的。对于康复心理学家来说法律诉讼的意图可能会表现得陌生而又奇怪,而康复心理学家首先关心的是促进病人及其家庭最佳的调整与功能恢复。

作为专家证人的法医康复心理学家的主要作用是提供信息或专业知识来协助(陪审团或法官)审议中推断事实。作为专家证人的心理学家可能被要求做出一些似乎在"器质性的"和"心理上的"影响之间过于二分化的结果。面对这些不同的需求特点和角色期待,心理学家可能会受到诱惑,要么过度限定言论,要么夸大调查结果。这两种极端都是有问题的,并且可能提高临床医生判断失误的可能性。最后,可能只有极少的科学证据直接与法院的关注点有关,心理学家可能被迫从手头上那些只有部分与法律问题相关联的研究中推断出结果。

进入司法环境的康复心理学家也面临着与他(或她)的关注范围可能有潜在冲突的需求。联邦证据条例第 704 条允许心理学家提供有关"最后争论"的问题,如个体差异的危险性及特殊预后等。然而,职业道德的要求不鼓励这种投机,而是把它留给真相的检验者去决定这些事项。美国心理学协会的伦理指导委员会的伦理准则针对司法心理学家(1991)进一步提出,心理学家不应提交超出自己的专业知识领域的证词。虽然兼顾临床和法律设置是合乎需要的,这样既避免广泛的猜测又使所得结论不局限于来自手头的证据,但是该行更是倾向于司法方面。因此,心理医生必须对角色约束保持警惕,因为非科学的猜测可能对诉讼人的独立性、财务、信誉带来特别严重的后果。

Sweet、Grote 和 van Gorp(2002)提供了唯一一个司法神经心理学在伦理方面的测验。更明确地说,作者提出了经常在司法工作中出现的伦理冲突。举例来说,Sweet 等,指出这种角色的差异(例如真相与专家证人),保密的限制,计费问题,作证能力,客观性,平衡期望、法律规则和道德责任,以及合法的与假冒的证书(例如,无价值的证书)都是司法神经心理学家经常接触且理应是熟悉的伦理问题。

虽然从业的心理学家习惯于为他们所能得到的结论提供一个基本的原理,但很少有人常规被要求承受对他们调查结果的严格盘问。实际上攻击性的提问是很少针对个人的,但它对于心理学家在保持冷静和避免争论上是个挑战。幸运的是,有一些优秀的指导者或者康复心理学家发明一些实用的对策来应付人身伤害、残疾鉴定、工作者的补偿、直接盘问和反诘问及在作证中的常见的陷阱。此外,还包括案例法更新、法医出版物、信度和效度的讨论以及与心理学证词有关的测量的标准误差。康复心理学专家证人也明智的开始熟悉富有挑战性的神经心理学证词和律师的书面出版物,特别是那些涉及到具有挑战性的神经心理学证词。与康复心理学家最相关的案件类型包括人身伤害、玩忽职守、作证能力和残疾鉴定的案件。因此,心理医生必须知晓诉讼程序、常见的错误和证词技能,这样既帮助他们表达了专家的意见,又防止他们的意见被歪曲或误解。几个有关法律过程的又好又详尽的指南是现成可用的,涵盖了从与律师的初次电话联系到宣誓作证及审判各阶段的每个步骤。

在预评价和评估阶段,心理学家必须清楚且诚实地与律师沟通心理学证词,这也许对原告或被告的案件有益或有害。该阶段涉及有关案件的性质、费用、期望和测试程序方面的沟通。

在宣誓作证或"先悉权"阶段,心理学家要在宣誓下给出这样的信息,就是他提供给所有各方律师的不管是心理学家的观点还是结论都与他们所具备的职务的技能相一致。心理学家说的任何话,以及任何在作证过程中使用的书面材料都可能会被用在法庭上。作证过程可能会被录像。虽然大多数案件在法庭外调解,有些还是要进行审判的,(法庭审判时)心理学家要接受直接盘问、反诘问、再次盘问和再次反诘问。

聘请心理学家的律师会要求他在直接盘问期间作证,这些盘问会首先质疑心理学家作为专家的资格。律师将尽可能将心理学家描写得非常好,并呈现心理学评估中支持己方的证据。在脑损伤的诉讼中,通常会要求心理学家在把握一个心理学的合理度量的前提下提供一个意见,判断当事人所遭受的脑损伤是否是被所质疑的事故造成的,以及何种程度上的伤害可能影响患者的日常生活,包括他们的职业前景。直接盘问代表着支持性询问法下的阐述阶段。

与此相反,由对方律师进行的反诘问旨在对心理学家的证词提出质疑,并经常使用揭露战术。例如,对方律师可能会试图揭示心理学家在一些鲜为人知的事实或研究方面的知识的欠缺,对于不能以简单的方式回答的问题采用是/否的模式,通过指责心理学家是"枪手"来批评他的可信度,质疑已被广泛应用的心理学测量的设备的性能,以及其他类似的策略。在开庭前,最好建议心理学家熟悉并能够应付这些伎俩和策略。再次直接盘问及再次反诘问阶段由辩方及控方律师轮流进行,使得由反对方制定的损害赔偿金数额有所松动并改写证词以达到最有利于自己的目的。

在民事案件中,原告必须凭借证据的优势来证明案件,就是说这决定了案件的辩解更可能是真实的而不是虚假的。心理学家专业证词的标准是一个"合理确定"的,是基于培训和临床经验推论得出的鉴定结果。

有技巧的律师盘问可能破坏心理学家的证据,影响案件判决者。心理学家因为缺乏通用的评估标准而难以应对这样的攻击,而且培训、经验和诊断的精确性关联较小,神经心理测验的生态有效性是有限的,无法决定性地排除诈病,甚至即使有相关的证据临床诊断亦不可靠。心理学家需要注意到他们的证词实质上和表面上存在的漏洞,并且必须做好准备面对反对方的律师。一个潜在的问题包括不能获得和回顾所有相关的教育、医学和心理的记录,这可能导致缺失了受伤之前的医学、心理障碍和(或)低水平功能的信息。几个近期的司法神经心理学的出版物回顾了在司法领域工作的心理学家们的重要的思考,以及一些司法案件、议题和证词的具体案例。

五、司法康复心理学的突出贡献

在法庭中,康复心理学家们最有影响的作用是需要依靠他们所知道的最重要的临床实践和法律问题。一般来说,其中包括以下内容:最通用的鉴定措施,评估受伤前认知功能的不同方法,专家们的理解偏好,神经发育争论点和损伤恢复过程、诈病以及损伤程度的过度诊断的争论点。

(一) 公认鉴定措施

如前所述,Chapple 和 Ganger 在民事诉讼中设定固定的系列测验方法的一项优先惯例,Russell 和 Russell,Russell 和 Hill 在专著中的观点是一致的。然而,Greiffenstein 和 Cohen(2005)主张,灵活系列方法(即由他人补充措施的核心的一组测验,决定了案件的细节)是最合适的,固定系列测量没有涵盖在公认标准系列中,如韦氏记忆量表。事实上,Lees-Haley、Smith、Williams 及 Dunn(1996)认为,多数的神经心理学家偏好灵活系列方法。例如,Lees-Haley 等回顾了在 20 多个州 100 个检查者的法庭神经心理学报告,结果发现,平均而言,每个评估采用11.73 个(SD = 6.70)测验。五个最常见的测验是韦氏成人智力量表修订版、明尼苏达多相人格问卷、MMPI-2、韦氏记忆量表修订版和连线测验 A 和 B 部分(陆军个人测验组,分别为 48% 和 47%)。10% 的评估包括了部分或全部的鲁利亚—内布拉斯加神经心理成套测验。虽然发现临床医生广泛采用霍尔斯特德—雷顿神经心理成套测验的分测验(HRNB),但很少有人使用全部的成套测验。检查者特定的像 HRNB 这样的成套测验有从 5 个到 8 个或者更多的由 Reitan 和 Wolfson 所描述的步骤。这些研究人员发现很少有神经心理学家精确地使用和其他神经心理学家一样的成套测验,这并不奇怪。

最近,Rabin,Barr 和 Burton(2005)应用模板调查了 APA、ANA 的 40 个部门,或国际神经心理协会有关的 747 位临床神经心理学家。这些作者报告在一个鉴定中平均使用 12 种不同的测验。其他同等规模的调查中显示多数参与者(68%)喜欢用灵活版,11% 的参与者更倾向于标准版。最常使用的工具是 WAIS-III,WMS-III,追踪测验(军队个人测验版,1944;17.6%),加利福尼亚语言学习测验(CVLT-II),韦氏儿童智力测查 III(WISC-III 和 HRNB)。当应用不同的测验和版本评估大脑的功能障碍时,心理学家们需要知道这些最可能在试验中被认可的证据且既往有实例的测验。

Reed 和 Hom 建议,唯一可用于商业上的成套测验,如 Halstead-Reitan 将在 Daubert 标准的质疑中幸存下来,而那种灵活测验是不可采纳的,Reitan 和 Wolfson 已进一步支持了这个观点。相反,Bigler,Greiffensten 和 Cohen 建议,在法庭案例中普遍接受成套测验和灵活测验都是有效的,以及在引用的一个案例研究中指出,因为是普遍接受的学说,法官裁定灵活测验方法是有效的。

(二) 病前功能的评估

人身伤害诉讼的标志之一是需要确定原告是否遇到了与伤害有关的身体、职业、神经心理、学业的或社会能力的降低的问题。评估功能降低需要进行目前能力和以往水平的对比,而且其前提是要假设评估以往的能力有充分的标准。为了证明是否存在功能降低,心理学家们必须进行个体自身的比较以及在相关群体中与他人比较,从而正确区分既往存在的发育缺陷和实际因伤害所致的功能降低。

如果可能,心理学家应该获得伤前的测验结果或说明先前功能水平的实例,包括智力和学业测验,标准教育测验(通常可得到学校成绩单),工作评估,等等。如果不能获取上述的信息——这是常有的情况——需要用代替的方法来评估既往的功能水平。文献中建议了一些评估伤前功能的策略,包括教育的最普遍水平,目前的阅读能力和人口统计的回归方程。考虑到教育与这些因素有高相关性,人们假定教育是评估伤前智力的好指标。假设阅读能力是超量学习的能力,人们认为阅读能力也是伤前能力的一项可靠指标,因此在大脑受伤之后会相应地保留。有些学者争论人口统计预测方程,例如 Barona 指数和它的变构如 Oklahoma 病前智力评估是最好的预测病前能力指标。《临床神经心理学档案》的一期专刊提供了一系列有价值的关于评估病前功能最普遍方法的文章,而 Franzen、Burgess 和 Smith-Seemiller(1997)提供了一篇这方面的精彩综述。

(三)可感知的临床医师的偏倚

法院会使用神经心理数据的意见,是因为它依靠常规法则研究法为在标准化测试中的个人表现客观分类提供了依据。可靠和有效的证词依赖于检查者的客观性。如果法官或陪审团感觉到专家证人有偏倚,或者是因为一个强大的宣传作用,或者因为心理学家是专家证人"枪手",那么当事人和行业都会遭受损失。有几个策略可以减少专家证人的偏倚。严格遵守现有的科学证据将有益于纠正科学方法的非验证性偏倚。以原则性方式加入所有相关数据(如既往史,药物效果,功能障碍的选择性解释)也将减少医生的偏倚。限制一个人暴露于案件中的其他人面前,也减少验证性偏倚,还有除了脑损伤外,谨慎地质疑表现差的测试结果可能原因的假设,可能会减少医生对于这种验证性偏倚的易感性。

(四)发展的争论点和伤害结局

在某种程度上,专家证人协助陪审团以生命关怀为基础的计划来细化个人未来的需要,评估损伤将影响未来功能的程度,损伤的赔偿。准确地预测残疾和恢复过程,尤其是在涉及儿童的案件变得极其重要,因为要预见到关于护理和未来的教育和职业机会减少的代价。

在过去,因为大脑的早期可塑性,认为发生在低年龄的脑损伤比发生在高年龄的同等程度的损伤预后更好。然而越来越多的证据表明可能并非如此。例如,最近的研究表明,接近1岁时的损伤伴随着更多严重的缺陷,很大原因在于(损伤)阻止了1岁前神经解剖方面的发展。此外,儿童的缺陷直到后期才表现出来,当越来越多的复杂的技能无法发展才显现。这些问题是复杂的,康复心理学家必须帮助法官和陪审团基于有限的当前信息来预测未来缺陷的表现和过程。这种推断把心理学家置于不确定的境地。很难预测当事人的任何时候的最终水平,在伤后第一年尤其如此。幸运的是,很少有涉及脑损伤的个案这么快就去法院,因此心理学家能够延缓说明预后,直到当事人的神经心理功能具有较好的稳定性。快到审讯日期的重复评估往往是必要的。

(五) 诈病

诈病的定义常常是为了外界的刺激(例如金钱,药物,避免工作或惩罚),故意表现"假的或非常夸张的身体或心理的症状"(美国精神病协会,2000,p. 739)以得到继发的获益。康复心理学家作为专家证人的一个重要作用是察觉诈病,这是随着邀请更多的心理学家提供专家证词而变得越来越重要的一项挑战性的任务。一些研究者认为脑损伤的个体(包括孩子)通过指导能很成功地假装有神经心理损伤。为了使心理学家更充分地了解关于诈病和假装认知缺陷的当前研究和专业文献,鼓励他们回顾 Boone(2007)和 Larrrabee (2007)的最近出版的书。

Lees-Haley 认为大约 20%～30%的原告应该考虑为可能的欺诈者,而 Greiffenstein、Baker 和 Gola 估计将近 41%的涉及神经心理评估的民事诉讼人可能在诈病。Rogers 报告诈病的发生率因背景而不同,从创伤后应激障碍评估的5.6%到法庭的 15.7%不等。当评估民事案件中的诉讼者时,心理学家要调查经济方面或其他的动机,并考虑到诈病的可能性。

有几个熟知的指标提示诈病,包括反社会人格障碍史,近期物质滥用,短期工作声称受伤,获得经济利益的可能性,其他明显的指标包括躯体检查和功能损伤之间有大的差异,报告中怪诞的和不相关的症状,问什么症状就有什么症状的明显的反应偏向。其他临床会谈中提到的不常用的特征,像预期的受伤和过程不一致,以及涵盖各个方面功能的同等程度的降低,必须引起评估者的注意。为了帮助人们发现可能的诈病,Larrabee(2005b)建议了四个因素的一致性分析:

1. 神经心理领域内部和之间的数据是一致的吗?
2. 神经心理轮廓与可疑的病因之间是一致的吗?
3. 神经心理的数据与损伤严重度之间是一致的吗?
4. 神经心理数据和个体行为表现之间是一致的吗?

虽然考虑到缺乏理想的测量,客观测验是困难的,但现在常用客观测验来帮助发现可能的诈病。大部分测验保守地说存在误差,这提示更可能是未发现诈病而不是过度诊断。然而,一些心理学家不情愿甚至提高诈病的恐惧,因为并不完全清楚,心理学家做这个决定比其他人更精确。然而,把这些和其他的评论先放一边,诈病是一个有显著法律利益的问题,心理学家在提供证词的时候应准备好说明继发利益的问题。

　　Bordini、Chaknis、Ekman-Turner 及 Perna（2002）提供了在神经心理学评估方面关于检测诈病进展的有用的概述。强迫选择测试或症状有效性测试是评估智力和神经心理能力的最普遍的策略之一。在强迫选择方式中，使用两个选择的选项的受试者的行为表现，与机会表现或凭观察和实验推导的分数线进行比较，来区分是否存在大脑损伤。行为表现明显低于可能性（即 50％正确）强烈提示测试者刻意选择了不正确选择；分数低于确定的分数线为这个结论提供了一些弱的支持。强迫选择的工具包括记忆伪装测试（Test of Memory Malingering，TOMM），Portland 数字识别测试，Hiscock 数字识别测试和识别记忆测验。

　　Sharhnd 和 Gfeller(2007)进行了神经心理学家关于伪装测试的观点和实践的最新调查。作者调查了 NAN 的专业会员及研究员，发现 56％的受访者表示他们经常或总是在他们的评估中使用伪装测试。根据 Sharland 和 Gfeller 的报道，测试伪装最常使用的评估是 TOMM，MMPI-2 的 F-K 比率，MMPI-2 的 FBS 量表，Rey 15 项测验。

　　情绪和精神症状的诈病也是法庭心理学家的关注点（McCaffrey，O'Bryant，Ashendorf 和 Fisher，2003）。MMPI-2 是心理学家们最常应用的测验之一，有研究表明 F 量表能区分个体是否撒谎。目前诈病的回顾已经进行，包括 Rogers、Sewell 和 Salekin 做的 MMPI-2 的诈病元分析，以及 Reznek 完成的 15 项记忆测验的元分析。除此之外，Nelson、Sweet 和 Demakis 做了 MMPI-2 装坏量表，这个量表越来越多地应用于测量可能性的诈病，据报告在区分人群是否过度报告症状的方面，FBS 虽未优于其他的 MMPI-2 效度量表但是至少和他们是一样的。

　　其他方法的综述过去常常用于评估夸大症状和各种诈病测验的法律标准。引用罗杰斯的工作，Etcoff 和他的同事概述了确定诈病的五个级别。诈病的一个明确标准的定义是指在一个具普通性的研究群体基础上，90％的人可以被正确地区分为诈病和非诈病。可能的方法要能正确区分至少 75％的个体，并且试验性的方法要有一些经验支持，但在区分特定的个体时可能无效。

　　最近，Slick 等提出了一组神经认知功能障碍诈病（MND）的诊断准则。作者把 MND 定义为"为获得大量的物质利益，或避免或逃避正式的责任或义务，故意夸张或虚构认知功能障碍"。确定的 MND 的描述是"存在故意夸张或虚构认知功能障碍和缺乏合理的替代性解释的确定证据（即存在一个重大外部诱因，确定的负面反应偏倚）"。有强有力的证据提示故意夸张或虚构和缺乏合理的替代性解释可能表示是一个 MND（即存在一个重要的外部诱因，两个或更多种类的神经心理测试证据，但除外确定的负性反应偏倚）。一个可能的 MND 将是"已存在证据提示故意夸张或虚构和缺乏合理的替代的解释表示（即存在一个重要的外部诱因以及自我报告的证据）"。在实验室中测量诈病的研究方法已在学术文献中讨论过。不过，撇开争论个体在实验室按指示去"装坏"的这种方式，实际上是否和实际装病相似,这些确定程度至少为临床医生以一个广泛的尽管有些模糊的标准,去评估诈病测验时提供了一些指导。

使用这个框架,根据确定程度来定级症状的有效性测验。只有少数测验符合确定的标准,包括 Hiscock 数字识别测验(72 项版本和 36 项的版本);Portland 数字识别测试(全 72 项的版本和 54 项传统计分版本);MMPI-2 的 F 量表和 F-K 指数;WAIS-R 的校正年龄的小于 4 分的广度分测验;和一个 24 分或更多的语音误感评分测试。作者强调,即使使用有实证支持的测量,临床医生不应该仅仅依靠一种方法就做出装病或症状夸张的明确声明。事实上,美国临床神经心理委员会成员的最近的一项报告表明,委员会认证的神经心理学家普遍依靠多种方法,评估诈病或症状夸张的可能性。

(六) 损伤的过度诊断

有人认为,在法庭中常常会过度诊断神经心理损伤和脑损伤(Larrabee,2005b),因为所有个体存在的神经心理缺陷可能不恰当地认定为与脑损伤有关,而非长期发展的心理缺陷或其他非神经系统障碍。例如,Iverson 调查了诊断为抑郁症的个体(既往无脑外伤史),并报告几乎每 10 个人中有 9 个人符合脑震荡后综合症的宽松的诊断标准,并且每 10 人中超过 5 人符合脑震荡后综合征的保守诊断标准。因此,康复心理学家意识到脑损伤后症状的投诉不一定表明存在脑损伤或神经系统的病因。

心理学家意识到数据公布的标准性不足也是重要的。McCaffrey、Palav、O'Bryant 及 Labarge 的书提供了关于在不同疾病中症状的基本发生率的信息(例如患有艾滋病、关节炎、慢性疲劳综合征、慢性疼痛、糖尿病、脑血管意外、胎儿酒精综合征的人)。根据已公布的标准,一个"不正常"测试评分不一定是脑损伤的指标,其实这在非临床样本中不是不常见的。例如,Heaton、Grant 和 Matthews 的原始标准数据项目经常用于识别神经心理损伤,然而只有 10% 的标准样本在异常范围内没有得分,得分异常的中位数为 4(满分 40 分)和 45% 样本在正常范围内的测试成绩在 5～20 分。显然,一个不正常的测验成绩是不会自动指明有脑损伤或功能障碍。

六、总结

康复心理学家要深入精通法庭争论点和法律体系是义不容辞的,很大原因是由于伤害案件为采取补救进入司法程序的可能性增加了。同样重要的是,心理学家要了解在法律与临床中所扮演的是不同的角色,要知道对审讯前证词和法庭证词的期望是什么,以及如何最好地把临床相关资料呈现给法官、陪审团和律师。诊断问题,工具的心理测量特性,症状过程和恢复曲线,以及继发获益问题是心理学家在合乎道德的司法康复实践中必须精通的。

（陈清刚译，黄鹏校）

参考文献

Puente, A. E. (1987). Social Security disability and clinical neuropsychological assessment. *The Clinical Neuropsychologist*, 1, 353 - 363.

Belanger, H., Vanderploeg, R., Curtiss, G., & Warden, D. (2007). Recent neuroimaging techniques in mild traumatic brain injury. *The Journal of neuropsychiatry and clinical neurosciences*, 19, 5 - 20.

Borg, J., Holm, L., Cassidy, J. D., Peloso, P., Carroll, L., von Holst, H., et al. (2004). Diagnostic procedures in mild traumatic brain injury: Results of the World Health Organization Collaborating Centre Task Force on mild traumatic brain injury. *Journal of Rehabilitation Medicine*, 36, 61 - 75

Sweet, J. J., Nelson, N. W., & Moberg, P. J. (2006). The TCN/AACN 2005"Salary Survey": Professional practices, beliefs, and incomes of US neuropsychologists. *The Clinical Neuropsychologist*, 20, 325 - 364.

Barth, J. T., Ryan, T. V., & Hawk, G. L. (1992). Forensic neuropsychology: A reply to the method skeptics. *Neuropsychology review*, 2, 251 - 266.

Sweet, J. J., Grote, C., & van Gorp, W. G. (2002). Ethical issues in forensic neuropsychology. In S. Bush & M. L. Drexler (Eds.), *Ethical issues in clinical neuropsychology (pp. 103 - 133)*. Lisse, Netherlands: Swets & Zeitlinger.

Lees-Haley, P. R., Smith, H. H., Williams, C. W., & Dunn, J. T. (1996). Forensic neuropsychological test usage: An empirical survey. *Archives of Clinical Neuropsychology*, 11 (1), 45 - 51.

Franzen, M. D., Burgess, E. J., & Smith-Seemiller, L. (1997). Methods of estimating premorbid functioning. *Archives of Clinical Neuropsychology*, 12(8), 711 - 738.

Boone, K. B. (2007). *Assessment of feigned cognitive impairment: A neuropsychological perspective*: Guilford Press.

Larrabee, G. J. (Ed.) (2007). *Assessment of malingered neuropsychological deficits*. New York: Oxford University Press.

Larrabee, G. J. (2005b). A scientific approach to forensic neuropsychology. *Forensic neuropsychology*. *In G. J. Larrabee (Ed.), Forensic neuropsychology : A scientific approach* (pp. 3 - 28). New York: Oxford University Press.

Bordini, E. J., Chaknis, M. M., Ekman-Turner, R. M., & Perna, R. B. (2002). Advances and issues in the diagnostic differential of malingering versus brain injury. *NeuroRehabilitation*, 17, 93 - 104.

Sharland, M. J., & Gfeller, J. D. (2007). A survey of neuropsychologists beliefs and practices with respect to the assessment of effort. *Archives of Clinical Neuropsychology*, 22,

213 - 223.

McCaffrey, R. J. , O'Bryant, S. E. , Ashendorf, L. , & Fisher, J. M. (2003). Correlations among the TOMM, Rey-15, and MMPI-2 validity scales in a sample of TBI litigants. *Journal of forensic neuropsychology*, 3, 45 - 53.

第12章 个性评估和精神病理学

Douglas Johnson-Greene，Pegah Touradji

要优化调整健康状况需要有处理多种应激和适应新的生活需求的能力,这个过程很大程度上受到个人的人格特质和精神病理(发病前或反应性的)的影响。经验丰富的临床医生认为对这些因素的准确理解是最佳康复计划不可或缺的要点。心理学家在个体化评估(tailoring assessment)和干预解释个性特征方面做出了重要贡献,从而提高了好的康复结果的可能性。尽管很难梳理人格和心理因素在伤残和疾病的长期康复过程中的独特贡献,但这些因素肯定会影响康复的实施和结果。

个体在伤害和疾病开始时应对压力事件的能力各有不同,且能力和个性可能会因为疾病的影响而变差(如大脑损伤导致抑制缺失,减低的挫折耐受力)。虽然个性特征可能会影响对疾病和创伤的反应,但早期康复心理学家指出,其他心理社会学因素在行为塑造和结果中也很重要,比如自然环境和社会期望。这表明个性特征与其他社会心理因素间有重要的相互作用。换句话说,尽管假定个体有相对稳定的人格特质,但个体可能没有具体的或者可预见的反应方式。

康复理论学家提出,在康复效果和应对残疾的过程中,一些持久的人格特征(如损伤和疾病相关的后果,人口因素,情绪功能,环境和社会因素,社会政治影响)存在着动态的相互作用。同时,生物—心理—社会的医学模式认为,疾病和残疾对个体具有多个维度的损害,而且,人格特征和环境因素之间存在相互作用。在这个模式中,疾病的发生不是孤立的,而是包含在心理社会因素的大环境中(包括人格和精神病理学),影响着损伤的程度和个人的调整。因此,心理因素在确定对残疾的反应和适应水平中起着关键性的作用。在适应残疾的影响因素中,个性特征和社会与环境因素的相互作用是一个有用的理论模型,它可以协助心理学家构思和规划有效的干预措施。

在这一章中,我们将讨论有关的理论前提、与积极和消极应对方式相关的特征、以神经学为基础的人格变化、评估和诊断的因素、一般评估方法等,通过上述这些内容我们综述了在康复过程中人格特征和精神病理学的交互作用。我们的目的不是提供一个人格理论和精神病理学的详细综述,也不是阐述心理学中所有可用的手段。我们的目的是希望提出一个假设,以及人格和精神病理学在影响康复效果和残疾与慢性疾病的适应调整中所扮演的角色。

一、人格的定义和理论维度

根据精神疾病诊断与统计手册(DSM-IV-TR,美国精神病学协会2000),人格是"在广泛的社会范围和个人背景中所表现出来的,与环境和自身紧密相关的持久性的知觉模式"。我们的个性塑造我们对自身和环境的看法,反过来又影响我们的行为模式和与他人的交流。但是,对于人格的描述缺少一个通用的名称。特质,性格,应对方式是用于描述人格的术语,它们经常交替使用,很难定义。另外人格理论受多种因素的影响可使问题更加复杂。

重要的是要明白,人格的定义和概念和试图去描述它的理论及理论家一样多。例如,最近一次统计表明,在人格障碍的一个维度模型中,至少有18种不同的对人格描述的名称。然而,在定义人格理论时,一些宽泛的用词是有用的。其中之一为理论是否聚焦于人格功能异常,或泛论一般人格架构。另一个密切相关的概念是这个模型是否是类别模型(categorical model),用这个类别模型可以定义看起来单一的人格障碍,或者是该模型是否是人格的维度模型(dimensional model)。维度模型避免沿用单一参数描述人格功能,取代的是采用多维轮廓去描述人格结构。

文献报道中,人格的定义和理论的不同在于研究人群的异质性和用于实证调查的标准不同。常规的描述人格的标准方法用于形成通用的单位(即结构)来描述人群。然而,这种描述人格的标准方法在临床应用中存在问题,临床上趋向于使用具体的、独特的、个别的方法来描述个性的特征;或者,使用多元的标准方法,通过要求个体和人格结构的组成部分仅有一个重叠(而不是完美地符合)来解释说明异质性的存在(如边缘性人格障碍)。即使是人格特征的稳定性,目前也存在争议;而此争议挑战了长久以来人格为相对持久特质的观点。如果环境为操控个人行为的主要因素,特质的存在或特质间的相关性都是应质疑或最小化的。

在一些研究知识领域的文献中也存在差异。经典弗洛伊德和新弗洛伊德人格理论在内心领域(intrapsychic domain)被概念化,这个内心领域在很大程度上基于潜意识、防御和动力的心理机制。性格领域(Dispositional domain)更多地与最基本的气质(与早期对性格的研究密切相关)和个体如何与其他个体不同有关,比如个体在何种程度上能被描述为开放性特质或是神经过敏性特质。最后,调节领域(adjustment domain)和个性如何在人们处理、适应和调节日常生活事件所起的作用有关,与健康状况有关。调节领域和旨在促进积极的应对和应变能力的正性心理活动和干预密切相关。

大多数临床医生会把DSM-IV-TR和病理学联系起来。关于人格方面的异常,DSM-IV-TR采用异常人格功能的分类模式,包括10种人格障碍的分类和诊断方案。然而,有关文献已经报道维度分类模式,更适合来描述人格障碍。研究最多的人格维度模型是五因素人格模型（the five-factor personality model, FFM）。FFM 建议人格包含以下重要维度：① 神经质（或情绪的稳定性），② 外向性，③ 开放性（或智力，想象力和非常规），④ 一致性，⑤ 严谨性（或限制性）。这五个因素是通过使用形容词和问卷条目来调查个体和同龄人，并进行因素分析而来的。但是，这个模式还有很多潜在的缺点：① 很多形容词不止和一个维度有关，因此假设五个因素同构是错误的；② 随后的研究又提出了一些亚词（共 30 个），这些词更能解释一般的亚人群和病理情况，而这显然削弱了五因素模型的简单性；③ 这些维度不能等同于人格理论中的更持久的"特质"，并且，一个人可以根据不同的环境表现出不同的维度；④ 迄今为止，FFM 存在临床应用的限制。研究发现，FFM 在人格的形容词的多样性上占有相对小的比例。人格形容词的多样性已经发展了其他维度模式，这些维度模式包括另外的一些因素，比如虔诚、诚实、虚伪、保守、自负、节俭、幽默、淫荡和男子气/女子气。

二、人格和康复的关系

有关人格和康复的文献显示出三个基本主题：① 出现在特定的神经系统疾病或损伤的人格（如颞叶人格）；② 病前人格恶化；③ 后天性残疾的反应。这三个主题都试图证实"新"的人格特质的起因。尽管有相当多的临床观察，但支持这些模型的经验证据还是很有限。同样，人们对导致人格改变的因素和人格改变的因果归因了解甚少。总体来说，家庭成员对患者人格改变的描述比患者本人更准确，尽管这些描述似乎大部分被指向特定的不利或紧张事件上，比如创伤导致身体上的伤害。但是很多研究是通过病人回顾性的自我报告来进行，而家人描述的人格改变可能导致基于患者自我报告的研究的有效性遭到质疑。然而，这似乎是一个悬而未决的问题，因为至少有一个研究发现，在病人的自我报告和其他大量的报告中存在合理的关系（Rush，Malec，Brown 和 Moessner，2006）。

尽管没有特定的人格障碍，不良的人格特质同样也会干扰积极的应对和适应。McCrae 和 Costa 定义人格特质为"倾向于显示持久的思维、情感和行为模式的个体差异性"。人们已经证实，人格特质在行为的动机、习惯和态度中表现出来。行为不一定能预测人格特质，但可以被看作是从思维、情感和行为模式中推断出来的性格。大量的文献都集中在多维的 FFM。

消极的和积极的特质都和适应过程有关，尽管研究主要聚焦在前者。已经证明，有利于养成不良应对因素的消极特质包括：较高水平的神经质和消极情绪，回避心理应对策略的使用，灾难化如夸大负面的期望和关注，低水平的挫折耐受力，无效的问题解决能力，低水平的希望，回避和自责。研究显示，在宣泄情感和压抑情感之间摇摆不定、犹豫不决（而不是持久地应用某一种应对策略）和创伤性伤害导致的负性情绪持续存在有关。

尽管残疾的研究经常聚焦于不良的应对策略,但我们并不能假定残疾本身会导致拙劣的应对方式和消极的特质。强调消极属性及特质与不利结果之间的关联和医学模式的趋势一致。因此,文献过度聚焦于不良应对方式的特征,但是,现在一些研究正将焦点逐步转向在康复过程中的一些积极应对的特质。积极心理学和恢复性方面研究的兴起将人们的注意力重新导向人的健康心理特质和更有效的应对策略的传授。这种方法从传统医学模式中分离出来,因为他们意识到,在个体应对创伤性伤害的过程中,社会、环境和行为的重要性。这一点和长期康复心理学模式相一致。

积极心理学在于"寻找使生活具有价值,使人敢于面对挑战,欣赏他人,以及赋予日常经历意义的要素"。文献显示,在情绪和生活满意程度中反映出的积极应对方式来自于以下因素:更高水平的期望,更低的神经质,更好的亲和力和内在的控制力。报告较少主观的痛苦,更积极地适应致残的疾病的个体会优先寻求去控制反应而不是依赖于外部事件,寻找他们经历中的积极方面,采用积极和乐观的评价,或放大希望的可能性。个体在身心创伤后采用这种模式有利于产生积极的心理因素,去加速创伤后应对与适应。已经提出的一些好的模式包括残疾的危机应对模式、行为模式、社会模式。其中,危机应对模式假定了三个应对的方式,包括以情感为中心、以问题为中心、回避。

疾病和残疾的适应理论认为,个体对生活应激的评价非常重要,并强调个人特质和精神病理学之间存在关系。比如,归因方式是指个人解释事件原因的特有方式。归因方式尤其和习得性无助理念和抑郁的无望理论有关。研究一直显示抑郁个体将负性的结果或经历归因于内在的、稳定的因素,而将正性的结果或经历归因于外在的、不稳定的因素。

三、人格改变的神经学基础

人格改变在获得性损伤和疾病中经常有报道,比如颅脑损伤(TBIs)、多发性硬化、痴呆、癫痫和中风。然而,证实神经认知障碍改变病前人格特质的经验证据很有限。此外,支持受伤前的人格因素与康复障碍有关的研究也有限。研究证明,病前人格很难评估,部分原因是认知缺陷可能干扰病人提供准确而可靠的自我评估。研究还表明,在进行人格量表的评估中,病人更倾向于自评为"正常"。另一个潜在的偏倚来源于过分依赖量表提供的信息。比如,医院工作人员在评估过程中,可能缩小了病人的情绪困扰,或者更多的时候,高估了病人的痛苦或精神病理学程度;最后被试的精神不健全(如抑郁、焦虑)可导致人格观察的误差。

Prigatano 提出,中枢神经系统损伤对人格改变有直接或间接的影响。直接的影响可能是因为中枢神经系统损伤涉及一些神经解剖部位,比如涉及与情感功能有关的部位(如边缘系统);涉及神经心理缺陷则可能影响人格和情感的反应(如执行职能);中枢神经系统的损伤还可能导致神经递质紊乱和(或)电生理异常。神经认知缺陷也会间接影响个体心理幸福感,例如,限制个人参与社会和职业角色,从而导致社会孤立和抑郁。

与神经系统疾病和损伤有关的常见行为、情绪改变包括烦躁,情绪不稳,缺乏自发性,抑郁和焦虑。那些轻度头部受伤和参与诉讼的个体比那些严重头部受伤和未寻求诉讼的个体在人格方面有更多的病态特质,这些被广泛认为反映了病前已经存在的人格特质和问题。然而,一些研究并没有发现人格特质和行为发展及情绪改变之间的联系,尽管理论上认为神经系统疾病会加剧病前存在的病态人格特征。

一项对老年人随机抽样的纵向研究显示,痴呆患者心境恶劣,情感淡漠与多疑的发生率高于对照组。人格改变和痴呆的发生及进程有关;中风的伴随症状增加了人格改变的可能性。和中风有关的人格改变包括降低的耐心和自信心,升高的挫折感,更多的不满和更少的随和特质。作者认为这可能反映了抑郁症的特点,而在中风的病人中,最高可有一半的病人共患抑郁症。残疾后出现人格改变的研究中,使用人格问卷的研究间出现了不一致的结果。一个关于单卵双胞胎的研究中,采用神经质—外向性—开放性人格量表修正版(the Neuroticism-Extroversion-Openness Personality Inventory, Revised; NEO-PI-R),发现脊髓损伤(SCI)和脊髓未损伤的双生子间人格改变方面没有显著不同,该研究说明即使在外伤后人格特质也是恒定的。这个研究提示我们,评估病前人格特质对预测个体对疾病和损伤的反应有用。例如,NEO-PI-R中病前人格神经质的分级对中风患者的抑郁是一个重要的预测因素。

抑郁症在康复中是一个重要的临床问题,其症状与参加康复治疗次数的减少,家庭关系的破裂,共病风险的增加均有关联。因此,临床心理学家正确区分临床显著的抑郁症(需要药物或心理治疗)和悲伤或悲痛的感觉(视具体情况不需要干预)很重要。

四、人格改变对人际交往和康复服务的影响

在急性期康复过程中,一个人的人格特征会影响康复小组对该个体的看法,影响康复小组与该个体一起工作的意愿,通过和/或与照顾者人格因素的相互作用来影响互动的风格和质量。例如,被小组成员认为是消极的人格特征(如悲观的,灾难性的想法)可能会导致个体被视为没有动力和不愿意参与康复小组,因此,会导致康复过程的一些改变,个体可能过早地退出急性期康复。

社会支持,特别是家庭社会支持,已被证明对康复过程有帮助。康复的效果和对残疾的适应可能不仅仅只依赖于人格和心理学因素,也依赖于人和心理学因素与外部支持的相互作用。人格特征会影响一个人自我支持的程度,并且影响到

个体要求加强自我支持和社会支持的程度。积极主动和富有活力的人格风格可以更有效地应对疾病,并减少对外界支持的依赖。然而,就算是对那些可以弹性和成熟地面对残疾的个体来说,来自社会的障碍比如歧视、有限的资源、不易接近也会影响个体对残疾的适应。因此,即使个体对残疾有很好的适应,心理干预仍有必要在不同层次地提供给个人,家庭,治疗小组,以及其他社会的和政治层面的有关方面。而且,随着个体身患残疾,社会环境因素会影响个体的人格(如影响个体的乐观倾向)和心理或个人的特征,如应变能力、希望和自我价值。

五、精神病理学和康复

精神病理学对康复进程的干扰比人格特质更具潜力。严重的精神疾病(如情感障碍、焦虑症、躯体形式障碍)会影响个体对身体残疾的反应和应对心理和身体改变的能力。精神分裂症和其他精神障碍患者除了自知力、判断力和感知觉有缺陷外,该类疾病的认知功能下降也可能会妨碍新的技巧和行为的学习。精神障碍患者可能不能完全理解躯体疾病或残疾所带来的限制或新的需求,或可能减少自身的能动性,因此精神障碍患者在依从性、不安全行为、内科并发症、康复效果减小方面面临更大的风险。精神障碍的情绪调节和思维障碍问题也可以影响该类个体与工作人员的沟通和参与康复过程。如前所述,尽管残疾未被认为是精神病理学的同义词,但残疾也可能带来更大的心理困扰。以下内容我们首先讨论人格障碍,然后讨论轴 I 的精神病理。

DSM-IV-TR 定义人格障碍为"内心体验和行为严重背离个人文化的期望,这种背离是普遍的、稳定的,起病于青春期或成年早期,持续存在,并会导致痛苦或损害"。在这个定义中,个体顽固的或适应不良的信念、态度和观点会一直存在,对其社会功能造成不利的影响,或造成个体严重的痛苦。这种不利影响必须是广泛的、稳定的、长期持续的,并且不是由其他精神疾病、医疗条件、或某种物质的直接生理作用。但是 DSM-IV-TR 有很多的不足,比如它是非理论的,难以解释亚临床特征,且除了因个人行为导致经历不良事件的人格障碍疾患以外,对"人格"未行描述。DSM-IV-TR 最大的贡献是成为临床医生和第三方付款人之间交流的一个有效方法。

除了人格障碍,一些正在康复的个体具有其他类型的精神病理学特点。在康复人群中,情感障碍和认知障碍的共患率很高,且这一点常是个体需要心理护理的理由,尽管如此,临床医生必须意识到:① 许多有躯体障碍的人确实没有发展出情绪困扰和其他精神症状,② 大多数个体不会发展为严重的精神障碍,③ 专家们可能高估了残疾人群中情绪困扰的发生率(Frank 等,1987)。尽管康复人群中这些精神症状的发生率高于一般人群,但研究报告的发生率会有不同,这取决于研究的取样及使用的诊断标准。

常见症状和它们的发生率包括中风后抑郁（10％～61％）和焦虑（5％～30％），脊髓损伤后抑郁（22％～40％）和焦虑障碍（25％～60％），下肢截肢后抑郁（20％～35％），以及包含抑郁、焦虑和行为障碍的脑外伤后精神病症状（30％～80％）。这些比率反映了精神病症状的发生率范围，但没有反映出个体符合之前提到的精神障碍诊断标准的百分比。

物质滥用是脑外伤和脊髓损伤患者的重要问题。心理问题和精神障碍经常伴随着严重程度不一的认知损害，反映了脑功能的完整性对情感和智力的影响。认知损害在中风患者中占24％～60％，在急性外伤性脊髓损伤中占25％～60％。

躯体化是指心理问题以躯体症状的形式表现出来。躯体形式障碍经常在康复中出现，包括躯体化障碍、转化障碍、疑病和躯体变形障碍。躯体功能的变化或缺失提示某种内科疾病，但是个体的这些症状不能完全用某种内科疾病解释，或者个体的躯体症状不能找到一个特定的内科原因。转化障碍是躯体化中一个特别的形式，病人表现出来的症状和迹象定位在中枢神经系统；因此，躯体形式障碍在康复中很常见。根据定义，转化反应的症状与严重的应激、情绪冲突，和/或相关的精神障碍有关。许多研究认为转化障碍患者中抑郁和焦虑发生率很高，并且多达一半的病人共病人格障碍。这些障碍损害的程度常很严重，干扰了日常活动。另外，功能的长期损害可能产生并发症，如肌肉萎缩或关节挛缩。

六、人格功能和精神病理学的评估

病人病前和病后的心理特征的信息，是康复心理学的一个关键部分，在制定干预措施中不可或缺。要确定有关病史和对病人及其家庭成员来说非常明显的个体行为的微妙变化过程，没有什么比临床晤谈更重要。病史收集有很多来源。如果有病历，那么病历可能提供关于人格和精神病理学相关问题的重要线索。例如，如果病人和工作人员之间存在冲突，病历中会反复提到。病史的某些方面最好来自结构式访谈，访谈包括他或她之前的精神病史；以往的应激性生活事件；和朋友、家庭成员、医疗机构之间的关系等。病史收集的质量取决于他或她提供的信息的可靠性。伴有认知损害、淡漠、缺乏动机、否认、或未意识到损害的病人不太可能是可靠的知情者。因为很多因素会影响病人的自我报告的病史，在收集病人资料特别是收集病人过去精神病史的资料时，从其他途径收集病史信息很重要。在收集心理功能和人格的可能改变时，从其他途径收集病史信息可能是唯一信息来源。

行为观察是关于病人功能信息的另一个重要来源。自知力、判断、推理和情绪调节的指标都可以提供精神病和/或精神病理学的证据。在谈到患者和他人之间尤其是家庭成员和照顾者之间的冲突时，观察者和报告者之间的互动风格可以提供关于人格障碍，情感障碍，和/或继发于神经认知功能损害的行为问题的重要信息。总之,行为观察可为评估客观信息提供一个重要的背景,并且可以作为重要的辅助来源来提供关于人格功能和精神病理的有关定性的信息。

解释评估资料的一个前提条件是,病人没有假装或夸大他或她的痛苦,并且在评估过程中尽他或她最大的努力。需要注意的是,动机的减少并不一定反映了有目的的错误诠释,而是可能因为疼痛、疲劳、抑郁或其他的因素。评估动机对鉴别诊断也是很重要的,因为继发于神经损害的行为可能与无动机行为相似。许多专门设计的用来评估动机的神经心理学标准化评估工具已被常规地采用,作为非神经心理学领域比如疼痛和慢性疲劳中识别掩饰的一种方法。此类评估工具包括单词记忆测试(the Word Memory Test),伪装记忆测试(Test of Memory Malingering)和维多利亚症状有效性测试(the Victoria Symptom Validity Test)。

临床晤谈和病史的重要目标之一是评估已知信息的一致性,特别是应该评估病人陈述的症状和以下方面的一致性:① 临床医生和其他医疗机构的行为观察,② 来自家庭成员或其他有关人员的观察,③ 标准化心理学和神经心理学测试时的表现,④ 假定病因的典型特征,⑤ 日常生活活动的损害,⑥ 临床表现和陈述的症状的一致性。当差异出现时,确定差异的大小和可能的原因很重要。意识障碍导致认知缺陷和/或神经损伤、与人格障碍或其他形式的心理疾病相关的歪曲知觉都是导致差异产生的常见原因。

七、康复人群中的解释问题

如前所述,病前适应能力和人格的评估可以帮助临床医生判断个人心理社会问题的风险级别和健康状况,也可以帮助临床医生判断适应特征(比如应对方式),这对于促进个体积极的应对有用。有学者设想,在康复人群中,心理学家可以利用心理测量的工具和对解释起关键作用的标准数据。然而,人格和精神病理学评估的工具有很多的不足和局限性,会影响其在康复人群中的应用,影响对评估结果的解释。

首先,情绪状态会影响心理测量的结果,因此,情绪状态应该作为心理学或神经心理学评估的一部分。病前情绪障碍的评估可以提醒我们考虑这种情绪障碍对评估结果的影响,尤其是因为情绪状态注意力下降和疲劳有关,这会影响心理测量的结果或个体对心理测量的反应。另一个问题是临床应用的心理评估工具是否适合我们所评估的人群。当评估的对象是患有各种躯体和/或神经系统方面的残疾人时,我们需要慎重应用已有的标准数据,因为这些数据不是针对这一类特殊人群的。目前,只有很少的效度研究使用最常见的人格和精神病理的测量工具来评估康复人群。尽管有些评估方法在一般人群中评估人格和精神病理有用,但无论是在应用哪种评估工具,还是代表被评估人群的标准数据的适用性上,这些工具在康复人群或残疾人群中的应用价值都很有限。在康复人群中,评估工具的应用价值有限原因来自于以下几点:评估过程的时间长,被评估个体的疲劳、个体对评估方法的自我报告的质量、个体可能存在认知损害比如记忆障碍或内省力下降,个体有躯体和知觉损害(即几乎所有的评估方法都只是适用于有完整的未受损的感知觉及运动能力的人群)。

最后,评估工具的内容效度对康复人群也缺乏适用性。一些研究显示,反映不同的身体和认知障碍的量表的分值升高,但是这些升高可能反映的是个体所患有的严重身体和神经系统损伤,而并不能反映个体人格特征的病态反应或改变。许多问卷都包含躯体和认知条目,这些条目被认为可以反映精神病理状况,但是也被假定这些反映的精神病理状况也与多种躯体状况有关,这一点可以佐证我们上述的观点。在临床上,会出现这样的情况,病人对这些条目认可时,评估工具的使用者会认为这可能意味着其他不同的诊断意义,而不是认为病人真的患有某种躯体方面的疾病。这种情况会导致人为地过高估计精神病理问题的发生率和严重程度(Nyenhuis 等,1995)。因此,在评估患躯体疾病或残疾的个体时,可用的常模数据需要谨慎使用。因为,我们可能会"过度病态化"一些病人。

八、常用的评估方法

以下我们开始讨论描述人格和精神病理学的常用方法(表 12.1)。我们不想过于详细地讨论表中所列出的测量工具,也不想过度地讨论这些工具的适用性。我们想做的是,提供给读者一些普遍应用的评估人格、抑郁、焦虑和躯体功能的方法,并强调一些文献中已报道的心理测量的问题。

(一) 人格测量

米隆临床多轴问卷第三版(the Millon Clinical Multiaxial Inventory-III, MAMI-III;Millon,Millon 和 Davis,1997)是一个自我报告的评估工具,主要是评价人格障碍(换言之,异常的人格特质和行为模式)。MAMI-III 包括 175 个是非题目,这 175 个是非题目组成 24 个临床指标和 3 个"修饰"指标(即暴露,期望和贬抑),这 3 个修饰指标目的在于辨别病人歪曲事实的倾向。问卷相对简短,20～30 分钟可以完成,只需要 8 年级的阅读水平。尽管 MAMI-III 可以提供符合精神障碍的诊断与统计手册(第四版,美国精神病协会,1994)轴 I 和轴 II 障碍的标准诊断信息,但它在康复评估中的应用有限,因为该工具强调精神病理学,忽视了正常人格的变化和应对的适当模式。另外,几乎没有针对康复人群使用 MAMI-III 的效度研究;且自 2000 年以来没有关于康复人群采用 MAMI-III 研究的文献发表。因此,尽管它是精神病理学研究中一种流行的工具,而且在评估已知的或可疑的轴 II 障碍的研究中很有效,但它在其他病人中的应用有限。

明尼苏达多项人格测试-2(The Minnesota Multiphasic Personality Inventory-2，MMPI-2)是一种自我报告的评估方法，主要用于精神病理学的鉴定，但也用于分析正常人格模式，同时也可用于评估在特殊情况下比如慢性疼痛情况下个体的行为与应对模式。MMPI-2 由 567 个是非题组成，大概需要 7 年级的阅读水平。这些是非题组成 10 个临床指标和 3 个效度指标。MMPI-2 简易版本包含前 370 个条目，主要为那些不想要一些特殊的亚量表而只是想要一些基本的临床信息的人提供评估结果。MMPI-2 具有合理的经验性的量表结构，包含一些鉴别性的条目，对特殊的临床病人群体具有敏感性。不同人群完成该量表的时间不一，但是一般需要数小时。尽管 MMPI-2 很完善，但该量表相对较长，尽管有为不能阅读者而设计的录音版本，但仍很难应用于患有躯体疾病或感知障碍的病人。对于那些有躯体或神经系统障碍的病人，一些反映躯体困扰和神经系统相关的反应的条目会使量表的伪分提高。许多作者已经研发该版本的修订版，以此来提高 MMPI-2 应用于残疾病人的有效性，包括那些有神经系统相关残疾的个体。研究显示，MMPI-2 在一些特殊人群的应用中有优势，包括传统的康复人群，如慢性疼痛、多发性硬化症、脑外伤和脊髓损伤患者。

人格评估量表(the Personality Assessment Inventory，PAI)是一种类似于 MMPI-2 的评估人格和精神病理的自我报告的评估工具。PAI 包括 334 个条目，测量 22 个指标，评估部分精神病理学症状的等级、人格特质、人际交往问题和治疗效果。PAI 也包括效度量表。完成该量表需 40~50 分钟，只需要 6 年级的阅读水平。条目从错误到非常正确分为 4 个等级。该量表的简易版本由 PAI 的前 160 个条目组成。尽管在康复人群中应用 PAI 的研究较少，但仍有一些证据显示，该量表的因子结构稳定，比如在研究慢性疼痛和脑外伤的个体时便显示该量表的这个特点。和 MMPI-2 类似，PAI 的临床量表(如躯体主诉量表，抑郁量表)的分值也会升高，这反映了不同严重程度脑外伤患者普遍存在的行为和认知症状，但并不一定反映个体有精神病理学方面的问题。例如，疲劳可能代表一个生理特征，而不是近期脑外伤的抑郁症状。

神经质、外向性、开放性人格量表(the Neuroticism, Extroversion, and Openness Personality Inventory，NEO-PI)和 16 种人格因子问卷(Sixteen Personality Factor Questionnaire,16PF)测量有关适应特征的人格特质。因为这两个量表聚焦于个体积极和适应良好的人格特征和应对方式，所以与康复有特别的关联，NEO-PI 由 181 个条目组成，按 5 点分级(即从非常不同意到非常同意)，测量以 FFM(即外向性，神经质，开放性，谨慎性和友善性)为基础的人格特质。其他量表只能用于评估病理状态，这两种评估工具可以帮助我们评估一些人格因素，而这些人格因素可以预先告诉我们个体会如何应对一个应激事件。例如，神经质指情绪不稳定、负性的情感和不良的应对方式，而外向性则更多地指向正性情绪、人际交往和追求刺激的倾向。

16PF 由 128 个强制选择条目组成，测量 16 种正常的人格特征和 5 个类似于

NEO-PI FFM 的二级维度。尽管 16PF 适合用于不同躯体障碍的心理测量,但是康复人群中该工具的应用尚无很好的研究。

(二)抑郁测量

除了临床访谈,很多量表可以协助心理学家诊断抑郁症。这些量表包括贝克抑郁问卷—II(the Beck Depression Inventory;BDI-II;Beck,Steer 和 Brown,1996),流行病学研究中心抑郁量表(the Center for Epidemiological Studies;CES-D;Radloff,1977)和专为老年人设计的老年抑郁量表(the Geriatric Depression Scale;GDS;Jamison 和 Scogin,1992)。中风住院病人抑郁量表(the Stroke Inpatient Depression Inventory;SIDI;Rybarczyk,Winemiller,Lazarus,Haut 和 Hartman,1996)是特别设计的用来评估中风病人的抑郁症状。这些心理测量可以由患者自评,也可以由测量者口述给病人进行测量。这些量表均相对简洁,可以快速、有效地筛查病人的抑郁和焦虑症状,可以被纳入标准临床评估过程中。

然而,在临床中使用抑郁量表时,应用者需要意识到会有一些重要的限制,一些抑郁量表可能更加适用于抑郁症的筛选。首先,许多量表考虑到量表的定性及定量而采用多点式分级法进行测量,有认知功能损害的患者很难完成。GDS 和 SIDI 采用是或否格式,大大简化了交流和认知要求。第二,这些量表易于产生偏差,比如缩小或夸大患者的症状。最后,如前所述,量表测量的结果可能是失真的,因为在抑郁症患者和其他有的患者都普遍存在躯体症状(如疲劳,睡眠紊乱,失去兴趣),这一点可能使他们的抑郁症状被夸大。抑郁测量中躯体问题条目重要性的报道来自 Shafer(2006),他对四个抑郁量表即贝克、CES-D、汉密尔顿和 Zung 进行了因子分析,发现两个因子贯穿于量表:一般抑郁严重因子和躯体因子。这个发现暗示着,在有医学问题的人群中,抑郁严重因子比躯体因子似乎更具有效性。

(三)焦虑和躯体功能测量

焦虑是对出现障碍和住院的一种常见情绪反应。早期识别和治疗焦虑对确保最优康复效果非常重要,并可以避免不必要的痛苦。评估焦虑的简明测试量表有贝克焦虑量表(the Beck Anxiety Inventory,BAI),焦虑症状自评量表—90—R(the Anxiety subscales of the Symptoms Check List-90-R,SCL-90-R)和简明症状量表(the Brief Symptom Inventory,BSI)。另外,还有一些从不同维度评估心理压力的量表。SCL-90-R 由 90 个条目组成(按症状 5 点分级),9 个临床指标测量不同的症状群,包括躯体化、强迫症状、人际关系敏感、抑郁、焦虑、敌对、恐怖、偏执及精神病性。该量表可全面反映患者的困扰和痛苦,以及这些问题的严重性和广泛性。BSI 是一个只有 53 个条目的简短版本,测量和 SCL-90-R 一样的 9 个亚指标。BSI 已经发展出关于脊髓损伤的测量准则(Scherer 和 Cushman,2001)。

更简短的 BSI 版本只有 18 个条目(BSI-18),目前已用于内科病人的压力测量。然而,BSI 并不等同于 SCL-90 的缩减版,因为在脊髓损伤的病人中,BSI 和 SCL-90 的心理压力测量结果上有很大的差异。

上述测量工具和其他的人格和精神病理学的测量工具一样有着类似的缺陷,换句话说,缺乏大量的康复人群的有效性验证,并且无法区分一些症状(如躯体疾病)是由精神病理学原因导致,还是仅仅只是内科疾病的症状。例如,一些脑外伤的病人偶尔会有头痛,但是上述有些量表可能会把头痛解释为是焦虑或难以应对压力而导致的。

九、总结

人格因素和精神病理学在康复中扮演重要的角色,已有报道把这些因素和受伤或疾病后的生活质量以及正性的健康结果联系起来。理解个体人格结构和表现、评估精神病理是康复心理学的重要组成部分,并且通过辨别病人所拥有的有利资源和病人所面对的挑战,会有利于我们进行更好的更成功的干预。

评估人格结构和精神病理学的客观有效的工具有很多种。然而,尽管它们在如何实施及评分上是客观的,它们的解释并不一定客观。每种方法都有优势和不足,例如在康复人群中这些方法的有效性验证有限。其他方法如行为观察和与病人及家庭成员的临床访谈可以提供有用的信息。未来在评估工具方面的努力发展和完善会更有利于我们利用标准化评估工具。病史收集包括有用资源的收集、行为观察和客观标准的测量工具的应用,这些会作为一个标准的医疗服务提供给病人。主要的目的为确保资料间的一致性,或说明为什么整体缺乏一贯性。

目前,单一维度诊断类别的局限性已经显现,近几年描述人格和精神病理学的多维模式已经得到更好的评价。尽管已经有数十年的研究,但对病人的人格和精神病理学的临床意义以及家属在康复中的影响的了解都相当有限。这一点很清楚地说明,我们的研究需要转向,需要着眼于研究人格和精神病理学数据的临床提示、这些数据对制定治疗计划有指导作用,以此来优化康复效果。

表 12.1 人格和精神病理学的常见的评估方法

措施的类型	常见措施	优点	缺点	应用该工具的研究
人格和精神病理学	MCMI-III	快速,实施方便;精神病理学有用的诊断工具;能更好地评估人格障碍	缺乏残疾人的准则;康复环境中的有效性可疑	2000年以前无应用
	MMPI-2	研究广泛;用于评估人格,精神病理学和症状报告的有效性	关于残疾人的准则有限;很长;实施受到限制;神经疾病人群应用受到质疑	疼痛(Fishbain 等,2006);多发性硬化(Nelson Elder,Tehrani 和 Groot,2003);颅脑损伤(Lachapelle 和 Alfano);脊髓损伤(Barncord 和 Wanlass,2000)
	PAI	评估精神病理学症状,人格特征和人际交往问题	长;缺乏康复人群的标准	疼痛(Karlin 等,2005),颅脑损伤(Demakis 等,2007)
	NEO-PI	适应不良和适应性人格类型的分类评估	临床应用有限	颅脑损伤(Rush,Malec 和 Moessner,2006);脊髓损伤(Krause 和 Rohe,1998)
	16-PF	评估适应不良和适应性人格特征	在康复人群中应用缺乏充分的研究	2000年以前无应用
抑郁	BDI-II	抑郁症的简单筛查	不适用于有认知损害者;躯体主诉可能归因于抑郁情绪	疼痛(Poole,Bramwell 和 Murphy,2006)
	CES-D	抑郁症的简单筛查	不适用于有认知损害者;躯体主诉可能归因于抑郁情绪	颅脑损伤(McCauley 等,2006);关节炎(Maetens 等,2006)
	GDS	抑郁症的简单筛查;是或否格式;无躯体和性功能条目	可能存在反应偏差	中风(Creed,Swanwick 和 O'Neill,2004);疼痛(Mossey 和 Gallagher,2004);截肢(Schubert,Burns,Paras 和 Sioson,1992)

续表

措施的类型	常见措施	优点	缺点	应用该工具的研究
	SIDI	抑郁症的简单筛查;对中风病人有效;是或否格式	主要适用于急性中风的住院患者,应用有限	中风(Rybarczyk 等,1996)
焦虑和躯体功能	BAI	焦虑症的简单筛查	躯体主诉归因于焦虑情绪	自 2000 年无
	SCL-90-R	相对简短;特别适用于躯体形式障碍	检测夸大症状的能力有限;可能把躯体症状当做精神病理状态所致	脊髓损伤(Tate,Kewman 和 Maynard,1990);颅脑损伤(Palav 和 McCaffrey,2001)
	BSI	测量压力和生活质量的水平	检测夸大症状的能力有限;可能把躯体症状当做精神病理状态所致	脊髓损伤(Tate et al,1990)(Scherer 和 Cushman,2001);疼痛(Geisser,Perna,Kirsch 和 Bzchman,1998)

注:BAI＝贝克焦虑量表;BDI-II＝贝克抑郁问卷-II;BSI＝简明症状量表;CES-D＝流行病学研究中心抑郁量表;GDS＝老年人设计的老年抑郁量表;MAMI-III＝米隆临床多轴问卷第三版;MMPI-2＝明尼苏达多项人格测试—2;NEO-PI＝神经质、外向性、开放性人格量表;PAI＝人格评估量表;SCL-90-R＝焦虑症状自评量表-90-R;SIDI＝中风住院病人抑郁量表;16PF＝16 种人格因子问卷。

（王晓萍、王宗琴译,杨灿校）

参考文献

Elliott, T. R., Bush, B. A., & Chen, Y. (2006). Social problem-solving abilities predict pressure sore occurrence in the first 3 years of spinal cord injury. *Rehabilitation Psychology*, 51, 69 - 77.

Widiger, T. A., & Simonsen, E. (2005). Alternative dimensional models of personality disorder: Finding a common ground. *Journal of Personality Disorders*, 19, 110 - 130.

Rush, B. K., Malec, J. F., Brown, A. W., & Moessner, A. M. (2006). Personality and functional outcome following traumatic brain injury. *Rehabilitation Psychology*, 51, 257 - 264.

Fauerbach, J. A. , Lawrence, J. W. , Bryant, A. G. , & Smith, J. H. (2002). The relationship of ambivalent coping to depression symptoms and adjustment. *Rehabilitation Psychology*, 47, 387 - 401.

Nelson, L. D. , Elder, J. T. , Tehrani, P. , & Groot, J. (2003). Measuring personality and emotional functioning in multiple sclerosis: a cautionary note. *Archives of clinical Neuropsychology*, 18, 419 - 429.

Storor, D. L. , & Byrne, G. J. (2006). Pre-morbid personality and depression following stroke. *International psychogeriatrics*, 18, 457 - 470.

Millon, T. ,Millon, C. , & Davis, R. D. (1997). Manual for the Millon Clinical Multiaxial Inventory-III manual. Minneapolis, MN: National Computer Systems.

Beck, A. T. , Steer, R. A. , & Brown, G. K. (1996). Manual for the Beck depression inventory-II. *San Antonio, TX: Psychological Corporation.*

Radloff, L. S. (1977). The CES-D scale: A self-report depression scale for research in the general population. *Applied psychological measurement*, 1, 385 - 401.

Jamison, C. , & Scogin, F. (1992). Development of an interview-based geriatric depression rating scale. *The International Journal of Aging and Human Development*, 35, 193 - 204.

Rybarczyk, B. , Winemiller, D. R. , Lazarus, L. W. , Haut, A. , & Hartman, C. (1996). Validation of a depression screening measure for stroke inpatients. *The American Journal of Geriatric Psychiatry*,4, 131 - 139.

Shafer, A. B. (2006). Meta-analyses of the factor structures of four depression questionnaires: Beck, CES-D, Hamilton, and Zung. *Journal of clinical psychology*, 62, 123 - 146.

Scherer,M. , & Cushman, L. (2001). Measuring subjective quality of life following spinal cord injury: a validation study of the assistive technology device predisposition assessment. *Disability and Rehabilitation*: An international, Multidisciplinary Journal, 23, 387 - 393.

第 *13* 章　神经影像学

Erin D. Bigler

　　神经影像学的进展,使脑部及脊髓在影像中能够更直观地表现出来。而在过去的康复过程中,临床医师是接触不到如此先进科技的。在过去 20 年中,临床医师才逐渐可利用神经影像学研究以应用于评估、治疗和康复病人的随访服务中。本章重点介绍可以帮助临床医师充分利用该研究来协助康复的神经影像学的最新技术。到目前为止,创伤性脑损伤和脑血管事件都伴有脑部组织的变性退化,这些是神经影像学研究最多的问题,并且也是本章内容建立康复中脑部与行为关系原型的依据。

　　本章的主要目的是使康复临床医师和研究者熟识神经影像学,这样就可以使神经影像学检查成为康复的一部分。大部分患有中枢神经疾病或中枢神经紊乱的病人都需要进行康复治疗,治疗同时进行大量的中枢神经影像学检查,在治疗过程中的这些影像学信息都应该渗透到病人的治疗、监控及随访中去。然而,只有影像学扫描异常而没有任何的临床表现,这对于预测临床康复效果价值甚微,但脑干受损病人除外(Bigler,Ryser,Gandhi, Kimball 和 Wider,2006)。

　　除了标准放射报告以外,现在有四种方法评估神经影像学,一是定性方面的,这涉及试图扫描特殊的脑部结构和区域时临床扫描的效率。例如目测脑叶是否萎缩,评估海马体积大小,以及临床评估脑白质的完整性都可以由神经影像学家协助临床医生完成(参见 Kurth 和 Bigle,2008)。二是定量的,包括快速的全自动的方法,应用于提供表面区域、容积或具体组织的测量,或量化任何一个感兴趣的区域。第三个是功能的,这可以与量化的方法结合起来显示所研究区域的活动、血流量或放射性示踪剂的摄取量。人们能否获取这类信息,与康复的临床医师明显有关,本章对此有所讨论。图 13.1 就是一个由于脑部缺氧性损伤伴卒中后继发感染性休克的病人,这个病人是颞叶受损,特别是颞中回包括海马部受损,这解释了记忆及认知功能的受损的原因,而累及基底节区也解释了病人运动功能缺失和昏睡的原因(参见 Bruen,Mc Geown,Shanks 和 Venneri,2008)。

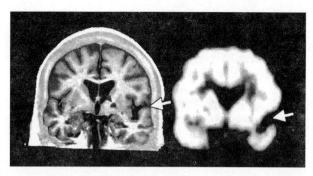

13.1 图为一个冠状位 MRI 扫描(左侧)。患者 58 岁,经受了脑部缺氧性损伤并发脑卒中和感染性休克。扫描显示:脑室扩张、脑部萎缩。左边箭头所指的是一个发生在左侧苍白球的卒中病灶,右箭头所指的是左侧大脑外侧裂。右侧的影像是 ECT(正电子发射的 X 射线断层术),它和 MRI 扫描的时间是一致的。通过放射断层扫描显示:左侧颞叶及基底节区放射性示踪剂摄入量在两半球异常分布。定量影像分析结果显示了左侧海马部严重萎缩。定性分析也显示左侧颞叶萎缩。临床上主要表现为继发神经功能受损引起的记忆功能和运动功能受损。

最后,是结构的,结构成像涉及识别脑部扫描的结构或解剖学的特征。大体上说,结构成像涉及 CT 和 MRI,能显示脑的大体解剖结构,此外在 MRI 上有不同序列,其对脑白质、脑灰质及脑脊液的定义是显著不同的,这样加深了识别脑部解剖结构的能力,特别是皮层下结构的识别力。皮层下结构损伤和功能损伤的显化和量化,能够帮助康复临床医师更全面了解病人神经组织情况。

在深入了解临床影像学技术在临床康复中的应用之前,更重要的是了解当代神经影像学是如何增加我们对大脑结构和功能的认识,特别是大脑工作的独立性、复杂性以及这些是如何成像的。MRI 中一个最主要的标志性的进展是弥散成像(DTI),此种方法可以识别聚集的白质通路。这一点在本章后面部分也有详细的论述。如图 13.2 所示,聚合白质束的轨迹和方向现在都可以显化和量化。图13.2 说明了脑部复杂的结构和为什么在脑部一个区域受损或异常后可干扰其他部位的功能,随着这些脑部影像研究越来越可用,康复医师便有了检查大脑中神

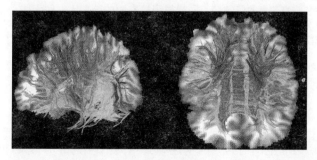

图 13.2 左图通过弥散张量成像显示了脑白质在脑部的聚集传导途路的侧面观,右图显示了中间的胼胝体和大脑半球的联系。DTI 是可以说明脑部的一些联系一个典型的技术。承蒙来自哈佛大学神经影像中心的 David Tate 提供。

经通路和系统完整性受损的标准。

一、背景

过去大多数的放射学资料被储存在硬拷贝胶片之中,不便于临床医师使用。现在情况不同,都采用数字化媒介进行储存和数据传输。这就意味着临床医师能够获取神经影像学数据,查看这些神经影像学的信息,而不是仅看放射学的报告。这很重要,因为放射学的报告很简洁并仅仅描述扫描的部位,这可能无法解决许多康复心理问题。例如:图 13.3 是一个 MRI 扫描的结果,一个年轻人在高速翻转的事故中因严重的脑外伤出现持续的昏迷,Glasgow 昏迷程度评分为 5 分。她现在正进行着康复锻炼。图 13.3 显示的是其在受伤大约 6 个月之后的影像学表现。她的影像学报告显示:右侧额前叶受损伴陈旧的脑挫裂伤。当然影像学可能比报告提供更多的信息,尽管挫裂伤在前额部,但是受损部位外侧的脑白质有受累,脑部整个容积的减少可以影响整个大脑半球的功能,且伴有额前叶及海马的受损,胼胝体区也有受累。

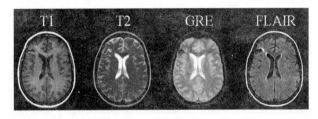

图 13.3　此例来自于一个经过高速旋转后脑部受损的年轻的患者,取 MRI 轴状位的影像。同一个平面但用不同的影像学方法,这些方法是影像学上的代表。病人的左侧脑部呈现在影像右侧,T1 显示解剖结构,通过 T1 可以显示大体的解剖结构。然而,其他的一些影像结果可以更好地显示外伤引起的中枢病理改变。T2 显示了脑脊液和右侧额前叶受损区周围的脑白质高密度信号。GRE 对于损伤后的出血非常敏感,特别是出血后产生的含铁血红素很敏感,在 GRE 上呈现黑色点状。而在 GRE 上异常的结果往往在其他的影像学方法中不易发现。FLAIR 影像可以更好地显示受损区域脑白质的损害和脑室前角的脱髓鞘。同样很明显右侧的脑室比左侧大些,显示右侧半球损害较重。更重要的是这些说明了,除非临床工作者从影像学中了解到或经过一些专业的影像学专家指出,大多数的病理学结果是不会出现在标准的临床报告中的。

这些类型的损伤反应了受损时所受的剪切力和弥漫性的脑部缺氧损伤(DAI)。其病变损伤(总数量或体积的病变)的程度和认知结果是负相关的。从神经心理的角度来看,损伤可能影响到反应的速度、执行功能及失语、运动、感觉功能的缺失,但是这些都不可能通过放射学的报告全部了解。此外,颞叶的急性缺氧性损伤及剪切力的范围与病人的个性和其行为的改变密切相关,但是不能通过阅读报告完全了解到。如果康复临床医师单独地依靠放射学报告,而没有看医学影像,就会忽略一些可能对病人康复至关重要的信息,康复临床医师需要理解:如何把基础神经病学原理应用于神经影像学中;这些研究结果对病人的意义;以及如何直接应用这些影像学数据对病人进行评价、关注及治疗。

　　传统的放射学挑战是通常的二维(2-D)数据,但是它却是从三维(3-D)空间提取的,如图 13.4 所示。过去,临床医师需要从一层层厚厚的大脑扫描的平面视图来推测受损或异常的影像(如图 13.3 所示)。然而,现在扫描厚度很薄,利用二维(2-D)的影像数据把每一个薄层累积起来可以堆砌成一个真实 3-D 脑部重建结构,如图 13.5 所示。图 13.5 说明了在检测大脑影像中发现异常时,不同的影像学结果有不同的敏感度。本章不会详细介绍 MRI 结果对脑部病理学研究的益处,可查询 Bigler 所写的文章,他在此方面有更深一步的研究。用 3-D 影像来呈现脑部异常越来越普遍了。增加了 3-D 影像的应用,意味着临床医师不需要大量的中枢神经系统解剖学和病理学知识去定位具体哪个部位受损,这对临床意义重大。此外,有大量的 3-D 数据为病人及家属提供了解疾病的其他方法。放射学上的报告也越来越和实际的影像学报告相结合,异常的结果能够被识别,而且能反映在影像学报告中,甚至能够用 3-D 影像展现出来,以下为一个例子。

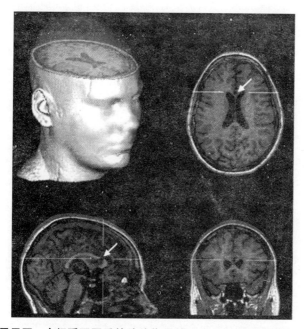

图 13.4 显示了一个经受了严重的脑外伤后的病人的头部及面部的 **3-D** 重建成像。右上角所示的脑组织的深度正如左上角去除头骨后的显示的组织深度一样。从 **3-D** 影像中获取的 **MRI** 数据的另一好处是能够精确检测任何部位。如 **MRI** 数据所示,胼胝体膝部后部受损。右上图箭头所指的为受损的部位,在冠状位及矢状位上也有受损部位的不同表现。

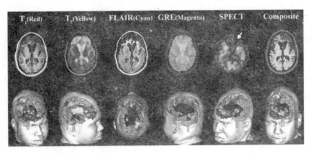

图 13.5　超速机动车事故中受伤的一位患者。每一个 MRI 结果中,脑部受损的部位都被不同颜色标记。这样做会使受损区域很快被识别。

图 13.6 所示为一位因半路下车与对面车迎面相撞,导致了严重脑外伤的病人。特别是此病人在受伤前因慢性的头痛病经历过 MRI 检查,如图 13.6 中左上部分所示,所有结果均在正常范围内。评价脑部结构由公式计算。脑室与脑容积之比(即 VBR)为整个脑容积(TBV)除以整个脑室容积(TVV)。正常的脑室容积(TVV)为 20cc 左右,整个脑容积(TBV)为 1 300～1 500cc,较小的脑室也意味着不正确的 VBR,可能代表着一个脑裂,因此最后的结果要再乘以 100,即:VBR＝TBV÷TVV×100。正常的 VBR 值约为 1.5(SD＝0.4)。

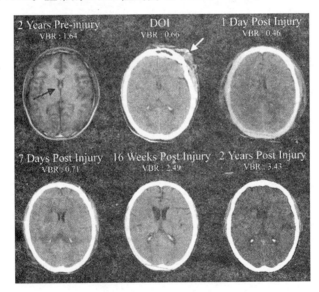

图 13.6　这是一个因严重的机动车事故导致的脑外伤患者。他经历了两年的 MRI 影像学检查,并与正常的影像对比。箭头所指的为受伤时脑室系统的表现,而下述的几个图像显示了从发病到急症室,以及此后两年中该患者的颅脑影像情况,每个扫描都计算了 VBR,而受伤前的 VBR 是正常的。受伤当天的 VBR 严重下降,如图所示,受伤第一天扫描显示,脑部存在严重的水肿,随后 VBR 逐步上升,反映了脑部受损进一步加重。VBR 的上升与康复结果恶化有关,临床康复医师可以通过脑室的大小及脑脊液是否增加来评价康复的结果。

正常的脑组织,脑室很小并有一定的脑脊液,并存在一定的压力(即内外压力差使大脑在头盖骨中保持稳定,因为大脑薄壁组织很软)。当脑部受损时,脑室会扩大,填充到丢失的脑组织中,因此脑组织会减少。脑室扩大,这就意味着大脑半球容积的减少,VBR的增加,因此VBR的增加可以说明大脑半球的受损。VBR的优点是,它是一个比率,可以自动校正脑部差异大小。由于CT和MRI扫描都能很好显化脑室,当运用影像学检查的同时,VBR就已经被计算出来了,这种测量方法很容易计算,并和康复的结果相关。因为受损部位越严重,认知功能的结果就会越差。

如图13.6所示,病人在受损前的VBR是1.6,显然在正常范围内。然而当他到达急诊室,经第一次CT扫描后,其VBR掉到了0.66,显示脑部出现严重水肿。

图像显示了前角偏小以及脑沟的缺失,这很清楚地说明了脑组织存在水中。如图13.6所示,当第二天脑组织水肿高峰过后开始减弱,但脑部受损,VBR显著增加。VBR的增加和脑部萎缩相关。这在3-D影像中很明显,如图13.7所示。从神经心理学来看,外伤后的脑组织的受损可以导致认知能力的减低,伴随着记忆力及情感功能异常,病人丧失了独立生活能力。如果临床医师能够掌握这种信息,特别是能够追踪异常情况以及脑部受损情况,这将为脑部受损的严重程度提供重要的视觉信息。

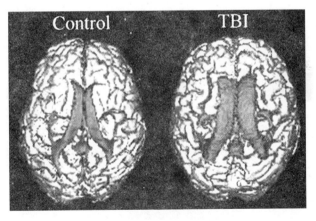

图13.7　是由13.4中的病人两年后的扫描图像制成的大脑和脑室的3-D影像,如右图所示。与左图的同龄正常影像相比,该病人整个脑部均有损伤,在3-D影像上很容易就能看到。

尽管VBR代表了一个大体的脑部结构的衡量度,3-D也可以显示脑室和整个脑部的比较,但是当代神经影像学用3-D更好地强调脑部的结构和这种结构的形态。图13.8为一个经历了严重事故的孩子,他不但承受严重的脑损伤,同时也有严重的胸部挤压伤,伴脑外损伤。2年后影像学资料仍显示了海马的严重萎缩,这在二维影像上可以看出。但是,与正常影像对比,3-D影像中海马结构改变更大。海马可衡量人短期记忆功(Squire,2004),特别易受脑外伤和脑组织缺氧性影响。

尽管这个孩子的智能和正常年龄的孩子无差别,但是经过检测,他的短期记忆功能受损了。这种通过 3-D 影像来了解脑部异常部位的技术,可以帮助康复临床医生去了解记忆功能受损后潜在的病理上的损伤。

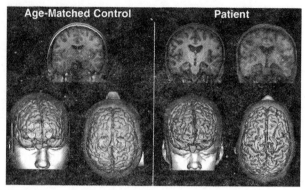

图 13.8 左图顶部居中是年纪相仿的对照组的冠状位成像,其整个脑部及海马区结构正常。经过 3-D 重建后后脑表面的脑沟及脑裂均在正常的数据范围内,海马也在正常的位置上。右侧的图像是一个年轻人经历过严重的脑外伤后 2 年的影像,与正常的影像学对比,冠状位可以发现其颞叶前角又扩大,且海马萎缩,在 3-D 影像中,海马区萎缩可以更为详细地呈现出来,右上角冠状位的 **MRI** 和正电子发射影像相结合,显示出颞叶中回区域放射示踪物摄取的减少。这些发现帮助康复临床医师了解结构和功能受损的相互联系。

关于怎样运用神经影像学信息和扫描的数据来为临床康复病人进行评价,下段提供了一个很好的方法。

二、利用神经影像学来评价康复病人

典型的和特性的神经影像学研究可以帮助临床医师评估任何神经病学和神经心理学上的问题,而神经影像学技术也越来越普遍,下一节为怎样用神经影像学提供一些基础指南。

(一)定量影像学分析

1. 感兴趣区域的定量磁共振成像

尽管人类脑组织的定义很复杂,但是从大体的形态学方面把脑组织及结构分为六大部分:脑白质、脑灰质、脑脊液、血管、脉络膜和脑膜。每一种在 MRI 都有不同的表现。然而它们中只有 3 个影像学的表现和大部分康复心理学问题密切相关,即脑白质、脑灰质、脑脊液。由于这些组织结构很容易区分,感兴趣区域(ROI)的定量分析可以对任何重要的脑组织进行分析。例如,图 13.8 中那个孩子的海马的容积比起同龄的孩子少 40%。有越来越多的自动化及快速的感兴趣区域(ROI)的定量分析方法可以应用到实际中(McDonald 等,2008)。这就意味着在未来的临床中,图 13.8 所示的 3-D 影像和定量信息将为所有康复医师所使用。

2. 以像素扫描点为基础的形态学测定

　　脑部的影像学被分为脑白质、脑灰质、脑脊液,计算机中每个组织分类对应一个像素扫描点,像素扫描点是每个图片元素的一个缩写,代表在电脑荧屏上的一个具体的图像的点。因此在标准的 MRI 头部影像学中,如果每个像素扫描点都有具体的维度,单位通常是立方毫米,而每一个像素扫描点都根据立体像素中的一个组织类型来分类。Voxel 是“volume pixel”的缩写,是指一系列的像素扫描点。立体像素中的脑白质密度和脑灰质密度及脑脊液密度均可以决定。通过比较每个具体立体像素中的脑白质、脑灰质、脑脊液的相对密度,就能比较病人或病人群体与对照组的情况,如图 13.9 所示。这被称为以像素扫描点为基础的形态学测定(VBM)。形态学测定的优点在于自动比较研究组和参照组。

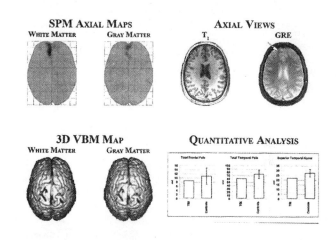

图 13.9　这个年轻人经历了严重的脑外伤及胸骨骨折伴意识丧失,他恢复得不错,但伴有短期记忆的缺失和执行功能的障碍,右上图的 **MRI** 影像学发现了他的左侧额叶有含铁血黄素的沉积,比正常同年龄的人的脑沟加深,显示可能出现脑部受损,这些临床特征很难只通过看影像得出。提供一个参数图示,对年龄相仿的正常组和病例组中脑白质和脑灰质的经像素扫描点的图 **2** 可以看出病例组中像素扫描点图明显不同。对额极、颞极和颞上灰质脑部容积的计算,显示病人在上述区域中的脑组织容积显著减少。

　　VBM 技术刚刚开始被应用于康复中(Gauthier 等,2008;GornoTempini 等,2004;Wagner 等,2006),可以应用在个体或小组数据中,也可以测量随着时间改变脑部所发生的变化。VBM 技术对于跟踪正常个体学习新技能时的脑部变化很敏感。VBM 很快速并需要一个好基础,现在的应用也很普遍。这个方法的局限是对具体的解剖结构和所研究的区域无具体的容量分析,因为此种方法的基础是对脑白质、脑灰质、脑脊液都有具体的像素扫描点参数。尽管如此,未来有很大可能在临床康复学中应用 VBM 技术,以向临床医师提供显示大脑对治疗的反应,甚至可能引导疗法的选择,以及跟踪其对脑部受损病人的治疗效果。

(二) 定性影像学分析

这种定性神经影像分析的优点在于,它通常可以使用任何可以的临床神经影像数据来完成前面所讨论的各种定量分析,而不用依赖应用严格的研究扫描方法。

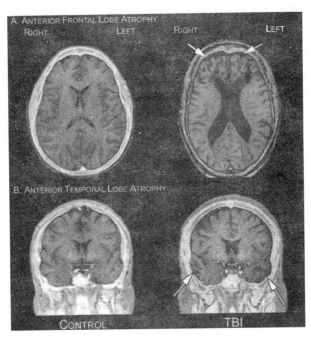

图 13.10　右上角扫描的影像和左上角正常的组织影像对比后说明了额前叶的严重受损,右下角的冠状位成像在与左下角的正常图像对比后,说明了该病人在经历了严重的脑损伤后出现了严重的颞叶萎缩。通过定性分析能够得出这些不同点,这种评定量表也有助于预测康复结果。

通常,放射报告对于临床医师的具体目的来说太过宽泛,特别是如果报告仅仅是显示,我们所发现的结果均是在正常的范围内或临床意义不明。康复临床医师应该在任何对大脑解剖结构的定性诠释分析中,紧密结合放射学,但是,这种评定量表的优点是能够针对临床医师的需要定制。

事实上放射医师可以把这种分析方法应用到与康复临床医师共同完成的日常工作中。两组数据在以下均有讨论,但详细的内容包含于 Bigler 所写的文章中。临床评估方法还有很多,选择以下的两种方法作为例子,只是因为作者曾使用过这两种方法。

1. 萎缩分析

无论是由于何种病因,额叶及颞叶萎缩后会导致严重的认知功能受损。运用临床评定量表来分析外伤后脑部受损的个体(Bergesen 等,2004),证实额叶或颞叶萎缩程度与记忆和执行功能损害相关,图 13.10 中使用了此种评估方法。临床中这些评估的应用在 Kurth 和 Bigler 的论述中也有详细描述。

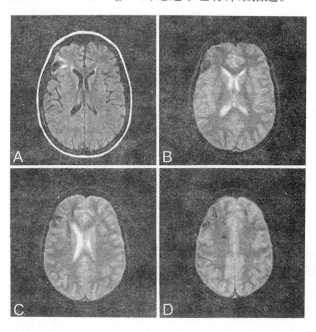

图 13.11 这些图像显示同一个病人的不同损伤表面,液体的减少显示在图像上,表现为脑白质密度的改变,B、C、D 用不同的影像学技术显示了脑部受损后区域的扩大,含铁血黄素的沉积,特别是额叶。这些视觉影像使康复医学为病人记忆和执行功能的受损提供更好的生物学基础。

2. 脑白质高密度或受损评估

正常脑部的 MRI 显示,脑白质和脑灰质的典型特征是白质内信号相对均匀一致而灰质有所不同,主要依赖 MRI 序列的不同而不同,两者间有明显的边界,如图 13.8 所示,脑白质有均匀一致的表现,与脑灰质明显不同,此例中,无法发现脑白质受损的区域。脑白质代表一些有髓鞘轴突,是脑部联系纤维,在脑部健康时应是均一的。然而中枢神经系统疾病和紊乱均可影响到脑白质,导致认知能力的受损,像图 13.3 与 13.11 中的 MRI 扫描所显示的那样,任何脑白质的破坏都可能损害大脑区域之间的连接,阻断或者减缓神经传递。在正常的脑组织中,到 60 岁时,脑白质损伤的情况仍然很少。因此任何部位的脑白质受损在临床上都意义重大,这取决于中枢紊乱情况。在多种中枢神经系统和神经精神系统紊乱中,都发现脑白质高密度上升或减少,这些紊乱包括:多发硬化、缺氧、创伤性脑外伤、血管性疾病(特别是与高血压和糖尿病相关的血管疾病)、睡眠呼吸暂停综合症和老龄化。

脑白质密度异常增高或减低,将与减缓处理速度、引起记忆力和执行力能力受损导致不良康复结果相关,特别是对于卒中后或老龄患者而言。正如之前所讲的定性萎缩评估,脑白质密度增高或减低的各种临床评估在文献中均有报道,康复临床医师可以在 MRI 报告或实际影像学研究中利用这些文献。如果可以获取数字数据的话,就可以通过简单分析扫描或影像阈值完成上述分析。图13.11 与图 13.3 来源于同一个患者,显示整个额叶脑白质受损。这类病人均有短期记忆力和执行功能的受损,伴有个性和性格的改变。这说明了以临床影像扫描数据为评估基础而进行的严重的创伤性脑外后康复治疗的结果与神经影像学研究密切相关。多发硬化是原发性脑白质变性疾病。其中,脑白质高密度信号表示受损害,病灶与康复可能性和结果相关联。第八章已对此进行了讨论。

(三) 功能性神经影像

功能性神经影像学是指能够提供更加动态的脑部功能衡量标准的各种脑部影像技术,且这一衡量标准是结构 MRI 或 CT 无法提供的。迄今为止,功能性神经影像学大多数是实验性的,但是这种状况在以后将会发生改变,因为这些技术提供了一些对康复的结果很有帮助的信息。最普遍的功能性神经影像学(FNI)方法是功能性 MRI(fMRI)、PET、SPECT 和脑磁图描绘术(MEG),这些方法的基础和详细的介绍已经在 Bigler 的导论和其他文章中讨论过了,但是这些影像学的基本技术都是一样的。通常,传统的 3-D MRI 的结构与功能神经影像学相结合,因此,显示潜在神经功能的活化图案将被投射到脑部 3-D 的影像结构上。图 13.12 是一个在婴儿时期接受过检查的患者,她是先天性枕骨后孔脑膨出患者,在婴儿时期就进行了手术治疗。因为主管视觉区域是畸形,并包含在膨出的脑组织中,外科医生只是把膨出的脑组织切掉,但极大地损伤了双侧枕叶的结构,初级视觉皮质也无法识别。但是令人意外的是,在婴儿期她具有一定的视觉能力,在长大后掌握了正常的阅读能力。这很出人意外,因为根据结构影像学评估,没有视觉皮层,更没有高级的视觉信息处理,如阅读是不可能的。这是一个功能影像学应用与结构影像学相结合的理想案例,因为视觉皮层缺失,以观察脑部的特定区域被调整,并执行视觉功能,特别是阅读中所必需的文字处理功能。在这一案例中,我们使用了把标准 3-D 结构 MRI 和 fMRI 以及 MEG 结合的 MSI(磁源成像,Magnetic source imaging—MSI)技术,其中激活图案显示在 3-D 结构影像上(Papanicolaou,Castillo,Billingsley-Marshall,Pataraia 和 Simos,2005)。

磁源成像的这种应用说明原本应为顶叶皮层的传统激活区域,现在参与到初级视觉处理中,就像纹状皮层的功能一样。此外,颞叶皮层下的传统区域以及在阅读刺激下活跃的区域,都没有受到激活,而是在左侧额前叶及其边缘叶明显的活跃激活区,包括 Broca 区域。这一例子表明康复专家应该如何利用这一信息来分析受伤后的大脑重组过程。那么,如何监控功能的恢复呢?

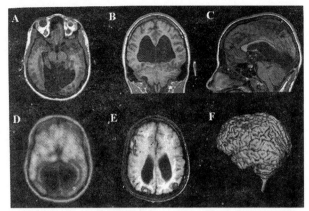

图13.12　在婴儿时期,这位病人切除了枕部脑膨出,上图是分别用轴位、冠状位、矢状位显示了结构受损的区域,及视觉皮层的缺失。然而这个病人的阅读能力最终达到了一个大学生的水平,通过应用功能影像学可以了解脑部是如何完成这一功能的。D图是正电子发射计算机断层扫描技术,显示了大脑后部放射示踪物的灌注缺损。然而功能磁共振(fMRI)显著地显示额叶对阅读的激活反应,3-D脑部成像显示了左侧额叶有该功能。注意,只有后顶叶区域出现活化才有可能适应了这种先天性视觉皮层的缺失。

此种方法还可以使用在一些后天损伤病人及他们的治疗过程中,监控他们脑部的功能激活模式。这项工作才刚开始,但它为接下来的后天损伤需要康复的病人带来了巨大希望。如图13.13显示,卒中后的第一年,病人语言功能康复后的变化。应用这些方法来跟踪病人的康复工作,并检测经过一段康复后脑部的变化,最终使其成为康复的一个标准,这些都是可行的。这些功能影像学实验结果可成为康复临床医师重要的论点。例如用心理治疗介入法来记录治疗中的脑部变化和对疼痛的调节。例如Toole,Flowers,Burdette和Absher为未来的康复后结构性和功能性神经影像学提供了一个经典示范。

这个案例是一个63岁右利手的职业钢琴家,在其右侧内囊发生卒中,导致其左侧偏瘫。医师在结构性MRI和功能性MRI的帮助下跟踪检测了他的病灶恢复,他的手最终恢复了弹钢琴时的灵敏度。这表明康复过程中发生了涉及一般的手部动作或弹钢琴时不会激活的区域的脑功能重组。如果结构损伤的部位确定了,功能康复的效率基本就确定了。另外功能神经影像学显示了其他未受损区域或轻微受损区域的参与或活化,其中一些在受伤后疾病损害大脑特定部位前,基本不参与这些活动。在大规模的慢性卒中病人的研究中,Cramer等用fMRI识别功能区域并预测康复治疗的结果。

同样Cramer和Small等说明了失语最好的康复后的脑部结果和经fMRI所发现的左侧半球语言中枢正常时活动表现非常相似,因此,结合传统的治疗方法和神经影像学研究可以改善整体康复效果。很明显,把神经影像和神经康复结果相联系,需要进行大量的前瞻性研究。但是目前比较清楚的是,进行此类研究的技术以及它们与康复的相关性已经达到了一定的科学标准,可以应用到临床试验

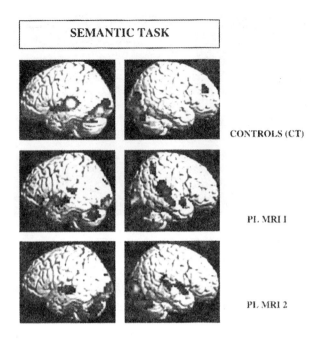

图 13.13 图中显示了在左半球脑卒中后 1 个月和康复 1 年后的功能 MRI,这些影像学显示了左侧颞叶听觉皮层区表现很活跃,但是右侧颞叶的相同功能区没有表现活跃。而病人发生卒中后,原来主要的活跃区的活动明显减少,也不是在原来的主要听觉皮层区,而是原来的非优势右半球开始活跃了。在经过一段时间康复后,左侧半球听觉皮层区参与活动,伴随着右半球活动的减少。这些图像显示了功能神经影像学如何能为康复临床医生传达信息。

中。如果这种方法可以供大家使用的话,把功能性影像和结构性影像结合,也可以帮助临床医师更好地了解大脑的应答反应。例如,回到图 13.6 很明显表现为海马受损,就如 MRI 上显示的一样,尽管在 MRI 上颞叶未见异常,但是 PET 影像显示了整个颞中叶活动受抑制。功能影像学对没有发现结构异常的脑部检查也非常有帮助。轻微创伤性脑外伤是一个非常好的例子,康复临床医师认为在此案例中结构影像通常报告在正常范围内。Lewine 表示应用核磁资源影像学方法,脑部的一些微小功能的异常都可以被查出来,功能神经影像学异常与轻度创伤性脑外伤持续症状有关。

另一普遍研究领域与疼痛相关,其中,患者的主观性很难与客观性的神经心理学研究相联系。虽然众所周知,疼痛可以改变认识和情感,但用心理学和神经心理学实验客观地证明这一点是有问题的。然而,疼痛功能神经影像可以提供更直接、更客观的方法去评价这种关联。疲劳也如此。所以,功能神经影像学正开始研究心理疗法技术是如何改变大脑功能的。功能神经影像学方法可以提供额外的信息,这些信息是从标准神经影像学中看不到的或得不到的信息,可以帮助康复临床医生了解脑部是如何应答的和/或如何应对治疗的。

实践中一个案例是使用 fMRI 来评价认知任务中认知和情感程度的变化。这些功能神经影像学作为工具来评价心理治疗效率，例如，在认知行为治疗学方面的改进，事实上，Siegle 等应用 fMRI 来预测认识行为学治疗抑郁患者康复概率。这些结果都非常直接：病人认知功能改进，脑部皮层下和杏仁核可预测活动模式也发生改变。具体地来看，还有创伤性脑部损伤的康复状况。Strangman 和他的同事们研究了关于利用 fMRI 方法来预测认知行为治疗后的病人的记忆恢复情况。用模拟功能影像学方法来预测经治疗后的患者康复问题只是一个想法。其主要不足在于，此种方法价格很贵，复杂的软、硬件和有限的研究。

（四）神经影像学对认知神经科学和临床康复实践的贡献

认知神经科学这个术语在 Gazzaniga 的教科书中被介绍并被普遍认识，其最早发表于 1995 年，认知心理学比认知神经科学出现得早，当然，这是个很具有实验性的领域。

研究心理或认知的过程，特别是在记忆和学习的领域，直到现在神经影像学时代来临了，认知心理学涉及多种多样的中枢神经领域和过程，但是直接研究它还是受限。这种现象随着神经影像时代的来临而改变了。尽管早期的认知心理学研究都是以动物研究为主导的，现在人类认知已经通过神经影像学被有效直接研究了。同时随着认知神经科学的发展，带来了临床神经科学这个术语，不是像早期的以动物为模型讨论的人类神经疾病的科学，而是现在成为了一门新型科学，目标是应用基本的神经科学技术来解释人类神经病和神经精神疾病，包括康复的认知神经科学。

以遗传学为基础，临床神经科学和多种多样的神经影像学模式用于研究中枢神经系统的传导，和许多其他最终能有利于增强我们对受伤的大脑如何修复的理解的神经生物特征。临床神经科学与神经影像学相结合的模式，也被用于创建新的心理治疗学和干扰认知康复方面。我们需要一个更简洁的方法来执行功能神经影像，来检测康复病人的大脑功能的变化，随着影像学的发展，来提供更为实际的方法应用于治疗方面。

尽管经颅磁性刺激不是神经影像技术，但是可以同神经影像结合起来，为治疗学提供一个方法，为康复学打开一个潜在的令人兴奋的治疗学的视角。Robertson 和其他人开始讨论怎样将认知神经科学影响康复学。结合以上的进展。作者的观点是运用神经影像技术，认知和临床神经科学将会获得重大突破，并能预测和指导未来的临床康复学，从而可以更好地发展康复心理学和临床神经心理学。以下讨论一些已被认可的技术。

重要的一些研究说明了在微小的意识领域里，功能性神经影像学如 fMRI 显示对熟悉声音反应的变化或对简单的认知挑战，说明，可以意料的皮层的活动表现出了更为高级的皮层功能。功能磁共振来临之前，康复临床医师仅能推断一些病人脑部行为的反应的发生,因为大多数的病人在行动上不方便,临床医师只可以从病人的行为反映推断,所以医师不太可能得到病人认知处理水平的太多信息。功能影像学能帮助医师评价病人的植物和最低意识状态,并通过一段时间后对病人的观察,观察病人经治疗后是否有一些进步。

1. 弥散张量影像学(DTI)

已知,DTI用一定的方法除去弥散的水分子,评估整体组织和脑白质的联系,这种联系很重要,因为,脑白质是脑部一些联系纤维,有髓鞘的纤维联系就像图13.2一样,视觉的脑白质用正常的神经传递速度传递,DTI提供一个参数来评价脑组织是否正常。DTI优点在于为康复临床医师提供更直接脑白质完整的指标,特别是自动的传导路径和大脑主要的白质传导路径,如胼胝体传递,和神经心理学及康复指标相关。

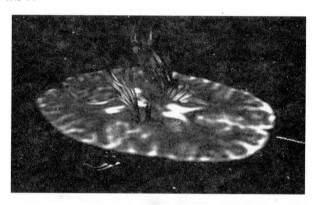

图 13.14a 弥散张量成像用于显示传导经过内囊的联系纤维,当右侧偏瘫时,左侧半球联系纤维减少。

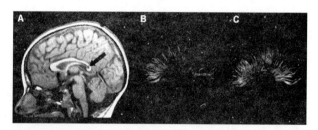

图 13.14b 弥散张量纤维示踪成像技术用于显示胼胝体后部纤维以及穿过胼胝体的联系纤维变细,而引起的联系纤维大量减少。颜色表示了纤维传递的方向,蓝色表示传导至脑室的方向,暖色(即红色到橘色)表示传递至边缘部位的方向,绿色表示传导至前后的方向。图像来源于经过轻度到重度的脑外伤后的儿童脑部经胼胝体的弥散磁共振影像。

图 13.14a 显示穿过孩子右侧内囊的联系纤维受损,导致左侧偏瘫。两侧的传导路径应该是对称的,但是就像看到的那样,受影响的这侧传导路明显减少。DTI技术可以让临床医师更为直接地观察到这种减少。图 13.14b 中 DTI 显示了

经过脑外伤后穿过胼胝体联系纤维被切断了。如果只是观察传统的 MRI 中间剖面，康复临床医师不能完全发现联系纤维的缺失。当所有的信息都用 3-D 影像显示，可以明显看出胼胝体的联系路径被切断，同时，大脑剖面图也可以显示其他解剖区域的情况，如图 13.15 所示。直观地说，这种方法可以帮助临床医师来了解潜在的脑组织损伤，同时可以帮助病人及其家属了解损伤的本质和程度。

　　尽管，图 13.14a 和图 13.14b 的影像令人印象深刻，并使人直观了解行动不良（见图 13.14a）和两半球间的受损（见图 13.14b），但是，DTI 很可能在增强对神经心理结果的了解上应用更广泛。例如 Alexander 和 Wilder 等人的研究表明如何利用 DTI 的方法来检测正常脑白质中信息处理速度减慢的原因，因为脑白质的信息处理速度与水的放射弥散度有关。具体到创伤性的脑部损伤，Salmind 等人应用 DTI 系数来显示脑外伤后脑白质受损的弥散本质及其与认知功能和中枢运动后遗症有关。随着 DTI 神经病理学及功能的重要性越来越清楚，这种影像工具在预测和检测康复结果中起了很大的作用。

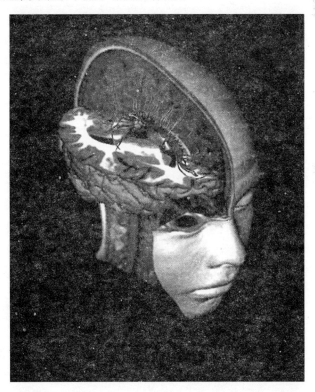

图 13.15　上图是一个脑外伤儿童的 **3-D MRI** 扫描。扫描显示，他的胼胝体中出现了较大裂口，大量穿过胼胝体纤维缺失。目前 3-D 图像是显示脑部结构的最好的方法。

2. 磁共振波谱成像

磁共振波谱成像(MRS)对脑部的化学环境进行评估,因为了解 MRS 在不同区域的一场程度可能有助于监控患者从创伤性脑外伤和卒中恢复后的功能状况。目前几项研究对康复可能性及认知和神经精神的 MRS 结果进行了检查。这些都显示了 MRS 对中枢神经系统损害的病人的检测和康复的预测都很有用。因此,康复病人目前都要经过 MRS 扫描,以检测是否出现异常,并在 ROI(为标准)中作为标记物检测神经元受损的并发症,但是没有足够的数据来检验其效果。

自动化磁共振成像分析:以 MRI 为基础的定量影像学分析大都需要靠手动追踪 ROI 来完成。然而自本章节以前的版本在 2000 年第一次发行后,自动化影像学取得了极大的发展,这一点已经有所提及,VBM(脑容量学检测)也已经讨论过了,但是还有很多完全自动化的结构影像分析,能够以最低的操作投入分析容量及形态。例如:图 13.16 是一个自动化影像分析的例子,例子中的 ROI 是脑室。当 MRI 扫描数据用于该分析中时就不需要操作界面来操作分析,所有的影像,包括脑室的 3-D 影像都是全自动的。这对于临床医师来说,意味着利用自动影像分析方法,就能够轻易从 MRI 数据中提取详细的定量数据。这些也可以通过简便的手段获得,但是需要一个特殊类型的 MRI 容量扫描仪。因为这是一种非常新的技术,没有前瞻性的研究来说明如何在康复机构最大限度使用这种信息,但是可以肯定的是,在形态测定的基础上观察脑组织结构是否完整及是否缺失对临床医师是有好处的。

三、总结

传统的康复心理学或临床神经心理学评估依赖于推测病人的伤势如何导致潜在脑部功能受损。直到当代神经影像学的来临,心理学医生才能直接利用大脑功能的直接评估观察行为,因为这种方法能提供大量有用信息。然而过去 20 年中发生了巨大变化,fMRI、MEG、定量脑电图像分析和 PET 等功能性影像方法均在康复研究和临床工作中得到广泛应用,随着影像学分析的处理方法越来越快,这些方法更能投入到实际用中。在过去 10 年中影像分析取得极大发展,康复临床医师无疑将更多地使用神经影像学方法。

例如在撰写本章的同时,我们也在试图制定一个 fMRI 的标准去评估语言、记忆(包括工作记忆)和多种活动功能及感知和感觉的能力。这些程序都可以应用于康复心理学中(Arenth,Ricker 和 Schultheis,2007)。这样,最终就可以直接通过功能神经影像方法获取到信息,而过去这些信息只能根据康复或神经心理评定推测。

Fermande(2004)的一个例子,如图 13.16 所示,是一个经 CVA 检测的一个失语患者。

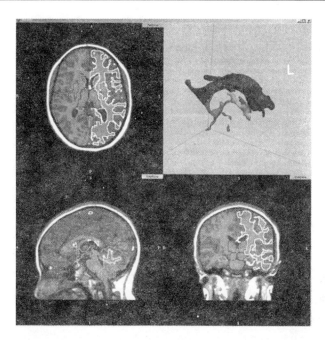

图 13.16 全自动的影像学片段用冠状位、矢状位和轴位，显示了多种不同区域的差异。在此例中，感兴趣区是脑室计算脑室容积并用 3-D 的影像学图像来说明，就像右上角显示的那样，其他的影像显示了脑白质、脑灰质及脑脊液和脑室是如何被划分的。

　　这个例子说明了医学控制下的语义与韵律相关任务会引起显著左侧大脑半球运动。在卒中后一个月，可以观察到左侧大脑半球的极少活动，但是右侧大脑半球的颞前区也有类似的大区域的活动。这个病人通过康复、语言和言语治疗过程取得进步中，更多的正常活动形式在左侧大脑半球出现了，且能用 fMRI 技术记录下来，如何用 fMRI 技术检测对大脑（甚至是未受创伤的大脑）的训练过程，因此提供了一种观察大脑在学习过程中的反应方法，毫无疑问越来越多的康复过程会应用这种方法。

　　正如以前讨论的那样，目前神经影像学方法要广泛应用于临床康复中仍存在一些局限性。然而，神经科学家发明了许多无创的方法，例如应用红外线、分光镜、超声波等技术进行脑部功能的评估。红外线技术是检测氧气被氧化和血红蛋白的利用率，因为光线的吸收取决于氧气和血红蛋白分子的结合度。在某些方面fMRI 也依赖于同样的特征，但是 fMRI 需要专业的 MRI 机器以特定的软件和硬件来测定血中氧的不同水平，这种方法推广可能性大、成本低，康复的临床实用价值也很高。Arenth 等已经关于这种潜在方法在神经康复中的应用发表了一篇经典的综述。

　　如果这些临床技术是有效的，那么传统的神经心理检测时间就能缩短，因为有些方面可以完全排除（Bhambhani，Maiklala，Farag 和 Rowland，2006）。这使临床医生有更多的时间进行面对面的治疗,也有更多的时间告知患者及家属他们目前的情况和预期结果。不同于传统的心理测试方法医师只担任评估角色,未来的临床康复和神经心理学医师将会成为执行认知和行为评价手段的核心,同时他们也在脑部结构和功能的神经影像研究、以及康复过程中对潜在脑部功能提高以及脑部潜在的适应性过程的制图中取得重要作用。结果显而易见,未来的康复心理学家必须依赖神经影像学,它将认知和神经行为评估相结合,并应用于结果追踪和处方治疗。在未来 10 年里,无疑将出现更多的研究,但是影像学为康复临床医师提供了一种更为直接的评估脑部功能的手段。这些方法将结构性和功能性的神经影像学与康复评估结合起来,使医师对神经行为缺失有更深一步的了解,不仅加快康复病人的康复过程,也改善了康复结果。

(肖雷译,黄鹏校)

参考文献

Bigler, E. D. , Ryser, D. K. , Gandhi, P. , Kimball, J. , & Wilde, E. A. (2006). Day-of-injury computerized tomography, rehabilitation status, and development of cerebral atrophy in persons with traumatic brain injury. *American journal of physical medicine & rehabilitation*, 85(10), 793 – 806.

Kurth, S. , & Bigler, E. D. (2008). Structural neuroimaging in clinical neuropsychology. In J. E. Morgan & J. H. Ricker (Eds.), *Textbook of clinical neuropsycholgy* (pp. 783 – 839). Lisse, Holland; Swets & Zeitlinger.

Bruen, P. D. , McGeown, W. J. , Shanks, M. F. , & Venneri, A. (2008). Neuroanatomical correlates of neuropsychiatric symptoms in Alzheimer's disease. *Brain*, 131, 2455 – 2463.

Squire, L. R. (2004). Memory systems of the brain: a brief history and current perspective. *Neurobiology of learning and memory*, 82, 171 – 177.

McDonald, C. R. , Hagler, D. J. , Ahmadi, M. E. , Tecoma, E. , Iragui, V. , Dale, A. M. , et al. (2008). Subcortical and cerebellar atrophy in mesial temporal lobe epilepsy revealed by automatic segmentation. *Epilepsy research*, 79, 130 – 138.

Gauthier, L. V. , Taub, E. , Perkins, C. , Ortmann, M. , Mark, V. W. ,... Uswatte, G. (2008). Remodeling the brain plastic structural brain changes produced by different motor therapies after stroke. *Stroke*, 39(5), 1520 – 1525.

Gorno-Tempini, M. , Rankin, K. , Woolley, J. , Rosen, H. , Phengrasamy, L. , & Miller, B. L. (2004). Special Section Cognitive behavioral profile in a case of right anterior temporal lobe neurodegeneration. *Cortex*, 40, 631 – 644.

Wagner, A. , Greer, P. , Bailer, U. F. , Frank, G. K. , Henry, S. E. , Putnam, K. , et al. (2006). Normal brain tissue volumes after long-term recovery in anorexia and bulimia nervosa. *Biological psychiatry*, 59, 291 – 293.

Papanicolaou, A. C. , Castillo, E. M. , Billingsley-Marshall, R. , Pataraia, E. , & Simos, P. G. (2005). A review of clinical applications of magnetoencephalography. *International Review of Neurobiology*, 68, 223 – 247.

Arenth, P. M. , Ricker, J. H. , & Schultheis, M. T. (2007). Applications of functional near-infrared spectroscopy (fNIRS) to neurorehabilitation of cognitive disabilities. *The Clinical Neuropsychologist*, 21, 38 – 57.

Fernandez, B. , Cardebat, D. , Demonet, J. , Joseph, P. A. , Mazaux, J. , Barat, M. , et al. (2004). Functional MRI follow-up study of language processes in healthy subjects and during recovery in a case of aphasia. *Stroke*, 35, 2171 – 2176.

Bhambhani, Y. , Maikala, R. , Farag, M. , & Rowland, G. (2006). Reliability of near-infrared spectroscopy measures of cerebral oxygenation and blood volume during handgrip exercise in nondisabled and traumatic brain-injured subjects. *Journal of rehabilitation research and development*, 43, 845 – 856.

第三部分

临床干预

第14章 创伤性残疾后的酒精和其他药物的使用

Charles H. Bombardier and Aaron P. Turner

酒精和其他药物滥用是全球性的公共健康问题,而那些患有外伤性残疾的人群更受到特别的关注。在美国,酒精无疑是最经常使用同时也是最容易被滥用的药品。尽管许多人平常都使用酒精,美国12个月的酒精使用障碍发病率实际上是8.5%(Stinson等,2005)。酒精危险使用仍然是可阻止的死亡的第三大主导因素(Mokdad,Marks,Stroup和Gerberding,2004)。其他药物使用障碍的年发病率是2.0%。总体人口的9.4%患有酒精使用障碍或者药物使用障碍,两者都有的人群占1.1%(Stinson等,2005)。

药物使用障碍在创伤后所致残疾的人群中的发生率比普通人群更高。因为康复心理学家渴望治疗"完整的人",本章讲述完整护理包括处理药物滥用问题的许多案例。尽管康复心理学家们常说他们没有准备去治疗药物滥用障碍问题(Cardoso,Pruett,Chan和Tansey,2006),我们将会展现药物使用问题和其他的心理障碍没有太大不同,而且非专业人士能够也应该学会提供康复相关的筛查、评估和治疗的证据。

本章的目的,以创伤性脑损伤和脊髓损伤作为残疾情况的例子,说明酒精或药物相关问题在其中起到重要的作用。这两种获得性残疾经常出现酒精和其他药物滥用问题,并且这种酒精和其他药物滥用问题影响着残疾的预后。用来描述药物使用或者滥用的术语非常多,各研究都不尽相同,可能都是不严密的。尽管如此,总的来说,药物依赖指的是过去12个月内药物的不良使用造成了临床上明显的损伤或者痛苦,并且有下列七种问题中的三项以上:耐受性;回避;使用的增加;对药物的控制使用抱有强烈的欲望或者多次失败的尝试;在获得、使用药物及恢复上花费大量时间;相关的心理损害;尽管有使用相关的问题仍然想使用(美国精神病协会,1994)。除了出现下列一项或者去年内反复发生的药物使用的问题外,药物滥用的情况大同小异,这些问题包括:无法完成自身角色的主要义务、自身暴露于危险的情境下、法律上的问题、与药物使用相关的持续的或者反复发生的人际关系问题(美国精神病协会,1994)。

本章概念性地讲述了药物使用的主要问题和治疗模式。讨论了实用的筛查、评估、干预药物滥用相关的问题,重点强调改进残疾人的治疗手段。本章将介绍康复心理学家在评估和干预酒精和其他药物相关问题的作用。

一、创伤性脑损伤和脊髓损伤患者中酒精和其他药物问题的流行和影响

创伤性脑损伤和脊髓损伤患者中的酒精和药物问题引起特别的关注有两个原因。第一个原因是在这些人群中物质滥用有较高的流行率。第二个原因是酒精和其他药物问题可能会导致预后不良或者继发并发症。在本章节中，我们将讨论受伤前物质滥用的流行率、受伤时酒精药物的使用以及受伤后酒精和其他药物使用相关问题的流行率。

(一) 受伤前酒精和其他药物问题

Corrigan，Rust 和 Lamb-Hart 回顾了大量关于酒精和创伤性脑损伤患者的文献，他们发现受伤前酒精滥用和酒精依赖的流行率达到 16％～66％。最严谨的及在康复机构中的研究发现创伤性脑损伤患者酒精滥用、酒精依赖或者高风险的饮酒的流行率达到最高的 44％～66％。据报道，脊髓损伤患者损伤前酒精消耗量高于普通人群，而且 35％～49％有明显的酒精问题的病史。

目前已经开展了对普通创伤患者在损伤前酒精问题的大量研究。Rivara 等对连续出现创伤的人进行了一个简单的筛查，发现 44％的人处于酗酒状态。一项相同内容的研究发现 24％的连续出现创伤的人符合现行酒精依赖的诊断标准（28％的男性，15％的女性），同时有 17.7％符合药物依赖的诊断标准（Soderstrom 等,1997)。

(二) 损伤时的物质使用

创伤性脑损伤和脊髓损伤患者出现损伤时的毒理学数据同样能反映酒精和药物的问题。Corrigan 在他回顾的 7 项研究时发现，创伤性脑损伤患者中酒精中毒（血液中酒精浓度大于 100mg/dL）的比例为 36％～51％。后来的研究（Wilde 等,2004)出现了相似的结论。在药物使用中，Bombardier 等随访了 137 名创伤性脑损伤患者中的 114 名的毒理学数据，他发现 23.7％的患者出现大麻测试阳性，13.2％的患者出现可卡因测试阳性，8.8％的患者出现安非他明测试阳性，总共 37.7％的患者出现一种或更多种非法药物（组间有些重叠）测试阳性。在研究脊髓损伤患者的文献中，损伤时酒精中毒的比例达 29％～40％。在普通创伤患者中，Rivara 和他的同事发现 47％的患者出现血液酒精浓度测试阳性，同时 36％的患者出现酒精中毒。一项大样本的关于普通创伤患者的毒理学分析中发现，15.6％的患者出现鸦片制剂测试阳性，14.0％出现可卡因测试阳性，10.9％出现大麻测试阳性,1.0％出现苯环己哌啶测试阳性,0.1％出现安非他明测试阳性（Soderstrom 等,1997)。鸦片制剂的毒理学数据可以谨慎地解释为鸦片制剂在创伤的医疗急救中经常使用。

(三) 损伤后的物质滥用和问题

创伤性脑损伤和脊髓损伤的患者的酒精使用和酒精问题的纵向调查显示损伤后的几个月内饮酒大体上是下降的,但是损伤后的 1 年到 2 年内,饮酒是稍微增加的(Dikmen,Machamer,Donovan,Winn 和 Temkin,1995)。损伤后饮酒的大量减少一般发生在饮酒最多的个体身上,尽管少部分创伤性脑损伤的患者仍然有较多的饮酒量和相关的问题。在大部分案例中,损伤后的饮酒问题和损伤前的类型一样,但仍有少部分人在损伤后第一次出现饮酒问题。更多随访的数据非常有限,但是一项创伤性脑损伤患者的回顾研究发现,损伤后 30 年酒精滥用仍然是一生中第二种最常见的精神诊断。创伤性脑损伤和脊髓损伤的酒精消耗量稍微高于普通人群。一项对于创伤性脑损伤患者和非创伤性脑损伤患者的大样本调查显示,TBI 终身药物滥用或药物依赖是非 TBI 的 1.8 倍,TBI 的酒精滥用或酒精依赖是非 TBI 的 2.2 倍(Silver,Kramer,Greenwald 和 Weissman,2001)。饮酒率在那些经过选择后的人群中特别高。例如,职业康复客户、那些急性损伤后的康复训练计划中的人员、患有脊髓损伤的退伍军人。

总体来说,这些研究提供了明确的证据,表明 TBI 损伤前有违法药物使用或者酒精问题历史的脊髓损伤或创伤性脑损伤的患者是常见的。终身酒精滥用或酒精依赖的比例接近 50%,而目前酒精依赖接近 25%,同时比普通人群高出 3 倍。TBI 损伤后不久饮酒下降,但随着时间的延长,其饮酒又出现上升趋势,可能因为患者在获得酒精方面有较大的自由,我们很少知道是什么原因导致 TBI 损伤后饮酒或药物滥用的再度出现,但是,TBI 损伤后物质使用问题仍然是高于普通人群,那些急性 TBI 损伤后和职业性康复机构中有更高的酒精滥用比例,可能因为酒精问题干扰了团体总目标的实现,同时需要更多的心理社会服务,这些情况可能是实施干预的重要基础。

(四) 酒精相关因素对结果的影响

明确的证据表明创伤性损伤的酒精使用与一系列较差的医疗上、功能上、心理社会上的结果相关。尽管证据有其局限性,但酒精使用在损伤的所有阶段及康复环节中均有重要影响。

(五) 酒精中毒

对酒精中毒的神经学上的研究结果有着很多复杂的结论。一些研究表明在出现创伤性脑损伤时的酒精中毒与更差的短期效应有关,如更严重的初始损伤程度(Cunningham 等,2002),更长的昏迷时间、更长时间的烦躁,脑血流的减少,再次损伤 3 月后出现的脑萎缩(Wilde 等,2004)和更严重的损伤 1~2 月后的认知损害。其他关于创伤性脑损伤的研究发现血液中的酒精浓度与神经病学的结果或认知损伤有关。酒精在急性创伤性脑损伤中同时有神经保护和神经毒害的双重作用。但是,在人类的研究及动物实验中发现,酒精中毒可能与更严重的脊髓损伤和更高的颈椎损伤概率有关。

(六) 损伤前的酒精问题

损伤前的慢性酒精滥用或依赖是创伤性脑损伤或脊髓损伤后的很多负性结果的一项预测指标。损伤前酒精滥用和死亡危险的增加、更严重的脑损伤相关。有酒精滥用历史的患者有更高罹患情感和行为问题的风险,更加不容易融入到社会或者参与有意义的活动中,有更差的职业表现,同时会出现更高的反复罹患创伤性脑损伤的风险。因为这里的许多研究都不能成功控制那些可能的共同影响因素,例如教育经历、法律不健全、其他物质使用和社会支持,酒精在这预后不良的结果中扮演的角色还值得更进一步的研究。

那些发病前有酒精问题的脊髓损伤患者很少参加有意义的活动如康复治疗,并有在脊髓损伤后 3 年痛苦、压力增加的风险。而且,有明显的酒精问题历史的脊髓损伤患者,出现抑郁和自杀的几率更高。

(七) 损伤后的酒精使用或滥用

创伤性脑损伤后过度饮酒甚至会损害神经功能恢复和扩大认知损伤,这种结论备受广泛争议。然而,在这一领域里很少有经验性的研究。长期的重度饮酒会引起永久的大脑损伤。重度饮酒能发展成认知损伤,而且其后果与饮酒量大小有关。有限的证据表明危险的酒精使用可能对创伤性脑损伤后的脑功能恢复产生有害的作用,相关电位和核磁成像(MRI)均显示大脑体积减少。对酒精敏感的患者的自我评价中发现,创伤性脑损伤患者放大了急性神经认知效应,同时,酒精中毒和创伤性脑损伤产生了相同的神经心理损害效应。现有文献报道了创伤性脑损伤患者在损伤后的酒精使用和神经心理学结果之间的结论有前后矛盾的地方。一项研究发现损伤后酒精问题的病史和损伤后认知功能差成正相关关系。而另一项研究却发现它们之间极少甚至是没有这种相关关系(Tuner 等,2006)。这种矛盾的研究可能因为损伤后饮酒的结果不同造成的。迄今为止,仅有一项研究验证了损伤前和损伤后饮酒在神经学上和神经心理学上的结果。Jorge 等前瞻性地研究了一群患有新发创伤性脑损伤的患者,在随访了 3 个月后,入组时有酒精滥用或者酒精依赖历史的患者,其灰质体积跟那些没有酒精问题历史的患者相比是减少的,但是两组间神经心理上的功能是没有差别的。尽管如此,那些患创伤性脑损伤并且有酒精滥用或者酒精依赖的患者在受伤后仍然继续饮酒,不仅灰质体积大幅减少,而且执行功能明显受损。

脊髓损伤的患者如果在损伤后有酒精使用的问题,这是和较差的预后紧密相关的。在损伤后有饮酒或者药物治疗的脊髓损伤患者很可能是因褥疮住院。脊髓损伤后重度饮酒与脊髓损伤后的持续损伤有关的可能性更大,而这严重的损伤必须医治。脊髓损伤后的酒精滥用被认为是干扰了维持健康的行为,这些行为是依赖判断、协调及记忆的。但是,这个结论从来没有得到经验性的文档记录。

总体来说,相关的文献认为在损伤时的酒精中毒是最可能影响早期认知功能的指标,但是随着时间和身体的康复,酒精中毒对认知功能的影响减少,除非重新饮酒的情况出现。损伤前酒精滥用对损伤后结果的影响是最得到公认的发现。尽管如此,因为众多可能的干扰因素变量,包括教育水平、损伤前的社会经济地位和损伤后的饮酒,它们之间的关系仍然备受质疑。我们对损伤后的物质使用的结果了解较少。我们仍需要对损伤后酒精和其他药物使用的结果进行研究,如创伤性脑损伤患者的认知功能、行为、神经并发症(如癫痫)、神经心理的康复。相似的研究需要调查脊髓损伤后物质使用对免疫功能、性功能、抑郁和自我护理的影响。研究需要控制损伤前的物质使用、滥用或依赖的影响。

二、历史展望和酒精成瘾的竞争模型

随着许多医学障碍和心理障碍的增多,在最近这几十年中我们对酒精和其他物质使用问题的理解发生了很大的变化。对目前治疗方面的一个全面了解需要经过长时间的临床训练而形成的理论基础。

(一) 酒精成瘾的竞争模型

酒精成瘾被定义为一种疾病或者与酒精问题相关的某一类专业术语。这种疾病模型认为酒精成瘾是一种不连续的疾病状态,致使酒精成瘾的人在本质上与那些典型的饮酒的人不同。而且,尽管知道酒精成瘾对生理和心理社会产生不良影响,酒精成瘾的人在医学或者心理上被认为有某些缺陷,导致出现一系列行为,包括过度饮酒和对喝酒无法自控。酒精成瘾是长期形成并逐渐加重的,只能通过戒酒的方法缓解。现行的疾病模型是由美国精神病协会1994年制定的心理障碍的诊断和统计手册第4版(DSM-IV)所定义的酒精依赖。

根据其他医疗状况相似的历史模式来看,酒精成瘾被认为是一种疾病是有依据的。

历史事实同样认为对任何问题的治疗有引起对严重病情结果关注的倾向。最初,适合于这些病例治疗的手段在最早发现病情的时候是有效的。随着时间的变化,那些病情较轻的患者存活下来,同时,其他的治疗手段不断出现。因此,对有酒精问题的患者的治疗手段不断进步的现象就不足为奇了。

许多对酒精成瘾的当代的理论和研究已经摒弃了分类疾病模型,认为酒精相关问题是随着酒精成瘾严重程度出现的一个连续统一体。尽管在疾病模型中已经得到预测,DSM-IV通过对不是酒精依赖的酒精滥用的诊断对酒精成瘾进行分级(美国精神病协会,1994)。医学研究所报告从多种角度阐述一系列"酒精问题"是值得注意的,这与疾病模型的解释相去甚远。

在医学研究所报告中,这三角关系图用来代表这一系列酒精问题(图14.1所示)。这三角形区域描述了整个美国人口中酒精消耗和酒精相关问题,同时也解释了很多与酒精问题和残疾相关概念上的转变。

首先,典型的酗酒者代表了美国人中有酒精问题的少部分人,很大一部分美国人消耗了大量酒精,引发酒精使用的明显损伤,但是他们又不符合酒精依赖的诊断标准,也不寻求帮助。其次,医学研究所强调普通饮酒和酒精滥用甚至是酒精依赖之间没有明显界限。再次,个体总是反复出现这一系列酒精问题,有酒精使用障碍的个体中,饮酒总量和酒精相关问题的程度因为个体一生的过程中的不同而明显各异。而且,大部分的改变不是归因于治疗。最后,这种连续模型提供了更合适的框架,通过此模型康复心理学家观察有轻度到中度的酒精问题的人。

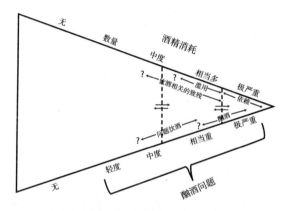

图 14.1 专业术语图(选自《饮酒问题治疗基础拓展》,1990年医学研究所,华盛顿特区:国家研究院出版社)

(二) 疾病模型相关的一般假设

许多同时期的关于酒精使用障碍的假设与成瘾行为的文献互相矛盾,这可能与临床治疗中一些潜在的创新有关(见表14.1)。当询问那些物质使用障碍的人关于非主观和移情态度的问题时,和我们的印象相反的是他们通常都承认这回事。在康复环节中,有物质滥用问题的患者都希望改变此种现状。他们经常依靠自己来改变,但是许多人会接受来自匿名戒酒互助社(AA)的治疗或者帮助(Bombardier 等,2002)。自我改变是大多数有酒精问题的人实现节制酒精的方法。酒精滥用和酒精依赖的主要人群中,1到3阶段的简短干预治疗被认为和标准治疗同样有效。物质使用问题在许多案例中比我们想象中更加好治疗。而且,许多治疗手段可能是有效的,非专业人士可能会在一整套康复方法中提供有价值的干预手段。

三、物质滥用的筛查

对酒精和物质使用障碍的准确定位是提供有效治疗的关键的第一步。庆幸的是大量的关于这些障碍的筛查和评估的研究已经在医生和普通人群中得到验证,同时有不断增加的大量证据支持了它们在康复患者中的有效性和可靠性。

表 14.1　物质滥用的共同观点:误区与研究发现

物质滥用误区	研究发现
病人必须承认他们是酗酒才能进行康复	· 对酗酒的接受和治疗的结果是不相关的
否认酗酒是一种疾病	· 酗酒者在酒精节制方面跟非酗酒者相比较差(Donovan,Rohsenow,Schau 和 O'Leary,1977;Skinner 和 Allen,1983) · 在创伤性脑损伤和脊髓损伤的患者中,更多严重的酒精问题和更大的改变意愿有关(Bombardier 和 Rimele,1998;Bombardier,Rimele 和 Zintel,2002) · 治疗专家的行为明显影响病人的依从性(Miller 和 Sovereign,1989;Patterson 和 Forgatch,1985)
否定必须面对	· 对抗增加了改变的阻力;移情作用增加了改变的动机(Miller 和 Sovereign,1989;Patterson 和 Forgatch,1985) · 大多数有心理问题的患者都不去寻求专业的帮助(Prochaska,Diclemente 和 Norcross,1992)
不希望得到正式治疗是一种否认的标志	· 在创伤性脑损伤患者中,70%的危险饮酒者中希望通过自己来戒酒,同时少于 20%的患者希望加入匿名的酒精成瘾治疗中(Bombardier 等,2002)
物质滥用治疗是康复的唯一途径	· 77%的酒精成瘾者在没有专业帮助或匿名的酒精成瘾组织的帮助中康复(Sobell,Cunninghan 和 Sobell,1996) · 1 到 3 个阶段的简短干预治疗比更加集中的治疗更加有效(Bien,Miller 和 Tonigan,1993)
终身戒酒是治疗的唯一合理目标	· 需要戒酒的承诺,排除那些在他们饮酒中能做出其他有意义的事情的情况(Dimeff 和 Marlatt,1995) · 考虑治疗目标的情况下让她们选择,以增强坚持治疗的决心(Sanchez-Craig 和 Lei,1986) · 一些有问题的饮酒者通过适量的饮酒达到了较好的长期结果(Sanchez-Craig,Wilkinson 和 Davila,1995)

(一) 物质滥用筛查的一般思考

在康复环节中提倡对物质滥用问题的普通筛查有几个原因。物质滥用是康复中常见的,也是对康复结果有重要影响的因素。但是,健康护理人员在没有系统的可靠的筛查手段的情况下对物质滥用问题的检测是非常匮乏的。临床检测在康复环节中没有得到较好的研究,但是,根据一项康复工作人员的调查显示,平均22%的康复患者中有物质滥用的问题,而筛查的结果显示实际物质滥用的比例是其2~3倍。急性创伤中心的研究显示23%的急性酒精中毒的患者没有被他们的医生所发现,而且其工作人员对患有慢性酒精问题的患者的鉴别率不到一半。在同一项研究中,工作人员错误地把26%的患者认为是酗酒者。最初的治疗中对酒精滥用或者依赖的临床判断的敏感性(18%~44%)较差,但是特异性较好(96%~99%;Fiellin,Reid 和 O'Connor,2000)。临床上判断患者是否是物质滥用的依据是倾向于性别、外貌、保险的档次和社会经济地位的区别来决定的。偏见可能进入临床判断中,一定程度上因为依赖于没有实证基础的筛查方法。下面我们将看到,许多有证据支持的筛查手段对鉴别酒精滥用和酒精依赖有很好的敏感度和特异度。

对损伤前酒精问题的准确鉴定是预测损伤1年后出现酗酒问题的良好方法(Bombardier 等,2002)。酗酒者的鉴定有助于判断患者在住院康复治疗期间功能恢复较慢的情况。血液中酒精和其他毒物检测能筛选出那些存在物质滥用问题的患者。但是,简易的自评措施的特异性和敏感度更高。许多研究证实在疾病的急性期、手术期和康复期都可以实行自评筛查措施。也许使用简便易行的筛查手段的重要原因是阻止那些存在相关问题的患者继续出现物质滥用的情况,并给需要进行干预的患者帮助。

一些内科医生可能不愿意进行酒精筛查和评估程序,原因是考虑到联邦保密法和保险法的因素。在进行酒精筛查前,应了解熟悉酒精和物质滥用相关的健康信息进行保护的联邦法律。可能各州的酒精和药物滥用相关创伤的相关法律不尽相同。讨论这些法律问题不在本章涵盖内容范围内。但是,Rivara 等提供了一篇关于管理物质滥用相关保密和保险范围相关问题的实用性建议的综述。

临床内科医生进行系统性筛查的另一个可能的障碍是怀疑自评酒精筛查和评估数据的有效性。在物质滥用的文献中已经在这个问题上关注很多,而相当多的研究人员认为如果采用合适的测量手段和程序,那些有酒精问题的患者通常会提供可信和可靠的报告。而 TBI 的患者的酒精滥用问题的筛查措施可能有更多的争议。Sander 等发现自评量表和独立观察结果具有较好的内部一致性(大于90%)。

许多研究报道了扩大自评量表的可信度的方法。访谈通常在临床环节中进行,确定患者没有在药物或酒精的影响下,同时确保访谈的保密性。酒精或药物滥用的筛查通常植入到大量的健康相关的评估内容中,而且强调物质滥用等行为是影响到健康或疾病的某些危险因素。另外一些相关的生物医学数据,如血液酒精浓度或肝功能测试可能会增加可信度。任何物质使用相关的评估手段需要以客观的方式进行,避免一些词语如酒精成因或相似的词。筛查需要包括测量近期的物质使用情况,便于患者区分是回答目前的还是终生的药物使用相关问题。

(二) 实用的筛选手段

一系列简易的筛选量表作为酒精相关问题的可靠和可信的指标已经得到应用(如表14.2和表14.3)。一种鉴别在康复阶段酒精依赖的有效工具是CAGE问卷。CAGE问卷代表了四个问题:你是否认为你应该减少你的饮酒量?你是否感觉到别人曾批评过你的饮酒行为?你是否对你的饮酒行为感到不好或愧疚?你是否曾经在早晨第一件事就是喝一杯酒来稳定你的神经或摆脱宿醉?每一个肯定的回答为1分,共计2分或更多分代表临床显著性。CAGE的敏感度和特异度对患有创伤性脑损伤的患者的酒精滥用的检测比更复杂的如简易密西根酒精成瘾筛查测试和物质滥用简易筛查问卷更好。

同时,也有更多可靠的检测酒精使用和酒精使用障碍的方法。酒精使用障碍认同测试(AUDIT)是由世界卫生组织(WHO)编制的,用于在初级医疗护理阶段的饮酒问题的早期鉴定。AUDIT问卷由10个条目组成,3个条目是关于酒精消耗量,4个条目是酒精相关生活问题,另外3个问题是酒精依赖的症状。近几年,AUDIT的三个酒精消耗量的条目构成了AUDIT-C量表,是用于在健康护理阶段中酒精使用的筛查和酒精滥用和酒精依赖的可靠和实用的方法。

对于药物使用的筛查手段较少,目前一种可靠的鉴别药物滥用的方法与DSM-IV的结构式临床访谈比较后发现,在诊断创伤性脑损伤患者中,SASSI-3的药物量表的表面信度比CAGE量表对药物滥用的检测更好(Ashman等,2004)。其他对于药物滥用筛查的手段包括酒精、吸烟和药物参与筛查测试(AAIST)。ASSIST是用于医疗系统评估的可靠手段,它覆盖终生和目前的药物使用,同时也包括药物依赖的症状和药物相关的问题,但在测试中需要花费15分钟,更简易的量表正在发展过程中。另外一种简易筛查测试是两项目共接点筛查(TICS),其两个问题是"过去一年你是否在不愿意的情况下饮酒或者使用过药物?"和"过去一年你是否认为你想或者需要减少你的饮酒或者药物使用?"这对于在初级医疗护理人群中患有物质使用障碍的个人来说,81%的人会选择一项"是"的回答(Brown等,2001)。

表 14.2　常用的酒精筛选手段

测量	项目数	截点分	时间	评论
CAGE	4	＞2	1～2分钟	便于管理,对酒精依赖更具体,但是没有酒精消耗量的条目
AUDIT	10	＞8	2～5分钟	测量酒精消耗量、后果和酒精依赖,对酒精滥用更加敏感
AUDIT-C Men Women	3	＞4 ＞3	1分钟	测量酒精质量、频率和饮酒,没有问题;对单独使用截点分的男性和女性都可靠
SMAST	13	＞3	5～7分钟	测量后果,没有酒精消耗量
RAPS	5	＞1	1～2分钟	对女性和少数人的酒精依赖的筛查非常可靠;没有酒精消耗量的条目
SASSI-3	93	复杂量表	15分钟	客观的反映物质滥用障碍的优先措施,但是,也受到部分质疑

注:CAGE 包含四个问题:你是否认为你应该减少你的饮酒量? 你是否感觉到别人曾批评过你的饮酒行为? 你是否对你的饮酒行为感到不好或愧疚? 你是否曾经在早晨第一件事就是喝一杯酒来稳定你的神经或摆脱宿醉? AUDIT:酒精使用障碍认同测试;AUDIT-C:酒精使用障碍认同测试中三个关于酒精消耗量的问题;RAPS:快速酒精问题筛查问卷;SASSI:物质滥用简易筛查问卷;SMAST:简易密西根酒精成瘾筛查测试。

表 14.3　酒精相关筛查测量的临床有效性

测量手段	目前已滥用或有风险的酒精滥用		现有的酒精依赖	
	敏感度	特异度	敏感度	特异度
AUDIT	74％	88％	74％	89％
AUDIT-C Men Women	86％＊ 73％＊	89％＊ 91％＊	88％＊ 87％＊	75％＊ 85％＊
CAGE	54％	91％	84％	90％
RAPS	55％	79％	93％	87％
SMAST	68％＊	92％＊	100％＊	85％＊
SASSI-3			70％	62％

数据来自 Bradley 等(2007)和 Cherpitel (2000)。

　　总之,酒精和其他药物相关问题的筛查手段是可行的,需要较少的临床调查便可实现,对于患有创伤性脑损伤和脊髓损伤的患者的临床预后的判断具有参考价值。对酒精使用障碍患者而言,AUDIT-C 量表由于其简易和较多的心理测量成分的特点,其应用前景广,对于鉴别上述问题的严重性方面非常有效。而其他的药物使用障碍,临床医生必须在简易且不是单单针对某一种药物滥用的测量手段中做出选择,也不能选择太长的测量工具如 SASSI-3 或 ASSIST。在使用每种推荐的筛查手段后,这种方法对于近乎每一位访谈者都能产生可靠的结果。而筛查是更加细致的评估和治疗干预的基础。

(三)评估物质使用的类型

对物质滥用相关因素更加细致的评估对于正确的诊断和治疗计划的实施非常重要,其评估至少包括三个维度:酒精和药物使用的类型,物质依赖的症状和酒精或药物使用相关的生活问题(IOM,见表14.4)。评估通常包括诊断和改变的预备状态。Tuner 等发现创伤性脑损伤和脊髓损伤的住院患者分为四种类型:18%的患者出现酒精依赖,可能需要更加合理的治疗和随访;21%的患者虽有较多的消耗量但是依赖的症状出现较少,可能干预的效果良好;15%的患者的酒精依赖是反复发作,需要不断的复发后治疗后可能有好转;46%的患者可能是正常的饮酒者和非饮酒者,只需要简单的教育即可。

检测物质使用障碍的大量测量手段应运而生。测量手段根据临床的需要、患病时间、需要谁来执行测量手段和他们的技术水平来选择。需要注意测量时间的长短(如是终生的还是目前的情况)。在创伤性脑损伤的患者中,记忆损失可能根据患者患病时间长短使回想更加复杂。但是,大多数测量方法在患有记忆损失的患者中没有心理测量的数据来支持其应用,因此,今后需加强此方面的研究。

四、服务传递模型

在健康护理阶段对物质滥用的治疗至少包括四大方法。一种方法是在单一有效的治疗中发展一名专家,对可能患有该情况的患者同样适用上述方法。另一种方法是根据患者问题的严重性尝试不同程度或不同类型的治疗方法。第三种方法是筛选出所有物质滥用或依赖的患者,对这些患者适用外部治疗计划。最后,逐步分层次护理模型的使用是第四种方法,分层次护理模式包括对所有可能出现物质滥用的患者提供少量的治疗(简易的干预)方法,除非在达不到某个特定的临床目标后,才再重新评估和使用更加合理的治疗。

表14.4 常用的物质滥用量表

测量领域/手段	详细内容
饮酒类型 质量、频率、变异程度 Grid 方法 时间回溯 饮酒日记	测量每段时间内适当饮酒的次数和每段时间内喝酒的总量 评估典型的每周内上午、下午和晚上喝酒的总量 使用日历和记忆点线索评估某一特定时间段的实际饮酒量 每天记录的酒精消耗量

续表

测量领域/手段	详细内容
酒精依赖 酒精依赖量表 酒精依赖严重性问卷 短期酒精依赖数据	用来描述去年酒精依赖的症状,大多数是心理测量,共25题 经历30天大量饮酒后酒精依赖症状的发生频率,共20题 酒精依赖的早期症状的敏感度,共15题
酒精相关问题 饮酒者结果问卷	评估由饮酒引起的负性生活事件,分为5个分量表,共50题,分别是人际间的身体健康、自身健康、从动控制、社会责任感和对不可信报道的控制
酒精诊断 DSM-Ⅳ结构性临床量表	对酒精滥用的程度分为轻度、中度和重度依赖的诊断问卷
药物使用 药物滥用筛选测试28题版本10题版本	在药物滥用和药物依赖方面与DSM-Ⅳ相比,此28题版本有85%的准确性
预备状态的改变 预备状态的改变量表 预备状态规则	最先12题减少到10题,预备状态是一个连续体预备规则是由单一问题组成,"0"代表我从来都不思考我的饮酒,"10"代表我的饮酒习惯已经改变,我现在饮酒比以前少多了。此单一问题比过去复杂的测量方法在预测结果方面更为有效
完整测量 酒精使用问卷 成瘾严重性指数	分为17个量表,共228题,分为饮酒类型、身体依赖、管理失控和预备改变状态 40分钟的访谈,包括生活问题、医学、伦理、就业、帮助、酒精、其他药物、家庭/社会和精神状况

在美国,对酒精成瘾的治疗独立于科学领域外,所以最常见的使用方法通常很少有经验性的证据支持,而且其有效性与花费相关。但是,经验型的综述和meta分析对于临床应用有较好的指导意义。下面的章节讲述几种有效的酒精干预手段,重点强调其在康复环节中的应用价值。在治疗中大量积累的证据支持其有效性(按证据多少排列):简易干预、社会技巧训练、增强动机和社区强化的方法。值得指出的是这些综述的作者提出了一些已经证明无效的治疗方法,它们包括教育讲座电影、总体的心理治疗、大概的酒精咨询、放松治疗和抗焦虑治疗。越来越多的治疗方法被认为是完整的物质滥用治疗计划的一部分。但是,这些不在本章讨论范围以内。

在探讨物质滥用治疗内容时,相互帮助疗法(AA)值得特别注意。相互帮助在单独治疗中的有效性没有特别强的证据支持,但是多中心的研究提示,相互帮助疗法治疗加上12个疗程的支持治疗与4个疗程的增强动机治疗或12疗程的认知行为治疗的效果相似。相互帮助疗法使用广泛,且体现了目前社会支持的一部分内容,如果患者对参与AA或其他12步的治疗计划有兴趣,我们应当支持这种计划。如果可以的话,康复学家应该对AA的发起人提供残疾(如创伤性脑损伤)

知识的教育和帮助服务,以使患者的各项功能在 12 步治疗计划中得到最大的改善。

(一) 建议

对于那些与患者人群工作在一起的内科医生而言,给予即将出现酒精或药物滥用的病人简短的建议是非常有必要的。许多在医疗系统中的对照研究发现简短的医生建议会导致明显的、持久的饮酒现象的减少。例如,一项随机对照实验研究那些饮酒者在与医生进行 2 个 10 到 15 分钟的交流后,1 年的随访发现饮酒者会减少 40% 的酒精消耗量。当结合自我对酒精对健康的危害的认知提高或人际间的信息反馈时,建议对患者来说会更加有效。一些自我帮助指南已经出版了,包括创伤性脑损伤患者的自述。医生给有酒精问题的患者建议时可以在网络上搜索(http://pubs. niaaa. nih. gov/publications/Practitioner/Clinians-Guide1005/Clinicians_guide. htm)。这模型使用简单的四步方法:询问酒精的使用,评估相关问题,根据病因采用合理的手段和监管患者的病程。

(二) 简单的干预

简单的干预手段在各种阶段都能用到,如单独治疗、后期治疗过程中增加效果和影响特殊的治疗。简单干预疗法的有效性的因素是:反馈、责任、咨询、选择的机会、移情和自律。通常在评估结果的基础上,患者获取与反馈相关的包括过去和未来饮酒的损失和危险的知识,治疗者强调了患者改变的每个人的自身责任,对饮酒提出具体的改变建议,对饮酒相关问题的改变提供可选的策略。这些信息的提供包含着同情和理解,而不是面对,这些都强化了患者的希望、自尊和乐观。

最常用的简易干预手段模型是动机访谈。动机访谈被描述为通过探讨和解决矛盾情绪的方法来增加以患者为中心的内隐动机的直接方法。其主要治疗策略是开放性问题、反馈性聆听、患者确认、总结、仔细与患者交谈其改变。基于目标访谈的综述和 meta 分析支持这种方法的应用和效用。许多研究都认为目标访谈可能作为康复患者的一种有效的干预手段,另外两项研究这种方法在 TBI 患者中的适用性。另一项相关研究中,Gentilello 等随机对 366 名普通创伤患者和 396 名在急救或住院手术期间的正常对照进行了 30 分钟的动机访谈,根据 12 个月的随访观察发现,干预组不仅比对照组明显减少了他们的酒精消耗量(分别为 21.8 次饮酒/星期、6.7 次饮酒/星期),而且在损伤复发和重新住院的次数方面都较对照组明显减少。

(三) 应对和社会技能训练

此方法是从社会学习的角度对酒精使用障碍的患者进行治疗的,建立在有酒精问题的患者缺乏足够的技能来管理积极和消极的情绪和面对如工作、结婚和养育孩子等社会和人际关系角度上的。核心的人际关系治疗模式包括谢绝喝酒的技巧、积极反馈、给予批评、接受关于物质使用的批评、倾听技巧、说话技巧、醒酒技巧和争论解决技巧。主要的情绪调节话题包括管理负性思维、应对饮酒相关的信念、刺激物和渴望。应对和社会技能训练应该根据 TBI 患者的具体情况而变化,特别推荐给那些明显的酒精依赖的患者应用。一项非随机对照试验使用 12 个阶段的系统激励咨询后,具体措施是关注患者的个体目标和他们各种生活,帮助他们形成和执行密集和可实现的计划来解决他们所关注的事情,比较了 40 名 TBI 患者与对照组经过系统激励咨询后的改变,发现 TBI 患者的物质使用和负面影响明显的减少,而激励结构得到改进,而对照组在激励前后无明显变化。

(四) 社会强化方法

社区强化方法(Community Reinforcement Approach,CRA)是一种基于行为干预的方法,其强调患者环境中自然的强化物(如家庭、配偶、朋友、工作、休闲活动)来增强饮酒行为的改善。CRA 开始时是对饮酒和非饮酒行为进行传统的功能分析,与需要患者进行终生的戒酒的承诺不同,CRA 治疗专家与患者商量一段时间的戒酒期限,而允许抗酒精滥用措施的使用。CRA 包括特别的程序来处理婚姻和关系问题,假期训练、缺乏社会支持和没有可替代的非饮酒的娱乐活动。研究发现这种方法非常有效。

CRA 应用的适应证是那些有酒精使用障碍且拒绝寻求治疗的患者的朋友或家属。其接受行为管理技巧、交流技能的训练,最终帮助酒精滥用患者达到治疗的目的。研究发现,经过 CRA 的使用,治疗的积极性增加,治疗后酒精使用减少,以及关心患者的其他人的痛苦也明显减轻。

(五) 预防复发

预防复发是认知行为自我管理中必备的,通过参与和计划应对复发的治疗传统措施来实现。复发预防模式包括以下三个主要成分:行为技能训练、认知干预和生活方式转变。酒精使用障碍患者通常有一种适应不良的行为,这是能通过参与治疗后进行改正的。如前所述,复发干预与有物质滥用病史的康复患者有明显的相关性。然而,这种方法是随认知损伤的患者的不同而各异的。

(六) 其他特殊的残疾干预

Corrigan 等研究物质滥用治疗计划的改进方法,他们随机将患者分成目标访谈组、减少保障负担增加参与性组、经济奖励或注意控制组,发现参与人数中,保障负担的减少组(74%)和经济奖励组(83%)明显多于目标访谈组(45%)或注意控制组(45%)。

总之,目前理论和治疗上的创新使康复计划实现了现场干预的目标。而干预的类型和次数或提供治疗的人员会因为对象或计划的不同而不同。各种合法且有效的干预手段层出不穷,从心理学家或内科医生提供的简单建议或多学科密切的应对技能治疗计划都实现了对患有精神损失的患者进行个性化治疗的目标。物质滥用干预方法的综合应用将比只注重结果、身体健康或仅仅减少酒精和物质使用的康复手段更加有效。而 Corrigan 及其同事的研究发现提供经济奖励和减轻治疗负担的方法可以增加物质滥用患者参与治疗的积极性。

五、结论

物质滥用是创伤致残的主要原因,而对 TBI 或 SCI 患者的物质滥用问题的康复干预是具有时间窗的。康复计划中对物质滥用问题的关注在增多,需要做的事情更多(Basford 等,2002)。目前,66%报道的康复计划支持全面筛查,而 53%对物质滥用患者的父母进行教育,69%报道他们对物质滥用咨询者提供了帮助(Basford et al.,2002)。

对残疾患者进行酒精相关服务的目的是改善其治疗效果。心理学家能通过减少患者治疗负担和提供奖励来提高物质滥用患者参与治疗的积极性。心理学家同样可以采用改善残疾人员随处可见的医学、康复、休闲和独立生活设施的方法改善治疗结果。本章的介绍会使我们更加熟悉成瘾行为领域,因此,我们能渐渐赶走未知,并且和我们的同事讨论这些问题,使临床专家了解酒精和药物相关问题。心理学家在物质滥用领域接受训练较少,而形成的治疗成瘾行为需要特别的技能和经验的看法是不正确的(Cardoso 等,2006;Miller 和 Brown,1997)。然而,目前的理论和实践强调酒精和药物问题是其他心理障碍所共同存在的,包括焦虑和抑郁。使用有效的经验性的治疗方法,我们能对残疾患者进行身体、认知和动机的个性化治疗。最后,我们能对治疗方法的有效性进行判断。

(夏亮、朱霞译,黄鹏校)

参考文献

American Psychiatric Association. (1994). Diagnostic and statisticalmanual of mental disorders (4th ed.). Washington,DC:Author.

Ashman, T. A., Schwartz, M. E., Cantor, J. B., Hibbard, M. R., &Gordon, W. A. (2004). Screening for substance abuse in individuals with traumatic brain injury. Brain Injury, 18, 191-202.

Basford, J. R., Rohe, D. E., Barnes, C. P., & Depompolo, R. W. (2002). Substance abuse attitudes and policies in US rehabilitation training programs: A comparison of 1985 and 2000. Archives of Physical Medicine and Rehabilitation, 83, 517 - 522.

Bombardier, C. J. , & Rimmele, C. T. , & Zintel, H. (2002). Themagnitude and corre-lates of alcohol and drug use before traumatic brain injury. Archives of Physical Medicine and Rehabilitation,83, 1765 - 1773.

Bradley, K. A. , DeBenedetti, A. F. , Volk, R. J. , Williams, E. C. ,Frank, D. , & Kiv-lahan, D. R. (2007). AUDIT-C as a brief screen for alcohol misuse in primary care. Alcohol-ism: Clinical and Experimental Research, 31, 1208 - 1217.

Brown, R. L. , Leonard, T. ,Saunders, L. A. , & Papasouliotis, O. (2001). A two-item conjoint screen for alcohol and other drug problems. Journal of the American Board of Family Practitioners, 14, 95 - 106.

Cardoso, E. , Pruett, S. , Chan, F. , & Tansey, T. (2006). Substanceabuse assessment and treatment: The current training and practice of APA Division 22 members. Rehabilitation Psychology, 51, 175 - 178.

Cherpitel, C. J. (2000). A brief screening instrument forproblem drinking in the emergency room: The RAPS4. Rapid Alcohol Problems Screen. Journal of Studies on Alcohol, 61,447 - 449.

Cunningham, R. M. , Maio, R. F. , Hill, E. M. ,& Zimk, B. J. (2002). The effects of alcohol on head injury in the motor vehicle crash victim. Alcohol and Alcoholism, 37, 236 - 240.

Dikmen, S. S. , Machamer, J. E. , Donovan, D. M. , Winn, H. R. ,&Temkin, N. R. (1995). Alcohol use before and after traumatic head injury. Annals of emergency Medicine, 26, 167 - 176.

Fiellin, D. A. , Reid, M. C. , & O'Connor, P. G. (2000). Screening for alcohol problems in primary care : A systematic review. Archives of Internal Medicine, 160, 1977 - 1989.

Miller, W. R. , & Brown, S. (1997). Why psychologists shouldtreat alcohol and drug problems. American Psychologist, 52, 1269 - 1279.

Mokdad, A. H. , Marks, J. S. , Stroup, D. F. , & Gerberding, J. L. (2004). Actual causes of death in the United States, 2000. JAMA, 291, 1238 - 1245.

Silver, J. , Kramer, R. , Greenwald, S. , & Weissman, M. (2001). Theassociation be-tween head injuries and psychiatric disorders : Findings from the New Haven Epidemiologic Catchment Area Study. Brain Injury, 15, 935 - 945.

Soderstrom, C. A. , Smith, G. S, Dischinger, P. C. , McDuff, D. R. ,Hebel, J. R. , Gorelick, D. A. , et al. (1997). Psychoactive substance use disorders among seriously injured trauma center patients. JAMA, 277, 1769 - 1774.

Stinson, F. S. , Grant, B. F. , Dawson, D. A. , Ruan, W. J. , Huang, B. , &Saha, T. (2005). Comorbidity between DSM-IV alcohol and specific drug use disorders in the United States : Results from the National Epidemiologic Survey on Alcohol and Related Conditions. Drug and Alcohol Dependence, 80, 105 - 116.

Turner, A. P. , Kivlahan, D. R. , Rimmele, C. T. , & Bombardier, C. H. (2006). Does preinjury alcohol use or blood alcohol level influence cognitive functioning after traumatic brain injury? Rehabilitation Psychology, 51, 78 - 86.

Wilde, E. A., Bigler, E. D., Gandhi, P. V., Lowry, C. M., Blatter, D. D., Brooks, J., et al. (2004). Alcohol abuse and traumatic brain injury: Quantitative magnetic resonance imaging and neuropsychological outcome. Journal of Neurotrauma, 21, 137 - 147.

第 *15* 章 心理治疗干预

Michele J. Rusin and Jay M. Unomoto

心理治疗是康复心理学实践的一个不可分割的部分。心理治疗训练是康复心理学博士后项目的内容之一(Patterson 和 Hanson，1995)，美国专业心理学会(ABPP)颁发的康复心理治疗资格候选人也要求应试者应具备干预病人及其家庭适应残疾的技能(ABPP, n. d.)。

临床心理学家的病人发现问题后会积极寻求帮助，然而康复心理学家与大多数临床心理学家不同，他们经常面对的是心理上显得幼稚、求治动机不强的病人。并且其遇到的另一个障碍是，神经系统残疾患者往往有认知和语言障碍，而这往往会影响治疗关系的进展。此外，康复患者所面临的问题可能与他们对社会或环境因素的控制力有限有关，他们关心的问题可能包括他们自己的愿望和目标是否得到了人文关怀，生命的意义所在及其他存在的问题。

本章将阐述成年残疾人的心理治疗问题，我们强调这类人群的普遍的临床需要，讨论康复工作中心理学家所面临的独特挑战，回顾以往的研究文献以探讨干预措施，提出切实可行的建议。此外，有关儿童及看护者关心的问题在本书其他章节也有所述及(参见 18、19、20、21 和 22 章)。

一、理论框架

当代康复实践主要遵循生物—心理—社会模式并坚持心理应对的核心观点。上述两个因素并不是病理心理学的，它们仅提供应对挑战的建构方法。通过加强应对当前挑战的忍受力，逐渐培养病人的延续感和希望感，这些方法超越了医学诊断。受伤或生病后病人的痛苦程度，并非完全通过身体状况，而是可以通过其心理应对方式和策略得以更好的解释(Curran, Ponsford 和 Crowe，2000)。康复心理学家的工作范围很广泛，包括医学、情感、认知、人际关系、社会和法律等问题(Rusin 和 Jongsma，2001)。

二、概念问题:健康、行为以及心理治疗干预

2002 年 1 月，一套新的程序由美国医学(2005)根据现行的程序状况制定，这

套程序可以向那些需要进行基本的身体健康诊断的人们提供服务选择和计费服务(包括心理)。

　　传统心理治疗和健康行为干预的区别在于,传统心理治疗更重视寻求问题的原因,健康行为干预更重视具体的心理干预措施的运用。当患者残疾以前就存在情绪和行为障碍,心理治疗程序也许是最适合的,但是残疾后的情绪、行为或社会问题则可以归入任何领域。类似的,诸如认知—行为治疗这样的心理治疗方法可以用于治疗已存在的精神障碍,也可用于诊断为身体疾病的患者。而概念的区分决定了它究竟是"心理治疗"还是"健康行为干预"。在这一章节中,"心理治疗"这个术语用于所有针对情感、行为和心理社会问题改良的干预措施,而不用程序来描述服务。

三、残疾适应和常见的临床问题

　　康复心理学家的工作大致概括为帮助病人及其家庭适应与残疾有关的变化。本节中将就心理学家所关注的病人适应问题和临床问题的类型展开讨论。

(一) 对残疾的适应

　　对残疾的适应是患者承认疾病或损害对自身功能的影响,将其纳入到自己生活中去的过程。在这个过程中,病人有时候需要面对先前存在的病态,重新审视自己的心理和生活理念,修正自己的应对方式。病人一旦觉察到自己身体上的变化,这将会影响他们内心世界,影响他们所做的每一件事。身体功能的改变会改变他们根深蒂固的观念和自我身份认同。对残疾的适应要求个体学习新的情感和认知的自我管理技能,并将它们整合到自己的生活模式中,或者修正某些关系模式以提高适应能力。那些与病人有关的人群也需要适应这些变化,如家庭成员、朋友、同事等也需要应对病人的情绪反应,逐渐的,可能会改变过去惯用的交流与生活方式。患者还可能促使他人适应变化,甚至还需要运用法律手段来获得进入社区工作场所的机会。残疾后,个体必须重新建立新的生理、心理和社会关系。当患者将医疗的内容和身体功能性改变的事实很好地整合到自己的身份中去,并且重新建构家人、朋友和社区关系,建立起有意义的、令人满意的社会角色时,其基本上就适应残疾生活了。正如一个残疾多年的患者所言:"我承认残疾,生活还要继续。"(Pfeiffer,2000,p.98)

　　尽管一般应对方式对残疾人还是比较适用,但是单独的心理应对方式太狭窄,无法充分处理残疾人遇到的多种问题,包括环境、法律、文化、政治、心理和社会问题。因此,就像关注残疾人自身问题一样,应充分考虑残疾人有关的社会环境问题。

(二) 常见的临床问题

在这一部分,我们重点阐述康复心理学中常见的临床问题。其中的一些问题涉及患者面对威胁和混乱的处置的一连串方法,其他的则是脑功能变化的结果。还需要关注康复中的残疾人、其他医学事件和患者。

1. 丧失之痛

尽管残疾的发生能导致丧失之痛,但很少有人知道丧失之痛的确切发生率和对康复的影响。一些生理上的丧失,比如把疼痛的肢体截肢,如果这种丧失能提高患者的舒适性和生活质量,可能不会引起患者的过度悲伤。甚至还有报道说残疾会带来的"积极的副产品"。与临床不同的是,丧失之痛并不一定要遵循疾病发展的阶段性或需要情感的开放性表达。此外,丧失的表现也与性别和文化的差异有关。

2. 抑郁

在康复中心,抑郁很常见,大约 1/3 的截肢病人和一半的中风病人会发生抑郁。11% ～ 30% 的脊髓损伤患者会发生抑郁障碍(Bombardier, Richards, Krause, Tulsky 和 Tate, 2004)。除了加重情感和身体的痛苦,抑郁还会延缓康复进程,降低机体功能恢复,阻碍社会康复。研究发现,随着药物的使用,中风的存活率明显提高,但抑郁却导致了中风的高病死率。抑郁也与心脏病、癌症和其他的医学疾病的不良预后有关。资料显示,抑郁既是一个常见的情绪问题,又是严重的医学问题。

3. 焦虑

伤残是引发焦虑的重要因素。大约 1/4 的中风、脊髓损伤(SCI)和轻微脑损伤(TBI)患者表现出了明显的焦虑。伤残患者焦虑的发生率与一般人群相类似。急性应激反应及创伤后应激障碍(PTSD)在康复群体中很常见,约 3% ～ 27% 的 TBI 患者(Hiott 和 Labbate, 2002)和 7% ～ 17% SCI 患者会发生 PTSD。康复患者在遇到一些刺激时可能会产生焦虑和回避反应,这些刺激会使其回想起威胁性事件,如车祸、诱发中风或其他疾病的身体不适(如头昏、头痛等)。

4. 否认

临床上我们观察到,许多病人常常缺少对疾病及其影响的认识。在康复机构中,否认和神经性病感缺失是康复机构中两种常见的认知缺损。否认会阻碍病人康复(如病人不接受需要治疗的残疾),尽管有时否认也可能有助于患者保持康复动机(如否认阻止病人产生消沉和绝望的情绪;详见 Kortte 和 Wegener, 2004)。为了促进病人的康复,康复心理学家在解释、管理否认时必须与治疗小组和患者家庭相互协作。

5. 神经行为与认知障碍

在脑创伤(如 TBI,中风)康复人群中,认知损伤和痴呆的发生率很高。例如,一项研究发现,中风一年后约有72%的患者会产生认知障碍,28%的患者会产生痴呆;由于急性应激因素的强烈影响,住院康复病人的发生率会更高。非脑损害(如SCI)病人也是认知障碍的高风险人群;一项研究发现,55%的SCI患者中,至少25%的患者产生认知损伤(Hess,Marwitz和Kreutzer,2003)。

由于认知障碍患者完成问卷和心理测量时受到限制,因此,心理测评结果的有效性可能降低。与他们沟通常常会耗费大量的时间,这是具有很强挑战性的工作。由于其领悟力下降、注意范围受限、信息保持能力下降和其他因素的影响,心理学家们很难对认知障碍患者进行心理治疗。当病人不能意识到对策略的需要,或者忘记应该使用哪一种策略时,补偿策略的应用就会出现很多不足。

情感淡漠和情感冲动等神经行为症状,看起来很像抑郁症的表现,这会增加情感状态评估的复杂性。在脑损伤康复过程中常见的器质性焦虑,可能会被误解为情绪痛苦的表现。对这些情况的认识和区分技能是康复心理学家"工具箱"中的重要部分。

6. 人格障碍

人格是在康复服务中一个突出的因素。它可能会将人们置于受伤的风险中,如TBI患者病前反社会性和强迫性人格障碍比率很高,过分外向、喜欢寻求刺激的人可能会有更高的受伤风险,尤其是与物质滥用相结合时更是如此。脑损伤可能是导致人格改变的原因之一,23%(Koponen等,2002)到66%(Hibbard等,2000)的TBI患者发现有轴Ⅱ的心理病变,远远超过一般人群。TBI幸存者中常常存在缺乏自信、认知不良、人际冲突和负性情绪调节差等问题。但是,SCI的发生对人格没有明显影响。

由于人格会影响医患关系和病人对医学问题的处理,因此人格障碍同样会影响康复进程,康复治疗中应充分考虑人格因素。比如,具有行为导向的SCI患者不喜欢智力活动,让他们去行动也许比阅读更好,他们对心理治疗中的情感分享也表现出较差的容忍度。因此要找到一种既适合SCI病人的身体状况,又适合其人格类型的职业是很困难的。人格因素也有助于解释为什么轻微TBI患者会把伤害看得比中度TBI更加严重,而且认为还会影响到生活的方方面面的原因。

7. 物质使用障碍

在创伤康复中,物质滥用是个需要重点关注的问题。大约一半TBI住院患者、40%脊髓损伤住院患者或其他创伤住院患者常常会滥用酒精。总体而言,约40%～80%的TBI患者有近期使用毒品或酒精的证据(Bombardier,Rimmele和Zintel,2002;详见第14章有关残疾与物质滥用)。在社区研究中发现,约有30%的TBI患者病后一年会发生中到重度的酒精滥用。那些认为自身心理健康、有抑郁反应和身体功能良好的年轻男性更会冒着极大风险大量饮酒。

8. 家庭压力及负担

残疾事件发生后,家庭必然会面临解决心理问题、扮演新角色的局面,这可能需要他们花时间去寻求社会支持,降低娱乐需求(详见第 18 章有关看护的内容)。家庭结构在各方面也发生明显改变(如情感支持和家庭事务管理等)。尽管许多家庭照顾者感到很痛苦,但是其个性在调节痛苦的类型和程度方面起着重要作用。照顾者的家庭角色、社会支持的途径,以及解决社会问题的方法技巧等都会影响到痛苦的类型和程度。病人本身的特点,如记忆损伤和思维困难,同样会影响照顾者的痛苦。

病人的障碍影响到家庭,但家庭同样也会影响病人的康复。如 Palmer 和 Glass 报道,无论中风严重与否,家庭向病人提供了情感上的支持和适当的生活上的照顾(避免过分照顾),可以促进病人社会功能和情感的康复。

9. 存在问题

康复实践中的失误引起人们对公平性、康复意义、死亡率以及病人身份的疑问。当病人对这些问题并不负责时,其会产生某些特殊的痛苦体验,导致创伤后长时间持续的外界指责和更深的抑郁(Hart, Hanks, Bogner, Millis, & Esselman, 2007)。存在的问题很难以经验去量化和研究。然而,为了让病人产生一种持续的自我认同感,解决这些问题是非常重要的。

四、心理治疗的调查研究

大量研究已经证明了心理治疗在临床康复病例中的效果,多数研究集中在情绪、情感、认知和强化残疾人心理的生理伴随状态(如 TBI 可以加重抑郁和慢性疼痛)的调节上。对此感兴趣的读者可以阅读一般心理治疗书籍有关资料(如 Kaplan-Solms 和 Solms, 2002)。

(一) 心理治疗在康复科的应用

探讨心理治疗疗效的常见方法是设立对照组,比较使用和未使用心理治疗组间的效果差异。与对照组相比,康复期接受心理治疗的 TBI 患者职业能力和情绪调节能力恢复更好。住院康复期心理干预的强度与 TBI 患者认知能力有关。

很少有研究探讨心理治疗对疾病的症状或状况的影响。Tesar, Baumhackl, Kopp 和 Gunther 以多发性硬化症患者为研究对象,进行了为期 7 周的团体心理干预对照研究,结果发现,团体心理干预能改善病人的抑郁症状,提高患者活力和治疗动机。心理治疗对患有急慢性疼痛的患者效果更为明显,对慢性下颌关节疼痛患者的随机对照研究发现,认知—行为疗法能明显降低患者关节活动障碍、疼痛敏感性和抑郁症状,改善下颌关节功能。最近的一项多元分析显示,心理治疗对下背部慢性疼痛的治疗有效,能降低患者的疼痛程度,减少疼痛有关的影响因素,提高患者生活质量,缓解抑郁症状。

尽管不是所有的研究都证明心理治疗能改善患者的功能,但一些病人仍然对心理治疗有反应,这还需要进一步研究。此外,诸多中介变量和调节因素可能会影响心理治疗的疗效,一个明显的例子是 Howard、Turner、Olkin 和 Mohr 对多发性硬化症的研究,他们发现许多中介因素作用于人际冲突和抑郁的治疗联盟。

康复病人的个体心理治疗具有很大的挑战性,因为个体心理治疗必须满足病人高度个性化的需要,包括影响康复结果和加重残疾的共病状态。一个典型的例子是中风,抑郁是中风常见的共病症状,会延缓患者的日常活动的恢复,影响功能康复。因此,心理治疗可通过减少抑郁共病的负面影响而提高干预结果。更多的康复心理治疗研究主要关注行为干预和认知行为治疗(CBT)。研究证明,这些干预技术在治疗抑郁和焦虑方面有效,更适合康复病人,因为心理治疗充分尊重患者,注重培养其自我效能感,能达到较好的疗效。CBT 的治疗结构和具体目标可能有助于脑损伤患者的治疗;书法治疗实施简便,可帮助记忆障碍患者的康复。认知行为团体干预可能具有独特疗效,半结构化团体治疗可能由于对病人产生较少威胁,更适合不愿主动流露感情的患者,病人也许更信任病友,而不是专家。团体互动可以产生认知疗法少有的温暖氛围。总之,对年长患者多种形式的心理治疗研究提示我们,病人能从心理治疗中获益(至少对抑郁病人)。

CBT 也许不是处理亲人亡故、身份问题或存在问题的最有用的技术。2004年 Hyer、Kramer 和 Sohnle 提出,一个针对特定问题的 CBT 治疗方法可以干预"看得见的大问题",或者改变患者对自己的认识。CBT 适合治疗有认知障碍的患者,但可能不适合干预那些存在与身份、爱和人生意义有关的尖锐问题。团体CBT 已被有效地用于干预 SCI 患者,以减轻其抑郁和焦虑情绪,而且疗效持久。团体 CBT 治疗也能改善 TBI 患者的心境;且对与创伤有关的问题效果明显。

与教会患者心理应对方式一样,也可教会患者一些具体的方法,因为心理教育活动也能改善患者的情感状态,如身体残疾的女性通过参加自尊工作坊使其抑郁水平降低,自尊水平提高。另外心理教育在处理物质滥用问题上也能起到很好的作用。其他措施,如动机激发、应对方式和社交技巧训练和社区支持等都能达到预期效果。

心理治疗干预中,家庭成员的参与对病人和家庭系统都很重要。Kreutzer 与 Taylor 制定了一个家庭干预程序,这个干预程序主要针对 TBI 后遗症患者,包括教会他们解决问题的应对策略、激发希望、学习与家人交流的技巧,以获取家庭持续而有效的社会支持。Palmer、Glass、Plamer、Loo 和 Wegener 开展了一期的住院病人及其家属的心理干预,涵盖以下内容:确定中风是一项家庭危机,确定病人的应对方式,鼓励照顾者积极解决问题,避免工作倦怠,鼓励患者积极参加社会活动、心理调节和娱乐活动。这种灌输和教育得到的效果毫无疑问地使人感兴趣和引发人们进一步关注,然而,这种患者家人参与的系统化干预在中风病人身上却未取得明显效果。以上研究提示,在患者心理干预中,家庭因为与患者的紧密联系而成为最重要的因素。

(二) 远程康复和心理治疗

科技的发展提供了康复心理学家为居住在乡村和其他心理服务无法到达地区病人提供服务的机会。实践证明，通过电话、计算机或网络视频会议的方式开展服务(远程康复)是有效的。通过电话进行的 CBT 能降低多发性硬化症患者的抑郁水平，诱发积极情感。进行电话心理咨询和心理教育干预可以改善 TBI 患者的功能状态和生活质量。扩音器功能还能使远程康复系统可采用放松训练这样的技术。开展远程康复只需要残疾病人会使用电话或计算机，能与临床医生交流就可以了；而且交流空间的私密性好，医患沟通更加深入。远程康复使得预约程序更简单，而且减少路途和时间成本，康复服务变得更加灵活多样。

五、心理治疗的条件

残疾事件在心理健康和有精神病史的人身上都会发生，残疾的发生会诱发一些人的精神障碍，而先前存在精神障碍会使康复计划的实施变得更为复杂。许多经历过康复治疗的人都渴望得到心理支持，希望得到促进心理健康的应对策略。康复人群中存在精神障碍共生的高发现象，这要求我们应更加注意对病人的药物滥用、抑郁、焦虑和人格障碍的常规检查。将心理治疗作为康复计划中的一部分，TBI 患者可能会从个人或集体心理治疗中获益，然而由于认知损伤在 TBI 患者中比较常见，心理治疗方案还需要进行修正。

实践证明抑郁会对健康和社会功能方面存在不良影响。抑郁确实需要治疗，但目前有关康复病人的心理治疗仍缺乏设计科学的临床对照研究。Elliott 和 Kennedy 指出，对于多数患有中枢神经系统损伤的康复病人来说，药物治疗潜在的副作用是一个值得认真考虑的问题。对首次康复治疗的患者和老年患者的研究提示，心理治疗和药物治疗在治疗抑郁上有同等效果。只有通过对各种病人进行设计严谨的治疗对照研究，在个案分析的基础上，对治疗效果进行仔细的检测，才能找到最佳的治疗方法。

当残疾患者面临新的挑战时，进行心理教育能增强病人的应对能力。作为一种群体的治疗方式，心理教育经济实用，受到众多病人和家属的喜爱。因此心理教育可作为抑郁和一些特定疾病康复治疗方案的重要组成部分。

与那些不了解心理学家在康复体系中所扮演的角色的人建立和谐关系是康复心理学家面临的一个重大挑战。协调心理学家、治疗团队、患者及其家属的治疗期望也是非常重要的，另外心理学家还要认识到患者在接受和适应心理干预之前可能出现过认知缺陷。因此，在治疗中，需要大量的沟通技巧(如面部表情、提问方式、绘画、类比等)来调整患者的认知。

治疗方案的选择还取决于干预理论模型。应对模式需要考虑患者的医疗条件及其他有关因素,如应激源、能改善患者应对方式的心理教育和心理治疗措施。运用这个模型,大批患者将从心理干预中获益。如果心理学家运用病理模型,那么根据目前精神疾病诊断与统计手册,只有自知力存在的患者才适用心理治疗,如抑郁、焦虑、认知改变、PTSD和其他障碍。

如果不考虑治疗模式,一些患者也许更不适合开展心理治疗。有能力拒绝心理干预的患者、有智力缺陷但其监护人拒绝为其进行心理治疗的患者、不能集中注意和理解语言的患者,或是其他对心理治疗有排斥反应的患者都不应该进行心理治疗。但心理治疗包括的范围很广,被排斥的范围很窄。这是基于两方面得出的结论:一是临床实践,二是研究文献关于心理治疗对康复治疗有积极的效果,未进行心理治疗的患者康复效果较差。

六、特殊问题

康复心理学家需要了解与患者应对方式有关的各种问题,处理由残疾带来的信息加工、交流和人际关系问题。本节将会就这些问题的处理策略进行阐述。

(一) 对待不愿接受治疗的患者

康复心理学家经常需要与不愿接受心理治疗的患者建立治疗关系。如果治疗有临床需要且没有道德上和法律上的禁忌,心理治疗师可以通过以下方式与患者建立关系:

1. 解释临床协议

心理治疗师可以对病人说心理治疗只是常规的康复治疗。在开展心理治疗前,临床医生对病人谈谈有关心理治疗方面事宜是很有帮助的。

2. 讨论病症转佳的状况

心理学家可以用通俗的语言(避免用专业术语),对心理疗法的原理进行有说服力的合理阐述。通过阐明心理治疗给患者带来的帮助而不是提供问题诊断,可以增强患者参与治疗的动机。

3. 使用医学模型

将心理干预作为医学康复的一部分,使患者更容易接受"正常"的心理治疗。心理学家尽可能用医学的方式解释心理学,并强调康复心理学家在干预病人应激状态的作用,可以减轻患者对于"害怕"、"虚弱"的恐惧感。解释有关抑郁和焦虑的发生率和康复中的发展过程,说明焦虑和抑郁等负性情绪对康复进程产生影响,对建立治疗关心也有帮助。

4. 接受拒绝

在开始心理康复时,心理学家会不经意地向患者施压而引起患者的反抗。这时,心理学家应给患者时间来考虑是否接受治疗。

5. 运用心理教育法

心理干预可融入心理教育团队或个人。一旦患者了解到心理干预的内容,他们就会对是否接受治疗做出定位和知情选择。

6. 建立患者治疗小组

有时我们会发现患者更容易从病友中学习东西;病友群体可以帮助患者降低残疾带来的疏离感。

(二) 拒绝

那些对功能改变没有明显意识的病人会给康复治疗团队和患者家属带来很大挑战。心理学家会发现他们处理的不但是病人的行为,还有一些想要病人"现实化"的人员的行为(如医护人员、患者家属)。面对这些问题,心理学家可以这样做:

1. 区分心理否认和感觉缺失

提供意识缺失方面的教育,并提供具体计划,能激起病人渴求改善的希望,在一定程度上可帮助病人改变缺陷意识。

2. 认知监控和行为拒绝,激发康复参与度

当患者拒绝参与治疗,削弱了治疗作用时,否认就成了一个大问题。为了达到治疗的目的,可不考虑患者的信仰,用行为策略、签订协议和重新定义可以维持患者的参与度。

3. 激发希望感

随时提醒患者家属和治疗团队,希望是患者坚持进行康复治疗的动力所在。在各种情形下,包括康复治疗,目前还没有记录记载过"虚假希望"的污点,对未来充满希望的人一般康复效果也较好(Snyder,Lehman,Kluck 和 Monson,2006)。"做好最坏的打算,争取最好的结果"是一种对每个人都受益无穷的生活哲学。

(三) 认知和语言障碍

认知障碍会使病人交流发生或大或小的改变,这就要求康复心理学家在治疗上要充满思想性和创造力。包括调整治疗的时间长度来适应患者的注意能力,或运用书面语言促进交流。保持思路清晰,随时关注病人对笑话、幽默和其他细微变化的反应。从病人的生活经验得出的类比也许有助于说明心理观点。另外,当对失语症或语言障碍患者进行康复治疗时,语言并不是唯一的沟通途径,还有其他方式也可以进行沟通(例如,肯定和否定的手势、面部表情、姿势、音乐、绘画)。

(四) 环境干预

在完善个人—环境匹配时,心理学家需要注意对患者施加影响的环境。

1. 重要他人

重要他人和康复治疗小组了解残疾情况和整体治疗计划对于患者康复治疗是很有帮助的,这可以通过对他们的教育来完成。但是,当有人与其他成员有不同意见时,应当鼓励其表达自己的观点,通常这些意见对制订适合患者个人需要的康复计划是很有帮助的。家属和其他重要人员必须克服失落感、恐惧感和其他情绪反应,增强患者个人能力,尽可能培养自立性。

2. 直接环境

对认知(如分心)和身体环境(如驱动性)的关注会帮助患者达到最佳的功能状态。针对不同环境对残疾患者情绪的影响进行教育可增强病人自我调控能力。

3. 社会环境

患者一定要对自己重新回归社会充满信心。有时,患者需要权利,这同样是康复心理学的工作范围,心理学家应该对患者获取法律权利提供总体指导,如美国残疾人法案(1990)。心理学家也需要对患者提供如何与雇佣者、教育机构等进行交流的指导,在这些活动中,心理学家起到一个积极协调者的角色。心理学家还可以为患者提供寻求合适的法律咨询和援助的信息,倡导为那些已有良好躯体功能和认知能力的残疾人提供更包容的社会环境而立法,而这也正是康复心理学领域的工作。

七、住院与门诊心理治疗

不同阶段的康复所处理的心理问题,主要取决于资源的分配以及心理发展进程。发展历史相对短暂的现代康复学告诉我们,在康复过程一开始,住院心理学家就需要处理患者的各种情感问题。在这一点上,拒绝表现得尤其突出,但拒绝能激发患者努力康复的希望,强迫性地与病人对抗可能会适得其反。在住院病人康复期间,心理学家支持患者的应对过程,治疗抑郁和焦虑。心理学家也需要处理影响病人参与康复能力的行为问题。心理教育干预通过提前预计病人及其家人可能会面对的问题,帮助病人寻找可利用的资源,以便处理出院后可能遇到的问题。

康复心理学对门诊病人是很有用的。当残疾患者看到自身状况对自己的康复能力、家人和社区产生影响时,拒绝会随着时间的延长而减弱。这个阶段,当患者意识到由于身体和认知能力已经发生改变,而自己需要调整自己并与之相伴终生时,患者常常会产生悲伤感。随之病人会出现像 PTSD 这样的问题,常常卷入抑郁、焦虑、药物滥用、持续的行为问题和人格障碍问题中,同时还将继续面对自己已经存在的问题。患者也将会建立残疾前—后的自我链接,将功能变化整合到他们的身份中去,体会到生活的延续性,但需要与差异和平共处。

当病人转移到门诊治疗时,他对社会和环境问题的关注会增加。康复心理学家对环境对病人功能影响的评估将会日益下降。心理学家需要花更多时间在心理治疗上,寻求减少环境障碍和头脑风暴对患者的影响的措施。心理学家也可提供患者事务管理功能方面的服务,深挖资源,进行法律教育,将病人转介给适合患者的治疗师。

八、实际建议

进一步探讨需要针对残疾患者开展更多心理治疗的实证研究,这一点非常明确。除了传统的量性研究,质性研究设计,如一些参与行动研究,可能会为我们了解残疾人群心理治疗的特点提供更重要的方法。如 Tate 所言,这样的研究设计,在合作性、多维度与授权性上比较符合康复心理哲学。

尽管每一个康复心理学家有一套自己的心理治疗系统,但下面的心理治疗建议在开展康复心理学工作时可能会有指导作用。

1. "适应残疾"

康复治疗应包括病人的应对资源和应对史、物质使用史、精神疾病共病状态、认知、个性、家族功能、应激源、社会支持和生活环境。

2. 心理干预应具有指导性,但并不一定要有证据确凿的文献来支持

临床经验证明心理治疗能缓解抑郁、焦虑和 PTSD 症状,但是研究还不能让我们选择最合适的方法来处理由生活事件诱发的康复心理问题:亲人亡故、身份认同、家庭系统变迁、现存问题以及其他令人痛苦的心理问题。尽管我们无法获取一些对病人开展针对性心理治疗的文献,但可以通过对传统有效心理治疗方法的修正,通过临床实践,在文献基础上总结一些经验性质东西。

3. 保持宽广的研究视角

想想看,无论是或大或小的问题都值得关注。慢慢熟悉各种治疗方法,关注各种因素对健康和幸福的影响。尽可能考虑环境因素、社会因素和公共政策等对个体功能的影响。

4. 保持心理治疗的连续性,加强工作力度

个人生活中稳定大于变化。"积极心理学"通过增强患者的乐观主义态度,激发其乐观及希望感(e.g. Snyder, Rand, & Sigmon, 2002;详见第 29 章)达到缓解压力、增强治疗效果的目的。保持减少病人痛苦与激发其希望感的平衡是康复心理学家经常遇到的重要问题。

九、结论

本章我们讨论了康复心理学实践中遇到的各种临床问题,回顾了相关研究,并且提供了解决问题的建议。然而,我们仍然不清楚康复心理治疗与其他领域的有什么不同。康复心理学是一个富有传统的领域,最早可追溯到 20 世纪初,但最

新一版 ABPP 表明康复心理学只能追溯到 1997 年。我们常常通过兴趣指向（广义解释），与我们有关的事项，对医学、个人、社会和环境因素的整合等来制订治疗计划。我们也可以通过团体方法来区分，不论团体成员是行业不同，还是国家不同（详见第 32 章）。我们明确意识到行为能力不仅是被"个体因素"，也会被生理和社会环境因素所影响。

　　本章涉及的干预措施重点关注个人，同时也关注家庭和环境。当我们对精神的、社会的和环境的影响力测量很有办法的时候，我们可以期待一种临床模式，其能将这些多元因素纳入到一个相互关联的系统中，而这将是一段迷人的旅程。

（杨国愉、苏红译，苗丹民校）

参考文献

Patterson, D. R., & Hanson, S. L. (1995). Joint Division 22 and ACRM guidelines for postdoctoral training in rehabilitation psychology. *Rehabilitation Psychology*, 40, 299 – 310.

Curran, C. A., Ponsford, J. L., & Crowe, S. (2000). Coping strategies and emotional outcome following traumatic brain injury: a comparison with orthopedic patients. *The Journal of Head Trauma Rehabilitation*, 15, 1256 – 1274.

Rusin, M. J., & Jongsma, A. E., Jr. (2001). *The rehabilitation psychology treatment planner*: New York: Wiley.

Pfeiffer, D. (2000). The disability paradigm. *Journal of Disability Policy Studies*, 11(2), 98 – 99.

Bombardier, C. H., Richards, J. S., Krause, J. S., Tulsky, D., & Tate, D. G. (2004). Symptoms of major depression in people with spinal cord injury: implications for screening. *Archives of physical medicine and rehabilitation*, 85(11), 1749 – 1756.

Hiott, D. W., & Labbate, L. (2002). Anxiety disorders associated with traumatic brain injuries. *NeuroRehabilitation-An Interdisciplinary Journal*, 17(4), 345 – 356.

Kortte, K. B., & Wegener, S. T. (2004). Denial of Illness in Medical Rehabilitation Populations: Theory, Research, and Definition. Rehabilitation Psychology, 49, 187 – 199.

Hess, D. W., Marwitz, J. H., & Kreutzer, J. S. (2003). Neuropsychological impairments after spinal cord injury: A comparative study with mild traumatic brain injury. *Rehabilitation Psychology*, 48, 151 – 156.

Koponen, S., Taiminen, T., Portin, R., Himanen, L., Isoniemi, H., Heinonen, H., et al. (2002). Axis I and II psychiatric disorders after traumatic brain injury: a 30-year follow-up study. American Journal of Psychiatry, 159(8), 1315 – 1321.

Hibbard, M. R., Bogdany, J., Uysal, S., Kepler, K., Silver, J. M., Gordon, W. A., et al. (2000). Axis II psychopathology in individuals with traumatic brain injury. Brain Injury, 14(1), 45 – 61.

Bombardier, C. H., Rimmele, C. T., & Zintel, H. (2002). The magnitude and correlates of alcohol and drug use before traumatic brain injury. Archives of physical medicine and rehabilitation，83(12)，1765‑1773.

Hart，T.，Hanks，R.，Bogner，J. A.，Millis，S.，& Esselman，P. (2007). Blame attribution in intentional and unintentional traumatic brain injury：Longitudinal changes and impact on subjective well‑being. *Rehabilitation Psychology*，52(2)，152‑161.

Kaplan‑Solms，K.，& Solms，M. (2000). *Clinical studies in neuro‑psychoanalysis*：New York：Karnac.

Snyder，C. R.，Lehman，K. A.，Kluck，B.，& Monsson，Y. (2006). Hope for rehabilitation and vice versa. *Rehabilitation Psychology*，51，89‑112.

Snyder，C. R.，Rand，K. L.，& Sigmon，D. R. (2002). Hope theory：A member of the positive psychology family. In C. R. Synder & S. J. Lopez (Eds.)，*Handbook of positive psychology*(pp. 257‑276). New York：Oxford University Press.

第*16*章 认知行为辅助技术

Ned L. Kirsch and Marcia J. Scherer

认知行为辅助技术(Assistive Technology for Cognition and Behavior, ATCB)是一类使用电子设备促进功能任务表现的干预技术。计算机设备和系统是ATCB应用的核心,因为它们提供了与用户自动交互作用及监测用户行为的方法。由于以下几个原因,近年来ATCB的范围扩大,适用性大大增强。第一,无论是在家庭还是社区环境,局部地区的无线技术运用已越来越普遍。这些无线网络可以用来设计与用户的动态交互,而不是要求用户依赖离线、静态、特定的系统设备进行干预。第二,地理上分散的广域无线网络使ATCB系统的连续使用变成可能,克服了诊所的地域限制,努力促进跨社区设置所需的期望行为。第三,在小型化和环境变化的力量方面有了显著的进步,从而使干预技术可实施并能根据用户表现做出及时调整。一直在强调ATCB应用到临床应用的几个关键方法,最常见的是那些使用设备或系统的矫正或增强的能力。这些干预措施使用现成的和定制的工具,以提示用户何时以及如何执行任务。有认知障碍的患者也被强烈推荐使用,但是前提是他们与设备能够进行可靠的交互作用。第二个关注的领域涉及转移通常由照顾者承担监督职责,如监测行为状态或执行任务的质量的干预措施,这允许基于监控系统反馈下干预措施的更改。这种系统特别有趣,因为它们可以运行而无需用户交互技术。第三类互动提示可以推动积极的神经行为改变。

本章关注ATCB的几个关键问题。第一,我们回顾了ATCB的应用,包括干预措施的特点,在其使用方面的重大问题,以及其应用的基本临床目标。第二,我们讨论了人与技术相匹配的进程,包括的问题有用户满意度,以及影响持续利用的因素。本节在探讨干预措施的相关特征、用户和用户操作环境的基础上,提供了一个关于ATCB何时和如何做决策的概念框架。第三,我们提供了一个"如何做"的一节,在反复的设计原则基础上讨论ATCB干预技术发展中的实际临床问题。本节没有解决技术问题(例如编程,硬件开发),而是提供一个有用的框架,确定干预何时应该被修改,或者,如果必要的话被抛弃。我们总结与讨论了ATCB干预技术的一些潜在的局限性和未来的研究必须解决的问题。

一、什么是认知行为辅助技术？

各种 ATCB 的方法在文献中已经提出。在本节中，我们将讨论以下内容：ATCB 干预的一般属性，已报道的 ATCB 使用的重要话题，已应用的主要临床指标。

(一) ATCB 的一般属性是什么？

正如 Kirsch、Shenton、Spirl、Rowan 等(2004)和 Lopresti、Mihailidis 及 Kirsch (2004)所说，ATCB 是一个技术为导向的认知康复方法，其目的是促进通常需要人来指导和支持的功能活动的表现。为了满足用户的个性化需求，设计方案包括 ATCB 应用程序的程度：① 被认为是侵入性(即与用户关注积极相称 vs."易懂的")，② 用户必备的技术能力，③ 为用户所接受，因为它是直接适用于他们的问题，④ 随着时间的推移和环境的变化是可修改的。

早期的报告中描述了简单的闹钟、日历以及蜂鸣器以促进预期的工作效能。尽管仍处于临床应用阶段，但是有一些原因导致这些应用逐渐失去趣味。首先，更新、更复杂的技术可用于干预活动，而不是简单地记住在特定时间执行任务。这些技术包括以无线网络和互联网为基础的方法，使有关任务状态的扩展数据保持在服务器上，而不仅仅是在用户的设备上。此外，对于一些用户，更复杂的技术往往不太具有挑战性。例如，通过中央计算机系统控制的自动提示的功能可能实现起来会更具挑战性，但认知障碍的人更容易使用(例如，因为只要学习较少的操作程序)。

(二) 受 ATCB 支持的认知障碍的临床方法有哪些？

通常情况下，ATCB 的干预是一种支持补偿策略。代偿性干预有两种主要类别：以人为本和环境为导向(Kirsch，Shenton，Spirl 和 Rowan 等，2004)。以人为本的干预，强调：① 由人在需要时引起的策略；② 神经系统或通路交替使用实现了预期的结果。这一领域的许多干预策略在更多一般背景下的认知康复都已被探讨，并在另一章(第 17 章)做出审阅。在 Cicerone 等的研究中对认知康复的众多方法也做了全面审查。

作为一个以人为本的干预的例子，Davis 及 Coltheart 描述了一个帮助有地形定向障碍的人识记街道名和地点的记忆技巧。康复途径的一个例子，Glisky 和他的同事报道，长期记忆障碍的患者可以从口头启动技术中受益，如"消失线索的方法"。Wilson 及 Evans 描述了一个更普通的技术，使用无差错学习改善空间路线寻找任务的能力。作为干预措施的例子，包括可塑神经重组，Morris 和 Taub 以及 McDonld 等建议说，重复的功能锻炼或替代的神经通路通过有悖常理的干预措施(如限制及未受影响的肢体)是可能被治疗的。

与以人为本的干预相反,ATCB干预都是环境导向的,这是最适合那些可能从其他人那里无法获得而又需要外部补偿策略的个体的方法。作为这种方法的一个例子,Cole和他的同事以及Bergman开发了专门的软件和信息干预措施,如改编的文字处理器和个人信息管理程序。同样,Sohlberg和Fickas(2005)为后天认知障碍及增加社会隔离感的用户设计了一个适应的电子邮件程序。四名后培训的尽管有严重的认知障碍参与者至少使用9个月适应系统,只通过e-mail进行交流就会增加社会互动。也有很多研究报告是在提示基础上的干预措施(Flannery,Butterbaugh,Rice和Rice,1997;Goldstrin,Beers,Shemansky和Longmore,1998;Kim,Burke,Dowds,Boone和Parks,2000;Wade和Troy,2001)。在Kirsch及其同事早期的研究中(Kirsch,Levine,Fallon-Krueger和Jaros,1987),报告说互动活动指导通过呈现给用户的顺序提示促进多级活动的表现。Wilson及其同事(Wilson,Evans,Emslie和Malinek,1997)报道了在这方面最引人注目的工作,他们使用字母数字寻呼系统来促进功能活动的表现。

(三) 什么类型的功能性问题需要认知行辅助科技的干预?

ATCB干预的最有趣的地方是当它们应用在功能任务的表现性能时。这些任务共享的一些特征。

首先,适合ATCB干预的活动往往需要管理或信息跟踪。例如,Levinson(1997)描述了个人数字助理(PDA),它是建立在可以识别或推迟每天日程安排项目的计划、执行助理和训练系统(PEAT)。类似的软件应用,如PocketCoach(见http://www.ablelinktech.com/%5Fhandhelds),及在PDAs上运行的ISAAC(Gordon,Dayle,Hood和Rumrell,2003),它们一直被用于给用户呈现顺序提示,促进用户在序列和决策的复杂任务上的表现。Pollack等人(2003)开发了所谓Autominder系统,智能地管理用户的日程安排,基于参数可以转变任务到不同的小时或天,如为执行任务的首选时间块或任务优先级。Autominder可通过无线网络使用,数据可以保持在服务器上。

除了相当的日常潜在的任务之外,ATCB也适用于社会和行为技能。Hart、Hawkey和Whyte(2002)使用手持录音机,以帮助那些要求执行或不治疗的相同的行为的治疗目标的人。因为提示系统提供指定时间提示,这些结果表明意识到ATCB干预措施的目标行为已经发生并促进改变可能是没有必要的。同样,Kirsch、Shenton、Spirl和Simpson等人证明了程序化的沟通模式可以使用有关描述有针对性的行为中使用固定的时间间隔线索来修改。在本研究中,一个患者在冗杂情形下通过对"简短"提示的反应成功地改进了他的行为。但是,一旦干预被撤销,个体又恢复到提示前的行为。就像作者所提到的,促进干预和病人持续改变的参数还没有完全搞明白,所以对于许多用户来讲,可能长期使用的有效ATCB

策略是有必要的。

其次,应用在任务上的 ATCB 的干预策略需要人们在相对复杂的信息或选择上做出决策(如,如果已经是下午 6 点钟,邮局应该关门了,因此跳过)。例如,Mihailidis,Fernie 和 Cleghorn(2000)开发出一种基于先进的传感技术的特殊的自适应洗涤槽,它可以提供连续的线索以检测任务的状态,从而协助阿尔茨海默氏病人自己洗手。Kirsch,Shenton,Spirl 和 Rowan 等人(2004)报告了一个对地形方位的干预措施,通过呈现在 PDA 屏幕上彩色圆圈与治疗设备上的彩色圆圈相匹配,借助顺序提示,成功引导用户从一个位置移动到另一个。

再次,在 ATCB 干预措施使用的过程中有越来越多的乐趣,可用于在社区和及时响应用户的输入或不断变化的环境需求的任务。Patterson 等(2004)描述了"机会来敲门"(Opportunity Knocks)全球定位系统可以指导用户通过社区。这个系统使用机器学习技术,需要获得用户的常用路线,当用户做错的时候会为其提供帮助。Sohlberg,Todis,Fikas,Hung 和 Lemoncell(2005)描述了一个可以提供多种方式提示的原型导航系统,例如,根据用户的喜好,可以显示街道级或者鸟瞰图。另外,听觉提示可为被环境视觉检验所干扰的用户使用。具有认知或者感觉障碍的系统的个体通过使用这个系统,可以穿过社区的道路(如,去汽车站)而不会迷路。

更普遍的是,由于社会各界的无线基础设施,任何采用无线互动与集中维护数据库的 ATCB 系统,都可以部署在多个行为设置上。有很多理由说明这一点是至关重要的。首先,对使用者来说,必须依靠护理人员维持或者检查信息,而无线系统允许护理人员遥控辅助使用者完成任务。其次,无线系统可以用来评估在不同情境下对相同的行为目标给出提式的干预反应的普遍性。然后,在对阻碍性表现的错误模式分析的基础上,可以很容易做出干预的变式。最后,服务器端数据库也可以保持用户及时反应的信息(如,从提供到反应的潜伏期)。这些信息可以在特殊课题假设或者干预客体的基础上进行分析。

人们越来越多地使用"聪明"的感应技术,它可以决定一个活动的状态,而不需要用户输入,包括任务是否正确执行。有许多关于传感的方法超出了本章的范围,还有很多还没有和典型的康复训练技术相兼容。但是,这些方法提供了重要的临床和研究机会。举例来说,有两个传感技术提供了特别用途。第一,由在加州大学伯克利分校电气工程和计算机科学系(见 http://webs. cs. berkeley. edu)和英特尔伯克利实验室(见 http://techresearch. intel. com/articles/Exploratory/1501. htm)合作开发的侧重于管理的小型传感器 TinyOS 操作系统(见 http://www. tinyos. net)。基本单位,称之为微尘,可以配备在那些与服务器端的数据库或相互之间进行通信的特定的传感器(见 http://www. xbow. com/Products/Wireless_Sensor_Networks. htm),因此可对用户或任务的状态做出以机器为基础的决策。例如,配备了一个加速计的微尘可以检测烤箱门什么时候已经打开。通过使用相对全面任务分析的客体感应模式,可设计出既支持复杂任务(如通过基于传感器产生的信息提示进行选择)和监控安全(如通过检测得知已经烤好但是烤箱还在工作中)的干预措施。

第二个主要的方法是传感尝试识别用户的具体活动(如泡壶咖啡),当 RFID 读取器诱发的唯一的 ID 号码的标签与对用户使用被动无线射频识别(RFID)标签十分接近时就可识别。Philipose 等人(2004)描述了一个非常小的 RFID 读取器,具备无线能力,戴起来像一个轻型的手链,只能检测到 4 英寸以内的 RFID 标签,因此可以判断已经触及的任何对象,如咖啡罐或勺子。通过检测识别持续时间和检测物体的顺序,机器可以推断正在做的活动是什么,以及准确程度或效率如何。

这些新兴的技术对 ATCB 的应用来说尤其重要,因为它们可以对用户的功能准确性或信度做出评估,而不是一定要求用户做出询问反应。通过这种方式,甚至可以为那些认知能力有限、不能与提示装置有效交流的用户设计干预措施。

一般地说,ATCB 干预措施与用户的心理幸福感相关,因为它们促进了日常活动的参与,这也正是家庭,社区和工作场所所需要的。有几个重要方面说明 ATCB 干预措施对康复心理学至关重要。第一,除了促进独立的基本好处,ATCB 干预相关的功能性利益,可以促进改善情绪和采用新的行为例程,改善个人的残疾的影响。到目前为止,尚未有多少经验证据支持这种可能性。事实上,对一些用户来说,对 ATCB 设备的需求(相似的,例如,对拐杖的需求)可能会引起一种“不再一样”或者“受损的”的感受。康复心理学家可以提供关键的咨询指导,协助潜在的 ATCB 的用户采用对被阻碍的自我概念或自我价值或许有用的 ATCB 程序。个体背景的差异导致反应不同所构成的领域值得进一步研究。

第二,如前所述,当 ATCB 干预措施直接应用于行为目标,就和康复心理学家所使用的干预临床工具非常相似。尤其是,ATCB 干预措施可通过提供对用户和检测的即时加强,为康复心理学家记录行为数据,从而作为神经学基础的各种症状的治疗计划的组成部分。正因为如此,ATCB 干预措施也被认为是评估行为干预措施有效性的重要工具。一般来说,康复心理学家所关心的是通过改进的功能和辅助功能促进独立能力的提升。理论上,ATCB 干预措施能够达到它们的目标。下一节将陈述一些关键问题,如技术的接纳性,持续使用以及对长期心理适应的影响。

二、达到适当的用户匹配和 ATCB

假如在 ATCB 系列产品中可以有众多选择,一个医生面对不同的个体如何才能做出最合适的选择去使用哪一个 ATCB 应用产品?一个推荐方法是考虑以下三个基础领域做出全面评估:① 影响使用的环境因素;② 个人消费和心理特点,需求和喜好;③ 最可取、最适当的 ATCB 的功能和特点。

(一) 最影响 ATCB 选择和使用的环境、个人以及技术因素是什么?

通过表述环境、个人和技术因素(MPI)会影响 ATCB 的选择和使用,一个最合适的干预措施应该是:① 通过医疗团队的帮助减少不成熟或不合适的设备。② 最大化的减少设备被用户抛弃的情况。文件记录用户在使用设备前后的功能和行为可以:① 对设备安全基金提供理论基础;② 为医疗团队提供指导去训练如何最好的使用该设备,包括持续使用;③ 说明个体随着时间的发展功能发展;④ 汇总一个组织的消费者的典型需求信息。

MPT 的组成部分都是人与技术模型匹配的基本领域。操作模型和理论,通过参与行动处理技术的用户和非用户之间的差异开发的由几台仪器组成的一个评估过程,来操作模式和理论。这些评估是临床测量,以此确认特别个体在使用技术时的障碍以及作为后续评估重新执行时来评估使用结果。这些评估方法已被 15 岁及以上残疾用户使用,证明是有效的。影响 ATCB 使用的环境因素已远远超出建筑学和物理的壁垒,还包括各种各样的态度和不同环境中形成的价值观。例如,文化、语言和生活方式(如 Parette, Huer 和 Scherer, 2004)、传统的家庭结构、语言遗传。有关环境的特点和要求考虑示例问题都列在表 16.1 中第一部分。

(二) 将会使用 ATCB 的个体所拥有的关键特质有哪些?

一段时间来说,似乎某一 ATCB 特别适合这一用户,但是后来发现该用户停止使用、永不使用或者只在有限的情形下才使用。一些因素可能影响了这种不好结果的出现。当设备使用时,干扰其他的活动或不能满足需求时,就会被抛弃或视为无效的。另外,消费者不愿意去培训或接受其他的帮助,害怕别人认为他们做不好,也可能就是简单地缺乏自信心。表 16.1 中的第二部分,列出了一些询问的示例问题,可以更好地理解个人的需求和正在考虑使用 ATCB 的愿望。

(三) ATCB 及其能最好满足特定用户需求和偏爱的辅助技术的关键特性和特点有哪些?

表 16.1,第三部分中,列出了适用任何个体都能更好地理解 ATCB 需求和特点的示例问题,总结一下,为了达到较好的人与技术的匹配的关键在于有效的 ATCB 干预措施的发展。这需要对用户、环境以及技术特点做全面的评估。经过培训和试用期,包括自然环境,在使用的过程中技术的性能如何以及用户的能力和表现模式如何改变方面寻求反馈。这种循证过程将在下一节讨论。

表 16.1　人与 ATCB 相匹配的注意事项

第一部分
当考虑 ATCB 的辅助技术时环境领域的示例问题
家人和护工对规定的技术的看法有哪些？
家人是否鼓励及支持对设备的使用与维护？
用户培训是容易获得的吗？
用户觉得疏远,诬蔑,或不同？
用户对 ATCB 感到沮丧吗？
ATCB /环境交互作用是否可以促进社区融合？
第二部分
当考虑 ATCB 时需要处理的个人领域的示例问题
用户是否认为采取的技术将会给自己带来好处？
用户的优点,兴趣及学习方式是什么？
用户是否具有必备的能力去有效的操作该技术？
ATCB 是否会在惯有的行事方式下产生较多干扰
第三部分
考虑装置和服务的示例问题
装置的初始投资成本和维护成本是什么？
远程或者在家使用的服务是经济实惠的吗？
ATCB 和其他规定的干预措施相兼容吗？
ATCB 在临床状态的改变的基础上,可以很容易的修改吗？

三、ATCB 辅助技术如何设计？

ATCB 干预措施的选择、设计和应用涉及很多决策,被告知病人认知状态的评估情况,用户和医疗队希望病人执行的活动和可持续支持使用的资源。在这一节中,也将讨论干预设计的特殊问题。

重要的是,ATCB 干预措施是必须和用户产生交互作用以促进其功能改变。因此,它必须是一个"可用的"系统(Hornbaek,2005)。仔细的设计指导是必须的,因为如果用户存在操作设备或者理解提示上的困难,将不能很好的操作目标任务。即用户在很好的干预设计下可以做好任务。

因为交互作用是干预措施中的一个重要部分,关于接口的设计必须考虑到这一点,从而更好地适应用户的需要。接口设计的特点必须在将要使用的系统或者设备以及将要执行的任务方面进行考虑。设备和任务接口的设计不同的操作,应该单独考虑。我们回顾 Scherer、Hart、Kirsch 以及 Schultheis 提出的一些关于干预设计这两方面的区别和注意事项。

(一) 设备接口设计

设备接口设计通常涉及它本身的为用户进行交互的设备或系统所必需软件和硬件的特点,正如 Scherer 等所提出设计者必须关心的以下方面:

◎一个设备上呈现多少个按钮是最优的;

◎这些按钮上是否会标记上字母或图标;

◎是否只有一个或者可选择的其他操作是必须的,去达到相同的结果(如,按压一个按钮或者用指示笔点一个图标);

◎需要多少步骤才可以找到所需的功能。

设备设计需要同时注意物理和认知因素,并经常使用迭代设计技术。例如,在 Kirsch、Schenton、Spirl、Simpson 等人的研究中,干预措施中,在固定的时间间隔内呈现一个线索提示,这些提示会被记录在用户的语音提示中,并且通过带耳机的 PDA 呈现。但是,干预措施的一些特点通过用户的喜好可以重复改变,包括线索提示的间隔、PDA 的放置位置(如,桌子或口袋)、提示符的措辞。最终干预措施代表了一场旷日持久的谈判的结果,导致在组中的设置以及减少挫折和潜在的尴尬的形成的方法是可接受的。

(二) 任务界面设计

和设备接口设计不同的是,任务必须在大致相同的方式下随着设备的使用进行分析和评估。

像 Scherer 等人所提出来的一样,任务可以通过一些方法简化,例如,改变呈现步骤的顺序,简化任务所需的客体,使用语言标签或颜色编码,改变空间布置,减少环境杂波或者减少环境干扰。

任务界面需求往往被用户在任务表现中特定的错误模式所决定。一个用户的错误模式经常是不可预见的(对于任务接口设计来说),因此必须经常进行任务本身的迭代序列的变化,直到变化已最小化和始终实现精确的性能。例如,Kirsch、Shenton、Spirl、Rowan 等人(2004)的一个研究报告,在研究中,通过笔记本电脑上呈现一系列图片指导一位患有严重认知障碍的老年妇女定闹钟。在预期研究中,她经常犯无法预料的错误,包括误读闹钟上的按钮标签。最终的 ATCB 干预措施使用的是彩色编码的按钮,彩色编码和电脑上迭代呈现的彩色图片相匹配。通过直接引导她注意这些颜色(而不是言语标签),她能够完成定闹钟的任务。临床经验建议说随着症状的严重程度上升,成功完成任务所需的迭代次数也上升。但是,对有些用户来说,通过 ATCB 干预措施成功完成任务是永远无法实现的,可能是 ATCB 干预措施遇到的相同的认知困难也干扰执行任务所必需的技能。对这些用户来说,误差变化、基本的认知困难、分心因素或情感变化,都非常可能导致合适的技术不能完全地和他们匹配起来。

四、整个临床团队所需的 ATCB 干预措施

像早期描述的一样,ATCB 承诺治疗个体的神经认知障碍而不响应其他治疗目标。换句话说,ATCB 被用作(已被代表性的用作为)补偿性干预。作为一种技术手段已被广泛的植根于个人和社区功能行为的背景中,从而使代偿性干预在跨越范围更广的背景下解决复杂的活动成为可能。注意到这一点,关于这些干预措施的有效性和它们在更广泛的康复计划的概念方面,有许多必须解决的问题。

(一) ATCB 和临床医疗团队

如前所述,有效的 ATCB 干预措施都是建立在临床上充分了解影响用户功能损害的基础上。但是,ATCB 干预措施也需要对现有技术工具的熟悉,有时候,还需要高级技术,如无线网络管理、网页建设、数据库设计和环境传感器及控制。TCB 应用所需要的一系列复杂的技术表明它最好是由一个多学科小组实施。临床评估、技术应用和评估测量的发展也可能由不同的小组成员来实施,他们在一起工作才能开发出达到用户目标需要的有效方法。对团队技术的回顾是必要的,以便未呈现的技术可以被训练或补充。康复心理学家将会经常在这些领域提出新的重要方法,包括用户满意度的长期评估以及 ATCB 使用对情绪和人际关系的影响。

(二) ATCB 干预措施的有线普遍性

理想的角度说,促进认知表现或行为适应的干预措施将促进广阔范围行为构建的改变。但是,这种临床上的理想化很难实现(van den Broek,2005)。在这方面,ATCB 和其他的干预措施并没有区别。一种干预措施促进行为在某一背景下改变并一定导致在另一背景下也发生改变。同样的,一种干预措施促进特定行为的改变并不一定会影响高度相关的行为,除非替代行为目标也是特别阐述的。

注意到这点,ATCB 的一个优点是认真选择的技术可以很容易适应用户所面对的环境变化的需求。一旦 ATCB 干预措施已经设计好,改变很容易施行,比如,促进行为变化表现所需的语句和图片,或者改变提示内容去适应不同情境下的社会需求。例如,通过简单地更改提示,相同的行为目标(如聊天)在一些环境下(如课堂上)是不被鼓励的,而在另一些场合(如派对或家庭聚会)就是被鼓励的。ATCB 促进概括的方法是利用"可编程",以适应上下文要求的补偿性干预,相比

之下,以静态的的干预措施是无法达到跨行为或背景的独立功能。

(三) ATCB 的干预措施是非理论的

ATCB 的干预措施是临床工具。ATCB 作为一种干预方法,在认知康复上不促进或者支持某一特定的理论观点,不同于隐式断言,除了有持续性的认知障碍可以通过提示促进适应行为,但是,ATCB 技术是可以高度重复的以及非常适合必须系统控制的干预,例如可能需要研究理论上驱动干预的变化对结果的影响(Whyte,2006)。举例来说,ATCB 干预措施非常适合用户日常生活中遇到的复杂任务。Chen,Abrams 和 D'Esposito (2006)推荐了一种建立在前额叶皮质功能模型上的认知干预措施。他们指出"由上而下"的方法比"由下而上"的治疗方法要更加有效,通过促进特定认知技能在任务中的表现,因为这些技能都是基本成分。这种治疗模型可能是需要的,例如,对于干预措施系统设计范围的发展的功能任务的表现,就像职业活动需要同时管理多个子任务一样。借助 ATCB 类技术,通过系统改变提供的线索提示,理论的关注点可以在高度的可重复性下被系统检验。

(四) ATCB 干预措施可能是昂贵的

更复杂的技术、更长的治疗时间和技术往往和高成本紧密相连。相反,现成的设备,比如 PDA,都相对不贵(少于 100 美元)。我们估计,临床小组是负责制定干预措施最大限度地降低成本,而不牺牲临床应用。在这两个目标间的权衡有时候会改变,尤其是当干预措施去管理复杂的活动时。

(五) ATCB 干预措施经常被遗弃

在前面的几节中,我们讨论了影响持续使用和遗弃的几个因素。其他影响ATCB 干预措施成功的因素还有成本、可靠性、人际支持的有效性、技术支持的有效性、先前接受干预培训指导者的水平、干预措施处理用户临床状态的感觉以及用户归因设备的意义(Louise-Bender Pape 等,2002)。理解这些因素的影响和它们的交互作用仍是未来研究的目标。

但是,临床经验表明,一些设备常常不被使用是因为相同的认知困难导致的干预需要。例如,记忆问题可能导致设备丢失,执行功能障碍问题可能导致误用或者忽略可能有用的干预策略。对临床小组来说既是挑战,也是责任,制定干预措施去解决用户的功能关注点,而不需要用户不具备的技能。例如,有注意障碍的用户可能需要经常的固定时间间隔的提示去提醒他们使用设备,同时有记忆障碍的用户可能需要 ATCB 设备在其与用户分离时发出警报。临床团队介入每一个用户的错误表现或变化环境的一致性是不可能的。但是,不断的临床和技术支持,包括错误模式基础上包含改变的干预设计的迭代方法,可能通过维持用户对干预可满足他（她）的日常需要的感觉从而减少被遗弃。

五、结论

ATCB 干预措施是一种技术手段，可以用来促进在家里、社区以及工作环境下的功能活动表现。像本章所描述的，这些干预措施通常用于促进不懈的认知变化的补偿，但也可用于促进神经系统的损伤后的行为改变。康复心理学家对发展的所有阶段、干预，以及对干预的评估要求苛刻，尤其是当康复心理学家参与到认知损伤的直接治疗。但是，除了认知损伤本身的治疗之外，ATCB 干预措施的发展必须对以下方面有所了解：① 用户个性特点，包括他（她）对补偿技术策略的态度；② 用户与其他个体进行交互作用的环境或背景。虽然 ATCB 干预措施是复杂或功能强大的技术，但只有认知障碍患者在一个持续的基础上使用及他们愿意始终与复健团队交互作用才会有效，使干预措施可在应对不断变化的需求时改变。ATCB 干预也可能偶然地影响临床关注的领域，如用户的情绪，家庭的应对模式，用户在工作场所的重新接纳。临床关注的所有领域对康复心理学家的角色非常重要，所以，对 ATCB 干预措施策略的应用和评估同样重要。

（黄鹏译，朱霞校）

参考文献

Chen, A. J. W. , Abrams, G. M. , & D'Esposito, M. (2006). Functionalreintegration of prefrontal neural networks for enhancing recovery after brain injury. The Journal of Head Trauma Rehabilitation, 21, 107 - 118.

Cicerone, K. D. , Dahlberg, C. , Malec, J. F. , Langenbahn, D. M. , Felicetti, T. , & Kneipp, S. , et al. (2005). Evidence-based cognitive rehabilitation: updated review of the literature from 1998 through 2002. Archives of physical medicine and rehabilitation, 86, 1681 - 1692.

Flannery, M. A. , Butterbaugh, G. J. , Rice, D. A. , & Rice, J. C. (1997). Reminding technology for prospective memory disability: a case study. Developmental Neurorehabilitation, 1, 239 - 244.

Goldstein, G. , Beers, S. R. , Shemansky, W. J. , & Longmore, S. (1998). An assistive device for persons with severe amnesia. Development, 35, 238 - 244.

Hart, T. , Hawkey, K. , & Whyte, J. (2002). Use of a portable voiceorganizer to remember therapy goals in traumatic brain injury rehabilitation: a within-subjects trial. Journal of Head Trauma Rehabilitation, 17, 556 - 570.

Hornbaek, K. (2005). Current practice in measuring usability: Challengesto usability studies and research. International Journal of Human-Computer Studies, 64, 79 - 102.

Kim, H. J. , Burke, D. T. , Dowds Jr, M. M. , Boone, K. A. R. , & Park, G. J. (2000). Electronic memory aids for outpatient brain injury: follow-up findings. Brain Injury,

14，187-196.

Kirsch, N. L. , Levine, S. P. , Fallon-Krueger, M. , & Jaros, L. (1987). Focus on clinical research: The microcomputer as an" orthotic" device for patients with cognitive deficits. The Journal of Head Trauma Rehabilitation. 2, 77-86.

Kirsch, N. L. , Shenton, M. , Spirl, E. , Rowan, J. , Simpson, R. , &Schreckenghost, D. , et al. (2004). Web-Based Assistive Technology Interventions for Cognitive Impairments After Traumatic Brain Injury: A Selective Review and Two Case Studies. Rehabilitation psychology, 49, 200-212.

LoPresti, E. F. , Mihailidis, A. , &Kirsch, N. (2004). Assistivetechnology for cognitive rehabilitation: State of the art. Neuropsychological Rehabilitation, 14, (1-2), 5-39.

Mihailidis, A. , Fernie, G. R. , & Cleghorn, W. L. (2000). Thedevelopment of a computerized cueing device to help people with dementia to be more independent. Technology and Disability, 12, 23-40.

Parette, H. P. , Huer, M. B. , & Scherer, M. (2004). Effects ofAcculturation on Assistive Technology Service Delivery. Journal of Special education technology, 19(2), 31-41.

Patterson, D. , Liao, L. , Gajos, K. , Collier, M. , Livic, N. , & Olson, K. , etal. (2004). Opportunity Knocks: A system to provide cognitive assistance with transportation services. In I. Siio, N. Davies, & E. Mynatt (Eds.), Proceedings of UBICOMP 2004: The Sixth International Conference on Ubiquitous Computing, Berlin: Springer Publishing Company.

Philipose, M. , Fishkin, K. P. , Perkowitz, M. , Patterson, D. J. , Fox, D. , &Kautz, H. , et al. (2004). Inferring activities from interactions with objects. IEEE Pervasive Computing, 3(4), 50-57.

Pollack, M. E. , Brown, L. , Colbry, D. , McCarthy, C. E. , Orosz, C. , &Peintner, B. , et al. (2003). Autominder: An intelligent cognitive orthotic system for people with memory impairment. Robotics and Autonomous Systems, 44, 273-282.

Sohlberg, M. K. M. , Todis, B. , Fickas, S. , Hung, P. F. , & Lemoncello, R. (2005). A profile of community navigation in adults with chronic cognitive impairments. Brain Injury, 19, 1249-1259.

Van den Broek, M. D. (2005). Why does neurorehabilitation fail? Journal of Head Trauma Rehabilitation, 20, 464-473.

Wade, T. K. , & Troy, J. C. (2001). Mobile phones as a new memory aid: a preliminary investigation using case studies. Brain Injury, 15, 305-320.

Whyte, J. (2006). Using treatment theories to refine the designs of braininjury rehabilitation treatment effectiveness studies. The Journal of Head Trauma Rehabilitation, 21, 99-106.

Wilson, B. A. , Evans, J. J. , Emslie, H. , & Malinek, V. (1997). Evaluationof NeuroPage: a new memory aid. Journal of Neurology, Neurosurgery & Psychiatry, 63, 113-115.

第17章　认知康复

Tessa Hart

认知康复是一个拥有着丰富多彩的过去、生机勃勃的现在和充满希望未来的领域。本章介绍的是认知康复的相关定义和一般模型,并对认知康复方法进行回顾,以及总结了认知功能的临床研究的文献资料:涵盖、注意、记忆、执行功能、视觉空间功能(包括偏侧空间疏略)和语言。在全面系统的认知康复中,包括很重要的一部分内容是治疗模式,即从情绪、心理、认知能力和社会功能的认可来寻求解决方案。本章深入讨论了认知康复在未来的时间里将遇到的机遇与挑战,正像其从业者不断地寻求建立一个健全的、理论激发的证据基础一样。

一、定义和概念

若要像定义一家企业那样,用单一的术语范畴来描述多种多样的认知康复领域是用词不当的,因为认知康复并不是一个独立的专业性领域。语言病理学家、职业治疗师和心理学家等来自各相关领域的专家都对认知康复进行研究和实践。其中,神经学家、语言学家、医师和行为学家努力促进建立其证据的基础。这种折衷主义丰富了这一领域,也为它增添了不同的理论内涵和定义多样性,不断地尝试综合性的定义认知康复,尤其是对脑损伤特别感兴趣的团体——美国康复医学会(American Congress of Rehabilitation Medicine,ACRM)提议对认知康复进行一个较为全面的综合性界定,定义如下:

认知康复是一个以对脑行为缺陷患者进行评估和认识为基础的系统性、功能性取向的治疗活动。具体的干预有多种方法,包括:① 强化,加强或重建先前所学习过的行为模式;② 通过对神经系统受损的补偿机制的认知,建立新型认知活动的模式;③ 通过外部补偿机制建立新的活动模式,如个人矫形器或环境的结构化支持;④ 即使可能无法直接修复损伤或补偿认知障碍,也需要让患者适应他们的状况,以提高他们的整体功能水平和生活质量(Cicerone等,2000,pp. 1596—1597)。

在这一历史进程中,一些重要的概念根植于这个定义之中,显现从最初历史到现如今迂回前进的主旋律。首先是概念,即在人类认知康复功能中多层次的运作。使用国际功能分类的术语(ICF;World Health Organization,2001),认知康复意在改善如注意力、记忆力、语言、视觉感知或执行功能的认知功能；但也同样关注于矫治活动中的局限，或是至少部分是由于认知障碍造成的参与社会角色的局限。在另一个层面上，认知康复具有帮助人们适应不能改变的认知障碍的可行性。这一广义的定义是来源于认知康复伞形结构的奠基下的纷繁复杂的研究和临床工作。

其次，美国康复医学会（ACRM）的界定中包括重要的认知康复概念，以及对矫治方法进行恢复性和补偿性的区分。这种区别始于 Oliver Zangwill 发表于1947 年以对脑损伤人群"再教育"的两个主要方法分类的开创性的文章中（对这一文章的讨论是认知康复历史中里程碑式的探讨）。正如其名所揭示的，恢复性（restorative）的方法是修复丧失的或损坏的功能，将其还原到受伤前的状态，通常通过直接再训练（direct retraining）经常进行重复性的训练活动，如通过类似的重复性肌肉运动都可以促进和强化所丧失的或损坏的功能。相比之下，补偿性（compensatory）的方法避免或绕过了受损的功能，替代性地寻求鼓励使用未受损伤的功能或外部策略来完成任务。利用检查表去检验组织进行多步骤的活动以及学习提问的能力，双重检验患者的口语理解能力或者检验是否说话迟缓都是认知康复的补偿的两种方法的例子。请注意，在这些例子中认知缺陷的基本假设是不发生改变的。当然，功能性目标（即边完成活动边谈话）通过运用选择性的程序或代替组行为得到满足。补偿的方法可进一步地概念化，正如关注是以主观变化为基础的（例如，当一个病人被教导使用补偿策略或设备）还是相对于以环境改变为基础的方法。举个例子，物理环境可以进行通过删除无关的物体去帮助弥补视障进行简化；社会环境可以被建构成通过规定在任何特定时间里只有一个人对病人说话，以弥补注意或理解的问题。

在上世纪 80 年代随着个人电脑时代的到来，热衷于采用计算机去练习注意力、记忆力和解决问题的恢复方法逐渐失宠，疗效研究的结果也大多令人失望。然而，由于被动使用（forced-use）康复技术的成功，使得恢复方法逐渐获得新的关注。强迫使用技术逐渐发展成为用于治疗慢性迹象忽视的技术，其理论是基于慢性缺陷引起的，至少一部分是由被动使用技术而造成的。介绍一个强迫使用技术功能的案例，在一个连指手套里束缚一条完整的胳膊，强迫病人使用受损的手臂，即使中风后数年后的患者，通过这种方法的治疗，受损的手臂都能够重新获得功能（Taub 和 Uswatte，2000）。被动使用的概念已经被用在慢性失语症的康复中，并获得了期待的结果，同时该方法也已应用于其他认知康复之中。这些方法的成功也带来了相应的问题，所获得的大量常识性知识无法在自行恢复后"趋于平衡"，并且挑战一般临床假设，先应尝试恢复，当恢复水平衰减时，再随后进行补偿策略。现在必须考虑的是一些补偿性训练，因为以学习弃用身体技能和认知功能基础的强迫技术可能是有害的。

Robertson 提出了选择性恢复与对影响神经系统保守程度的基础上的补偿方

法的标准。非常严重的破坏将会预示着补偿方法的必要性,因为不会有足够的神经环路从练习中受益。中等程度损伤应采取积极的恢复性或强迫使用方法进行治疗,而轻度损伤可以自行恢复,前两种方法都是没有必要进行的。直到进一步的研究澄清这些问题为止,我们应该牢记认知缺陷几乎不可能完全被扭转恢复。因此,在实际治疗技术中包括医疗设备的补偿方法也是十分必要的。补偿方法也很好地借助自身为患者设置接近以"真实世界"为目标的成果,这对于患者和家庭来说是很重要的。

除了恢复和补偿之间的区别,几乎没有概念模型提供认知康复的研究与实践的组织框架。另外也有提及,然而,这只是一个情境化的认知康复概念(Ylsvisaker,Hanks,Johnson-Greene,2002)。如前所述,认知康复的目标是概念性地分离认知功能或者是受损功能,如注意力或记忆。此外,认知康复也会涉及在有意义的环境之外这些功能活动或损伤,例如当患者在执行认知功能或者是理解任务时,在有安静限制的治疗师办公室范围内利用标准化的刺激。其基本假设是,在应对现实世界的任务和活动中认知技能会得到加强,在该技能影响的范围内人的表现将会得到提高。这种假设往往更多地倾向于应用恢复性的方案,尽管补偿技术也可以被应用在现实环境外。例如,一个病人在观看电视演出的过程中被教授练习做笔记,前提假设是他能将做笔记的能力(一种补偿技能)迁移到电视讲授的情境中。

在情境化的认知康复模型中,认知功能概念不是孤立的模块,而是与其他内省功能(如情绪)以及与社会和自然环境彼此之间相互作用的。主要的焦点是改善功能,而不是帮助人们去实现或者恢复有意义的活动和社会角色。认知的局限将通过恢复或补偿技术进行处理,如果适当,最主要控制的是允许自然化的支撑并可以成功地产生分享。这些支撑,包括创造性的改变工作或者是其他的作用,以及指导和策略发展,或者来自于其他人的援助。支持的人可能包括一些专业人士与"普通人"的混合群体,如管理人、老师、朋友、家人和同事。由于人们就自己而言,认知局限在对个人有意义的活动中发展出新的习惯,独立性可以得以改善,并且独立性支持可能会随着时间的推移而消失。然而,通过这种方法,一般性的认知技能是不能够地从一个情况转移到另外一种情况的。

尽管情景性的干预治疗是针对活动内容或者是参与水平的,但它们可能在认知功能水平上却有意想不到的好处。例如,一例标准临床康复与家庭康复创伤性脑损伤儿童(TBI)的案例讨论中,经过对照研究发现那些经过家人训练的儿童在智力测验中提高得更多。这似乎也说明了患有严重精神病的人,如果积极参与支持治疗的工作计划,其认知功能是可以改善的。让认知缺陷的人行动并在所提供刺激和学习的更加正常环境中进行互动,这是合情合理的考虑,甚至可能"被动使用"陈旧的认知能力,否则对于他们是无效的。

二、认知康复的方法

在下面的章节中将简短和有针对性地讨论认知康复的具体方法。恢复和补偿方法以及"混合方法"(Hybrids)试图尝试获得更多的实证支持。将对认知康复的证据基础进行更多详细的介绍,可以参考 Cicerone 等进行的综合性回顾,并由 Halligan 和 Wade 编辑成册,以及由创伤性脑外伤沟通障碍和神经病科学指导委员会进行的系统性回顾(Kennedy 等,2008)。

(一) 注意

对注意力的矫治已经有大量的研究,其中包括一些近期的整合证据。这可能是因为注意力缺陷在各种常见的神经系统疾病中十分常见,并且意味着对功能状态有广泛的影响。这是值得我们思考的,如果注意的基本功能可以改善,将对人们在现实生活中的各种各样的行为有着积极的促进作用。从广泛地引汇分析来看,Park 和 Ingles 联合研究结果中显示,在 30 例对注意再训练(attention retraining)疗效研究中,总计 359 名参与者。独立分析检验了直接注意力再训练效果,通常采用观察神经心理学测验成绩作为评价结果指标,并且训练了功能注意所要求的技能,例如驾驶、阅读、培训和日常生活行为活动。总之,涉及以上措施的注意力训练结果或预测效果是没有直接影响的。然而,许多显著性的治疗效果的研究显示,对注意力功能技能训练的要求逐渐有所增加。Park 和 Ingles 建议将注意力缺陷分解成有系统的训练活动的职能任务,分级对注意力进行挑战,这一过程他们称之为"神经心理学的脚手架"。这篇文章还强调了至关重要的控制措施,用于认知康复结果的影响评估。

Cicerone 及同事(2000)在首次为 TBI 和中风进行综合性评论中,得出一个类似的结论:注意力直接训练方法在真实世界的有限的应用。随着回顾的不断更新,一些研究发现对注意的干预都是可以更好地控制和愈加复杂的,为参与者提供了机会去学习管理信息的策略和验证其他精神病学测试分数的效度。Sohlberg 和同事们验证了称为注意过程训练(APT)的一种认知训练程序的效果,其提出的假设是由更高级的注意技能训练的层次结构组成:持续、选择性、交流、交互以及分散注意(divided attention)。评估结果是由一系列神经心理测试和自我报告以及对日常认知功能测评的其他报告问卷进行衡量的。同样也进行了结构化面试的研究,涉及参与及与其重要的关系人的审查与治疗效果有关的主观经验。参与者是患获得性脑损伤的患者,这样的人长期患有疾病(如慢性病)。

在相同控制条件下,持续十周时间里,对一般性脑损伤采取 APT 以及提供教育和情感支持两种方法进行效果比较,这两种治疗方法都是有效的,但方式不同。正如假设,APT 的条件下,注意力任务中获得了更多的收益(包括完全不同于那些在治疗中使用的任务),并且更多的是注意力相关功能的主观的改善。脑损伤教育则在提高自我报告心理社会功能上略有优势。作者们承认,虽然验证结果是有前景的,但是证据显露出有可能忽略认知功能明显改善的机制。这是可能的,例如 APT 等的程序能够系统地改变并挑战受损系统的水平层次,鼓励学习隐含的新的内部策略,以便管理更多困难的任务,这些策略可以在现实世界和需要注意的情境中自发地使用。

另一个例子,Fasotti、Kovacs、Eling 以及 Brouwer 研究了称之为时间压力管理(time pressure management)干预方法的效果,即比较了用此方法与更加一般性的集中训练方法,对获得性脑损伤后患有速度加工障碍进行干预治疗的效果。然而,患病的参与者注意需求逐渐增加,时间压力管理教授了改善策略以弥补在现实世界的认知活动的放缓。这些策略包括愈加自我的人的时间压力的脆弱性认识、未雨绸缪、预防压力以及创造紧急计划以处理"信息过载"。集中训练组在治疗任务期间接受一般性的指令,如"尽量不要分散注意力"。正如 Sohlberg 等的研究,在这两种方法治疗的参与者病情均有改善。然而,时间压力管理组改善的更多,似乎表现出更多的普遍性的治疗并呈现出多样化的测量结果。

上述例子以及最近所提到的其他回顾性研究,建议促进注意力提高的认知策略可以让由于脑损伤所致注意力障碍的人进行学习(或再学习)。然而,仅仅通过简单地重复训练注意力的方法,在练习任务中提高注意能力的想法是无法实现的。并且,功能性的获得可通过学习来实现,弥补在现实生活中注意力的缺陷,通过训练任务系统地挑战注意的特殊性,或通过参与在现实的世界中对于他们的注意力需求结构进行分析的任务。后者策略可能特别有效,因为它鼓励认知的逐步自动化加工(Reautomatization)。像驾驶汽车的这一类操作是越来越难以执行的,也就是说,脑损伤后需要依赖更多的意识或努力。

(二) 记忆

像注意力一样,记忆力也是会受到多种多样的神经系统影响。然而与注意力不同的是,记忆缺陷有高表面价值的补偿解决方案。许多人都有使用列表、日历、规划工作书、个人数码助理(掌上电脑),甚至是手机的习惯,用来提醒人们约会的时间和要做的工作。虽然获得记忆的方法不会是简单地使用这些设备来弥补的,但至少这些方法是被许多人所熟悉和接受的,也可以学习一些新的方法与其他策略进行比较。

另外,通过对一些注意保持和记忆功能方面的文献比较得出,某些注意力任务练习形式可以有助于迁移到其他的注意任务当中,而记忆功能是不能够通过练习而恢复的。记忆康复的恢复模型要求执行记忆训练,如学习记忆越来越长的单词或者在电脑上进行"专注"(concentration)的训练,可以通过练习或者"扩展"记忆容量来改善记忆力。有些病人仍然需要进行这种形式的治疗,但证据清楚地显示出,这无助于改善记忆以外对训练材料的回忆(Glisky,2005)。采用一些与任务密切相关的方法也可见其改善效果,如果重复训练是伴随着教学记忆策略,如视觉图像,可以帮助人们进行记忆材料的组织。后者是才用混合训练方法得到的证据,而且似乎证实的是对轻度记忆缺陷的患者的治疗效果。然而,患有严重的记忆缺陷的人是无法学习新材料的,因此记忆功能恢复方法显然是失败的,也是没有意义的。相反,Glisky 和同事的研究清楚地表明,通过使用回避错误的结构化和支持性的训练方法(即消失线索法),甚至是患有严重的健忘症的病人,也可以学到相对复杂、新颖的任务程序和新的语义信息。由于"记忆训练"这一特殊的训练方法没有推广到其他任务或领域中,支持性解释在新的学习中记忆容量本身还是未改变的。

我们所知的一种相似的训练方法即无误学习(errorless learning),其对认知康复潜在的应用价值已被广泛研究(基于若干小型研究进行的一种统计方法"meta-analysis",参考 Kessels 和 De Haan,2003)。如消失线索方法,无误学习提供了在学习过程中最全面的线索和支持,其目的不是改变记忆容量,而是对加强新颖信息或任务路线的具体程序的学习。虽然在学习过程中不可能避免全部的错误,但是当明确记忆系统受损时,无误学习的方法可以将错误降到最低(例如,对重大损害的情节的回忆)。无误学习已被用于帮助脑损伤的人进行学习实用性材料,如新的面貌和姓名联想,以及有效利用笔记本记忆。也许最令人印象深刻的是,无误学习已被热衷于用来促进在长期持久的日常生活中的记忆功能的改善,以及由于阿尔茨海默氏病导致的认知能力下降。在临床上使用无误学习是一种挑战,在避免错误的同时,并且知道当虚假错误出现时,即使可能会出现错误,仍可以保持积极的参与性。从无误学习研究中可以得出典型的临床实践启示。例如,临床医师和患者的家庭成员常对记忆损伤病人在某一方向的项目和短时记忆中的信息进行"拷问"(quizzing),可能实际上是消极的,因为错误概率将被强化。

为改善日常记忆活动行为的补偿策略已得到了广泛的研究,产生出能够对外部记忆得到有效帮助的强大支持,例如笔记本电脑或者是便携式电子记忆设备,甚至为严重的、慢性记忆障碍提供的支撑。例如,Schmitter-Edgecombe、Fahy、Whelan 和 Long 表明,一个 16 学时的训练方案,目的在于教会严重脑外伤的人使用特殊结构的笔记本去记忆,这样的方法比为了减轻日常记忆问题带来的影响而进行的问题解决的讨论更加有效。然而,在标准化记忆测试中两者没有差异,这表明潜在的记忆功能不是被干预的目标,因此也确实没有受到影响。Wilson 和他的同事的研究显示,随机交叉实验中的程控寻呼设备——神经传呼(NeuroPage),可以使脑损伤的人更加独立地进行约会和完成其他任务。这些成果影响强烈,在英国,神经传呼(NeuroPage)服务目前正作为国家健康福利进行覆盖。专业化的程控移动电话和便携式录音设备等类似的调查也曾被报道过(参考认知障碍的电子提醒系统的研究回顾,Scherer,Hart,Kirsch 和 Schultheis,2005)。

外部提醒系统,包括笔记本电脑以及越来越多的掌上电脑,在临床认知康复中使用越来越广泛。即使它们具有表面效度和实证支持,但是这些系统也很难完全实现像其表面上显现出的那样有效,这也对从业人员期望在临床中广泛使用的想法提出了一个警告。首先,认知功能缺损的人通常很难使用外部策略去应对多变的认知需要(例如,尤其是涉及是否知道什么时候在笔记本电脑中记录需要记录的内容,提醒或指出如何设置设备,提示坚持使用,以及利用记录信息的预期的执行能力和记忆能力)。很多时候医生假设病人在未提供各种密集的、系统的培训和实践的前提下,能够恰当地使用外部策略,并且在研究协议中已经证明是有效的。

其次,任何提示系统的成功部分取决于记忆障碍患者的个体意识和需要使用外部策略的接受能力,在任何系统引入之前,这两者都需要解决。询问残疾患者之前和之后使用何种策略的细节是很重要的,这些策略是如何起作用的,同时也需要探索对来自外部帮助的态度。越年轻的人或受过教育越多的人如果在脑损伤之前使用记忆设备,那么可能在损伤后仍然喜欢这些设备。然而,如笔记本和剪贴板等纸质提醒系统可能受到抵制。补偿策略应该发展与用户的共同合作,并且让人们在日常生活中每天进行使用才是有效的。

(三) 执行功能

执行功能障碍的干预,曾经几乎只是在案例报告中进行描述,而在最近几年里得到了更多控制和系统的研究。正如 Evans(2005)提到,在执行功能治疗的进展一直受制于关于如何定义这些复杂的概念和认知操作。对于当前的目的,执行功能是指认知—情感控制加工过程,促使在复杂的社会环境里产生针对性和目标导向的行为。在正常状态下行为是不断调整的,行为的结果嵌套在短期目标和长期目标里,每个目标都有要求的评分或者很多个体的行为和决策。在任何时候,如果"计划"受到曲解或意外因素的干扰,行为可能需要调整。人类管理这些复杂的过程却并不能完全理解。但很明显,即使我们的行为都是有意识地控制的,我们也无法全部完成如此多的同时行为,也不能随着环境的变化而迅速调整。

监督注意系统(Supervisory Attention System,SAS)是一个有影响力的模型,这一系统监控意识控制活动的需要。如果错误行为出现,程序出现异常的,或者是环境因素需要立刻进行决策,SAS 则会加强认识和意识决策。然而,一个损坏的 SAS 会造成行为的功能混乱:人则不能够了解清楚问题的情况或者是不能组织有效行为去处理问题,或是不能组织和完成必要的行为,尤其是在异常的情况下。执行功能紊乱在临床中表述为人们的规定目标方面的行为是紊乱的或矛盾的。有缺陷的判断和决策,自我监控和自我认识的缺失以及能力局限都是由于错误反馈造成的,也可能在情绪管理和驱力状态方面显现出困难,诸如冷漠、易怒或是冲动。脑损伤后出现不同程度的执行功能紊乱是很普遍的,尤其是在弥散性损伤后或者是那些涉及前部脑系统的损伤(如额颞骨损伤)。

严重的障碍是可以指令是否需要干预的,不论哪种干预都可能是以环境相对应一个模型并尝试去利用再学习或者是策略训练为目的的。尤其,可以利用环境修复执行功能的缺陷,并为个体行为提供外部结构。这些包括基本的策略及简化的外界环境和让人们保持在"任务"状态,例如在家庭环境里或者是在日常治疗设施中,针对严重脑损伤的患者进行重复性的计划和日常工作。环境变异性(environmental modification)可尝试努力去改变刺激控制行为。尤其,分析和改变现行条件将会引发行为执行功能不良的问题出现。Giles 和 Manchester 描述一个综合性的方法,说明如何去管理脑损伤后的行为控制紊乱,包括激发性面试和其他传统操作学习技术的方法。

许多执行功能康复的方法已经试图找寻教授涉及问题解决或者是目标完成的明确步骤,我们假设这一方法将有助于替代丧失的能力去组织直接目标导向行为。正如 Evans(2005)所提到的,这一方法是不能够完全有助于复元的;尽管能够保留一些受损伤前的技能,但是人们正逐渐使用一种新的客观化的方法去处理生活中的问题。许多控制性调查已经阐明了教授问题解决的方法的有效性。VoV Cramon 和同事报告了一项研究结果,将参与者随机分为两组,一组作为参照组,另一组进行为期 6 周、25 个学时的问题解决训练干预,其干预结果是值得肯定的。干预包括训练如何对有关问题解决信息的关注,如何形成选择性解决方案和决策,以及如何核实已选择的方案有效与否。

Levine 和同事评估了一个相似的方法即目标管理训练(Goal Management Training)。这种干预方法教授的步骤包括定义任务、将任务分解以及患者的执行情况。相比较于一个虚假的治疗条件下(如机动车驾驶技术训练步骤),目标管理训练能够引起更迅速和愈加精确的认知需求,多步骤任务。获得性脑损伤的成人和儿童在经过问题解决训练后,干预的结果是值得肯定的。在 Rath 等的研究中,情绪自我调节是与执行功能认知自我调节相整合的,并且这一程序包括大量的角色扮演和家庭作业去强化概括能力。而且,这些强化的程序已经对轻微认知损伤人群中进行过检验;这里不能清楚地说明是否存在保留最低限度水平的执行功能,而且这些执行功能是必须进行再训练去取得成功的康复。然而,在基于若干小型的研究进行的统计分析方法的研究中,采用多步骤认知改变策略的说明方法能够提供足够的证据,当以日常问题解决作为治疗目标时,建议对 TBI 病人进行这样的训练。

在一个相关的脉络体系中,执行功能的康复受益于社会认知理论的推导。简要地说,假设人类的行为是通过自我调节来满足个人的标准或目标。自我调节和目标理论已经进行了数百个领域的研究验证,如组织科学、体育、健康管理,记录各种因素和操作处理,促进短期和长期目标的实现。这些因素包括:目标的特征、挑战或困难程度、动机和反馈的作用,以及目标是否关注结果或过程(例如学习策略)。有一些证据表明,脑损伤病人对同一个目标操作的反应与未受伤病人的处理是一样的,而且认知损伤所造成的影响并不显著。

近期的相关研究趋势是医疗保健管理结合了这些调查结果和技术,形成了一个全面的、行之有效的治疗"程序包",称为自我管理培训(Self-Management Training,SMT;Lorig 和 Holman,2003)。受到社会认知理论的强烈影响,虽然训练是有目标设置的,但是 SMT 强调病人的自主权和积极参与治疗的态度,这种自主权和积极态度嵌入在如何认识问题及其原因,如何选择和设置为解决这些问题的目标,以及如何监督和自我奖励之中。研究证明 SMT 比传统的教育方案具有优越性,尤其在加强疾病相关知识和积极的健康行为,减轻症状的严重程度和卫生保健资源的使用等方面。目标与自我管理干预是值得深入研究的,并开发其在脑损伤康复中应用的潜在价值。

即使执行功能障碍的人进行学习算法或问题解决的步骤,让我们提出质疑的就是记忆补偿问题:他或她将如何知道什么时候使用它? 脑损伤患者通常对日常问题情境的再认是妥协的,部分原因是受损自我意识的障碍。Ownsworth,Mc-Farland 和 Young(2000)设计了一个 16 周的团体治疗,针对广泛的执行功能,包括解决问题和自我意识。作者们报告说,治疗的其中一个作用是为了增强紧急性意识和预期性的意识。Crosson 和同事提出以自我意识的模型为基础的假设,紧急性自我意识是指在意识的情境下,人的意识受限是产生问题的原因;预期性意识使人们在不确定的情况下做出预期计划或者是补偿策略。像这样的治疗模式是有价值的,因为任何认知康复方法的最终获得成功将取决于学习策略应用的"触发"(Triggered)。

另一项执行控制的思想引发方法是由 Manly 及其同事在"电子手帕结"(electronic knot in the handkerchief)的研究工作中发现的,一系列随机出现的停顿的音调(音调中断),可以改善复杂的多步骤任务。警示不包含提醒的内容,虽然病人在开始时被告知,她或他将会听到随机出现的铃声,有助于提醒他们思考他们正在做什么。Manly 等推论说,音调中断是以"设置卡断"的方式来工作。这种音调是一个打断某人的行为的线索,记录任务的需要并评估行为是否满足了需要,所有的功能至少是由一个正常工作的执行系统进行控制,半自动化地实现功能。有一些证据表明,这些"内容不受约束"的线索确实能够帮助脑损伤的人去实现目的,但经过几个星期的时间跨度,现实世界的活动会预先被忽视。

自我监督和自我意识是执行功能的重要方面,这两方面支撑人类行为的灵活性和适应性,去面对不同的任务需求与社会环境。自我意识的治疗有点难以捉摸,部分原因是很难概念化这种治疗建构的具体内容(即自我意识是什么?),另一部分是因为我们还缺乏全面的理论,将复杂的行为、神经心理和受损意识的心理决定性因素联系在一起的。Fleming 和 Ownsworth 对意识干预进行了讨论和回顾,强调了所选择的关键性任务和环境的价值;提供清晰的反馈和系统的学习经验,包括同行通过集体治疗的同伴反馈(peer feedback),并仔细考虑改善自我意识的情感后果。对于非常严重的不当行为案例,病人似乎是无意识的,对一些受控的单例案件的研究显示出自我监控训练的益处,使病人受到系统化地教育,监测他们相比较于其他人观察结果的特定行为。自我监控能力的训练是很有意思的,通过这一训练可以减少不良的目的性行为,甚至是如果当没有任何指导去减少某种行为,而是强化去做某种行为。这一策略能够特别有效地使个体"知道"某些行为是不恰当的,但是当行为发生时个体欠缺评价的能力或是掌控自己的行为的能力。

(四) 偏侧空间注意与视觉空间功能

偏侧空间注意障碍,统称为忽略(最常见的是左侧忽略);影响到相当比例的脑右侧半球中风的病人,并且普遍地影响其功能的实现。Pierce 和 Buxbaum 进行了一项综合性的回顾,组织关于偏侧空间忽略理论模型的讨论以及探讨了许多治疗方法。可能最广泛的研究方法是基于忽略主要是一种视觉注意障碍的假设,可以通过针对偏侧空间的直接视觉注意教授具体的策略得以克服这种障碍。在现在的经典研究中,Weinberg、Diller、Gordon 和 Stubbs 构建了一个巨大的水平仪器,其视野计周围移动着一个需要注意获得的目标。研究者指导左侧忽略的患者用眼睛扫描出现在其左侧视野中的目标,但又确保不让目标离开他们的视野范围。系统的训练或者是其他扫描任务的训练可以改善需要浏览的功能任务,如阅读。一些类似干预措施的相关研究也已经强调了这些基本的结论。一些少量的负面研究结果也是因为使用过于小的显示器进行训练造成的。值得注意的是,使用电脑屏幕大小的显示器训练扫视似乎对左侧忽视不能奏效。虽然浏览训练的研究确实得出有测量意义的结果,但是这种培训的长期影响还没有形成,也不清楚这一影响能否推广到超越纸笔或学术型任务的其他功能活动当中。

其他治疗忽略的方法都是基于表明这种疾病是由于在神经基质水平上的空间表现障碍引起失调的证据。Robertson、McMillan、MacLeod 和 Brock 开发出的肢体活化训练方法就是一个样例。肢体活化涉及诱导在左侧脑半球的肢体行为活动,理论上可改善忽略,因为它可以激活重叠的代表左侧身体和额外躯体空间的神经循环。肢体激活在随机临床试验中已经证明是有效的,甚至可以明显地缩短住院时间。这种治疗模式的局限性在于许多患有左侧忽略的患者也有左侧脑偏瘫,这就排除了主动运动。

一个称为棱镜适应性的治疗方法,它可以改变内部空间表象,对于这样一个很有治疗前景的方法,应该更加常规地运用。在由 Rossetti 和同事们发展的这种方法中,病人戴着具有柔性焦距透性质的镜头,朝向右侧区域随着视觉呈现而移动变化。随着时间和练习,当使用者能够适应这种变化,并且能够驾驭它去寻找物体及正确的适应与环境的相互作用。在一些对照研究中发现训练患者学会使用棱镜,可以明显地减少左侧忽略。

棱镜适应有时被错误地描述为一种纯粹的补偿办法(即这个方法通过简单的转换左侧视觉区域到右侧区域空间从而克服了忽略)。然而,它不仅仅是正在戴棱镜治疗的时候才能引起忽略的减少。经过疗效观察的相关研究补充了这一研究结果,在棱镜移除后数周,有益的效果仍能够持续(Frassinetti,Angeli,Meneghello,Avanzi 和 Ladavas,2002),以及对治疗效果对任务的影响不同于在训练中使用的结果,甚至包括触觉以及视觉刺激。有些治疗方法已为视觉空间功能进行了评估而没有对忽略进行评价(例如,从事视觉组织和大小的估计的练习)。一些建议提出这些活动可以造福于那些患有视觉空间缺陷并没患有忽略的病人,但尚缺乏令人信服的证据(Cicerone 等,2005)。

(五) 语言与交流

在一个多世纪以来,高度专业化的从业者和研究人员,演讲家和语言病理学家,已经发展出丰富的传统和复杂的研究方法,适用于语言和沟通障碍的治疗。恢复和补偿方法用于语言治疗中,并且都已被调查研究。语言测试是典型的措施,但是缺少在现实生活中的测评结果。恢复性治疗通常包括各种形式的练习或刺激,如对命名事物或句子生成。证据表明(Robey,1998),语言疗法可以产生强烈的治疗效果,往往会产生依赖,也就是说,其效果会变得治疗更为密集和/或治疗时间更强更持久。如前所述,近来进行密集的工作(如强制说服治疗),已经强调了大量的可能性和来自于对慢性失语症的持续改善。

虽然对语言障碍恢复的方法相比其他认知康复区域,有更多的实证治疗支持,但似乎这种改善倾向往往是针对具体的练习材料。例如,研究用命名物体疗法,通常使用对未经过练习的单词表作为控制刺激,由于我们期望的结果是治疗效果将只会受到已经练习过的单词中的特殊单词的影响。此外,无论对语言治疗有多么强大的证据,单对相关的特定疾病的特殊方法的有效性仍然不是很清楚(Cicerone 等,2005)。

当自发性的恢复变化放缓和/或直接恢复的办法似乎没有奏效,传统意义上的补偿方法就要在之后的恢复中使用。言语病理学家通常训练患者使用补偿策略,像赘述("在周围说话"的词句是不能被检索到的),并使用的图片或者是字母板或表达语言障碍的辅助通信设备。正如任何的补偿策略,有效地使用这些方法可以约束伴随的学习障碍或执行功能。沟通补偿治疗是有针对性的治疗,是对语言受损的人及其配偶或对其重要的人两者进行治疗方法,被称为"会话教练"(Holland,1991)。例如,Kagan、Black,Duchan,Simmons-Machie 和 Square 经过训练志愿者"支持性对话",旨在促进与语言障碍对话的伙伴的沟通。相比较未受过训练的志愿者花费同等的时间与患者进行社交或康乐活动,教练和他们的语言受损交流对话伙伴,两者能引起更多的交流比率。交流能力也已经被称为是通过结构化的团体反馈和模型来提高实用性的技能(Pragmatic skill):沟通的认知行为方面,例如在交流中轮流说话,保持适当的眼神接触,适当地使用幽默,调节声音大小以及维持话题。

(六) 综合全面的认知康复

在70年代和80年代,由许多因素驱动,认知康复经历了扩张和临床实验阶段。首先,随着医疗和急诊护理的发展与进步,患有中风和TBI患者幸存几率大幅提高。其次,许多TBI的幸存者是由于高速机动车辆碰撞受伤的年轻成年人。如TBI这种弥漫性脑损伤所导致的有代表性的弥漫性认知功能缺陷,如注意力、记忆力和执行功能;这些功能在短期内被发现,引起广泛的对适应性行为的不利影响。为满足TBI和中风的幸存者需要,Yehuda Ben-Yishay、Leonard Diller和其他先驱者开创了现在经常被称之为综合整体性的认知康复。这些方案提供了多种认知康复方法,包括如注意的"核心"功能—直接再训练(direct retaining)。这些方法被融合成一种强调相互支持和反馈、个体和团体治疗,以及家庭干预的治疗环境。职业培训也包括在内,首先在"保护"工作中的尝试取得最大限度的成功。

从某种意义上说,在认知康复讨论中包含这些方法可能是不恰当的,因为这些方法有目的性地参与,如情绪、人际关系、职业成果的治疗目标。综合全面的康复方法是一种以含蓄地拒绝一种缩减的或者是模块化的认知康复方法,虽然模块化练习可作为整体治疗的一部分。这些方案强调治疗病人的整个一系列复杂认知、情感、人际关系和家庭困难,以期待尽可能地恢复生产性活动、生活情况和满足关系的独立性。这一康复形式在很大程度上取决于团体或环境的治疗模式,以及在其原始的形式中,构建经历常规治疗的人的等级的同时进行治疗数月,并且一起"结业"(graduated)。该团体环境过去是,现在仍然是这样考虑发展重要的社会技能和现实地看待自身的基础上相互反馈。

综合全面的认知康复方案一般为患有慢性限制性的人设计,他们能从特殊训练疗法中获得最大的利益,并且需要额外帮助去重新获得积极的生活。这些方案是在其精确组合成分中变化的,而且他们往往是密集型治疗(如5天/周,持续5～6个月),并提供高的医生与患者比率(Malec和Cicerone,2006)。这些特征以及其他方面,例如强化具有博士学位康复师的动手参与,使类似这些方案的成本提高。对这些方案的成功的经验,可以对维持私人和公众资金的来源有帮助。与治疗目标相比,治疗的认知功能是相对孤立的,由于一些原因,评估的效力和整体康复的功效正在接受挑战。由于多种多样的治疗成分,促使很难界定具体的"活性因素",并比较不同设置的效果。部分是由于这个原因,也因为克制对有明显需要人群的综合性治疗的道德关注,虽然它已经完成,但是这种治疗模式难以用随机控制试验来检验。

在这项研究中产生大量的争议，Salazar 和他的同事随机分派患有 TBI 的伤兵服役人员进行 8 周的两种治疗方案。一种方案是在进行 Ben-Yishay 和 Prigatano 的综合性环境训练之后的，以医院为基础进行治疗的方案。另一种是关于 TBI 教育和身体和心理的家庭计划方案，并定期由护士通过电话进行补充。受伤一年后，各组之间在重新返回工作中的状态并无显著差异（如现役军人），以及在全面的神经心理和情绪功能测量评估中差异亦不显著。虽然有些人解释这一结果意味着综合性整体的康复对于 TBI 是既无必要也不符合成本效益的，在本次调查研究的人似乎不同于通常接受集中急性伤后康复的百姓群体。首先，Salazar 等人登记患有 TBI 三个月的人群，同时其中有许多人患有认知和情绪后遗症。Prigatano 已经指出的综合性整体的认知康复可能更适合于相对稳定缺陷的人群。第二，在 Salaza 研究中具有极高的恢复工作率（两组中分别有 90％和 94％），意味着该样本中，总体来说，大多数人中是具有轻微损伤的。亚组分析也表明，在研究中的最严重的伤者人群，相对于家庭护理，在医院进行康复治疗方案最有益处的。

研究对在综合全面的康复计划的参与者有自然形成的数月或数年的重复性"基线"的失败一直在进行讨论，反对不使用对照组对治疗效果的评估。Cicerone 等比较研究了参加全面康复治疗的参与者与接受传统治疗的或者是由已经被转介但没有接受治疗的参与者，累积的证据不能支持使用这一康复模型可以提高对有严重障碍者的恢复水平（例如独立生活、支持或竞争性工作）。更多额外的研究仍需要进行，来了解这些复杂的治疗模式和最好临床决策，使得治疗规则系统能够匹配病人病情进行混合治疗。

三、认知康复的未来挑战与机遇

如前所述，来自不同学科的研究者对认知康复进行实践和研究。认知康复的一个挑战就是对这一领域形成统一的理论，这也将有助于推动该领域的研究和实践。在某种程度上认知康复受到医学康复愈加普遍的影响，它已经继承了后者的实用主义，关注"只要有效"，不管为什么。但它不可能最终改善我们的治疗，尤其是在认知康复中使用的复杂的，以经验为基础的治疗方法，而没有产生作为对活动机制可验证性的假说（Whyte 和 Hart，2003）。什么样的理论有助于我们迎接这一挑战？这决不是简单地普遍认同就可以了，理论来源于认知神经科学，解释认知功能是如何在大脑中进行组织以及如何分解，这些对于认知康复都是必要和充分的指导。认知康复需要在由自然形成和治疗引起的，以及潜在基质中的变化而形成的认知与行为之间的联结加以解释。毫无疑问，这个任务需要功能神经影像技术来协助完成，以帮助查明神经环路中的变化，相对应于行为水平中的可塑性。认知康复形成一个更加一致的理论基础，不仅将加强研究工作，而且还将面临另外一个挑战：科学家和从业者之间的交流是分开的。治疗理论为认知康复提供更高质量的证据,也为临床证明方法的传播提供组织框架,这个过程不是简单地愈加概念化的知识流动,而作为知识的转化,对于任何领域都是一个具有挑战性的过程:当然对于认知康复的临床医师的挑战,是简单的步调一致,较少的批判性的评价,关于新方法、材料和设备的大量信息。网络传播的方法可以协助繁忙的医生,通过参加网络会议和阅读印刷期刊来补充他们的工作。例如,澳大利亚集团已经发起了一个开放式访问网站,名为 PsycBITE(脑损伤治疗的心理数据库:www.psycbite.com),这是可以免费检索大量的认知和行为康复方法资料。如Cochrane 协作网(http://www.cochrane.org),这种类型的补充方式是建立在订阅网站的基础上的。

认知康复,近年来已经取得了实质性进展,并更加均衡地发展。我们最大的挑战是在方法论精确性上保持高标准,同时鼓励更多的研究去继续推动方法论的研究,激发脑和行为的可塑性联结的检验理论方法的积极性,发展形成更好的方法为临床传播关键性的研究成果,并在我们中间提供由科技革命带来的机会。

(王煜蕙、戚菲译,黄鹏校)

参考文献

Cicerone, K. D., Dahlberg, C., Kalmar, K., Langenbahn, D. M., Malec, J., Berquist, T. F., et al. (2000). Evidence-based cognitive rehabilitation: Recommendations for clinical practice. Archives of Physical Medicine and Rehabilitation, 81, 1596 – 1615.

Cicerone, K. D, Dahlberg, C., Malec, J. F., Langenbahn, D., Felicetti, T., Kneipp, S., et al. (2005). Evidence-based cognitive rehabilitation: Updated review of the literature from 1998 through 2002. Archives of Physical Medicine and Rehabilitation, 86, 1681 – 1692.

Evans, J. (2005). Can executive impairments be effectively treated? In P. W. Halligan & D. T. Wade(Eds.), The effectiveness of rehabilitation for cognitive deficits (pp. 247 – 256). New York: Oxford University Press.

Frassinetti, F., Angeli, V., Meneghello, F., Avanzi, S., && Ladavas, E. (2002). Long-lasting amelioration of visuospatial neglect by prism adaptation. Brian, 125, 608 – 623.

Glisky, E. L. (2005). Can memory impairment be effectively treated? In P. W. Halligan, P. W., &Wade, D. T. (Eds.). The effectiveness of rehabilitation for cognitive deficits (pp. 135 – 142). New York: Oxford University Press.

Holland, A. (1991). Pragmatic aspects of intervention in aphasia. Journal of Neurolinguistics, 6, 197 – 211.

Kennedy, M. R. T., Coelho, C., Turkstra, L, Ylvisakar, M. Sohlberg, M. M., Yorkston, K, et al. (2008). Intervention for executive functions after traumatic brain injury: A systematic review, meta-analysis and clinical recommendations. Neuropsychological Rehabilitation, 18, 57 – 299.

Kessels, R. P. C & de Haan, E. H. F. (2003). Implicit learning in memory rehabilitation: A meta-analysis on errorless learning and anishing cues methods Journal of Clinical and Experimental Neuropsychology, 25,805 – 814.

Lorig, K & Hohnan, H. (2003). Self-management education: History, definition, outcomes, and mechanisms. Annals of Behavioral Medicine, 26,1 – 7.

Malec, J. F., & Cicerone, K. D. (2006). Cognitive rehabilitation. In R Evans (Ed.), Neurology and trauma (2nd ed., pp. 238 – 261). New York: Oxford University Press.

Ownsworth, T, McFarland, K, & Young, R. M. (2000) Self-awareness and psychosocial functioning following acquired brain injury: An evaluation of a group support programme. Neuropsychological Rehabilitation, 10,465 – 484.

Robey, R. R. (1998). A meta-analysis of clinical outcomes in the treatment of aphasia. Journal of Speech, Language and Hearing Research, 41, 172 – 187.

Scherer, M. J, Hart, T., Kirsch, N., & Schultheis, M. (2005). Assistive technologies for cognitive disabilities. Critical Reviews in Physical and Rehabilitation Medicine, 17, 195 – 215.

Taub, E., & Uswatte, G. (2000). Constraint-induced(CI) movement therapy based on behavioral neuroscience. In R. G. Frank & T. R. Elliot (Eds.), Handbook of rehabilitation psychology (pp. 475 – 496). Washington, DC: American Psychological Association.

Whyte, J., & Hart, T. (2003). It's more than a black box; it's a Russian doll: Defining rehabilitation treatments. American Journal of Physical Medicine and Rehabilitation, 82 (8):639 – 652.

World Health Organization (2001). The international classification of function (ICF). Geneva: Author.

Ylvisaker, M., Hanks, R., & Johnson-Greene, D. (2002). Perspectives on rehabilitation of individuals with cognitive impairment after brain injury: Rationale for reconsideration of theoretical paradigms. Journal of Head Trauma Rehabilitation, 17; 191 – 209.

第 *18* 章　家庭护理者循证实践:基于研究与临床数据的决策策略

Kathleen Chwalsz and Stephanie Clancy Dollinger

估计有 4 440 万美国人向一位 18 岁或以上的人提供非正式看护(美国国家护理同盟与美国退休人员协会 2004 年提供的数据),非正式护理在美国每年的价值大约为 2 570 亿美元。绝大多数家庭看护者为妇女(72%),其中配偶占一半左右。美国劳工统计局近期一项调查显示,9%年龄在 45 至 56 岁的妇女需要照料她们的孩子与年迈的父母(Pierret,2006)。家庭护理通常主要由一位家庭成员提供,但其他家庭成员与好友也可能充当助手。在一般情况下,一位配偶提供了主要的护理工作,其次是女儿。承担主要护理工作的家庭成员通常是家庭与工作责任最少的一位。家庭护理者对家人日常起居提供工具性协助(比如运输、购物、家务、安排各种活动)或日常活动协助(比如穿衣、洗澡、帮助行动不便的人走动等等)。根据 Horowitz 的研究,家庭护理者还提供情感方面的照料(如社会支持、鼓励)、调解(为被照料者交涉)与财务照顾(如管理财务)。一项全国性调查结果显示,79%的被照料者年龄在 50 岁以上(含 50 岁),照料他们的主要是他们的成年子女或孙儿、孙女,照料内容与衰老和疾病有关。

护理者的方式与经历多种多样。护理者的压力通常来自心理与生理健康的恶化,例如幸福感下降、沮丧、焦虑以及生理健康问题(头痛、心脏与呼吸道疾病、溃疡)、社会中的孤立感、对事业的负面影响以及经济损失(如 Bodnar 和 Kiecolt-Glaser,1994)。护理者还表现出免疫功能下降、高血压、血液化学成分被破坏、心率失常(Ory,Yee,Tennstedt 和 Schulz,2000)。他们通常睡眠时间减少、更少进行身体锻炼,并较非护理者有更高的几率染上恶习(酗酒、吸烟以及不良饮食)。因此,建立并执行一个旨在帮助非正式护理者的计划是十分重要的。

对护理者进行有效干预对于护理者、接受护理者以及总体医疗保健系统来说是十分关键的。康复心理学家关注护理者以及他们患者的需要是十分迫切的。对于康复心理学家来说,有关对护理者进行干预的资料是非常有价值的。对当前护理者干预的总结超出了本章讨论的范围,可在其他书籍中找到(如 Cooke、McNally、Mulligan、Harrison 和 Newman,2001)。我们在这里重点讨论临床与科研问题,并对干预资料中推荐的处理方法进行总结。对每个护理情况进行仔细分析十分重要,在做出处理决策时要考虑干预的范围与可得到的证据。图 18.1 显示了康复心理学家在制定与实施护理者干预措施时应该考虑的层次以及他们之间的关系。这一决策框架的实用性在本章通篇都会讨论。

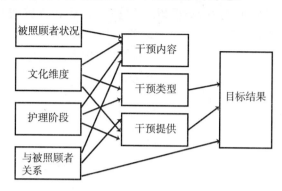

图 18.1　制定护理干预措施需要考虑的层次与关系

一、对护理者进行干预以及干预研究的设计与方法论

研究者与从业人员提出并测试了众多对家庭护理者进行干预的计划，这些计划的效果不尽相同。这些研究结果可用于指导护理者干预计划的设计与实施。但目前针对护理者干预的研究还不完善，传统的基于证据的随机试验非常少。尽管一些研究人员使用了随机设计，但他们的试验是在现实社会中进行的，是追求有效性的研究。虽然证据范围不如其他心理干预研究广泛，但从某些意义上来讲，也可被认为能更好地指导康复心理学实践，因为它反映出现实社会中护理者以及护理环境的复杂性。我们建议未来研究不应着重于产生有效性的数据，而应着重于识别护理者干预过程中成分的变化趋势并改善护理者干预有效性研究的设计与实施。

虽然护理者对干预普遍感到满意，但有效干预规模为小到中型。Sörensen 与同事对 78 组护理者干预研究的 Meta 分析显示，不同干预（心理教育、支持性、心理治疗）与结果（护理者负担、抑郁状态、护理满意度以及知识）的有效规模的标准偏差为 0.14 至 0.41。护理者干预通常缺乏理论基础，被干预的样本（白种人、城市）与人群（精神病）也是按方便选取。未来护理者研究需要包括乡村、少数民族、两代间与超负荷的护理者以及更广范围的康复问题。

（一）研究方法

护理者干预研究的结果通常对变化不敏感，干预后影响不存在或不明显。间隔更长的干预后基础数据以及跟踪数据很有必要。衡量结果的标准应该与最直接的目标相关联（比如干预目标），应该考虑护理者的身心状况，并更有利于实践，护理环境也需要评估。如果客观性负担重的话（比如护理时间很长），那么护理者的负担、沮丧心情以及主观性的幸福感改善较小，但能力与专业知识会有很大提高。如果主观性负担很重的话,那么护理者的负担、沮丧心情以及主观性的幸福感会有很大改善,但护理能力、知识以及被护理者症状改善较小(Sörensen 等,2002)。研究策略也会对后果产生很大影响。利用较小的样本,随机对照实验可取得较可靠的研究结果。长期性的干预对减轻护理者抑郁心理有更好疗效,但对护理者的知识与能力影响较小(Sörensen 等,2002)。

(二) 干预实施方法

康复心理学家必须要考虑如何才能最好地实施针对护理者的干预计划。相关的研究成果可用于指导类似决策。康复资源环境与消费者偏好也一定要进行考虑。

1. 个人干预与团体干预

对护理者干预的评估显示,个人干预要比团队干预更为有效。护理者支持团队缺乏改善护理者生命质量与解决问题的工作重点。目前还不清楚团体干预效果欠佳的原因是否与团体模式有关,也许设计不好的干预模式更适合于团体干预并由同伴主导。Toseland、Rossiter、Peak 以及 Hill 发现,由同类人主导的团队在社交方面进步很大(如社会互动、社区资源讨论以及行为榜样带头人),而由专家主导的团队在治疗程序方面十分有效(比如研究特定问题、增长见识以及培养解决问题的能力)。

2. 当面干预与远程干预

远程干预的好处包括降低长期费用、可得到那些不愿或无力旅行的人的支持、隐私性提高、更加舒适,因为可在自己家里接受服务。这些优点在乡村地区更为明显。从目前看,当面干预与仅有声音干预以及声音加视频干预模式的区别不大,治疗方面的可变因素还未发现有大的差异。在我们自己进行的八个阶段的多成分抽样电话干预临床试验中,我们的干预对象为乡村年老护理者,他们在身体健康、心理健康以及社会心理能力方面均有显著提升,在随后为期 6 个月的跟踪调查中,上述改善趋势仍在延续。对老年痴呆症护理者在互联网上进行的认知—行为干预中,以及对种族背景多样的护理者进行的电话干预实践中,出现过中等干预规模有效的案例。

选择当面干预还是远程干预需要考虑的另一个问题是干预地点是否在家中。在 Gitlin、Corcoran、Winter、Boyce 以及 Hauck 进行干预试验中,专业治疗学家通过家访来帮助护理者改善生活空间并解决特定护理问题。这种家庭干预方式对护理者与被护理者的影响巨大,少数民族护理者的改善更为明显。对乡村护理者进行的远程干预使用了先进技术,比如电话会议,以便使远程干预更有家庭气氛。

3. 标准化干预与定制化干预

Bourgeois 与其同事建议对特定护理者的特点进行具体分析,以便对其进行定制化干预。但在多成分干预优于特色化干预的情况下(如 Sörensen 等,2002),

特色干预的属性与适当性并没有得到调查。一个重要的还没有答案的研究问题是，根据护理者特点定制的特色干预是否要比标准化的多成分干预方法更为有效。临床康复心理学家在评估护理环境以及实施定制化干预实验中最有发言权。

二、基本证据的护理者干预：内容与程序

有关护理与护理者干预的理论与经验性资料可提供指导并提出特殊治疗建议。图18.1对护理者干预的各个层面以及这些层面之间的关系进行了总结。对这些层面的逻辑思考可指导护理者干预的设计与实施。

护理者与护理环境应该在文化层面、与被护理者关系以及护理阶段等方面进行评估（见图18.1）。这种评估应在康复程序初期进行（比如在患者出院前，首次门诊时）。这些重要的背景与相关层面以及被护理者状况等，将决定干预的内容与手段，这样护理者才能得到最有效的干预。如以前所指出，干预实施方法取决于资源与消费者偏好，并在研究目的的指导下进行。还要考虑护理者与被护理者最想得到的结果，因为特定的干预方法通常会有特定的结果。

（一）护理的文化层面

文化背景会影响一个人对健康与疾病的概念。一个熟悉文化的心理学家需要理解并赞赏其他文化，认可并发现自身的价值观与偏见，干预手段应符合客户的文化与世界观，更重要的是，行为应符合多样化文化的原则与道德。文化层面包括年龄、种族与民族、性别与性取向。护理者对疾病的概念、护理经历、健康状况、资源、干预申请与保留等也不尽相同。干预需求因文化差异可能有所不同。护理干预对文化差别进行了相应调整，但还没有设计出针对特定文化的干预方法并进行评估。

1. 人种与民族

少数民族的社会与经济地位通常较低，年纪更小、有配偶，依赖于非正式帮助，提供的护理时间更长，对父母更孝顺，健康状况较差。少数民族突出的问题是他们对宗教与教堂更虔诚，看重家庭与社区、有被歧视经历，对社会与专业人士不信任、有语言障碍、代沟冲突、对被护理者的状况有耻辱感、在健康方面感到不公平。少数民族护理者更喜欢寻求家庭、教堂与社区的帮助，而不是传统服务。

2. 性别

对护理的众多研究发现性别在护理方面差异不大。Pinquart 与 Sörensen 进行 Meta 分析发现，与男性相比，女性表现出更多的负担、沮丧、行为问题、护理时间短、更少主观性的幸福感，健康状况较差。Yee 与 Schulz 也发现，与非护理者相比，女性护理者精神病发病率较高。Kaye 发现护理中性别的差异通常基于重点的不同（男性护理者拥有更多的知识与技能）、正式服务的使用、实用性或是私人

护理(因护理关系而有所不同)、与社会独立感(男性护理者更突出)。Pinquart 与 Sörensen 提出在压力与应对理论框架下对护理中性别差异进行进一步研究。

3. 性取向

一个人的性取向也会影响护理经历。同性恋护理者因性别不同而有差异,他们通常会提供高水平的护理。同性恋护理者的健康风险更高,而且还受到专业人员的歧视与不信任。同性恋护理者还可能遭遇歧视、官司、来自家庭与朋友更少帮助等挑战。

4. 乡村与城市

贫穷、较差的居住环境、隔绝于社会、医疗与社会服务的欠缺通常给乡村护理者与他们的家庭带来不利影响。乡村家庭护理者通常将接受社区服务视为个人无能与失败的标记。乡村护理者对家庭与护理有更多的责任心,他们的态度不利于寻求帮助(比如个人主义),他们对被护理者的病情与寻求帮助有耻辱感,资源(经济与人际关系)与服务也较少。

(二) 与被护理者关系

护理者与被护理者之间的关系(配偶、成年子女、双亲)对于护理经历来说意义重大。Sörensen 与其同事(2002)在对护理者干预研究进行的元分析发现,如果研究中成年子女的比例较高,那么护理者在负担、心情与能力或知识方面会有显著改善。如果研究中配偶护理者比例较高,那么被护理者症状会有很大改善。如果被护理者在生病或受伤之前已经得到父母或配偶很好的照顾,那么他们的护理在情感上并不急切。

1. 被护理者状况

被护理者的特定状况也可能在很大程度上决定护理干预的属性。被护理者的状况显然将决定护理者与被护理者心理教育与技巧培训干预的内容。然而,有越来越多的证据显示许多护理环境与护理者调整适用于大多数被护理者。例如,对护理者负担资料的评估以及一项测量研究显示,护理者感受到的压力是一项普遍适用的主观性负担指标,这一指标要比客观性护理环境等因素能更好地预测护理者结局。对不同的护理人群使用这种干预方法会发现更多的广泛适用的护理证据。我们还应注意识别针对不同护理人群使用的特定与普通的护理方法之间的差别。

2. 护理阶段

理解护理所处的自然阶段有利于护理者更好解决问题,并可帮助康复心理学家察明护理者所处的阶段。面对全新的护理角色,新护理者会感到震惊、慌乱以及健康危机。新护理者最需要危机干预与支持,在突发护理事件发生时,可能会与康复心理学家进行互动。学习新技能阶段的特点是努力汲取护理技能,希望学会特定的知识与技能、希望可以满足各种各样的护理需求,并学会浏览法律与医疗系统的资料。心理教育与技能培训对于处于这一阶段的护理者来说帮助最大。

护理者进入维持阶段后会意识到护理角色可能变得漫长，需要改变才能度过这一阶段的难关。此时，心理治疗对他们的帮助最大，可以帮助他们应对压力、平衡责任、设置界限或寻求临时性休息。积极护理的下一阶段是适应护理者与被护理者的变化。被护理者的变化包括健康状况与社会活动。护理者的变化可能包括疲劳、抑郁、态度转变与社会压力。护理者在应对这些变化时可能会受益于各种外部干预（比如心理治疗、心理教育与支持）。

积极护理的最后阶段是直接护理的结束，这可能归因于被护理者生活环境的改变（比如被转移到护理院），或护理情况发生重大改变（比如健康恶化或死亡）。处于护理程序最后阶段的护理者可能需要有关护理院、医院、医疗计划以及缓解压力的知识。与情感有关的心理治疗与支持服务以及对未来进行重新规划可能会有益处。

3. 干预内容

虽然护理是一份很普通的工作，个人会自然扮演这一角色，但也是份要求十分严格的工作。护理者需要有独特的知识、技能与资源才能发挥效力并保持健康。干预内容取决于文化层面、护理阶段、护理者与被护理者关系以及被护理者的状况。

（1）知识　护理者需要懂得有关护理程序与角色方面的知识，以便他们在护理生涯中的不同阶段满足各种需求。护理者还需要有关被护理者状况与治疗方案等方面的知识。由于康复心理学家在康复中心会遇到各种不同的患者，因此他们不可能懂得所有有关被护理者状况的知识。因此，除知道一些被护理者健康状况的普遍常识外，康复心理学家还着重培养护理者出色的寻找信息的技能。心理学家应该告诉护理者需要获得哪些类型的重要知识（如疗程、预后、相关后遗症、合并症的影响），寻找信息策略以及在何处可以找到以上信息（专业人员、书籍、互联网与研究机构）。有关可用资源的信息与服务对于成功护理来说也是至关重要的。

（2）技能　护理者可能还需要特定护理技能，比如抬高被护理者身体、使用医疗设备或协助器具，或日常医疗维护（如更衣、测试血糖）。行为管理技巧（如脑部受伤后冲动管理）也可能是必要的。护理者还需要获得各种交流技巧。Done 与 Thomas 发现，护理者在经过培训后能够更好地与老年痴呆症患者交流。如果护理者在获取专业人士信息以及家庭成员帮助时存在困难，自信心培训可能会有帮助。

可能影响最大、研究最透彻的通常护理技能是解决社会问题的技巧。解决问题技能包括提高自我效率、获取相关信息的能力、思考可能解决方案时表现出的创造力、对可能解决方案进行有效选择以及对个人努力结果的评估能力。社会问题解决能力可能很好地预测城市与乡村护理者未来身心健康状况。护理者解决问题能力还会影响被护理者状况,比如,随着时间的推移,接受残疾以及疾病并发症。

(3) 情感　护理者会经历各种负面情绪(如内疚、挫折感、愤怒、悲伤、悲痛)。干预计划应该包括管理负面情绪的策略,因为这些负面情绪使护理者直接陷入心理困境(如抑郁与焦虑)。认知行为疗法(CBT)在帮助护理者克服非理性信念(如不相信自己有时间或应该值得花时间进行自我护理)以及管理负面影响方面有特殊效果。基于认知行为疗法的干预较为普遍,效果也得到证实。在注重结果的护理者干预计划中还可加入压力管理(如放松练习)与愤怒管理的特殊技巧培训。

(4) 社会支持　以社会支持为取向的干预通常有支持团队介入,理论基础是将护理者聚集起来形成整合的团队会增强支持力度。对支持团队研究衡量的是全面心理与生理健康结果。类似研究发现很小的效应值,说明在对团队干预方面还需要考虑更多特定因素。对于一些护理者来说,很有必要培训扩大支持网络(比如识别潜在支持者并让支持者参与社交技能培训)规模与影响的技能。护理者可能对现有支持资源有不准确认识(如没有发现现有支持者),职业人士应该帮助护理者具有现实的感知与预期。一些护理者在维持现有支持网络方面可能还需要帮助。护理者经常报告他们与支持网络失去联系,一些护理者也可能因为在支持环境中感觉不好而退出支持网络。一些支持者可能拥有足够的支持系统,但他们在如何得到更多帮助方面需要指导。对于护理者来说,寻求帮助也具有特别的挑战性。

4. 干预类型

因为护理者的需求多种多样,因此人们设计与测试了多种类型的干预计划。Sörensen 与其同事(2002)可能是目前对现在干预资料进行分化分析最全面的研究人员了。他们识别出六种帮助护理者的干预类型:① 心理教育,② 心理治疗,③ 支持性干预,④ 对被护理者培训,⑤ 休息或成人日托,⑥ 多成分干预。干预结果也有六种类型:① 护理者负担,② 护理者抑郁症,③ 护理者幸福感,④ 护理者知识,⑤ 护理者身体健康状况,⑥ 被护理者症状。有趣的是,护理者干预计划对护理者身体健康状况的影响很小。

(1) 心理教育干预　心理教育干预的主要目标是提高护理者的知识与技能,通常是一个拥有经过训练的领导者结构性计划。干预计划包括演讲、讨论、文字资料以及音频与视频资料。目前是提供有关被护理者状况的信息,或培训解决被护理者健康相关问题的技能。Sörensen 等人(2002)报告,心理教育干预对被护理者症状(-0.24)与护理者负担(-0.12)会造成少许影响,对护理者知识和能力(0.53)、幸福感(0.50)与抑郁心情(-0.43)会造成适度影响。实践证明,心理教育干预对拉美护理者也有效。

(2) 心理治疗干预　在心理治疗干预中,护理者与专业人士之间存在一种很正式的帮助关系。与支持性干预不同的是,心理治疗干预更有可能有很强的理论基础、注重证据、更为标准化，并有书面计划。Sörensen 与其同事所研究的 10 个研究中有 9 个使用了认知行为方法。干预可能针对护理者非理性的想法，帮助他们学会新技能（比如管理情感与时间），或让护理者多参与令人愉悦的活动。心理治疗干预对所有护理结果均十分有效，对被护理者症状有些许效果（－0.19），对护理者能力与知识（－0.42）、幸福感（－0.37）、负担（－0.31）与抑郁心情（－0.29）有适当效果。

（3）支持性干预　支持性干预主要目标是让护理者感受来自社会的支持，让他们知道他们并非独自面对困境。支持团队给护理者随意的机会来说出他们所面对的挑战与烦恼，而不是群体讨论更深层次的心理学程序。Sörensen 与其同事（2002）指出，支持性团队干预对于干预具体属性没有提供更多细节，类似干预通常没有标准化程序或书面计划。他们发现这种干预方法对护理者负担（－0.35）、知识及能力（－0.29）有重大影响。

（4）被护理者培训　少量已发表的研究涉及对被护理者的培训，这些研究主要针对痴呆患者。这种干预活动包括恢复记忆与活动治疗项目。被护理者培训干预对被护理者症状有适度影响，对护理者的幸福感有相当大的影响。虽然这种干预没有影响护理者其他心理结果，比如精神负担，抑郁心情，但被护理者培训干预可能非常有价值，尤其在被护理者异常行为给护理者巨大压力的情况下。应该对更多的人群进行类似干预试验并进行评估。

（5）休息或成人日托工作　休息或成人日托计划目的在于让护理者能够从护理职责中暂时得以解脱。可在家里或其他场合向接受照料者提供帮助，计划时间与内容可变。Sörensen 与其同事（2002）发现休息或成人日照料对护理者负担（－0.30）、抑郁（－0.23）与幸福感（－0.20）有显著但相当小的影响。

（6）多成分干预　多成分干预结合了多种干预类型（比如心理教育、支持性、心理治疗与休息）。多成分干预要比单一的干预方式更为有效，这一点有理论与经验方面的支持。高频率与高强度的干预方式也非常有效（Kennet，Burgio 和 Schulz，2000）。Sörensen 及其同事（2002）发现多成分干预在提高护理者能力与知识（0.86）、幸福感（0.75）以及减轻护理者负担（－0.62）方面有非常好的效果。有目的性的多成分干预对护理者的幸福感会有持续性影响。比如咨询性与支持性干预比治疗更能减轻老年痴呆患者配偶护理者的抑郁心情，而且干预效果可以持续三年以上。此外，只有在所有治疗项目都结束后，全面的益处才会显现（Mittelman，Roth，Coon 和 Haley，2004）。

三、结论

全面的康复治疗计划应该包括对患者与家庭护理者的治疗。现有的有关护理与护理者干预的理论与经验性资料可提供指引并提供特定治疗建议，治疗方法可根据对患者与护理者的评估数据以及治疗偏好进行选择。虽然多成分干预方法似乎最有效,但一些非常符合患者与护理者特点的有针对性的干预方法也同样有效。对于此次评估所提出的具体问题,可进行系统性调查。从业人员与研究人员对这些问题的关注令人鼓舞,未来社会对家庭护理需求十分巨大。

随护理危机加剧,未来护理需求与家庭护理者需要的支持一定会增长(Schmieding, 2006)。康复心理学家可以也应该将他们的注意力转移到日益增长的护理者人群。康复环境的确提供了一个独特而又令人兴奋的机会来测试基于证据的针对各种不同患者与护理者的干预方法。

(晋翔译,朱霞校)

参考文献

Pierret, C. R. (2006, September). The "sandiwich generation": Women caring for parents and children. *Monthly Labor Review*, 3 - 9.

Bodnar, J. C., & Kiecolt-Glaser, J. K. (1994). Caregiver depression after bereavement: Chronic stress isn't over when it's over. *Psychology and Aging*, 9(3), 372 - 380.

Ory, M. G., Yee, J. L., Tennstedt, S. L., & Schulz, R. (2000). The extent and impact of dementia care: Unique challenges experienced by family caregivers In R. Schulz (Ed.), *Handbook of dementia caregiving: evidence-based interventions for family caregivers* (*pp.* 1 - 32). New York: Springer.

Cooke, D. D., McNally, L., Mulligan, K. T., Harrison, M., & Newman, S. P. (2001). Psychosocial interventions for caregivers of people with dementia: a systematic review. *Aging & Mental Health*, 5(2), 120 - 135.

Sörensen, S., Pinquart, M., & Duberstein, P. (2002). How effective are interventions with caregivers? An updated meta-analysis. The Gerontologist, 42(3), 356 - 372.

Kennet, J., Burgio, L., & Schulz, R. (2000). Interventions for in-home caregivers: A review of research 1990 to present. In R. Schulz (Ed.), *Handbook of dementia caregiving: Evidence-based interventions for family caregivers* (*pp.* 61 - 125). New York: Springer.

Mittelman, M. S., Roth, D. L., Coon, D. W., & Haley, W. E. (2004). Sustained benefit of supportive intervention for depressive symptoms in caregivers of patients with Alzheimer's disease. *American Journal of Psychiatry*, 161, 850 - 856.

Schmieding, L. (2006). Caregiving in America. New York: International Longevity Center and Springdale, AK: Schmeiding Center for Senior Health and Education of Northwest Arkansas.

第四部分

儿　科

第19章 小儿神经心理学的医学康复

Janet E. Farmer, Stephen M. Kanne, Maureen O. Grissom, and Sally Kemp

随着医疗技术研究的进步，威胁儿童生命的疾病、外伤和先天性疾病的数量也在稳步增加（Farmer 和 Deidrick，2006；Wallander 和 Thompson，1995）。神经损伤性疾病是其中的常见疾病，它可能导致儿童的身体、认知功能和行为方面的障碍。这些儿童和他们的家人需要的往往是能够优化功能康复的医疗服务，以提高他们的生活质量。作者在小儿神经康复小组的主要职责是评估每个孩子的认知和行为功能，以协助治疗计划的实施。

接受医疗康复治疗的儿童，在其天性及外显问题的复杂性上都有很大差异。从神经心理学的角度来看，主要可将这些儿童分为四大类：第一类，比较多的儿童是突然性发病，即由于头部外伤、撞击、病毒性和传染性疾病、缺氧性损伤等因素导致大脑受到损伤。第二类，一些青少年由于脑肿瘤、白血病及其他形式的癌症等疾病，中枢神经系统受到影响，其在功能上的下降是渐进及不明显的。这些儿童接受的往往是根据消极治疗方案制定的康复服务。第三类，这类儿童患有神经发育障碍并伴有原发性身体功能障碍，其罹患认知障碍的风险增加，这其中也包括那些患有脑性麻痹和脊柱裂的儿童。最后一类，在接受与伤害或疾病有关的康复服务的这类儿童中，其肢体残疾通常与大脑损伤无关（如烧伤、截肢、幼年类风湿性关节炎），这其中有一部分儿童存在发育迟缓和学习障碍方面的问题。

本章的目的是讨论小儿神经心理学的应用，以满足这些儿童在康复过程中的各种需要。在住院治疗期间或是出于对门诊访问或治疗结果关注的不断上升，一些儿童案例可能会被提及。由于大部分有残疾和慢性疾病的年轻人都回到了学校，所以教育工作者也经常要面对小儿神经心理学家所遇到的问题。康复治疗和教育管理队伍的交互影响为支持跨系统间护理的连续性提供了一个绝佳的机会。

一、历史的角度

许多学科对儿童脑与行为关系的评估和理解都作出了贡献，包括儿童临床心理学、学校心理学、成人神经心理学、发展心理学、认知心理学、神经语言学、特殊教育、心理生物学和神经学（Baron，2004；Bigler，1996）。然而，有关儿童脑与行为关系的研究要落后于成人的研究主要有几个原因。首先，许多临床医师深受早期论证的影响,即"一个年轻的脑"会对脑损伤的负面影响提供保护(Ryan,LaMarche 和 Boll,1996)。这种信念的产生主要是因为在大脑可塑性发展的研究中,发现未成熟的脑(如 Kennard,1940)在脑功能的重组和恢复上具有巨大潜力。此外,如布鲁斯和他的同事(Bruce 等,1979)在后续的研究中提出,与成人相比,儿童患有严重神经损伤的死亡率要相对较低。这些研究提供了大脑发育中有关可塑性方面的重要见解,但由于他们并没有获得与童年时期脑损伤(Kolb,2004;Taylor 和 Alden,1997)相关的全部发病率,并可能在无意中妨碍了孩子基于脑功能变化方面的检查。

小儿神经心理学发展比较缓慢的另一个原因,是对青少年认知不同的发展阶段缺乏适当的测量方法。早期的测量方法,往往是成人神经心理测试的向下延伸,并不是按年龄来规范的,也不能获取像记忆和学习等关键领域中的漏洞(如 Halstead-Reitan 儿童神经心理 9~14;Reitan 和 Davison,1974)。最后,大脑结构及其功能间的复杂关系很难通过正常发展的大脑了解,这使得要证明有关儿童及青少年时期神经损伤的变化比较困难。

多个因素推动形成了小儿神经心理学领域发展的当代形态。越来越多的研究开始证明神经异常与幼年学习、行为障碍之间的联系(如 Rutter,Chadwick,Shaffer 和 Brown,1980)。在 20 世纪 70 年代和 80 年代,神经心理电活动及相关的儿童测试的使用变得更加广泛(如 Golden,1986;Reitan 和 Davison,1974),而在 20 世纪 90 年代,出现了更好的标准化措施。与此同时,相关神经科学领域的快速发展促生了新型神经诊断成像技术,以及能够更好地理解细胞水平(Bigler,1997)上显微解剖变化的先进方法。这些改进让有关大脑正常生长和发育的知识进一步完善,在脑损伤后有关发展病理学方面能提出更具体的问题,使临床医生用来评估神经功能使用的检测仪器得以推广,并且积累了影响身体疾病、损伤和有关儿童学习和适应行为的先天性脑畸形方面的证据(Baron,2004;Farmer,Donders 和 Warschausky,2006;Wilde 等,2005;Yeates,Ris 和 Taylor,2000)。此外,通过丰富和支持性的环境来提高大脑发育和恢复的潜在证据已经推动了患有神经障碍儿童的疾病康复和教育性干预(Farmer 等,2006)。

二、儿童康复神经心理学的基本概念

康复机构小儿神经心理学家坚持一般神经心理学评估的基本前提:脑功能和行为通常是相互联系的,由脑损伤导致的认知或行为缺陷可以被识别和处理。然而,小儿神经心理学家规定的康复服务由三个独立的因素所体现:① 关于儿童脑与行为关系的一系列发展的重要性;② 以康复的治疗目标和功能性恢复的结果为重点,而非诊断;③ 跨学科团队方式评估,包括家庭、学校以及不仅仅局限于传统康复治疗团队的其他人员。

(一) 发展期的作用

小儿神经心理学的一个基本概念是,儿童并不只是小大人(Baron,2004;Yeates 等,2000)。相反,他们有一个发展中的中枢神经系统和不断变化的技能水平。有些行为在一个年龄阶段的出现是正常的,而在其后的年龄阶段再出现就是不正常的(比如,在2岁时摔倒在地板上就哭闹是正常的,但在12岁时这种表现就是不正常的)。此外,儿童发展关键期的出现通常是不稳定的,儿童自身、不同的儿童间获得技能的速度会有很大的变异性。

对神经系统受损儿童的评估必须考虑到两个会影响行为的相似的变化过程:正常成长发育的变化和与脑损伤康复相关的适应性变化。儿童神经心理学家的任务是梳理出已知或可疑的脑损伤对复杂多变的神经系统的影响。出于很多原因,这是一项艰巨的任务。在年轻人身上由于大脑损伤导致的行为表现差异很大,这不仅仅是由于损伤的部位和程度是不同的,还在于受到损伤时的年龄也不同。和大人一样,孩子们由于神经损伤导致的功能缺失,在之后也可以显示出全部的或部分的功能恢复。然而,儿童是独特的,因为脑损伤也可能导致新技能延迟出现或者根本不能出现。一个孩子在损伤后不久可能会表现适龄的行为功能,但随之而来的迟发性损害会使得更成熟的能力得不到发展。虽然孩子大脑的可塑性和大脑的重组能力可能会比成人的更好,但越来越多的文献资料显示,受伤的年龄越早,其功能恢复的结果可能越差(Kolb,2004;Taylor 和 Alden,1997;Thomson 和 Kerns,2000)。早期的脑损伤可能对新的学习能力和认知能力的发展造成严重影响,而这会阻碍儿童随后的成长。

一些其他因素也使得儿童评估过程困难重重。例如,测试解释可能会被一些因素所混淆,如缺乏受伤儿童在发病前的早期基准数据;孩子的易疲劳性、有限的注意范围和动机的波动性引起的方差误差;社会和环境因素对孩子早期发展速度的影响有所增加。因此,发育成长过程是个中心概念,因为它体现了对损伤的生物学反应、要提出的问题、评估的方法、对测试施行的解释以及治疗的选择。

1. 治疗目标和功能恢复的核心

作为一个从传统诊断评估发展出的领域,神经心理学旨在定位病灶,并说明其在结构与功能上的关系。测试的设计是为精确测量中枢神经系统的完整性,并且着重于神经系统的有效性(Taylor 和 Schatschneider,1992)。康复机构的小儿神经心理学家可能有时会专注于诊断,例如他们有时会被要求判断孩子的学习问题是否与其早期的脑损伤有关。然而,康复机构中的神经心理评估是以治疗为主(Johnstone 和 Farmer,1997)。也就是说,在康复期间评估的最终目的是要确定如何提高在现实生活环境中的日常功能。评估过程必须提供具有生态效度的数据,或者能够用来描述儿童的能力,预测日常活动中的功能水平,并确定一个治疗计划(Sbordone 和 Long,1996)。康复治疗中的具体考核目标应做到以下几点：

确定孩子的认知,行为,社会和情感能力；

功能记忆随时间推移的变化；

说明何种程度的外显问题与神经功能障碍有关；

作出有关孩子从事日常活动能力的规范性说明；

确定最可能有效的干预策略；

帮助规划以儿童为重点的康复和/或教育方案；

描述影响日常活动的环境和社会因素；

建议能够优化环境和社会支持的干预措施。

有助于治疗计划的评估不仅仅是对标准化测试的解释。这种方法需要在多重生态系统或影响水平背景下对儿童及其家庭进行评估(Farmer 和 Drewel,2006;Fletcher,Levin 和 Butler,1995;Kazak,1997;Teeter,1997)。神经心理测验所测量的认知功能,仍然是一个核心的评估方面,它也是衡量中枢神经系统完整性的重要指标。然而,正如泰勒和弗莱彻(1990)所指出,在这些测试中显现出的功能缺陷只能评估孩子基本行为能力的上限。残疾和障碍的实际水平随着时间的推移,更广泛地由儿童特质与社会环境之间的相互作用而决定。因为功能恢复是多方面因素共同决定的,所以治疗方案必须对孩子和背景变量都进行评估后才能确定。表 19.1 描述了神经损伤后会影响治疗方案和孩子恢复效果的变量。

为了说明这一点,在对一个有脊髓脊膜突出、脑积水,以及多种脑室分流史的 8 岁小女孩进行神经心理学评估后,可以确定其在非语言处理、口语以及重要感觉运动问题方面的认知障碍(Fletcher,Dennis 和 Northrup,2000;Warschausky,2006)。毫无疑问,这个孩子需要专门的、以儿童为重点的干预措施,从而最大限度地提高其学习、社会融合和长期的独立能力。然而,她的残疾程度可能很大程度上取决于社会和环境情况,如她是在偏僻的乡村小镇与没有投保的单亲母亲生活还是生活在一个有保险的、富裕的,医疗、康复机构和教育资源完善的中产阶级家庭。神经心理学家提出的具体治疗建议,必须要考虑到以上这些情况。

表 19.1　影响儿童神经系统紊乱结果的因素

孩子的特点
神经损伤的年龄
损伤的严重程度
损伤类型和持续时间
自发病的时间
健康状况

发病前的功能水平
伤后的调整
家庭的特征
社会经济地位
家庭规模和结构
教育水平
文化背景
家庭生活周期阶段
发病前的功能水平
伤后的调整
应对资源
社会支持
其他生活压力
倡导技能
社区的特色
教育服务
教师所掌握的神经损伤的知识
学校管理者的支持
配套服务的提供
正规的社区支援服务
医疗和康复服务
医疗健康服务
社会服务(如住房、交通、财政援助)
职业康复
支持的队伍
机构间的协调服务
公共和私人资金来源
非正式支持网络(如亲戚、朋友、同事、教堂和服务团体)
对残疾的态度
公共政策

2. 跨学科团队的做法

　　构成康复机构评估策略的第三个原则是在团队及跨学科协作上做出冷静的承诺。接受康复治疗的儿童通常具有复杂的需求,这种需求远非任何单一学科的专家意见能够满足的。此外,认知评估是在多学科间进行的,由神经心理学家、言语/语言病理学家、职业治疗师,有时还有教育专家施行。遗憾的是这些专家之间缺乏交流,这可能会导致大量的测试对孩子能力的评估是错误或者不完整的,这些测试缺乏治疗目标,而且不能测出儿童的最佳成绩(Ylvisaker,Chorazy,Feeny和Russell,1999)。协调小组的评估往往更快捷有效,因为这样使得治疗建议是基于集中的专家意见而提出的。这种提供服务的团队模式的另一方面,就是包括家庭成员、学校人员和其他以社区为基础的专业人士投入到评估过程的重要性。这使在有关孩子的现存问题、现实生活中的行为以及社会环境方面的治疗知识得到了很大的扩展。

(二) 职业技能培养

在康复机构中,小儿神经心理学家需要广泛的临床知识和行之有效的技能。临床医师在关于儿童正常发育和脑成熟方面必须具有丰富的知识储备,能够了解常见的与各种神经问题有关的儿童行为功能的变化,同时制定对策来测量影响孩子测试成绩的因素,整合有关孩子能力及其关注点的多元视角,帮助制定治疗方案,并将之传达于其他专业人士和家庭成员(见表 19.2)。

表 19.2　康复机构儿童神经心理学家的核心能力

评估程序
从家长、治疗师和教育工作者处获得背景信息的战略
为配合认知治疗师或教育工作者进行的其他测试而选择实施的儿童标准化测试
定性评估策略
测试的解释方法,包括神经心理学结果与其他团队成员评估的整合
沟通技巧
报告的撰写,教育诊断和治疗所需的数据纳入
对孩子、家庭及专业人士的反馈
儿童神经系统疾病介入技巧
认知、行为和多系统的治疗策略
向保健和教育专业人员咨询
跨学科和跨部门协作能力
儿童和家庭宣传
知识基础
儿童的正常发展
脑发育的神经解剖学机制
神经影像学技术
大脑发育及行为神经功能损伤的影响
儿童中枢神经系统疾病常见的认知和行为后遗症
儿童及家庭对脑部疾病的应对
教育政策和程序,特殊教育服务提供的选择
为儿童及其家庭提供的其他国家机构及当地社区资源
道德和法律问题(如虐待儿童的报告)
对待残疾方面的任务和相关概念(如包容性教育)

康复工作所需的技能有很多与在其他医疗及教育机构儿童心理学的实践上所需的技能是重叠的。然而,在康复期间,认知障碍很少是被唯一关注的方面。孩子们所显露的往往是由于疾病、受伤或先天性运动功能障碍而导致的身体受损。诸如住院治疗、疼痛、用药的改变、新发残疾、畸形以及正常程序的中断这些紧张刺激,即使是对具有最佳调整能力的孩子和家庭来说,也会使其应对资源的负担加重。以下一小节所针对的评估程序和治疗思路特别适用于在康复机构接受治疗的儿童。

1. 评估程序

在康复过程中,个体化、灵活的方式对儿童神经心理评估是必要的(Farmer,

Clippard，Luehr-Wiemann，Wright 和 Owings，1997；Ylvisaker 等，1999）。第一步就是要制定一个基于儿童独特性的评估计划。需要考虑的重要儿童变量是：年龄和一般发展水平；伤害或疾病的性质，包括发病和经过的时间；外显的问题；孩子在标准化测试中的能力（如有限的反应方式）；孩子能参加测试的时间（如减少儿童忍耐力或计划从一住院康复机构快速出院会缩短测试时间）；由其他治疗师和教育工作者所做的近期测试；以及儿童是否需要参与一系列用以跟踪变化的评估。这种背景信息下有价值的资料来源包括医疗和学校记录、孩子、家庭成员、教师和其他康复专家。

测试选择是评估规划的下一个步骤。从认知到情感，以及适应性技能方面的运作等特定领域，往往会对患有已知神经系统疾病的儿童造成影响，因此必须对它们进行评估。在这些领域中，临床医师必须从各个领域可利用的测试"菜单"中选择评估工具，同时考虑到儿童的特点，尽可能多地利用标准化测验（样本菜单，请参阅 Baron，2004；D'Amato 和 Rothlisberg，1997）。测验和分测验的选择要考虑定向、注意和疲劳的水平，同时也要考虑有助于康复目标而必须要解决的具体问题。历史上曾有康复机构的测验满足了这些需求，包括儿童定向和失忆测试（COAT 儿童定向和失忆测试；Ewing-Cobbs，Levin，Fletcher，Miner 和 Eisenberg，1990），一字表达图画词汇测试Ⅲ（Gardner，2000 ）和皮博迪图画词汇测试Ⅲ（Dunn 和 Dunn，1997）。这些试验之所以成功，是因为它们集易于管理、易得性、结果易于转化为有意义的治疗建议这些优点于一身。

用这种菜单方法的困难在于选择的评估工具有可能是从许多不同的参考群体中得到的。所以，在儿童行为中会出现的真正差异可能只归因于各测试规范性测试组中的差异。发展神经心理学评估是在规范基础上能对多个领域进行评估的一种方法（NEPSY 发展神经心理学评估；Korkman，Kirk 和 Kemp，1997），它以灵活的模型和卢里亚诊断原则为基础（Baron，2004；Korkman，1999）。最新的修订使它更利于康复机构的定量评估（NESPSY-II 发展神经心理学评估-II；Korkman，Kirk 和 Kemp，2007）。NEPSY-II 的发展模型可以使之在康复机构更具灵活性，以适应对孩子需求的评估，让治疗方案更有效，同时也有利于为特殊机构中对孩子的教育提出建议。

定量的、标准化措施以及定性的临床数据都有助于对儿童康复过程中的功能进行全面的评估（Batchelor，1996；Ylvisaker 等，1990），但每种方法都有利弊。标准化措施的优势在于能提供规范的年龄基础上的比较、一致性的步骤，并且可以随时追踪绩效。然而，康复机构中的儿童往往由于明显的认知及身体损伤而并不能胜任标准化测试，由于他们对支持的需求，测试结果会高估或低估儿童的实际技能。

对儿童功能的定性或非标准化测试在康复期仍非常重要。这样的评估可能会像改变非基本特质的标准化测试一样简单（如反应方式），这样，一个感觉或运动受限的孩子可以对其内容或基本特征有所反应(Sattler,1992)。然而,大多数定性试验在很大程度上依赖于施测者关于正常大脑发育、行为以及具体神经系统疾病常见后遗症方面的知识。有了广泛而深厚的知识储备,施测者可以对儿童发展水平上的期望能力提出假设,进而制订诊断任务,评估孩子的能力,以满足预期(见 Ylvisaker,Hartwick,Ross 和 Nussbaum,1994,非正式探讨认知过程中使用的评估)。

使用非正式评估,临床医生可以观察在控制环境或者真实生活环境下的具体过程或任务的执行,以及在此情况下产生或达到的结果。除了指出基本技能水平,施测者可以观察孩子的耐力和毅力、开始和维持目标导向行为的能力、处理复杂或冗长的材料的速度、记忆及概括新学习内容的能力以及意识到自身不足的能力。学习环境方面可以通过操纵来确定施测的效果(如培训会议的长度、干扰项的数目)。数据的收集可以通过直接观察孩子和/或与其他康复人员、家庭成员和教师进行协商,以获得他们的意见。这些非正式的评估为确定功能缺损和/或补偿策略的有效利用提供了良好的机会,从而对治疗也会有所促进。定性评估的缺点包括主观偏见和潜在的实验者偏差,这会干扰结果的信效度。跨专业团队评估可能会部分抵消这些缺点,因为这种做法汲取了多种专业人士的意见,并可能减少犯错误的可能性。

以下用一个案例说明这一评估方法。一个神经心理学家被要求评价一个 8 岁男孩住院患者,他因受到自行车撞击,导致了严重的弥漫性轴索损伤,并且出现了 4 周的昏迷。接受了三周的入院康复治疗,在会诊时,孩子已经恢复了许多基本的语言技能,并且可以在辅助设备及他人帮助下自行穿衣和进食。由于右侧偏瘫,他仍然不能独立活动,并且伴有已知医学原因无法解释的全天如厕意外。他的父母认为孩子在如厕目标上的努力不够,因此感到很沮丧。他们注意到当被问及时,孩子可以告知是否需要如厕。护理人员则认为孩子可能仅仅是利用如厕意外来获得成人的重视,因为在住院期间,他的家人并不常来看他。尽管家长和护士会关注行为及心理学上的问题,神经心理学家关注的则是康复的早期阶段有关注意、适应性以及认知功能一般水平方面的问题。认知筛选试验观察和非正式的精神状态测试显示(如 COAT;Ewing-Cobbs 等,1990),高度控制情境下,孩子的注意广度在 10 到 15 分钟。此外,在时空定位、记忆功能、口语表达的流畅性、处理速度、行动灵活性、规划和问题解决以及入门方面,他都显示出明显的障碍。而在接受一个单词的简单语言、会话型言语和视知觉上,他则表现出相对优势。通过与治疗师的交流可以证实在治疗环境下的这些观察结果。

该神经心理学家将孩子认知功能的情况反馈给了家长和康复团队。在反馈会议上,家长表示对孩子恢复速度的缓慢很担忧,他们不知道如何帮助他,同时还要兼顾工作和其他的孩子也是一个问题。为此,团队的社会工作者安排了额外的家庭援助。康复小组为孩子设计了引导手册,父母在其使用方法上会得到指导。最后,护理人员经训练掌握有关这个孩子认知方面的障碍,这样一个精心安排的外部如厕援助方案就能顺利实施了。康复工作人员联系了学校工作人员以提供有关这个孩子认知状况的最新情况,同时也讨论了在接近痊愈时计划重新入校的必要。因此,这样的评估过程直接带来了多维的治疗策略。

2. 治疗策略

残疾青年因缺少教育和就业机会,要承担的风险大大提高(Donders,2006;Famrmer 和 Clippard,1995;Hornby 和 Kidd,2001;Taylor 等,2003;Yeates 和 Taylor,2006)。他们更可能与他们的父母一起生活,而不是继续接受中学后教育,与非残疾同伴相比他们的就业率也会更低。最近的研究让我们对有先天和后天脑损伤而行为能力低下的儿童有了更进一步的了解,能更好地识别持久性的认知功能障碍、情感和行为缺陷(Ganesalingam,Sanson,Anderson 和 Yeates,2006;Yeates 和 Enrile,2005;Yeates 等,2005)以及影响其恢复的家庭因素(例如,Swift 等,2003;Wade 等,2003;Yeates 等,2004)。

评估结果应该与提高孩子的运作水平,防止继发性残疾的方案相一致(如学业失败、情绪和社会顺应度的适应不良)。治疗的目标会由于儿童的具体需求而有所不同。然而,作为指导方针,布勒塞尔和德博姆佩(1994)建议儿童的治疗设计长期来看应实现四大结果:最大程度地参与学习过程,独立生活技能的发展,在家庭、学校和工作中沟通所需的社交技巧以及职业技能的发展。为了实现这些广泛的目标,小儿神经心理学家可作为康复和教育工作团队的顾问,或者提供直接的治疗干预。忽略具体的治疗任务,临床医生必须要清楚认知、行为和系统性干预的范围,以提高神经系统受损儿童的健康水平。

(1)认知干预　有小部分文献资料介绍了儿童认知康复策略,这些文献的数量还在增加(回顾见 Butler,2006;Ylvisaker et al.,2005;本书第 17 章)。伊尔韦斯克,塞凯赖什,哈特维克和特沃克(1994)确定了那些在急性脑损伤中的六个认知康复目标,包括:① 通过一般的刺激自然恢复,② 通过直接培训修复受损的认知过程,③ 为残余障碍制定补偿策略,④ 设计环境调节以促进适当的行为结果,⑤ 采用能够发挥认知优势的指导性程序,⑥ 提高元认知意识。

这些目标反映了三个宽泛的认知康复方法(Mateer,Kerns 和 Eso,1997):① 矫正,② 代偿,③ 环境支持。前两种方法是以孩子为中心的,而第三种方法是以外部为重点。

矫正涉及的干预措施,试图恢复或重建儿童的认知加工能力。尽管恢复技术在受到脑损伤后会被马上用于支持自然恢复,但这样的过程训练方法并不适用于有稳定认知缺陷的儿童(Reynolds 和 Fletcher-Janzen,1997;Ylvisaker 和 Szekeres,1998)。心理—肌肉的构建策略,如机械记忆训练,通常不会有效,并且得到的改善并不能推广到技能的功能性应用上。

针对这条准则可能也会有一些例外。例如,Thomson 和 Rerns(2000)就报告了改进后的 Sohlberg 和 Mateer 的(1989)儿童注意过程训练使得注意能力得到改善的证据。相比之下,Light 等人(1996 年)并没有在神经认知再教育项目中发现注意训练模块上的类似效果,该项目旨在为头部受创儿童提供注意力、记忆、行为和执行功能恢复的一个综合性的方案。但是,他们却发现儿童的整体功能技能有显著的改善。有关认知恢复方面的研究现在仍然没有定论。更多的数据来自于类似方法论的干预研究,这些数据被用于确定让儿童在不同条件下都能受益的认知康复策略。

代偿是第二个以儿童为中心的干预手段,以教导孩子改善在认知水平上需要努力的任务的行为,而不试图改变其潜在的认知缺陷。例如,孩子可能被教导使用外部辅助设备(如日计划表、回忆笔记本、计算器)、行为策略(例如寻求说明、在社会交往中用意译提高记忆和理解)或元认知过程手段(如问题解决过程中的自我心理线索、组织性程序、记忆策略)。然而,Ylvisaker 和 Szekeres(1998)指出,由恢复性和补偿性的办法而开发出的二分法是不恰当的,因为两者对认知康复过程都是不可或缺的。

最后,外部的重点干预可用于改善儿童的认知功能(Mateer 等,1997)。这些措施包括改变环境(如消除干扰、对有视觉缺陷的儿童给予大尺寸的印刷材料)、改变别人对孩子行为表现的期望并使用专门的指导性策略(如 Glang, Singer, Cooley 和 Tish,1992)。这种方法建立的程序,可以让儿童发挥其认知优势而达到治疗目标(Reynolds 和 Fletcher-Janzen, 1997)。

神经心理学评估对于界定认知恢复的外部支持尤其有益。例如,出于对治疗过程中记忆问题的关心,门诊职业治疗师和物理治疗师提及了一个脸部及手臂严重烧伤,并且因吸入性损伤而组织缺氧的 11 岁男孩。神经心理影像可以揭示重要的语言记忆和语言处理问题,而且还可以界定一般完整的非语言功能问题。在与治疗师分享这些发现后,神经心理学家协助团队制定了一个主要依靠孩子视觉处理优势达到康复目标的计划(例如通过视觉线索、图案方向和新的技能模型)。儿童在治疗中的参与和合作得到了改善,学习和独立水平也得到了提高。

为使这些这些干预措施的有效性适用于个人并具有持久性,康复过程中涉及的方法必须包括很多方面 (Ylvisaker 和 Szekeres,1998)。这些措施包括:① 考虑到典型的在认知发展上的连续性;② 帮助孩子恢复先前习得的信息,同时获取新信息;③ 在恢复性、补偿性和环境构造方法上的权衡;④ 对一般化的日常活动给予支持;⑤ 在有意义的环境中提供服务以支持适应功能;⑥ 对于孩子的成功给予高水平的逐步减少的支持;⑦ 确保成年人(如教师、家长)了解认知障碍和行为问题之间的联系。

(2)行为干预 患有脑功能障碍的儿童在认知和行为问题上的风险增加,这包括内化与外化的问题,以及社会能力的减退(Butler,Rourke,Fuerst 和 Fisk,

1997；Fletcher 等，1995；Horton，1997）。康复机构中的小儿神经心理学家必须敏锐地意识到认知和行为问题之间的关联，因为将有机会为有认知问题儿童的行为治疗和有行为问题儿童的认知治疗提出建议。神经系统受损的儿童往往会被视为不顺从或动机不明，而事实上他们的认知障碍干扰了其任务完成或工作效率。认知问题可能被低估，特别是当基本的语言能力都完好无损时，执行功能的问题也可能会影响儿童获取完整的能力。认知干预可以改善行为问题。例如，Glang 等（1992）证明了在数学教育和推广到的其他教育阶段期间，教授一个脑损伤儿童元认知解决问题的方法可以提高其挫折耐受力以及执行任务时的行为能力。

在其他情况下，康复人员可以假设一个有严重认知障碍儿童的行为问题不能被治疗。例如，一个 5 岁男孩由于遗传综合征造成严重的生长和智力发育迟滞，在遭受其母亲虐待后接受康复治疗。青少年由于容易分心和过于活跃等特点，使得即使是在安静环境下的一对一交流，治疗师也很难评估其功能水平。该神经心理学家意识到这种极度活跃的水平对于其认知功能的评估水平上的孩子来说并不典型，并且通过制定药理学的治疗方案，孩子与他人交往的行为和能力会得到实质性的提高。

Ylvisaker 和同事（2005）回顾了过去 20 年小儿创伤性脑损伤的康复研究。研究发现这些作者主张综合性的干预方案，并且积极的行为支持可能比传统的应用行为分析更为有效。而传统应用行为分析的目标是通过具体的结果或奖励得到具体的行为，积极的行为支持主要以改变环境和设置来达到想要的行为结果。这些干预措施通过环境来支持和维持进步并且被发现是行之有效的。

（3）系统性干预　神经系统受损儿童的结果是由多方面因素决定的，而小儿神经心理学家所要担任的独特角色常常是在许多会影响儿童康复结果的系统中提供咨询。因此，需要考虑在以下领域中的治疗建议：医疗（如回顾药理学的治疗方法），康复（如会被康复人员采用的认知—行为治疗方法），教育（如学术规划的目标和干预），家庭（如控制行为问题方法上的信息）和社区（如从公共机构可参照的额外服务）。这些都可以通过面对面反馈方式和小组会议的方式直接沟通意见，也可以通过书面报告的间接方式。

系统干预的例子可以是受到中度至重度颅脑损伤的儿童从康复医院到学校的过渡。这个过渡期是小儿神经心理学家和其他康复团队成员对教育工作者提供有关对孩子优势及需求信息的最好机会，对与来自学校的代表一起为孩子返校制定最佳策略也同样重要。制定的草案则有利于康复机构与教育机构之间的沟通（如 Ylvisaker 和 Feney，1998）。

尽管信息交流有强大的理论支撑，跨学科和跨机构间的相互作用仍然有许多障碍。团队成员对评估和规划往往缺乏基本的专业词汇和统一的概念框架。合作的日程安排必须要留出时间来协调。专业领域的问题也可能会成为交流的障碍。如果一个团队要真正有效，这些障碍必须被系统地解决。团队运作的改进包括采用合作的理念,提高其他成员的知识、角色的意识和理解,通过减少使用专业术语来增加沟通、构建互动时间、共同努力参与解决问题(DePompei 和 Blosser,1993;Holland,Hogg 和 Farmer,1997)。家庭成员参与团队规划工作是尤为重要的,因为他们往往可通过康复机构和护理系统为孩子提供可持续性的康复服务。

最近,研究人员认识到家庭作用对儿童神经系统受损结果的影响,并且已经将注意放在了家庭水平上的干预(Farmer 和 Drewel,2006;Naar-King 和 Donders,2006;Wade,2006)。对于问题解决干预家庭层面的一系列研究中,韦德、米肖、布朗(2006 年)发现,治疗组中的孩子比非处理组中的孩子在许多行为症状上有更好的改善。

三、总结及未来的方向

康复机构中的小儿神经心理评估在敏感性和以治疗为主方面必须是发展性的,并且对有神经发育障碍的儿童要融入统一的跨学科、跨部门服务。其概念根植于儿童大脑与行为关系的理解,但它的分支已经扩展到把知识应用到涉及儿童、康复团队、家庭、学校和社区的治疗中。这种评估的制定不仅是为了诊断脑部疾病,而且也是为了促进儿童在功能水平上的积极改变和防止继发性残疾。

然而,需要进行更多的相关研究的事实仍然很严峻。对儿童认知和行为功能进行可靠的心理测量和有效的生态测量必须要付出更大的努力,特别是对那些年轻的、患有多重残疾的,或是在脑损伤恢复的早期阶段的儿童。研究要继续调查能够提高对现实生活环境下行为模式认识的方法,这些行为模式是由特定类型的脑损伤所引起的并且能够确定生物学上长期结果的预后指标。必须更多的着眼于其他外在表现的神经损伤的治疗,如何精心制定最好的个体化治疗策略同时给予护理者支持。相似障碍的异质性、样本量小、不具有代表性的样本和建立适当控制组等方面的困难,这些都是研究方法论方面必须加以克服的挑战(见 Taylor 和 Fletcher,1995)。

做出这些努力的同时,服务提供模式必须进行创建和评估,以确保它们是经济、有效,并以家庭为中心的。国家已致力于提高急性受伤住院后接受康复服务的儿童人数(Christopher,1997),并利用来自公众和个人的混合基金整合康复和教育服务(Savage,1997)。然而,为学校环境下许多有康复需要的儿童提供足够服务方面的进展还是比较缓慢(如 Hibbard,Martin,Cantor 和 Moran,2006)。小儿神经心理学家必须意识到这种趋势,这样他们就可以鼓励和参与到对患有神经系统疾病儿童的连续性的护理中,并为能够改善长期结果的治疗和服务提供策略。

(曹菲译,朱霞校)

参考文献

Baron, I. S. (2004). Neuropsychological evaluation of the child. New York: Oxford University Press.

Ewing-Cobbs, L., Levin, H. S., Fletcher, J. M., Miner, M. E., & Eisenberg, H. M. (1990). The Children's Orientation and Amnesia Test: Relationship to severity of acute head injury and to recovery of memory. Neurosurgery, 27, 683 - 691.

Farmer, J. E., & Deidrick, K. K. (2006). Introduction to childhood disability. In J. E. Farmer, J. Donders, & S. Warschausky (Eds.), Treating neurodevelopmental disabilities (pp. 3 - 20). New York: Guilford Press.

Farmer, J. E., & Drewel, E. (2006). Systems intervention for comprehensive care. In J. E. Farmer, J. Donders, & S. Warschausky (Eds.), Treating neurodevelopmental disabilities (pp. 269 - 288). New York: Guilford Press.

Kolb, B. (2004). Mechanisms of cortical plasticity after neural injury. In J. Ponsford (Ed.), Cognitive and behavioral rehabilitation: From neurobiology to clinical practices (pp. 30 - 58). New York: Guilford Press.

Reitan, R. M., & Davison, L. A. (Eds.). (1974). Clinical neuropsychology: Current status and applications. Washington, DC: Winston.

Reynolds, C. R., & Fletcher-Janzen, E. (Eds.). (1997). Handbook of clinical child neuropsychology (2nd ed.). New York: Plenum Press.

Taylor, H. G., & Alden, J. (1997). Age-related differences in outcomes following childhood brain insults: An introduction and overview. Journal of the International Neuropsychological Society, 3, 555 - 567.

Taylor, H. G., & Fletcher, J. M. (1995). Editorial: Progress in pediatric neuropsychology. Journal of Pediatric Psychology, 20, 695 - 701.

Thomson, J. B., & Kerns, K. A. (2000). Cognitive rehabilitation of the child with mild traumatic brain injury. In S. Raskin & C. Mateer (Eds.), Neuropsychological management of mild traumatic brain injury. New York: Oxford University Press.

Wade, S. L., Michaud, L. M., & Brown, T. M. (2006). Putting the pieces together: Family intervention to improve child outcomes following traumatic brain injury (TBI). Journal of Head Trauma Rehabilitation, 21, 57 - 67.

Yeats, K. O., Armstrong, K., Janusz, J., Taylor, H. G., Wade, S., Stancin, T., & Drotar, D. (2005). Long-term attention problems in children with traumatic brain injury. Journal of the American Academy of Child & Adolescent Psychiatry, 44, 574 - 584.

Yeats, K. O., Ris, D., & Taylor, H. G. (Eds.). (2000). Pediatric neuropsychology: Research, theory, and practice. New York: Guilford Press.

Ylvisaker, M., Chorazy, A. J. L., Feeny, T. J., & Russell, M. L. (1999). Traumatic brain injury in children and adolescents: Assessment and rehabilitation. In M. Rosenthal, E. R. Griffith, J. S. Kreutzer, & B. Pentland (Eds.), Rehabilitation of the adult and child with traumatic brain injury (pp. 356 - 392). Philadelphia: F. A. Davis.

Ylvisaker, M. , & Feeney, T. (1998). School reentry after traumatic brain injury. In M. Ylvisaker (Ed.), Traumatic brain injury rehabilitation: Children and adolescents (pp. 369 - 387). Boston: Butterworth-Heineman.

第20章 小儿神经发育疾病

Seth Warschausky and Jacqueline Kaufman

有神经发育疾病(简称 NDCs)的儿童会患有先天或后天的中枢神经系统发育异常,这会影响其认知、行为和肌肉运动的发展。正如 Farmer 和 Deidrick(2006年)在最近的一次极具影响力的评论中指出,这是一个可以用许多种方法归类的一系列不同的情况,包括病理生理学的性质、功能状态和程序的适用性。儿科康复心理学家专门为有认知和肌肉运动障碍的人群服务。这些人群包括患有儿童期最常见生理残疾——脑瘫(CP)的儿童,以及患有脊柱裂(SB)的儿童。本章主要研究这两种患有先天神经发育疾病的儿童人群。

在小儿康复心理学机构中常常遇见的其他神经发育疾病包括知觉损伤、交流障碍,以及如癫痫、脑肿瘤、脑积水等神经病理疾病。虽然他们不是康复心理学机构典型的靶子人群,但儿童康复心理学家必须在精神发育迟滞、注意力障碍/多动、学习障碍和自闭症等常见神经发育问题上具备专业知识。后面这几种情况是在康复心理学机构中的典型靶子人群身上常出现的共患症。

正如 Harper 和 Peterson(2000 年)在本书的前一版中所描述,有神经发育障碍的儿童,其心理和社会发展受多种因素的影响,包括儿童的状况和损伤的性质;社会环境因素,如家庭生活和养育子女的方面;社会经济地位;参与性上的身体和态度方面的障碍。起初对于这些人群的研究大部分主要集中在描绘儿童损伤的性质上。近期多方面工作的重点是通过发展的生物社会框架稳健地、间接地作用于残疾与心理社会结果的关系,从而能找到贯穿人一生的不断变化的残疾的本质(Harper,1997)。本章首先介绍在儿童康复心理学中常见的与认知性神经发育障碍有关的神经认知风险,随后会评论与心理学、社会发展以及风险有关的因素,最后会讨论社区参与的重要性。

一、神经认知功能的风险

由于各疾病之间以及自身的明显差异,与先天性神经发育障碍有关的神经认知风险是复杂的。其基本病因是相当多样的,表现出来的症状大到严重的损害小到刚刚可察觉的情况。但是,脑瘫和脊柱裂这两种在康复心理学中最常见的先天神经发育障碍,其所涉及的白质束异常与视知觉、注意和行为功能上的损伤风险是有关的,包括一般投射纤维和胼胝体神经病理风险。脑瘫方面的神经心理学研究还比较少,但是对各种类型的脊柱裂研究已有相当多的文献记录。

患有脑瘫的儿童精神发育迟滞的风险高达30%~77%,而患有偏瘫或双瘫情况的儿童则会有更好的认知测评结果(Warschausky,2006)。目前主要未知的是受限于教育机会和低认知水平这一假设对此类人群认知发展的负面影响会究竟达到何种程度。有关与脑瘫相关的特定神经心理风险的信息很大一部分来自于患有脑室周围白质软化(PVL)的个体研究,这是一种常见的可能导致脑瘫的早产儿损伤,尤其是痉挛型。脑室周围白质软化和实质的异常程度与肌肉运动功能及认知功能的损伤程度有关(Serdaroglu 等,2004)。虽然对动眼神经控制的影响和/或视知觉测试中视力减退的表现还是未知的,脑室周围白质软化与视力辨别及导航损伤的风险是相关联的(Ito 等,1996;Pavlova,Sokolov 和 Krageloh-Mann,2006)。具有高功能水平的双侧痉挛性脑瘫儿童也显示有抑制控制与处理速度方面的损伤(Christ,White,Brunstrom 和 Abrams,2003)。

关于学术技能的获得,令人担心的是语音加工和阅读获得之间的联系在患有脑瘫的孩子与正常发展的孩子之间可能是不同的,但目前也没有有力的经验性数据来证实(Sandberg,2006)。数学技能的获得似乎包括学习小数或者准确计算少量物品计数能力上的困难等早期风险(Arp,Taranne 和 Fagard,2006)。

在各种神经管缺陷中,包括脊柱裂和各类型的脑组织发育不全,康复心理学家最可能会遇见的是脊髓脊膜突出(MM)的儿童。这种形式的脊柱裂使得罹患畸形、脑积水、查理氏畸形,以及其他脑部异常的风险很高(Del Bigio,1993)。患有脊髓脊膜突出的同时出现脑积水,强烈预示着认知功能的损伤(Iddon,Morgan,Loveday,Sahakian 和 Pickard,2004)这种更高水平的病变(Shaffer,Friedrich,Shurtleff 和 Wolf,1985)。整体智商分数平均会下降到临界范围(Mirzai,Ersahin,Mutluer 和 Kayahan,1998),并随着过去几十年调整的不断改善而有所提高。患有视知觉功能损伤的人群会有一定的风险(Donders,Rourke 和 Canady,1991)。Fletcher,Francis Thompson,Davidson,Miner(1992 年)发现,与患有非脑水肿的脊髓脊膜突出儿童相比,患有脑水肿的脊髓脊膜突出儿童的知觉技能障碍要更加明显。在语言方面,虽然脊髓脊膜突出的儿童通常在语言的形式和内容方面有足够的发展,但还是会有饶舌式的语言和实际用语困难等风险(Fletcher,Barnes 和 Dennis,2002)。

学术技能发展方面的研究表明,尽管具体发病率未知,患有脑积水脊柱裂的儿童在算术障碍方面的风险在不断上升(Barnes 等,2006)。也有证据表明在相对较好的文字解码技能上也会出现阅读理解和写作方面的缺陷(Barnes,Dennis 和 Hetherington,2004)。在多学术领域损害风险增加的存在凸显了神经心理管理对有学习迟钝迹象儿童的重要性。虽然有些学校工作人员或多或少会了解与语言相关的阅读障碍,但是他们往往不熟悉视知觉、视觉空间障碍和执行功能紊乱。例如,没有为非言语学习障碍而特别设置的教育分类。但这种教育模式对学校提供教育的计划能综合考虑在各方面有学习困难的学生的资质以及在有关组织策略建议的提出上有很大的帮助。比如在记笔记和组织文字时使用的网络式或者地图式的策略,可能对患有非语言障碍损伤的学生特别困难;具有强调性和连续性的传统大纲式的方法可能会更有效率。

显然,患有认知障碍人群存在很大的风险。然而讽刺的是,在小儿神经心理评估方面,很多传统手段并不适用于患有严重交流、感觉或肌肉运动障碍的儿童。大多数儿童神经心理学研究排除了那些不能参加传统措施的参与者。目前一直在努力创建适用的评估。例如,Sabbadini, Bonanni, Carlesimo, Caltagirone(2001 年)给出了被提供三个回答选项的受试者参与改良传统测试的方法,其中包括多选,是非选择,以及传感器指针技术。但迄今为止,我们不知道这些修正是否会改变测量仪器的结构效度。考虑到要改善残障人士的生活这一任务,康复神经心理学家需要着手突出在实验室、诊所和学校环境下解决这些问题。

二、心理社会风险

患有先天神经发育障碍的儿童会有心理和行为障碍方面的风险,但是令人惊讶的是很少有对神经精神病理学本身的研究。与儿童生理状况有关的症状,比如疼痛,已被证明能够预测抑郁症和低健康水平的生活质量。一些研究结果表明,特定的后天情况,如中风、脑外伤以及认知障碍比较缓和的先天疾病,比认知障碍更严重的人要承担更长时间的抑郁风险(McDermott 等,2005)。在这一点上,这些发现在多大程度上是由失败经历、社会经验、自我意识、神经病理学以及其他因素的差异引起的,目前还不清楚。

一些证据表明,有身体障碍的儿童和年轻人的自我价值可能与年龄有关,即年龄较大的儿童以及青年人具有较低的自尊。行走的能力与孩童时的自尊感无关,来自家长和好友的社会支持反而是关键因素。Varni 和他的同事(2005 年)最近发现,大约 50% 的脑瘫儿童可以提供关于健康相关生活质量的自我报告。和谐的亲子关系对于情绪功能的影响是最低的。这些发现强调获得对孩子心理状态多方面信息的重要性。虽然没有证据显示,低自我意识在有严重生理障碍的神经发育障碍儿童中是个普遍的问题,还是有一些证据表明患有残疾的女性青少年,尤其是脑瘫患者面临该问题的风险在上升(Antle, 2004;Shields, Murdoch, Loy, Dodd 和 Taylor, 2006)。

三、虐待的风险

康复心理学家必须关注到残疾儿童被虐待和被忽视的风险。尽管在 2000 年美国的一项流行病学研究指出,残疾儿童受虐待的可能性是正常儿童的 3.4 倍(Sullivan 和 Knutson,2000)。目前对残疾儿童的被虐待程度还不是特别清楚。残疾儿童要报告受虐有许多障碍,其中包括但不限于交流障碍,对于那些可能虐待或忽视他们的看护者的依赖(如举报可能意味着失去自己熟悉的照顾者),由于智力障碍而排除受虐的意识,与可向之报告受虐的其他人缺乏联系(如因残疾而被隔离)。虐待有很多形式,忽视也是其中一种。在一项有关出生体重极低儿童的研究中提及了涉嫌虐待的儿童保护服务,忽视是被观察到的虐待的最常见形式。作者提及了一个人群中可能存在的认知影响,而该人群已经面临相当大的认知障碍风险(Strathearn,Gray 和 Wood,2001)。虐待型的父母不太可能会将他们的孩子送去接受医疗或者心理健康护理,也因此减少了干预的机会(Jonson-Reid,Drake,Kim,Porterfield 和 Han,2004)。

所有的孩子都需要与自我保护有关的性教育培训,但这在有残疾和认知障碍的儿童身上可能被忽略。青少年特别需要发展的性教育培训,如果他们有明显的认知、感觉和/或身体障碍等情况,这种培训可能还需提供一种可替代并适用的方式。值得注意的是,学校通常没有可得的合适的性知识教育材料。由于缺乏有关性接触的指导,儿童还面临着性虐待和性无知这两个额外的风险。

四、可实施的心理治疗

高度重视对心理干预的实证支持,导致了文献研究的新兴成果。但是,考虑到治疗—环境—个人模式的复杂性,实证研究结果想完全涵盖所有的治疗方法是不可能的。这就造成了康复心理学家的困境,因为对于如抑郁症和焦虑症等常见心理障碍治疗方法的实证研究通常不包括患有生理或认知障碍的样本。一些心理学家认为,这在很大程度上并不是问题,但有两个不可避免的需要考虑的方面:① 处理技术的适用性;② 影响特定人群中介变量差异的处理。

显然,患有神经发育障碍的儿童可表现出认知压抑,如计算机辅助训练技术就可以帮助治疗。然而,特定类型的认知障碍,如注意力缺陷、执行功能和学习能力等方面的障碍需要重新修正计算机辅助训练程序。例如,执行功能障碍的类型会对想出问题的替代解决方案产生不利影响,而书面语言障碍则妨碍书面信息和写作任务的加工。考虑到特定人群的调节因素,Rose,Holmbeck Coakley 和 Franks(2004 年)的研究结果表明,智商缓和父母早期教养对后期童年抑郁影响的程度在患有脊柱裂儿童的家庭与没有脊柱裂儿童的家庭间有很大的差异。在比较样本中,低智商增加了相关性的影响,但在脊柱裂样本中,调节作用并不显著。

社会风险

儿童时期的社会能力是成年后成功和幸福的重要预测因子(Parker 和 Asher,1987),这对患有神经发育障碍的孩子来说同样重要,因为他们已经受限于同伴关系、社会能力残缺和发展变化的风险。这些人群的社会发展障碍包括多因素病因及其发展的不断变化。在患有脑瘫的儿童中,认知障碍、由于身体障碍而受到的社会耻辱,同时伴有的行为困难都与社会风险相联系(Warschausky,2006)。患有脊柱裂的儿童也有类似的社会风险(Holmbeck,Coakley,Hommeyer,Shapera 和 Westhoven,2002),并且先前所描述的社会语用障碍的风险进一步恶化了这一人群的整体社会风险。

虽然社交技巧的干预措施通常针对的是如攻击性等外部行为,但研究表明患有神经发育障碍的儿童被动性的风险很大,包括加入到同伴活动中的特定的困难,或称为同伴融入情形(Warschausky, Argento 和 Hurvitz,2003)。脑瘫儿童参与社会互动会比较困难(Dallas,Stevenson 和 McGurk,1993),而患有脊柱裂的儿童表现出显著社会被动性的风险增加(Holmbeck,Johnson 等,2002)。社会信息加工(SIP)的研究表明,在特定情况下患有先天和后天神经发育障碍的儿童会表现出对同伴融入情形下产生亲社会解决方案的能力缺陷。在这一点上,目前尚不清楚这个困难主要是来自于这种问题解决方式的复杂性和精密性,还是由于这是一个普遍的消极症状,最近 Weymeyer 将这个难题称为因果机制(Weymeyer,2004)。对于正常发展的儿童,社会信息加工能够清晰预测社会行为的各方面(Dodge,Laird,Lochman 和 Zelli,2002),但令人惊讶的是这些联系在患有神经发育障碍儿童的研究中并没有被提及(Yeates 等,2004);社会信息加工的概况对患有神经发育障碍儿童的社会能力变量并没有很强的干预性。

同样,这些人群社会功能的特定认知性预测是复杂的。Holmbeck,Johnson 等人(2002 年)的研究显示,患有脊柱裂的儿童,语言智力能够协调家庭互动中父母的过度保护,而这同样与孩子的被动性有关。在这个群体中,认知水平是孩子被动性和家长过度保护的关键关联因素。考虑到该人群中父母的过度保护预测了更低水平的青少年自主决策,认识智力贡献对于知情干预的发展变得尤为重要。

五、社会环境因素和社区参与

对残疾儿童(及成人)的心理认识和干预,其社会环境背景有着长期的重要性;然而,背景因素的性质和显著性可能因残疾的程度和性质而不同。例如,躯体无障碍的情况并不一定是抑郁儿童发展中的突出问题。社会歧视可能会因病情的性质和表现而不同。

有些针对儿童社区参与的性质和作用的研究只是自行其是。对参与性、生活质量以及社会和学术适用的测量手段的发展推动了最近的实证工作的开展。当前的调查方法受限于对"参与性"和"生活质量"概念的各种命名上,许多诸如儿童健康问卷等常用的调查(Landgraf,Abetz 和 Ware,1996),会包括更适合正常发展儿童的语言。显然,近期参与性的测量方法需要修改和修订,以囊括如个体—环境界面(Hammal,Jarvis 和 Colver,2004;Morris,Kurinczuk 和 Fitzpatrick,2005)的复杂因素。

对于那些有肌肉骨骼和/或神经肌肉障碍情况的儿童来说,也有大量影响其参与性的潜在环境障碍。例如,脑瘫或脊髓膨出症儿童可能难以参加青少年的一般社会活动,因为这些活动往往包括更多他们难以胜任的体力活动(如露营,芭蕾课,爬树)。此外,与残疾有关的需求可能会限制其自主性(如导管插入或管道进食安排计划,即时可用的必要输送手段)。虽然残疾儿童参加组织性体育活动的机会越来越多,但是资源仍然有限(Jackson 和 Davis,1983;Patel 和 Greydanus,2002)。

在学校,儿童参与的水平与其运动障碍的严重程度和复杂性呈负相关的(Mancini,Coster,Trombly 和 Heeren,2000;Schenker,Coster 和 Parush,2005)。虽然对有关设置残疾儿童在学校的包容性计划的利弊已有相当多的争论,但是已有证据表明学校活动的参与度和生活质量呈正相关(Simeonsson,Carlsonoe,Huntington,McMillen 和 Brent,2001)。Nadeau 和 Tessier(2006 年)建议在早期(即学龄前)采取干预措施以减少社会排斥,目的是通过社会和行为的相似性将关注点从生理差异上转移。干预措施是针对儿童亲社会行为的能力建设和友谊互惠的重要性。

六、结论

儿童康复心理学家在为神经发育障碍儿童提供心理服务和进行研究方面扮演着重要角色。关于评估,当前影响技能获得和需求的神经认知功能损伤风险并不符合适用的神经心理测量仪器;因此,孩子的学习潜力和有针对性的教育需求这些问题常常萦绕着家长和教育工作者。心理与行为评估表通常用于筛查主要是精神病理学方面的困难,很少涉及自信和消极性等更为相关的领域。由于参与性对儿童的心理、认知和身体的发育至关重要,宣传和合作仍然是临床医生的基本活动。

(曹菲译,朱霞校)

参考文献

Barnes, M., Dennis, M., & Hetherington, R. (2004). Reading and writing skills in young adults with spina bifida and hydrocephalus. Journal of the International Neuropsychological Society, 10, 655 - 663.

Farmer, J. E., & Deidrick, K. K. (2006). Introduction to childhood disability. In J. E. Farmer, J. Donders, &.S. Warschausky (Eds.), Neurodevelopmental disabilities: Clinical research and practice (pp. 3 - 20). New York: Guilford Press.

Fletcher, J. M., Barnes, M., & Dennis, M. (2002). Language development in children with spina bifida. Seminars in Pediatric Neurology, 9, 201 - 208.

Fletcher, J. M., Francis, D. J., Thompson, N. M., Dvidson, K. C., & Miner, M. E. (1992). Verbal and nonverbal skill discrepancies in hydrocephalic children. Journal of Clinical and Experimental Neuropsychology, 14, 593 - 609.

Harper, D. C. (1997). Pediatric psychology: Child health in the next century. Journal of Clinical Psychology and Medical Settings, 4, 179 - 190.

Harper, D. C., & Peterson, D. B. (2000). Neuromuscular and musculoskeletal disorder in children. In R. G. Frank & T. R. Elliot (Eds.), Handbook of rehabilitation psychology (pp. 123 - 144). Washington, DC: American Psychological Association.

Holmbeck, G. N., Coakley, R. M., Hommeyer, J. S., Shapera, W. E., & Westhoven, V. C. (2002). Observed and perceived dyadic and systemic functioning in families of preadolescents with spina bifida. Journal of Pediatric Psychology, 27, 177 - 189.

Holmbeck, G. N., Johnson, S. Z., Wills, K. E., McKernon, W., Rose, B., Erklin, S., & Kemper, T. (2002). Observed and perceived parental overprotection in relation to psychosocial adjustment in preadolescents with a physical disability: The mediational role of behavioral autonomy. Journal of Consulting and Clinical Psychology, 70, 96 - 110.

Patel, D. R., & Greydanus, D. E. (2002). The pediatric athlete with disabilities. Pediatric Clinical of North America, 49, 803 - 827.

Weymeyer, M. L. (2004). Beyond self-determination: Causal agency theory. Journal of Developmental and Physical Disabilities, 16, 337 - 359.

第21章 小儿慢性疾病康复:青少年风湿性疾病

Janelle Wagner, *Kevin A. Hommel*, *Larry L. Mullins*, *and John M. Chaney*

在过去的 30 年中,医疗保健和健康相关技术的迅猛发展导致了儿童慢性疾病的发生率和患病率的显著提高。早期诊断和检测的改进,救生药物和外科手术的发展,以及新发流行病的增加(如艾滋病毒,艾滋病)导致了儿童慢性流行健康疾病的成倍上升(Gortmaker 和 Sappenfield,1984,Thompson 和 Gustafson,1996)。早先那些本会在童年早期或青春期死亡的孩子现在可能很好地存活到成年。然而,这些孩子在其整个生命期中仍然面临许多的生理、认知、心理社会和学术方面的挑战。

这些慢性疾病的性质具有异质性和多样性。其中许多儿童只有较轻的残疾,但其他孩子面临的问题则需要保证在日常生活中有综合性的治疗,更具体地说,是涉及门诊或住院康复的多学科干预。这些儿童往往要对付各种感官和行动障碍,要忍受反复的住院和医疗程序,并且必须遵守复杂的治疗方案。其障碍的性质会因为社会接触和其社交网络成员数量的减少而影响到人际关系(Lyons,Sullivan,Ritvo 和 Coyne,1995)。最后,残疾儿童也要经历歧视、适应自身疾病或情况和与此相关的挑战等方面的困难,还有对他们未来的担忧(Austin,Dunn,Perkins 和 Shen,2006)。显然,许多儿童的健康状况让他们要接受康复心理干预。

一些疾病尤其需要专业的小儿康复心理学家的参与。例如,患有镰状细胞病的儿童,现在可以活到 50 岁和 60 岁,他们患有静息性卒中和典型中风的风险很高,这可能会导致身体障碍和随后各种学业和职业的挑战。许多还将经历严重的脉管阻塞性疼痛危象。血友病儿童在出血症状后会有显著关节功能退化的风险,尤其是当它们不黏附于因子预防时。肌肉骨骼疾病主要影响关节和骨头(例如关节炎)、肌肉(如狼疮)或其他的软组织(如纤维肌痛),并都与免疫系统功能障碍、慢性疼痛、运动限制和参与生命活动的减少相关。

对需要康复的所有儿童慢性疾病的回顾远远超出了本章的范围。作为示范,我们选择了一类肌肉骨骼疾病,即少年风湿性疾病(JRDs)来说明面对这些儿童及其家庭复杂的社会心理挑战,并提供在此背景下的儿童康复框架。

一、青少年风湿性疾病

青少年风湿性疾病是自身免疫性疾病中的异质性群体，但它们都呈现出相似的症状，包括间歇性、时而慢性发作的关节肿胀、疼痛及身体机能受限制的特点。青少年风湿性疾病有很多临床表现与成人类风湿性关节炎相似；然而骨骼的不成熟程度仍然是最重要的，但对成人和儿童风湿性疾病之间的差异我们还知之甚少。最常见的青少年风湿性疾病包括：少年特发性关节炎（JIA；之前所说的少年类风湿性关节炎）、全身性红斑狼疮、幼年强直性脊柱炎，以及儿童皮肌炎（Cassidy和Petty，2001）。相似的临床表现和缺乏明确的医疗指标往往对医师明确区分风湿性疾病和其他常见的儿童疾病的症状造成困难。青少年风湿性疾病的标志性特征还使区分特定的子类风湿性疾病颇具挑战性。因此，青少年风湿性疾病的症状可能持续数月甚至数年后才能给出一个明确的诊断，这表明青少年风湿性疾病在诊断室是可能被排除的（Cassidy和Petty，2001；Miller-Hoover，2005）。

在青少年风湿性疾病的治疗方面，经常使用诸如非甾体抗炎药、类固醇，以及抗风湿药物等药物干预。生物反应调节剂等更新的疗法，包括骨髓移植疗法，为确定其安全性和有效性还需要继续研究（Reiff，2004）。整形外科手术对进行性疾病的治疗可能是一种选择。青少年风湿性疾病患者会有一些眼科方面的问题，饮食干预可能是那些维持适当的热量和摄取蛋白质有困难的病人所必需的。物理疗法和职业疗法对青少年风湿性疾病的治疗同样至关重要，针对疼痛管理和提高应对能力的心理干预措施可以有效减少症状（如Walco，Varni和Ilowite，1992）。在儿童时期提供这些治疗对疾病的结果是至关重要的，因为青少年风湿性疾病症状常常会持续到成年。研究表明，36％～50％患有青少年风湿性疾病的患者在成年期会患有活动性关节炎，并需要进一步的抗风湿治疗（Minden等，2000；Zack和Pederson，2000）。因此，将多学科的方法运用于青少年风湿性疾病患者在整个生命周期的治疗被认为是最佳水平的护理方式。

二、心理调适

患有少年特发性关节炎的儿童几乎每天都会出现疼痛、僵硬和疲乏，这与疼痛体验、情绪、压力和社会活动参与之间有着显著相关（Schanberg，Gil，Anthony，Yow和Rochon，2005）。那么，毫不奇怪，青少年风湿性疾病的疾病表现可能与生活质量差（Brunner等，2004）、心理（LeBovidge，Lavigne，Donenberg和Miller，2003）、社会（Reiter- Purtill，Gerhardt，Vannatta，Passo和Noll，2003）、家庭困难有关（Gerhardt等，2003）。的确，与青少年风湿性疾病有关的不确定性和应对疾病波动产生的各种压力做出必要的重新调整，可能是通过社会心理的运作以及患者生活质量和其家庭所决定的潜在背景。因此,青少年风湿性疾病由于其不可预知性、进程的多变性和相关的伴随疾病(如疼痛,残疾,功能限制),是在讨论对残疾的心理社会适应以及治疗中儿童康复心理学家作用的一个相关原型。青少年风湿性疾病的心理社会因素会在之后概述。有关儿童慢性健康疾病的特定社会和家庭相关因素会在本书的其他章节里进行回顾(见本书第 18、22、27 章),在这里将不再详细讲述,但它们仍然对患有青少年风湿性疾病或其他慢性疾病儿童的治疗结果至关重要。

心理性共患症

对于少年特发性关节炎的心理调整已得到广泛研究,但对患有其他青少年风湿性疾病儿童的调整研究还远远不够。因此,在此会简要回顾患有少年特发性关节炎的儿童以及包括那些患有少年特发性关节炎和其他青少年风湿性疾病青年样本的调整研究。

在 20 世纪 80 年代末和 90 年代初的几项研究表明患有少年特发性关节炎的儿童会有严重的心理失调(Billings,Moos,Miller 和 Gottlieb,1987;David 等,1994;Vandvik,1990)。与此相反,一项包括更多近期研究的元分析显示,与研究招募的参与者组成的对照组相比,父母会报告孩子有更大的总体失调和内化行为,但并没有达到规范值。此外,与仅患有关节炎组的儿童相比,在患有各种青少年风湿性疾病样本中的儿童被发现有更高水平的整体适应困难,这意味着患有风湿性疾病的儿童会比患有少年特发性关节炎的儿童有更严重的适应困难。不幸的是,还没有对有关儿童报告的测量进行的分析,因为在元分析中只有两个研究包含了它们(LeBovidge 等,2003)。

其中一项包括在 LeBovidge 等人的元分析(2003 年)中的研究,Noll 和他的同事发现(2000 年),与控制组中的人相比,受到母亲责骂的患有少年特发性关节炎的孩子,其适应性和积极情感水平要低。然而,在整体适应性上,他们并没有发现关于孩子报告的测量方面存在显著的差异。在患有青少年风湿性疾病的儿童和有关抑郁、焦虑、缺课、自尊及家长报告的行为问题等多项测验的控制组间,其他研究也没有发现有显著差异(Brace,Smith,McCauley 和 Sherry,2000;Huygen,Kuis 和 Sinnema,2000)。

自从 LeBovidge 等人的元分析出版以来(2003 年),其他有关适应性的一些研究陆续发表。一项在孟加拉国进行的对患有少年特发性关节炎青年的小规模研究,报告了总体患病率 35% 为精神科诊断,15% 是抑郁症(Mullick,Nahar 和 Haq,2005)。相反,Rangel 等人(2003 年)发现,患有少年特发性关节炎的儿童,其精神症状比患有慢性疲劳综合征的患儿要少。

因此,有关风湿性疾病儿童心理调节的调查结果好坏掺半。造成这种矛盾的可能原因是使用方法的不同(如父母对比儿童的报告、问卷调查对比采访、症状检查对比临床疾病)以及使用不同的诊断标准。根据这些研究结果,达尔基斯特建议(2003 年),今后研究的重点应该放在具体的适应性过程上(如应对策略、认知评估),而不是总体的调整结果。

1. 认知评价

　　鉴于通常冗长、模糊的诊断过程,以及如青少年风湿性疾病等慢性疾病的不可预测性和多变性,认知评价机制对于青少年对自身疾病体验的影响是突出的。自我报告法认知评价变量的检验,如因果归因、知觉控制和态度,以及能够洞察儿童认知的一般结果,更具体地说是对其病情结果的看法。

　　为了说明这一点,LeBovidge,Lavigne,Miller 发现(2005 年),对病情更积极的态度可以保护患有青少年风湿性疾病的青年免受有关抑郁症状的心理社会压力的影响。此外,他们发现无论是与疾病有关还是与疾病无关的更高水平的压力,与儿童报告抑郁和焦虑症状以及家长报告的调整都有很大的关系。Barlow 和同事发现(Barlow,Shaw 和 Wright,2000,2001),对管理关节炎症状较高的自我效能与较低水平的焦虑和抑郁症状有关。

　　一些对少年特发性关节炎青年的研究表明,父母的困扰和孩子调整之间的关系是由儿童的认知评价变量所主导的。例如,疾病的侵扰,或跨越各种生活领域的“疾病引起的障碍”(Devins 等,1983)已被证明能够缓和父母困扰和孩子抑郁症状之间的关联(Wagner 等,2003)。更具体地说,当孩子认为他们的疾病限制了其在与疾病无关的生活领域中的活动范围(如社会、学校、休闲场所)时,家长表现出的苦恼会加重孩子的抑郁症状。在一个类似的研究中,儿童所感知到的其疾病的不确定性使父母的困扰/孩子抑郁症状的关联得到了缓和(White 等,2005)。根据这些调查结果,疾病侵扰性和其不确定性的观念会造成家长对困扰的脆弱性情感(即心理素质)似乎是合理的。

　　其他似乎与青少年风湿性疾病经验特别相关的认知评价因素是归因方式和感知疾病的控制,这是重新制定抑郁症习得性无助理论的核心(Abramson 等,1989)。的确,Wagner 等发现(2007 年),当孩子感知对其青少年风湿性疾病症状只有较少控制时,对与疾病无关的负面事件整体而稳定的归因与更严重的忧郁症状相关。类似的结果在成年的关节炎文献中也有所记录(如 Chaney 等,1996,2004)。

　　在一项相关研究中,Hommel,Chaney,Wagner 和 Jarvis(2006 年)利用一致性和非一致性电脑实验反馈,随机将患有青少年风湿性疾病的儿童分为习得性无助组和控制情景组。结果显示,非一致性反馈(即习得性无助)导致内化成功解决问题的结果较差,而一致性的反馈产生则使成功解决问题得到了较好的内化并且在行为能力上有更好的自我效能。作者从本实验室研究中总结,儿童在生活环境中偶发的想法可能会转化为对行为能力控制更进一步的看法,从而加强了与有利于疾病预后有关的认知评价。

总的来说,这些研究支持了在患有青少年风湿性疾病的青年人中,检测认知评估变量和心理调节之间关系的重要性。鉴于在这些研究中的大多数儿童表现出亚临床型的焦虑和抑郁症状(即 LeBovidge 等,2005;Wagner 等,2003;White 等,2005),两者合计的结果表明,认知评估变量极大地促进了至少是在很大一部分患有青少年风湿性疾病的人群中的调整结果,并且对于这些儿童和青少年可能作为突出的危险因素。

2. 与心理调节有关的相关疾病因素

一些研究揭示了孩子的困扰和疼痛之间的重大关系(即 Benestad,Vinje,Veierod 和 Vandvik,1996;Ross 等,1993)。然而,更多近期的研究表明,痛苦和心理调整之间的关系是相当复杂的,因为疼痛并不是疾病活动性的一项直接指标(Rapoff 和 Lindsley,2000)。和研究结果所不一致,疾病的严重程度和功能障碍是与青少年风湿性疾病的心理调适有着复杂关系的另外两个疾病特性(Brunner 等,2004;Reiter-Purtill 等,2003;Wagner 等.,2003)。在最近的研究中,Hoff,Palermo,Schluchter,Zebracki 和 Drotar(2006 年)研究了在纵向设计中这些关系的复杂性。他们发现,最初较严重的抑郁症状可以有效预测日后逐增的疼痛症状,但这种情况只有当最初的疼痛症状为轻度至中度时才是这样的。Hoff 等研究还表明,只有当最初所报告的残疾程度比较低时,最初的抑郁症状才可以用来预测将来孩子自报的残疾状况。因此,看来在痛苦、残疾和心理调节之间的关系是多方面的,我们还需要进一步调查。

3. 生活质量

患有少年特发性关节炎的儿童与健康的儿童相比,健康生活质量(HRQL)较低,但比其父母报告有关关节炎的生活质量要高(Sawyer 等,2005)。据那些儿童参与者反映,生活质量与疼痛的经验(Sawyer 等,2005)和残疾的增加(Brunner 等,2004)呈负相关。同样,在英国实施的一项大型研究中,Shaw,Southwood 和 McDonagh(2006 年)发现,报告粗大运动和全身功能的人数比例最低,而有三分之一的青少年报告了与其风湿性疾病症状有关的挫折感。药理学干预措施会影响关节炎特定的生活质量,接受类固醇干预的儿童 4 个月后在生活质量上显示出最大的提高,尽管这样比非甾体抗炎药或甲氨蝶呤有更严重的副作用(Riddle 等,2006)。

三、心理干预

这篇文献摘要强调生活质量、认知评价变量、疾病相关的变量、社会适应、家庭功能之间的关系,对患有青少年风湿性疾病儿童的心理调整清楚地显示了心理干预在青少年风湿性疾病儿童及其家庭的治疗中所起的作用。不幸的是,只有极少的研究探讨了与青少年风湿性疾病这样的慢性疾病有关的功能障碍的行为治疗。有研究表明,行为疼痛管理技术可以帮助孩子建立控制自己疼痛体验的技能(Lavigne,Ross,Berry 和 Hayford,1992;Walco 等,1992)。此外,关节炎互助阵营已经有效地帮助家庭适应青少年风湿性疾病,并使他们在其可控的疾病的各方面制定切实有效的目标(如 Hagglund 等,1996)。尽管认知评价变量对青少年风湿性疾病的调整以及认知—行为疗法(CBT)在其他慢性疾病人群中的成功得到了实证支持,但是没有研究探讨认知—行为疗法在青少年风湿性疾病失调中的作用。评估该青少年风湿性疾病治疗方法的随机临床试验的缺失也许是目前的文献中最重要的空白。心理治疗系统化的发展和评估是以对日常疾病管理的控制和自我效能感、归因方式为目标的,对待疾病的态度是下一个用以提高这一人群的心理和生理结果的必要的也是合理的一步。

四、康复心理学家的临床意义

正如本章开头提到的,多学科的方法对如青少年风湿性疾病这样的慢性身体疾病提供了取得最佳效果的绝好机会。因此,康复心理学家在治疗青少年风湿性疾病和其他类似的身体疾病时扮演主导角色至关重要。与其他医疗服务提供者的沟通也是不可或缺的。例如,它对康复心理学家与儿童的物理治疗师进行磋商并协助进行激励、遵循物理治疗方案、进行疼痛的管理等都很重要。患有青少年风湿性疾病的儿童应该被鼓励在身心上尽量保持积极和独立,并且如果年龄相适要坚持治疗(Lovell,1997;Singsen,1993)。Klepper 研究表明(1999 年),患有青少年风湿性疾病的儿童和青少年可以通过一个为期 8 周的生理调节方案来改善他们的有氧耐力,而且这不会使疼痛加剧。但是,仅仅简单地对儿童或青少年解释治疗的必要性是不够的。相反,他们必须在自我管理中成为一个积极的伙伴(Kroll,Barlow 和 Shaw,1999)。家长的参与和可能涉及的按摩治疗是重要的,这会降低焦虑、皮质醇水平、疼痛,即使是每天 15 分钟小幅度的按摩治疗也会达到这个效果(Field 等,1997)。

疼痛管理对如青少年风湿性疾病这样的慢性身体疾病的治疗是显著的,因为疼痛已被列为标志性症状,并且是这些儿童每天所要面临的挑战。康复心理学家可以利用行为疼痛管理技术为儿童提供能够减轻他们痛苦体验的技能(Lavigne等,1992;Walco 等,1992)。的确,Schanberg,Lefebvre,Keefe,Kredich 和 Gil(1997 年)的研究表明,适应性的应对技能与低等级的疼痛强度有关。考虑到儿童的社会和家庭支持网络对整体功能活动的重要性,应该对这些领域进行评估,并要加强可用的资源,以确保康复治疗工作的成功。此外,当与自己的子女互动时,患有少年特发性关节炎儿童的父母可能会比健康儿童的父母(Power、Dahlquist、Thompson 和 Warren,2003)更具指导性(如他们提供更多的线索、提示、结构),并且能够在自己的孩子更脆弱时有所觉察(Anthony,Gil 和 Schanberg,2003),教养行为应该在儿童康复计划中加以解决,同时也应包括物理目标的实现。

康复心理学家应对患有诸如青少年风湿性疾病这样身体残疾儿童的机构、组织和资源加以关注。美国少年关节炎组织(AJAO)的关节炎基金会赞助活动是旨在促进在学业、情绪和与风湿性疾病相关的身体挑战方面的适应。美国少年关节炎组织还为家长和卫生保健专业人员制定了书面材料和培训讲习班,以此为最佳的学校和社会运作提供具体的建议。

五、结论

现存的文献表明,在一般情况下,患有如青少年风湿性疾病一样慢性身体疾病的儿童,其临床疼痛的证据水平和其他儿科慢性疾病的人群相似。此外,存在明显的患者和家属的亚群体,其有较高的心理适应不良、生活质量差、社会功能障碍、父母和家庭困扰的风险。除了疾病严重程度的增加以外,认知评价机制,包括感知控制和行为——结果偶然性的归因、疾病的不确定性,是较差心理调节结果的显著预测指标。

今后的研究工作应该直接朝着三个方面开展。首先,多点前瞻性研究病人和家属调节的模型、生活质量以及潜在的中介变量,如认知评价机制,要大力开展推进卫生保健提供者对心理调节轨迹的了解和找出适应不良的危险因素(见 Beale,2006)。第二,采取必要的认知——行为或以家庭为基础干预的随机临床试验,以减少病人和家属的困扰,并改善患者和家人的身体健康和生活质量。最后,生物心理社会学功能领域需要大量包括心理神经免疫程序、儿童和家庭的决策制定,并遵守医疗及物理治疗方案的研究。

(曹菲译,朱霞校)

参考文献

Brunner, H. I., Klein-Gitelman, M. S., Miller, M. J., Trombley, M., Baldwin, N., Kress, A., et al. (2004). Health of children with chronic arthritis: Relationship of different measures and the quality of parent proxy reporting. Arthritis & Rheumatism, 51, 763 – 773.

Cassidy, J. T., & Petty, R. E. (2001). The textbook of pediatric rheumatology (4th ed.). Philadelphia: W. B. Saunders.

Chaney, J. M., Mullins, L. L., Wagner, J. L., Hommel, K. A., Page, M. C., Doppler, M. J. (2004). A longitudinal examination of causal attributions and depression in rheumatoid arthritis. Rehabilitation Psychology, 49,126 – 133.

Hommel, K. A., Chaney, J. M., Wagner, J. L., & Jarvis, J. N. (2006). Learned helplessness in children and adolescents with juvenile rheumatic disease. Journal of Psychosomatic Research; 60, 73 – 81.

Lavigne, J. V., Ross, C. K., Berry, S. L., & Hayford, J. R. (1992). Evaluation of a psychological treatment package for treating pain in juvenile rheumatoid arthritis. Arthritis Care and Research, 5, 101 – 110.

LeBovidge, J. S., Lavigne, J. V., Donenberg, G. R., & Miller, M. (2003). Psychological adjustment of children and adolescents with chronic arthritis: A meta-analytic review. Journal of Pediatric Psychology, 28, 29 – 40.

Reiter-Purtill, J., Gerhardt, C. A., Vannatta, K., Passo, M. H., & Noll, R. B. (2003). A controlled longitudinal study of the social functioning of children with juvenile rheumatoid arthritis. Journal of Pediatric Psychology, 28, 17 – 28.

Sawyer, M. G., Carbone, J. A., Whitham, J. N., Roberton, D. M., Taplin, J. E., Varni, J. W., & Baghurst, P. A. (2005). The relationship between health-related quality of life, pain, and coping strategies in juvenile arthritis: A 1-year prospective study. Quality of Life Research, 14, 1585 – 1598.

Schanberg, L. E., Gil, K. M., Anthony, K. K., Yow, E., & Rochon, J. (2005). Pain, stiffness, and fatigue in juvenile polyarticular arthritis: Contemporaneous stressful events and mood as predictors. Arthritis and Rheumatism, 52, 1196 – 1204.

Wagner, J. L., Chaney, J. M., Hommel, K. A., & Felts, N. (2007). A Cognitive diathesis-stress model of depressive symptoms in children and adolescents with juvenile rheumatic disease. Children's Health Care, 36, 45 – 62.

Wagner, J. L., Chaney, J. M., Hommel, K. A., Page, M. C., Mullins, L. L., White, M. M., et al. (2003). The influence of parental distress on child depressive symptoms in juvenile rheumatic disease: The moderating effect of illness intrusiveness. Journal of Pediatric Psychology, 28, 453 – 462.

Walco, G. A., Varni, J. W., & Ilowite, N. T. (1992). Cognitive-behavioral pain management in children with juvenile rheumatoid arthritis. Pediatrics, 89, 1975 – 1077.

White, M. M., Chaney, J. M., Mullins, L. L., Wagner, J. L., Hommel, K. A., Andrews, N. R., & Jarvis, J. N. (2005). Children's perceived illness uncertainty as a moderator in the parent-child distress relationship in juvenile rheumatic diseases. Rehabilitation Psychology, 50, 224 – 231.

第22章 家庭、学校及社区在儿童康复中的作用

Shari L. Wade and Nicolay Chertkoff Walz

心理学家采用既有区别又有联系的观点来阐述儿童所在的家庭、学校以及社区对其康复过程的作用的重要性。首先,孩子的病情会给系统提出新的额外需求,这样会导致负担、痛苦和功能障碍的增加。家庭适应是决定儿童康复的关键因素,因此,父母拥有健康的心态并且保证良好的家庭功能是极其重要的。此外,在康复的过程当中,这些关键因素对于促进儿童适应是必不可少的。随着住院康复时间的缩短,家长和教育工作者在孩子的急性病和慢性病康复过程中无疑承担着更为关键的角色。本章强调以下几个问题:① 不同的儿科病症对家庭功能和学校性能的影响;② 家长以及家庭功能与儿童的适应和康复之间的关系;③ 为缓解家庭压力和痛苦而进行相应干预或是改善教育结果;④ 包含家庭,学校、社区三个方面的相关策略在儿童康复过程中的运用。

一、看护者、家庭,以及学校的压力和烦恼:站在一个家庭系统患病模型的角度来看

拥有儿科背景知识的康复心理学家会从广泛的条件着手对患病儿童进行评估和治疗,这些因素可能会在家庭和学校的背景中影响患儿的治疗、体质、认知、行为以及社会功能。根据 Rolland(1999 年)的研究表明,这些残疾儿童在发病年龄以及认知行为程度方面都会表现出不同,并且前期对于疗程所能达到的康复水平毫无所知,可能需要很长一段时间才会出现效果(康复或者恶化甚至死亡)。一个儿童的病情可能是慢性的、短时间的、进展快的,或是变化波动的。不管儿童目前的疾病是先天的还是后天的,现行的社会,情感和认知的发展都要求考虑到儿童的年龄以及其当前的发展水平。这种家庭系统患病模型由 Rolland 提出,他给出了一个十分有效的框架来帮助理解这些具体条件和个体之间是如何相互作用的,以及在家庭、学校、社区这三者当中,家庭因素是如何对儿童的病情起决定性作用的。图 22.1 是对这个模型的举例。

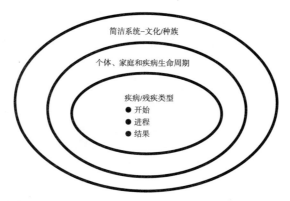

图22.1　家庭系统疾病模型。节选自《家庭、疾病和残疾：整体治疗模型》,J. S. Rolland, 1994, New York：Basic Books.

(一) 疾病的性质

就病情发作而言,孩子患有脑性瘫痪、脊柱裂等发育障碍的家庭从孩子一出生便开始适应他们的病症,在进入学校之前,家长及教育者有可能对儿童的适应功能有一个大致的掌握,并且提供相应的对策。相反的,像外伤性脑损伤,脊髓损伤和烧伤等外伤的患儿就要求家长及教育者对于原先健康发展的这些儿童的生理、情感、认知需求重新做出评估。当患儿的病情突然发作,父母和教育者必须快速调动资源并且运用危机管理技能。然而当病情持续发作,随着时间的推移,家长和教育者有可能需要参与并且适应新出现的变化。

当家庭在提供新的教育需求又面临处理新的医疗需求以及来自家庭自身的负担和压力时,需要承担额外的负担。然而那些一出生便患有神经症的儿童,他们的父母从早期干预当中获得的特殊教育服务使他们十分了解自己,当家长学着去操控混乱的特殊教育系统时,他们会感受到压力。不幸的是,许多家长不得不在没有任何支持和指导的情况下做这些事情。因此,当家长在尝试着满足孩子的教育需求时康复心理学家可以给其提供支持和指导,这对整个康复过程都起到了极其重要的作用。

研究者认为相比那些主要影响生理功能的疾病而言,那些源自中枢神经系统与认知和行为功能障碍相关的疾病会给家庭带来更大的痛苦和压力。患儿的情绪波动、冲动使得家长和教育者很难参与进去并且做出应对。这样的行为更有可能使患儿与同辈、邻居以及同学之间产生问题,因此很有可能使其家庭和他本人被社会孤立。此外,家长和教育者很难区分出这些行为是由于情绪上受到伤害而致使大脑损伤而产生的还是由于其自身病情或是儿童感受到过分的关注造成的。

最后,经过一段时间病情的进展和预计的结果(恢复、稳定、功能的波动、恶化甚至死亡)以及患儿所处于病情进展的位置都会影响到家庭和教育者的反应。患病儿童的家庭在起始诊断的那段时间感到压力格外大,尤其是当急性发作的情况发生时。然而,这种压力在发作之后有可能持续几个月甚至几年。像假肥大型肌营养不良这样的症状要求家庭和教育者去适应经过一段时间后会出现的恶化并且处理好由于体质恶化可能导致孩子死亡的情感问题。

像脑外伤这样的症状可能会由于其模糊的特征以及结果的未知性使家庭和教育者感到压力倍增。研究者表明像这种对病情结果的不确定性会使患病者本人以及看护者感到更大的压力。因此,由于病情进展以及康复迹象的不确定性和极端变化性(或是病情稳定后迅速恢复,或是产生波动,甚至有时出现的缺陷要求新的技术处理),脑外伤这一症状构成了特殊的挑战。结果是,对于医药专家无法预计长期的结果和功效,家长和教育者常常发泄不满。

(二) 儿童角色以及家庭的发展阶段

除了病症因素外,Rolland 指出需要同时考虑儿童以及家庭的发展阶段。家庭所面临的压力和挑战将会随着时间的推移不断变化,当孩子还小时会担心孩子是否已经做好进入幼儿园的准备,当孩子处于青春期面临着各种由于自主权的增加和即将成年所产生的问题。例如,Macias、Saylor、Rowe 和 Bell 发现,比起其他年龄较小的患脊柱裂儿童的父母,那些到了上学年纪的患儿的父母考虑到孩子的事情时表现出更大的压力。同样,家庭发展阶段(无论是刚刚结婚有孩子的家庭还是孩子已经离家的中年父母或是需要照料年迈父母的家庭)将会对解决并适应孩子的疾病对家庭的冲击产生一定的影响。例如,研究发现产妇年龄与患脊柱裂儿童父母的亲职压力有关,年龄越大的母亲表现出更高的压力。由于患儿进入到不同的学校环境中病情会发生变化,所以家长在持续监护和保护方面将会面临挑战。也就是说,患儿有可能由于无法达到预期的发展效果,需要更多的组织支持,并且,学校会更强调学生的自我管理和执行能力。例如一整天不断变化的课程以及多个任务的追踪。

二、有关看护者和家庭适应的实证发现

近十年来,有关儿童病症恢复过程中家庭适应状况的科研文献骤增,然而,有关脊髓损伤或是肌肉萎缩症等病症的研究比较缺乏,原因在于这些症状的患者相对较少。本章关注以下内容:我们已经了解了哪些关于各种不同病症的看护者和家庭适应情况以及哪些病状和社会环境因素会在一段时间内影响家庭适应情况。

(一) 家庭压力和痛苦

有关家庭适应和压力的实证发现大部分文献关注以下病症(脊柱裂、脑外伤、发展性功能障碍等),而极少的文献关注其他症状(脊髓损伤等)。总之,这

些研究表明,像脑外伤和脊柱裂这些儿科病症会在治疗过程中增加父母的负担和痛苦。有关不同病症的研究发现,压力水平与儿童适应以及病情的发展前景密切相关。然而,儿童疾病所带来的压力同样会与配偶、其他儿童以及亲戚有关。

患有某些疾病(如脑损伤、脊柱裂)的儿童的父母常常报告婚姻关系紧张以及家庭功能恶化,患儿其他健康的兄弟姐妹也有可能会受到消极影响。然而,这些不利于家庭的结果并不普遍。研究表明那些患有脑性瘫痪的儿童所在的家庭与正常家庭相比在家庭功能方面没有不同。事实上,母亲对那些患有严重脑瘫的儿童相比于患中度脑瘫或者正常儿童来说会提供更多的关爱与支持。临床发现,那些患儿的父母报告说孩子的疾病使家庭和夫妻之间更加紧密地联系在一起。这些发现需要提出一个有关影响家庭适应的更复杂的模型,这个更复杂的模型需要考虑疾病因素以及那些能增加家庭弹性的个人内在和人际交往资源。

(二) 家庭适应的调节者

尽管有少数人经历了持续的压力和痛苦。然而大多数家庭可以成功应对孩子患病所增加的要求。除了早期提出的疾病因素以外,如社会地位、种族、受到损害的家庭资源、应激、最初对病症的反应等人口和家庭特征都有可能减轻病症对看护者所带来的冲击,或是因为长期无法解决的困难使某些家庭处于越来越危险的境地。例如,那些感受到高水平家庭压力冲突以及低水平家庭支持的严重脑外伤患儿家庭比起那些感受到低水平家庭压力以及高水平家庭支持的患儿家庭在伤后最初几年表现出更高的压力。可能更重要的是那些感受到低水平家庭压力以及高水平家庭支持的患儿家庭不会报告因为病情而增加的压力和负担,这强调了支持性的环境可以缓解压力的可能性。同样,个体差异在儿童病症的应对反应中的不同以及不同症状的应对策略的功效也会产生压力,总体来说,这些发现表明家庭对长期问题的适应状况是有可能被提前预知的。

三、教师及学校系统的压力

应对残障儿童给教师及学校系统增添了压力,尽管在恢复过程中患儿的异质性被描述为可以在早期发现,然而,大部分的患儿有长期的教育需求,这可能在一段时间内会发生变化并不可预知。学校环境及其文化有可能不同于医院或者家庭环境,在学校背景下对儿童的表现进行评估是了解学校是否能提供合适生活环境的关键。相比于以前,那些需要住院治疗的儿童有可能由于越来越多的医学方面和学术方面的需求而在医院呆的时间越来越少,这种复杂性对于尽管预算有限然而仍尝试给所有学生创造一个更加舒适和极少约束环境的教育者和学校系统提出了更大的要求。大多数有关康复人员的调查表明患儿在学校无法被确定并且没有提供足够的服务条件。例如,关于研究患脑外伤的儿童的教育需求方面的专家指出患儿对学校系统有以下几方面的需求:对于教育者进行相关方面的信息与教育培训、国家级资源、相关部门的支持、辅助系统的供应、对学校可能造成影响的残障儿童的识别和记录。总之,大部分的学校系统和教育者在尝试发展和补充适于残障儿童的教育进程中面临着各种各样的挑战。

四、家庭适应与患儿适应之间的关系

几篇前瞻性研究证实了家庭环境与患有脑外伤和脊柱裂的学龄儿童的认知行为结果之间的关系。这些研究表明儿童适应和家庭适应这两者在一段时间内相互影响,家庭冲突和功能障碍会导致不良的儿童反应,而儿童的行为问题又会导致更多的家庭冲突。尽管这种儿童适应和家庭功能之间的相互关系只是在典型发展的儿童中发现,但父母的行为和家庭功能可能会对具有生物性风险的儿童产生更大的影响,有益的家庭环境在一段时间内会有助于儿童良好的发展。因此,以家庭为中心的干预措施会同时在促进儿童发展以及家庭关系上有不同的意义。

支持干预减轻家庭负担并且促进长期适应的实证在有关疾病康复的文献当中已经越来越少。然而,已有的研究阐明了家庭工作的潜在有效性并且指明了未来的研究和发展方向。以家庭为中心的康复计划的要点在于满足已经确定的家庭需求。然而,迹象表明尽管明显会感受到痛苦,家长却不知该如何表达和满足他们情感上的需求。此外,几乎没有关于为患脑外伤的儿童的家庭提供信息和支持效果等有关的随机化研究。在一篇相关研究中,Ponsford(2001)通过提供关于轻微脑外伤的介绍以及应对轻微脑外伤患儿症状的信息手册来验证其效果。作者发现那些收到信息手册的轻微脑外伤患儿相比较于那些没有收到信息手册的患儿表现出更少的压力以及更难留下行为等方面的后遗症。在一次小型、随机的临床试验中,Singer 和他的同事比较信息(同类型的信息提供给许多康复小组)提供组和结构化的压力管理方案(例如自我监控、放松训练、认知调整)提供组。结果表明那些在压力管理组的父母们在干预过程中的焦虑感和沮丧感都有实质性的减少,然而那些在信息支持组中的父母却报告出焦虑感和沮丧感有所增加。尽管这项研究只有九个家庭的样本数,然而结果表明仅仅确定并且强调患儿家庭的内部需要对于随时面临重大风险和压力源的家庭来说是不够充分的。

作为儿科病康复的一部分,另外一个方法是关注父母与儿童之间的相互作用。正如 Robin 和 Foster 提出的家庭治疗方法有一个很明确的目标,那就是改善沟通和消除互动失调模式。同样的,Ylvisaker 和 Feeney 所描述的"积极生活秩序"强调父母与孩子之间清晰地沟通和建立一个可以减少问题状况的环境。尽管这个方法没有经过对照研究的验证,却有希望减少行为问题和家庭压力。然而,真正想要改善这种互动还需要儿童的参与,可能年龄偏小或者病情严重的儿童无法做到这一点。

给出的这些家庭压力的多面性是与发展障碍和慢性症状相联系的,并且这些影响家庭适应的因素:针对多重风险的综合方法、调节者、成果都有可能产生巨大的功效,尤其是在高危险性的家庭当中。个别化独特的方法可能会有效,因为家庭压力有可能受到病情、个人内在与人际交往的危险和资源,以及儿童家庭发展阶段的影响而发生变化。Wade,Michaud 和 Browm 以中度至重度脑外伤患儿家庭为例来检验以家庭为中心的有关技巧建构的干预,这种干预强调问题解决、交流和行为处理技巧。在以 32 个家庭参与的随机对照试验中,他们发现相对于常规护理对照组,实验组的儿童在内在行为问题上有显著的改善。然而,他们在抚养压力方面没有相应的改善。

基于这些初步研究发现,Wade,Catey 和 Wolfe 发明并检测在线版本的以家庭为中心的干预(在线解决家庭问题)。这个随机对照试验以每组 20 个家庭来检测通过互联网资源进行干预的功效,试验发现相对于对照组,互联网资源实验组通过在线解决家庭问题,在家庭抑郁、焦虑以及痛苦方面有显著的减轻。这些针对脑外伤患儿的家庭干预的初步研究表明各种不同的方法可能在减少家庭痛苦和压力方面都有效,反之也有助于儿童适应,然而,后期研究需要确定哪些家庭很有可能从较有限的支持当中获利,而哪些家庭需要更多的干预。

五、减少学校负担和提高教育结果的相关干预

针对那些在药物恢复过程中出现复杂情况的残疾儿童,相比于那些直接影响学校运作如学习障碍和注意力缺陷多动障碍的相关文献而言,关于他们在学校干预方面的模型和研究十分有限。然而,针对脑外伤的具体模型已经提出。例如,Glang 和他的同事(2004)为教育咨询团队提供了一个模型来充分解决关于脑外伤患儿的教育需求和所面临的挑战。这个模型的目标是给全州的每个学校都提供一组经过培训的咨询师,他们可以提供在职训练和长期咨询。因为研究表明如果在简短的研讨会之后没有随访,就很难成功有效地帮助教育工作者使用那些提供的新技能。所以,那些给教育者提供针对现场的、持久的、随情况而定的帮助尤为重要。这一模型的组成包括针对家长及老师训练需求的调查,团队成员的招募,团队成员的训练,内容包括强化讲习班培训,指导训练和持续支持以及对实施和结果的估计。初步功效和成本效能评估为这个模型提供了预备性的支持。

除了 Glang 提出的已经获得一些实证支持的模型,其他专家也基于理论和临床经验建立了模型。总体上来看,有关学校干预的研究强调全面的、学科交叉的,以及持久的方法来进行估计和干预。当患儿的医疗状况确定后就应该尽快计划

回到学校。对于那些需要医院治疗的患儿,"返校目录"已经出现。一个有关交叉学科的问题解决团队被认为是至关重要的。学校工作人员、家庭、患儿和相关的外界咨询人员(如治疗师和医师)很有必要共同合作制定个别化教育计划。新的"情境相关"法出台,建议像康复心理学家这一类的专家担当父母、学校以及委员会的顾问,来促使患儿快速地重新参与到日常活动当中。在学校这一背景下患儿的适应和表现是儿童和学校环境相互作用的结果。因此,依据 Clark(1999)Farmer,和 Peterson 提出的,合适的评估和干预不仅要求了解患儿的长处和缺点,也需要对包括教师质量(例如管理模式)、同学情况以及课堂环境(例如构建和物理环境)等在内的关于学校背景的评估。

目前,关于残疾儿童教育评估和干预的模型强调个别化的需求和成果。就是说,尽管有一些关于具体儿童病症的普遍成果,然而,仍然存在巨大的个别差异需要详细地制定个别化的教育计划。这种教育趋势强调一个儿童的个别化功能需求而不是进行类别划分,这对于所有不同病症的残障儿童都会产生积极影响,包括那些正在接受康复治疗的儿童。例如,应当鼓励教育者使用有效的行为策略而不是一味地对其持续关注,不管是否包含潜在的病因(如注意力缺陷多动症,脑外伤和脑性瘫痪),这些个别化的计划需要有弹性,需要经常和家庭成员进行密切的交流,经常进行重新评估,并且制定一个长期监督计划,包括在上学期间儿童的教育需求以及儿童转入工作阶段过渡的评估。

六、家庭、学校以及社区在患儿康复过程中的作用

患儿的康复和发展出现在由社区和其中的个体组成的大背景之下,社区成员包括亲戚、朋友、邻居、雇主、同事、康复专家和学校教工。这其中的每个人都有可能通过提供工具和情感支持来促进儿童和家庭适应,但也可能由于患儿家庭感到不被理解、不灵活、受到批评,因而增加家庭压力和发生功能障碍。尽管时间密集,然而基于社区的多学科的评估(由神经发展残疾计划当中的孕妇和儿童健康指导教育推出)可能会用来教导社区主要成员在儿童康复过程中该做些什么。即使没有基于社区的评估,它也可以对家庭和社区其他成员的关系从数量和质量方面进行图解,来确定地域支持和压力。

随着住院康复的时间越来越短,这就更加强调家长和教育者在儿童康复中的中心作用。然而,目前已经有证据表明家长如果经过合适的训练和相应的支持,对于患儿来说,可以提供有效的治疗,也有可能会出现比临床治疗更好的效果。在一项由 Brazil 指导的研究当中,87 个患脑外伤的儿童随机分配,一组接受由专家提供的标准临床治疗,另一组提供基于家庭的治疗计划,计划当中父母在如何给孩子提供认知和物理治疗方面接受训练。观察结果发现相对于临床治疗组,接受来自家庭父母的治疗对于患儿的认知等方面会产生更好的效果。这些发现表

明,父母在接受相应支持的情况下可以给患儿提供更有效的康复服务。康复心理学家的中心角色是支持家长成为孩子有效的倡导者和"治疗者"。康复心理学家同时也可以提供关键的指导和帮助学校教工制定出有关不同病情儿童的有效教育行为计划。

七、对于实际应用的总结和提示

总而言之,现有的文献表明经过康复心理学家评估和治疗的一些病症(包括脑外伤和脊柱裂)增加了家庭和学校的额外负担。此外,像病情,儿童和家庭发展阶段,支持缺乏,和现存的压力源等因素可能增加一部分家庭在长期痛苦和功能障碍方面的危险性。康复心理学家应该积极地确定那些存在适应困难的家庭,让他们知道家庭功能是预示着儿童康复和适应的关键因素。尽管多数有证据支持的基于患儿康复的治疗都在发病初期,然而几项最新的关于脑外伤的研究表明:多方面的认知—行为技巧方法可能在减少家长痛苦和改善儿童治疗效果方面有所成效。同样,尽管几乎没有关于有效学校干预的研究,Glang 和他的同事们所做的工作强调了长期咨询团队的潜在重要性。除此之外,典范做法越来越强调多学科与大背景相联系的方法的重要性,它可以同时有利于患儿和学校。康复心理学家同样强调无论诊断的病症是什么,已给出的策略对于特殊问题和症状的有效性。随着住院康复的时间越来越短,家长和教育者在儿童康复中起到越来越重要的作用。因此,如何提高他们在这一方面的能力是康复心理学家的关键任务。其他研究,包括多站点和多条件的研究,主要目的是拓展我们关于有效进行家庭和学校干预的相关知识。然而,我们也应该从相关领域学习更多的知识,包括发展心理学,儿童健康心理学和家庭治疗理论与实践等。通过扩展我们的证据基础并且借鉴其他领域和学科的同事们提出的概念模型,我们在不久的将来一定会更有效地满足家庭和学校的需求。

（何俊平、王伟译,朱霞校）

参考文献

Clark, E. (1996). Children with adolescents with traumatic brain injury: Reintegration challenges in educational settings. Journal of Learning Disabilities, 29, 549 - 560.

Clark, E., Russman, S., & Orme, S. (1999). Traumatic brain injury: Effects on school functioning and intervention strategies. School Psychology Review, 28, 242 - 250.

Farmer, J. E., & Peterson, L. (1995). Pediatric traumatic brain injury: Promoting successful school reentry. School Psychology Review, 24, 230 - 245.

Glang, A., Tyler, J., Pearson, S., Todis, B., & Morvant, M. (2004). Improving educational services for students with TBI through statewide consulting teams. NeuroRehabilitation,

19, 219 - 231.

Savage, R. C. , DePompei, R. ,Tyler, J. , & Lash, M. (2005). Pediatric traumatic brain injury: A review of pertinent issues. Pediatric Rehabilitation, 8, 92 - 103.

Savage, R. C. , Pearson, S. , McDonald, H. , Potoczny-Gray, A. , & Marchese, N. (2001). After hospital: Working with schools and families to support the long-term needs of children with brain injuries. NeuroRehabilitation, 16, 49 - 58.

Singer, G. H. S. , Glang, A. , Nixon, C. , Cooley, E. , Kerns, K. A. , Williams, D. , & Powers, L. E. (1994). A comparison of two psychosocial interventions for parents of children with acquired brain injury: An exploratory study. Journal of Head Trauma Rehabilitation, 9, 38 - 49.

Taylor, H. G. , Yeates, K. O. , Wade, S. L. , Drotar, D. , Klein, S. , & Stancin, T. (1999). Influences on first-year recovery from traumatic brain injury in children. Neuropsychology, 76 - 89.

Wade, S. L. , Carey, J. , & Wolfe, C. R. (2006a). The efficacy of an online cognitive-behavioral, family intervention in improving child behavior and social competence following pediatric brain injury. Rehabilitation Psychology, 51, 179 - 189.

Wade, S. L. , Taylor, H. G. , Drotar, D. , Stancin, T. , & Yeates, K. O. & Minich, M. (2002). A prospective study of long-term caregiver and family adaptation following brain injury in children. Journal of Head Trauma Rehabilitation, 17, 96 - 111.

Wade, S. L. , Taylor, H. G. , Drotar, D. , Yeates, K. O. , Stancin, T. , & Minich, M. (2004). Interpersonal stressors and resources as predictors of caregiver adaptation following pediatric traumatic injury. Journal of Consulting and Clinical Psychology, 72, 776 - 784.

Yeates, K. O. , Taylor, H. G. , Drotar, D. , Wade, S. L. , Klein, S. , Stancin, T. , & Schatschneider, C. (1997). Preinjury family environment as a determinant of recovery from traumatic brain injuries in school-age children. Journal of the International Neuropsychological Society, 3, 617 - 630.

Ylvisaker, M. , Adelson, D. ,Braga, L. W. , Burnett, S. M. , Glang, A. , Feeney, T. , et al. (2005). Rehabilitation and ongoing support after pediatric TBI: Twenty years of progress. Journal of Head Trauma Rehabilitation, 20, 95 - 109.

Ylvisaker, M. , Todis, B. , Glang, A. , Urbanczyk, B. , Franklin, C. , DePompei, R. , et al. (2001). Educating students with TBI: Themes and recommendations. Journal of Head Trauma Rehabilitation, 16, 76 - 93.

第五部分

康复心理学的新兴话题

第23章 职业康复

Robert T. Fraser and Kurt Johnson

对残疾人来说,康复心理学是跨学科的职业康复过程中不可缺少的一部分。康复心理学家能够提供包括认知和心理社会评估、个体和家庭心理治疗、行为干预和技术咨询、疼痛管理等重要的服务,所有这些都是为了提高来访者的职业功能。在某些情况下,康复心理学家应该受过适当的博士培训,经历过实习及博士后培训,并且具有执业许可证。然而,一名职业康复咨询师通常只需要获得康复咨询的硕士学位。通常情况下,康复门诊或住院部的职业康复咨询者提供有针对性的职业服务:包括初级职业评价、情境评估、回归工作或者进行职业规划,同时联络州立职业康复机构,确保为患者提供的多种服务经费得到保障,以使其开始工作或回归工作。当职业康复咨询者不在位时,康复心理学家将可能在职业康复过程中起到主要作用。本章介绍了职业康复的过程,概括了职业康复咨询师的特征,探讨州立康复机构的权限以及其组成部分,同时为州立康复机构的运作提供建议。这样,我们将给康复心理学家配备必要的专业知识,来改进他们的职业康复工作。

一、职业康复的过程

当那些受过伤或残疾的人试图就业或重新恢复工作时,联邦(州)的职业康复项目就是残疾来访者最大的资源。多年来,一个非常重要的私人职业康复部门已经成立,该部门主要服务于受到工伤并享有工伤赔偿系统保障的工人或退伍军人。尽管如此,联邦政府仍然在1973年审议通过了康复法,随后又不断地修订和重新授权,成为对职业康复计划做出努力的最大支持来源。这个系统是由联邦政府—州对应的康复服务管理局(RSA)支撑的。如果各州的康复服务机构不能达到执行服务标准的话,那对应的联邦康复服务就将撤销。各个州对于职业康复服务采用不同的行政管理机制,从设置一般机构或联合模式,到设置特别的机构,比如针对那些失明的残疾人。

职业康复咨询和与来访者进行一对一的职业规划是州—联邦职业康复项目的基础(Lewis和Johnson,2003)。这种方法主要依靠残疾人和咨询师之间的关系,由咨询师来确定来访者的职业兴趣和相应的能力,建立一个合适的就业目标

(或目标),并制定行动计划,就像那些已知的传统的个性化的书面康复计划。这个计划的可行性主要基于职业康复咨询师的专业特长和对就业市场知识的了解。

职业康复咨询师必须对来访者自身优势、职业障碍(包括要考虑所有的适应问题,对来访者身体、心理、情感的挑战等)进行完整的考虑评估,然后与来访者一起识别这些零散的目标来达到最终目的(Rubin 和 Roessler,2001)。专门的工作人员或职业保健人员(如语言/言语矫治专家、辅助技术专家、职业治疗师等)也都能成为治疗团队的成员。职业康复的过程应该是一个动态的过程,由不同专业的保健人员相互协同,从而实现来访者的职业目标。

二、州立职业康复咨询人员的概况

州立职业康复机构会给受过职业康复训练并获得硕士学位的人员授权。这些人员都要获得职业康复咨询师的职业资格(CRCs)。不幸的是,在很多州都很缺少合格的职业康复咨询师。一名康复咨询硕士必须受到职业康复过程的培训并获得资格认证,还要学习发现案例,理解残疾人有关医疗和社会心理的方面,能够进行职业评估和评价,进行个体和团体咨询,采集职业信息,掌握辅助技术以及直接提供像制定工作发展计划的职业服务(Flowers,Strong,Turner,Moore 和 Edwards,1998)。

Froehlich 和 Linkowski(2002)调查了 3 个州共 413 名康复咨询师的认知能力,发现他们接受的培训和工作的实际要求方面存在显著的差异。没有研究生学习经历以及康复咨询师认证的咨询师指出,他们需要职业服务、个案管理、工伤赔偿和就业服务(包括技术方面)的培训,以及评估的能力。即使是拥有康复咨询师认证的高级咨询师,也需要持续不断地接受职业服务、工伤赔偿和就业服务方面的培训。因此,他们并不能算是真正为来访者提供职业康复的职业专家,而仅仅是"个案管理者"。如果那个被指派的咨询师不能为社区提供良好的服务便会受到质疑。然而,这个咨询师仍然是一个好的个案管理者,可以在社区中指导职业及其他资助服务部门。

重要的是,不论是在门诊还是住院部或者其他康复团队里工作的康复心理学家,都知道州立康复咨询师应具有康复咨询方面的硕士学位,否则就要具有一定的职业专家的基础。通过职业康复咨询师资格的认证(通过全国的职业康复资格考试,且经过认证审查)是在这个领域能够胜任的指标。尽管如此,一个咨询师如果遇到了具有严重残疾的人时,或无法建立可行性的职业目标时,或那些需要紧密职业康复干预的人时,与负责联络的咨询师相交谈就变得非常重要,由此讨论能建立什么样合适的服务机构,且能达到什么样的职业目标。在一些案例中,康复心理学家的目标就是指导各州的职业康复咨询师有效地帮助来访者。

在美国,各个州的咨询师所受的教育和技能水平并不跟城市的具体地理位置相匹配。这些年以来，一些偏远的州，像阿拉斯加州和爱德华州，已经雇佣了受过训练的拥有硕士学位的州级咨询师来工作。在大多数偏远的州，咨询师们尤其要创造性地提供服务，因为这些地方常没有社区服务可以提供。这些咨询师可以在偏远的州提供独具特色的服务（如发展家庭就业的选择，在职培训）。

三、利用国家职业康复机构

来访者，尤其是那些有认知障碍的来访者可以直接到离他们家最近的州级机构办公室告知（或者书面表达）自己什么时间到访。某些州只在特定的日子接受新的转诊者。来访者们必须携带由康复心理学家、单位的社工或者其他具备同等资格的从业人员开具的，有来访者相关历史、潜在的职业目标、所需要服务类型、可能要实现的目标（职业评价、情境评估、辅助技术、在职培训）的介绍信。另外还有，经过来访者的授权的，在介绍信中提到的来访者相关医学的、心理的以及其他的背景信息（如相关受限的功能）的复印件。在某些案例中，来访者要带着这些信息参加会见。有了这些信息可以尽快地建立咨询关系，确立所需要服务的类型和水平以及相关服务的资格。

当机构所接待的来访者超出了该机构的服务能力时，联邦法规允许该机构启动"选择顺序"的方案，从而保证伤残程度最重的残疾人享受最高的优先权。严重的程度是由个体明显功能受限的数目所决定的。在这些情况下，通常介绍信上清楚地记录这些功能上的受限是非常重要的。对于不立即提供服务的来访者，如果可以，康复心理学家或其他工作人员应当定期联络"等待名单"的相关地方机构，以确定来访者的位置。因为来访者可能搬走，或者会在认知障碍的情况下忘记或者误解了已定的预约。我们有一个来访者在一家有投资者支持的私人健康俱乐部就业。因为他具有严重的记忆障碍，从而没能回复预约信件，导致两次被州立机构终止个案。他必须联系并亲自参加州立职业康复咨询师的会见，才能恢复对他的服务。

四、一站式州立就业中心

1998年的劳动力投资法给各州职业康复机构（至少是各机构的咨询师），制定了关于一站化就业服务中心，包括相关机构的标准化期望。这个中心可以帮助来访者们使用计算机软件培训项目。该中心也提供一些短期的培训项目（如找工作的技能培训）。但是服务专家们担心一站式就业服务中心只顾一般性的工作培训，而忽视了残疾人对就业的特殊需求。

五、州立职业康复机构能够提供的服务

州立职业康复机构可以提供大多数有用的服务,还有其他一些援助则是由社区工作者提供的。具体的服务如下:

1. 基础的咨询、指导和个案管理

在州立康复机构的咨询师们通常会有大量的案例需要处理,但他们在职业康复的过程中相当有效率。

2. 为明确职业目标的评估服务

最初是用一个全面的临床访谈,回顾所有的医疗和社会心理学数据。然后需要评估将技能转移到其他潜在工作的能力。还有其他的一些测验来评估职业兴趣、工作价值观、人格特征和情感功能、学术能力以及其他特殊的倾向。心理或神经心理数据一般纳入评估工作。评估的功能就是识别就业障碍,以及与就业目标相关的长处和弱点的具体方面。一个好的职业评估应该制定出特定可行的目标,能通过短期或长期的培训达到职业目标。报告中的建议部分还会提到其他健康和社会心理的需求。如果一个职业目标被认为不可行,那么社区服务者将会提供推荐以社区为基础的情境评估。

3. 社区为基础的情境评估

就像在非营利的教育机构、医院,以及其他设立志愿者服务项目的组织中一样,志愿者对其进行过渡期的评估和甄选都是很常见的服务。由于美国劳工部(1993)的弃权,私营部门也可以发展评估机构,帮助残疾人探讨职业兴趣,评估当前的技能水平,并且提供培训。涉及的劳工保险则由建立和监测这些评估康复服务的供应者提供。这些人员至少要有215小时的无偿社区评估经验,且具有全职或兼职从事该项工作的基础。无论私营的还是公立的机构,当工作可行时建立的这些甄选是非常有效的。很多情境评估可以对特定来访者的工作可行性给出有效的评估数据,可以提供有薪的过渡性工作。他们还可以帮助安排住宿,以确保成功的就业。

4. 工作现场的个别咨询

某些个体在工作场所会因为不够精通熟练而出现问题,这时他们常会要求这项服务。这需要确定是否能做一些调整帮助来访者稳定工作,比如工作过程的变化,工作场所的修改,或其他辅助设备等。跟美国残疾人协会在1990年颁布的有关专业救助的条款一致,私人康复咨询师、职业治疗师、评估技师或者其他相关的保健人员如神经心理学家都可以提供相关的服务。

5. 工作发展、就业安置的后续(保持)服务

这项服务是针对在实际就业安置活动中的来访者及其援助的。某些案例中,给来访者提供工作名单、找工作的技巧培训、简历修改等等;其他一些案例中,来

访者直接由康复提供者介绍给公司。州立机构关于这些服务的资金来源各不相同。理想的状态是有资金跟进后续服务,但鉴于现有资金紧张,州立机构可能无法资助康复供应商或他们自己的咨询师,使其承担后续活动。

6. 工作场所支持或稳定服务

这项服务主要包括采用各种方式来保证来访者的工作稳定。在过去的15年中,支持性就业成了重要的战略(Gilbride,2000)。Wehman等(1990)和Wehman,Bricout和Targett(1999)对创伤性脑损伤愈后的来访者进行的支持性就业进行了详细描述。这个过程包括工作教练使用特定的教学技巧、提示、调节,等等。康复供应商也有可能会使用其他类型自然的支持,或以有偿的共同工作者作为训练者,像Curl等(1996)就是用这个模式来为创伤后脑损伤的来访者服务的。另外还有不同的一些支持性就业模式,比如由一名工作教练支持公司中的许多个体,其中既有健康的工人,也有残疾的工人(Wehman等,1999)。不幸的是,州立职业康复机构经常无法支付长期的支持性就业服务,甚至也不能提供初始、初步的服务,除非已有计划提供长期服务所需。

7. 福利咨询

寻找就业的来访者,可能无法很好地把握他们正在经受的关于福利的竞争性就业的影响,包括重要的医疗保险。一名福利咨询师可以审查个体的补充保障收入(SSI)和残疾社会保障收入(SSDI)、工伤赔偿,扼要介绍短期或长期的失能,或其他基金,并且获取不会影响现有福利的资金。一项为自给自足或获得个体工作相关费用的计划,会减少收入,因为这些支出都是伴随工作产生的(如汽车消费、护理消费、工作技能的学习,等等)。这些计划的支出都分别与个人的补充保障收入和残疾社会保障收入有关。

8. 交通

这包括一系列服务,如公共汽车通票、出租车费用、天然气运输费、停车费、雇佣司机,等等。总而言之,一旦来访者有就业或重返工作的需要,通常都会给予交通补贴。

9. 短期或长期培训

这个项目可能提供相关的短期认证培训,如铲车培训、驾驶培训、杂货店店员、护士助理、抽血师,等等。在另外一些情况下,也可以提供1~4年的技术培训或大学培训项目,当然4年的培训项目并不常见。

10. 其他的健康服务

专业的医疗和健康专家转介各种不同的服务(如理疗咨询、神经眼科学、疼痛管理、神经心理评估、心理学及其他服务)。当来访者其他的经济来源(即第一来源),包括医疗补助,用完或不能用时,州立机构一般将资助这些服务,但这肯定是有选择的。

11. 辅助技术服务

辅助技术无论在明确职业或教育潜能方面,还是获得就业机会方面都是必不可少的。因此州立机构会指导或支付辅助技术的评估,购买设备,并且提供设备使用的相关培训(更多关于辅助技术的信息,见本书16章)。

康复心理学家应该也注意到州立机构资金会支持以下项目,如心理评估、神经心理评估、心理或行为管理咨询,或者短期心理治疗(一般是8~16次会面)。这就要求来访者必须在向州立机构递交的介绍信中提到相关事宜。某些情况下,合法的服务也会被州立机构的咨询师所否决。如果相关服务资源短缺,重要的是要知道每个州都有来访者救助项目(CAP)。可以帮助人们申请或得到由联邦康复协会(见1973修订的版本)资助的服务。这不仅仅包括州立职业康复机构提供的来访者服务,还包括一些后面将会讨论的独立执行中心。如果来访者确实有某些担心,那么CAP辩护人将会与州立机构的咨询师或者管理者一起解决相关分歧。

六、产业计划项目

产业计划项目(PWI)是由康复服务管理局(RSA)专项资金支持的项目,用来发展社区中的康复服务和就业部门合伙人,以帮助那些获得就业机会的残疾人。2006年,RSA已在全国范围内花费1 950万来支持74个项目。这个类型的项目主要是由国家资助的,一些服务于特殊的残疾人组织(如多发性硬化症),另一些则服务于一般的残疾人群。这些PWI的有效性并不一致,但各州当地的职业康复机构知道这些项目在特定区域(主要城市)内是否有效。每个康复安置方案都有雇主业务咨询委员会,社区内的雇主们承诺每年雇佣一定数目的残疾职员,并且不向其收取服务费用,因为RSA已经提供了资助。但是有一项限制,就是来访者必须尽可能为工作做好准备,并且具有一个或多个可行的工作目标。这是一项激动人心的联邦赞助计划,需要康复社区及雇主的通力合作。2003—2005年,评估数据表明,全国产业计划获得了巨大成功,它极大提高了有着严重残疾来访者的安置率(88%~90%,整体安置率52%~62%),每周的工资由242美元增加到253美元,其他康复就业指标也有所增加(美国教育部、特殊教育和康复服务办公室,2007)。这些项目的好处就是如果残疾的来访者能够建立可行的工作目标,那么"无成本"的直接就业服务可以立即开始。

七、职业康复的成功运作

对于州立职业康复机构如何更有效地开展工作,这里有一些建议,或者说是小技巧。一份简单的介绍信可能因为来访者或机构的某些问题,而导致无法及时得到服务。重要的建议如下:

1. 跟你所服务的残疾人相关的一个或多个康复咨询师建立良好的工作关系。

一些医疗和心理健康中心都有州立职业康复咨询师的联络人,他负责每周接待新的申请者。在其他情况下,需要建立和维护跟联络人的关系。通过消费群体,这将非常有助于你发现州立机构咨询师中,究竟谁对残疾人有兴趣,由此可作为你关注的康复心理学家。随着时间的推移,你可能跟一个联络人建立了关系,或知道你的州立机构咨询师在接手新的工作。有一个值得你信任的具有相当专业知识的咨询师是非常宝贵的。

2. 一旦来访者向州立机构申请职业康复服务,重要的是康复心理学家必须要定期地跟进来访者或当地机构,以确保来访者已经跟机构相接触,并且接受了服务或者正在等候名单中。

3. 经过来访者的授权,职业康复咨询师应该更新来访者心理状态的显著变化。尤其面对有着严重残疾的来访者,真诚而开放性的沟通跟要开展的干预措施一样重要,这样才能更加成功。保持每周面对面或电话沟通也非常有效。慢慢地,就可能涉及一些类似的来访者的简明信息交流。

4. 对当地职业康复机构可用。这可能涉及的岗位培训,参加年度培训会议或公开的康复论坛讨论,等等。州立机构的咨询师越相信康复心理学家,他们就越注重来访者的转介需求。这也将促进来访者转介到康复心理学家那里和/或服务中心。

尽管文中一些内容是针对特殊群体提供职业康复练习的,如创伤后脑损伤(Fraser 和 Clemmons,1999)或者多发性硬化(Fraser,Clemmons 和 Bennett, 2002),但综合内容是面向大部分残疾团体的,这些职业康复练习信息是由 Brodwin、Tellez 和 Brodwin(2002)提供的。获得此类信息有助于我们跟州立职业康复咨询师打交道,并且有助于我们申请服务。

八、结论

本章阐述了以下不同方面的内容:职业康复的过程的结构,州立职业康复机构,职业康复提供的服务,以及与职业康复机构及其职员相处的建议。有很多效率高的州立康复咨询师能够为职业康复来访者提供至关重要的服务,并且有着显著的效果。在许多州,当地的职业康复机构存在资金不足和过度负荷的情况,咨询师往往要咨询 150 个或者更多的个案。当康复心理学家能够为这些个体服务时,他们的工作能力和效率都得到提高,能使来访者达到最佳的结果。

（佟洋译,朱霞校）

参考文献

Flowers, C., Strong, R., Turner, T., Moore, C., & Edwards, D. (1998). State vocational rehabilitation agency and preservice educational programs: Are complimentary needs being met? *Rehabilitation Counseling Bulletin*, 41,217 - 230.

Fraser, R. T. , & Clemmons, D. C. (Eds.). (1999). *Traumatic brain injury rehabilitation: Practical, vocational, neuropsychological, and psychotherapy interventions*. Boca Raton, FL: CRC Press.

Fraser, R. T. , Clemmons, D. C. , & Bennett, F. (2002). *Multiple sclerosis: Psychosocial and vocational interventions*. New York: Demos.

Froehilich, r. , & Linkowski, D. (2002). An assessment of the training needs of state vocational rehabilitation counselors. *Rehabilitation Counseling Bulletin*, 46, 42 - 50.

Gilbride, D. (2000). Going to work: Placement trends in public rehabilitation. *Journal of Vocational Rehabilitation*, 14, 89 - 94.

Lewis, D. , & Johnson, D. (2003). Assessing state vocational rehabilitation performance in serving individuals with disability. *Journal of Intellectual & Developmental Disability*, 28, 24 - 39.

Rubin, S. , & Roessler, R . (2001). Foundations of the vocational rehabilitation process (5th ed.). Austin, TX: PRO-ED.

Wehman, P. , Kreutzer, J. , West, M. , Sherron, P. , Zasler, N. D. , Groah, C. H. , et al. (1990). Return to work for persons with traumatic brain injury: A supported employment approach. *Archives of Physical Medicine and rehabilitation*, 71, 1047 - 1052.

第24章　精神动力与康复

Kathie J. Albright, Martin Forchheimer, and Densie G. Tate

　　童亚(虚构的名字)在22岁时遭遇了一场机动车车祸而导致了创伤性脊髓损伤。她平时作为一名虔诚的信徒,热衷于公共服务,在受伤后的初期,她认为是神对其的考验,相信不久后就能正常走路。所以她最先是性格外向的,且经常为别人着想,经常脸上保持微笑以使他的家人感到欣慰。起初,她没有自暴自弃,每天都阅读圣经,尽管她意识到健康护理人员在急性康复过程中试图使其保持一个足够好的心理状态去克服逆境,但她对他们的方式感到迷惑,她说:"他们认为我对神执着的行为是很疯狂的,甚至认为我没有正视车祸所带来的灾难。"在其接受专业的康复训练过程中,她说:"那些康复专业人员不想让你抱有自杀的念头,但是她们也不想让你对疾病的康复太乐观,但是我对这些要求都做不到,我对这些说法都能理解,因为对我而言,只是选择一种方式而已,只能选一种,而不能二者兼得。"她的康复过程枯燥单调。经过3年多的康复训练,她回到了社区,但是她认为通过对神的虔诚信仰可以使其痊愈。后来,她遇到了精神上的危机,随之出现明显的自我定位和自我价值的认识危机,进而反复出现自杀的念头,虽然她自己认识到这种自杀的想法本身是罪恶的,她这样描述生命轨迹中的变化:"开始,我保持乐观向上,认为这一切像乔布的故事那样只是暂时的,但是不久现实惊醒了我,使我变得烦躁不安,我认为是神在捉弄我,因为神是万能的,只要神动动手指就能使我重新站起来。但是我目前这样子是老天捉弄我吗? 为什么老天让我承受这样的痛苦呢?"对童亚而言,精神上的恶性循环导致负罪感不断加重,我们不禁问她,是什么理由让你认为这样的奇迹会发生在你的身上呢?"因为我觉得目前的境况非常糟糕,而我太想站起来了,所以我老是认为奇迹会发生在我身上。"上面的采访记录反映了童亚在患有脊髓损伤后的亲身经历。

　　童亚的故事让我认识到精神动力在患者整个健康评估和治疗中的重要作用,而康复心理学是一门健康的学问,专注于慢性健康疾病和残疾相关的心理因素研究。目前关于精神动力的文献相关缺乏,如果将精神动力作为广义的心理学文献的一种的话,那么将会有更多的研究关注在其概念和测量方面。精神动力在健康中发挥重要的作用,也作为应对逆境时的一种心理机制。然而,研究认为最好能在整体的治疗和康复中把精神动力的培养放在重要位置。本章重点讲述精神动力在康复中的重要作用,分为以下部分进行介绍:① 阐述精神动力的结构;② 好的精神动力的评估;③ 经验性的相关研究;④ 精神动力与康复心理学的临床相关性。

一、精神动力的结构

英语中"spirit"一词来源于拉丁语"spiritus",意思是"呼吸",后来演变成某事物的本质,尽管关于精神的含义未达成共识,准确定义精神的含义显得非常难,因为其固有的难以理解的本质。从文化和历史的角度来讲,精神的定义随着个人理解不同和环境变化而不断变化。而且,精神的特点是具有超越性,是使人达到更高境界的源动力。这种精神的联系与更高的力量或神的存在与否相关。本章中,精神动力对人类的健康状态、生活意义和目的,和围绕生活所发生事情都有重要意义。

许多作者在尝试解释精神动力的含义时,都从哲学和概念意义等不同角度来鉴别,而其他人也从各自不同的维度进行区别。然而,目前仍然无法辨别精神与虔诚之间的区别,或阐述它们之间的共同之处,关于它们单一或共同对健康或心理弹性的影响,仍只是一种经验性判断。尽管精神动力的结构仍随着心理学进步而不断发展,但是其概念存在争议和不确定性,在目前主流的科学趋势下需要更加严格的可操作性的定义。

二、精神状态的测量

目前关于精神动力的研究不断发展,特别是在健康研究领域中,精神动力的测量手段逐渐增多。过去大部分测量手段关注严格的精神或信仰(基本都是基督信仰),对宗教惯例、宗教行为和凝聚力的评估。在此介绍一些优秀的综述,其围绕宗教的信仰的测量。非宗教的心理测量的研究较少,只有较少的精神状态测量手段。其主要的原因是缺乏可行的、客观的标准对非宗教的精神状态进行评估。

下面重点讲述两种对精神状态结构进行测量的量表。这些量表包括精神状态量表(Paloutzian 和 Ellison,1982)和慢性疾病治疗及精神的功能性评估量表(Brady,Peterman,Fitchett,Mo 和 Cella,1999)。这些量表在临床上作为测量工具使用不多。但是,这些测量规范在康复人群中没有得到应用。这两种量表虽然反映不同的概念,但是有两种重要的共同特点,首先是无神论的测量方法展示可靠的心理测量结果,其次,其在广泛的患病人群中的应用。其他两种能得到广泛运用的测量方法正在发展中,包括精神状态指南(Daaleman 和 Frey,2002)和精神超越量表(Piedmont,2001)。这些方法应用了独特的激励状态方法,因其测量的领域较窄,本章中不作介绍。

精神状态量表(The Spiritual Well-Being Scale,SWBS)是最常用的评估精神

状态的方法,它分为 2 类分量表,即存在状态量表(existential well-being,EWB)和宗教状态量表(Religious Well-Being,RWB),各分量表都含有 10 个条目,这两种量表的总分代表了精神状态的得分。EWB 评估生活满意度、生活导向和目标,而 RWB 评价被试对神灵的理解和态度。尽管 RWB 在设计时就避免与宗教宗派无关,但是其参考了神和祈祷者的内容而限制了它的应用。总的来说,SWBS 在心理方面具有较好的可信度,SWB、EWB 和 RWB 的一致性系数 α 分别为 0.89、0.78 和 0.82,重测一致性系数分别为 0.91、0.86 和 0.94。EWB 的效度相对较高,与抑郁呈负相关(相关系数为−0.43),与宗教崇拜的程度和宗教正统行为有较低的相关(相关系数分别为 0.22,0.08)。而 RWB 与抑郁几乎没有相关关系(相关系数为−0.05),分别与宗教正统行为和宗教崇拜有较高的相关关系(相关系数分别为 0.63 和 0.56)。SWBS 在各种慢性疾病和残疾人群中使用广泛,具有较好的信度和效度,但是其在新教徒和 Catholics 中有明显的天花板效应。

慢性疾病治疗—精神的功能性评估量表(FACIT-SP;Brady 等,1999)最先是在癌症病人中使用,但目前在脊髓损伤病人研究中经常用到此量表。它有 12 个条目,分为两个维度,分别是(生活)意义和(生活)信仰。各个条目都是无神论的,举个例子说“在我的信仰中感到满足的”。此量表的总分和各维度间得分具有好的内部一致性,哥伦巴赫系数 α 在 0.81～0.88 之间,且在多种人群中测试其心境、生活满意度和宗教信仰时具有较好的判别信度。在康复人群样本中,FACIT-SP 能较好预测总体生活质量、身体和功能的控制和社会适应等指标。

总之,目前评估无神论的精神状态的测量手段不多,由于对精神的概念仍无法达成一致,所以测量时仍具有巨大的挑战性。缺乏一致性的定义,精神状态的精确测量是无法实现的。所以,在康复研究中对精神动力的可靠评估变成了一种障碍,实验仪器和可操作性的研究就变得遥不可及,除非搞清楚精神动力的来源或其与其他重要结构的关系。由于目前精神动力和精神状态缺乏一致性的定义,上述讲到的公认的经验性的测量措施可能是最好的测量手段了。而测量手段的不断增多只是其概念不断多样化的结果,并无实际进展。

三、经验性研究

精神动力在康复领域尚未引起足够的重视,而在健康鉴定研究中较多(Miller 和 Thoresen,2003)。很少有研究人员在经验研究中探讨过精神动力与应对或生活质量的关系,而一些研究提到精神动力与康复结果的关系。许多参考文献一致认为,无神论者和存在主义的支持者都赞同精神动力与较高的生活质量在各方面是正相关的。在最近一篇 Meta 分析中指出,许多研究人员发现精神动力和生活质量都与健康相关,这篇文章指出精神动力的结构和生活质量存在显著的相关性。由于目前方法学上的严谨性要求,研究人员需要更多的原始性研究来揭示这种关系的属性和意义。这些对康复人员都很实用。

尽管目前在此领域的相关循证的证据不多,未来的研究将集中探讨个体的精神动力可能影响疾病或损伤致残后的结果和生活质量。WHO 国际功能、残疾和健康分类标准公布的残疾数据显示,在处理患者残疾时需要考虑许多因素,因此,需要以整体的思维模式来评估这些需求以设计合理的干预手段。目前需要系统性研究来证明精神动力在康复过程及其对残疾或疾病生活状态的影响,需要开展应用性研究,如康复专业人员包括心理学家恰当地评估精神需求、鉴定精神因素来评估其参与社区活动的概率和精神动力相关的改善预后的干预手段。加强围绕精神动力相关的内心间及人际间的应对策略的研究,来加强干预手段的发展,同时,需要理论性和经验性的干预方法的不断进步来最终加强其对结果的干预作用。

四、康复心理学家精神动力的临床相关问题

在临床康复中常忽略精神动力的作用,特别是健康护理人员在康复训练和实践中处理无事先准备的精神动力问题时更如此(Kilpatrick 和 McCullough,1999)。其他干扰对精神动力的关注程度的因素包括:围绕健康护理的合适的精神动力的偏见,精神动力的模糊性以及个人的价值观和信仰对其不恰当的冲突的危险。偿还程序和健康护理政策需要具体的文件支持,如果无法计算的话,在临床康复中使用精神动力将会给干预手段和结果造成障碍。

抛开障碍不谈,精神动力在康复心理学家的临床试验中经常遇到,特别是患者在面对逆境的条件下寻找生活意义时,这是包含精神动力和心理学的交叉问题,Shafranske 这样写道:心理学重点关注个体如何认知她们的生活的启发教育法,这种启发方法是以人类存在的基本属性的信念为基础的。从此角度看,心理治疗需要广义上的宗教的情感的参与。

精神危机和存在的骚动通常与严重的身体残疾和疾病相联系,使我们无法辨别对患者是需要进行精神咨询还是心理适应。在其固定的责任范围内,康复心理学家可能把精神动力从临床实际的基本需要的角度提升到更高的生活意义上来,而不是仅围绕着精神动力进行解释,需要丰富的多样性文化知识对不同文化信仰的个体提供帮助,而且对那些患者表达出尊重和宽容,便于患者讲出其内心感受和精神价值,同时需要找出有效方法来处理和应对创伤和损失,在重建患者的生活中找到帮助支持患者和患者自我管理的平衡。

精神动力在康复过程中的运用是根据患者交流的程度不同而有轻微的内部和动态的波动的。例如,一位病人在开始时时常觉得精神动力重要,但后来却经历了一段信仰缺失的过程,而另一位病人开始时非常乐观,但后来由于功能恢复受阻,而对康复失去了信心。同时其他的病人包括有严重物质滥用病史的患者,

可能在正确认识了精神动力后出现了个人的重大转变。患者对个人生活动力和精神需求上的理解,在寻求认识自我的过程中拼搏和成功后,会对心理帮助产生一种特别的心理支持。主要的干预方法包括鼓励患者形成宽容、谅解、动力、平静或拥抱未来的勇气。

心理学和精神动力的交叉应用研究和实践的这种方法对于医学康复非常重要,宽容心理学就是一个很好的例子。心理疗法使用了认知激励的手段后,已经从一门积极心理学如希望心理学的发展角度,对康复心理学的发展起到更大的作用。许多优秀的验证精神动力在心理治疗干预中的应用将延伸到更广的深度中去。

五、结论

严重残疾或重病患者会面临生活危机、精神危机、自我认可危机、前途渺茫、无助甚至绝望。然而,正确面对导致残疾和疾病的环境,做出积极的改变,将会在创伤后得到成长,也同时找到新的生活意义,最后积极地认知自我。心理治疗的目标就是帮助患者找到生活的意义和目标,最终达到心理完全康复。康复心理学家能对患者的创伤、损失、疾病和残疾达到一种明显的干预作用,同时运用多种资源使患者形成较好的精神需求、较高的生活质量和生活目标。尽管临床康复计划的最初目标是身体功能和生活自理能力的康复,随着高科技的发展,将来将重点关注患者的心理需求。精神动力仍然充满种种未知,需要更多的经验性调查和临床研究的参与。

(夏亮译,朱霞校)

参考文献

Brady, M. J. , Peterman, A. H. , Fitchett, G. , Mo, M. , & Cella, D. (1999). A case for including spirituality in quality of life measurement in oncology. *Psycho-Oncology*, 8, 417 - 428.

Daaleman, T. P. , & Frey, B. B. (2004). The Spirituality Index of Well-Being: A new instrument for healthrelated quality-of-life research. *Annals of Family Medicine*, 2, 499 - 503.

Kilpatrick, S. D. , & McCullough, M. E. (1999). Religion and spirituality in rehabilitation psychology. *Rehabilitation Psychology*, 44, 388 - 402.

Miller, W. R. , & Thorasen, C. E. (2003). Spirituality, religion, and health: An emerging research field. *American Psychologist*, 58, 24 - 35.

Paloutzian, R. F. , & Ellison, C. W. (1982). Lonelines, spiritual well-being and the quality of life. In L. A. Peplau, & D. Perlman, (Eds.), *Loneliness: A sourcebook of current theory, research, and therapy* (pp. 224 - 237). New York: Wiley.

Piedmont, R. L. (2001). Spiritual transcendence and the scientific study of spirituality.

Journal of Rehabilitation, 67, 4 - 14.

Shafranske, E. (2001). The religious dimension of patient care within rehabilitation medicine. In T. G. Plante &A. C. Sherman(Eds.),*Faith and health*: *Psychological perspectives*(pp. 311 - 335). New York: Guilford Press.

第25章　关于残疾女性的经验

Margaret A. Nosek

　　辅导残疾妇女获得积极结果的途径是尽力阐明她们所面临的社会心理挑战。本章首先进行残疾妇女生活背景的简短回顾,然后讨论她们经常面临的身心健康问题,最后给为这类人群工作的康复心理学家提供一些建议。

一、患病率

　　美国人口调查局的数据显示,除社会福利收容机构外,在137万5岁以上女性居民中有15.4%为残疾,而130万男性中残疾患病率为14.3%。相对于身体健康女性而言,女性残疾者更有可能独居、低教育水平、遭遇失业及生活窘迫(Chevarley,Thierry,Gill,Ryerson 和 Nosek,2006)。由于低体重儿生存率提高,导致儿童活动受限、永久残疾的发生率增加,此外还有婴儿潮一代的老龄化和功能减退,将使得未来几年内人口统计学特征发生本质改变。随着人口预期寿命的延长以及残疾比率的增加,预计在下一个50年里65岁以上中到重度的残疾人口将是现在的3倍。我们的社会似乎还没有为迅速扩大的残疾妇女群体在她们有生之年所面临的严重和可能恶化的社会弊端做好准备(Nosek,2006)。

　　基于人口学的研究显示超过四分之一的伤残女性生活在贫困线以下。年龄在21到64岁之间的女性残疾者相对于无残疾女性来说有2.5倍的人生活在贫困中(26.4% vs.10.5%)。在每一个年龄段中,生活在贫困中的残疾女性都比男性患者多。

二、态度和环境背景

　　长久以来的负面刻板印象对于残疾女性先天或后天的功能受限产生了严重影响。作为“已损害的物品”,她们的性是被贬值或被完全忽略的。

　　由于她们不期望寻找或达到令人满意的亲密关系,并且她们通常没有准备发展社会交往、了解自身的性和生育潜能,或者认识到被他人不恰当的对待以及处在被虐待的关系中(Nosek, Foley, Hughes 和 Howland, 2001;Nosek, Howland, Rintala, Young 和 Chanpong, 2001)。这种成见甚至渗透到卫生保健体系,如果检查困难或费时的话,初级医生、产科或妇科医生就会放弃完善的妇科检查。

在执法过程中我们也可见到这种偏见,关于虐待残疾妇女的报告往往被看作是不可信或不严重的,特别是精神虐待案例或者是居住在公共机构中发生的案例。教育权利的受限可被看作是与残疾相关的环境屏障。获得高等教育的残疾妇女被雇佣的几率不到一般妇女的一半(American Community Survey,2003b)。失业和单身这两大因素结合在一起,使得许多残疾女性无法获得个人医疗保险或退休福利。这种公开的累积效应及并不适当的非社会主流微妙信息说明了一些残疾妇女所经历的显而易见的社会和心理问题。接下来将进行详述。

(一) 身体健康问题

随着年龄的增长,残疾所致功能缺陷对妇女的影响比率则更高,18～44 岁时是 6%,到了 65 岁以上时便增加到40%。除了原发疾病外,残疾妇女还经历着皮肤破溃、呼吸、泌尿系感染,以及月经困扰及糖尿病等问题。疼痛、疲劳和虚弱常伴随躯体残疾出现,但是通常没有得到卫生保健专家的充分认识和对待。几乎1/3有多方面功能缺陷的妇女认为她们的整体健康很差,而正常妇女中不到1%的人会这么认为。

身体残疾的妇女相比正常妇女而言,较少进行规律的中等及剧烈运动,特别是行动不便的非洲裔美国妇女。长期残疾和那些带有明显疼痛的妇女倾向于较少的体力活动,但是那些自我效能感强的妇女往往积极地参与其中(Nosek,Hughes,Robinson-Whelen,Taylor 和 Howland,2006)。

与残疾相关的健康促进信息缺乏和环境障碍导致了功能受限妇女群体的低营养行为,这一问题在自我护理、行动不便、辅助设备缺乏的群体中更为严重(Nosek,Hughes ,Robinson-Whelen 等,2006)。相比普通妇女中 1/5 的肥胖发生率,将近一半躯体残疾的妇女出现肥胖。残疾妇女较好的健康行为与其良好的心理状态、充沛的活力及更高层次的情感功能密切相关。

与健康妇女相比,特别是 18 至 44 岁年龄段之间具有身体残疾的妇女吸烟比率更高,从而加重了她们已存在的呼吸系统、循环系统、骨骼及皮肤问题。某些躯体受限妇女指出吸烟是为了应对抑郁与应激。

(二) 社会保健问题

在约会和建立亲密关系中残疾妇女很明显地要经历一些特殊问题。与31 位有一定躯体残疾的妇女的访谈结果显示出她们在第一次约会或是确立关系时感到自己比没有身体残疾的同龄人显得老(Rintala 等,1997)。某些早年就有身体残疾的妇女反映约会时她们缺乏与其年龄相适应的社交能力,甚至对于那些外向和有很强社交能力的残疾妇女来说这种友善关系也较少可能进一步发展为亲密关系。那些有可能成为约会对象的群体承受着来自于同伴的负面压力,而且他们错误地认为残疾妇女的身体不能发生性行为。使用个人辅助设备时对父母的依赖、辅助装置和医疗器械的使用,如轮椅和导尿管都成为影响亲密关系的实际障碍。许多残疾妇女指出,她们在与那些希望她们功能正常的男伴相处时有挫败感。成年后出现残疾的妇女说尽管她们对重建信任有困难,但是愿意冒险尝试。在追求积极关系时,特别是在处理他人期望和建立积极自我认同时存在许多问题,对于来自少数民族文化背景的残疾妇女则更为困难(Parkin 和 Nosek,2002)。

暴力、不安全感、对遗弃或拒绝的恐惧感,再加上对于大多数受虐妇女来说,专业救助人员与机构的意识缺乏,以及程序达成困难都会导致残疾妇女停留在一种有害关系中。一项对大约 1 000 名女性的全国性研究显示残疾妇女更容易遭受更多作恶者的虐待,包括亲密伴侣或更为强壮的人。而且相对于正常女性而言,被虐待的时期更长。由于其特殊的身体条件,残疾妇女遇到的风险包括拒绝提供满足其个人基本需要的辅助设备,以及被扣留辅助装置或药物。另一项关于残疾妇女的研究揭示,在过去的一年里她们中遭受身体、性与残疾相关的暴力的比率高达 10%。之后的分析显示,下列妇女在过去的一年里报告她们更易遭受虐待,其中包括由于损伤或是缺乏辅助设备导致活动较少的妇女,还有年纪较轻的妇女和经历更多社会隔离的妇女,以及抑郁状态水平较高的妇女。根据国家心理卫生研究所的结果,虐待行为会使受虐者降低自尊,感到无助、自责,及脱离社会,这些情况将导致抑郁。无需惊讶,残疾妇女的抑郁与受虐待经历已经被结合起来研究。

(三) 心理健康问题

残疾对于妇女的精神影响明显超过身体。思想独立、感觉控制、自尊、抑郁等诸如此类测评结果显示,通常这些结果与躯体缺陷或功能受限程度并不相关。一个轻微的关节炎可能对一个女人情绪的打击是毁灭性的,从而导致其功能丧失;然而对于另外一个女人而言,严重损伤或许可以燃起她的生活目标,驱动她走向成功。个人经历、人格品质、生活背景、人口统计学特征、受教育程度和就业机会以及社会支持等因素都会影响心理健康。

1. 自尊

在残疾和慢性病人群中低自尊往往伴随着抑郁出现,同时疲劳和痛苦感增强,而且功能受限更为明显。然而,其余的残疾女性表现出的低自尊与失业、社会隔离、受虐待,以及机会有限的建立令其满意的亲密关系等因素具有相关性。严重残疾的妇女倾向于别人对待她们不友好,因此不愿意与他人建立亲密关系。

2. 性

传统社会观念认为残疾妇女是无性需求的,不需要亲密关系或性表达,而且无能力成为性伴侣。以往的 10 年中,从残疾妇女的研究远景来看,性欲是很少被调查的。

残疾妇女的躯体残疾与其生理、情感及性关系问题之间的相关性得到了很好的证明。全国范围的对照研究显示躯体残疾的妇女与无躯体残疾妇女对性的需求是相等的,但是身体健康的妇女比较在意较低的性活动频度和满意度。性反应障碍在中枢神经系统疾病的患者中特别常见。例如脊髓损伤、多发性硬化症、大脑损伤或中风。

同轻度或没有损伤的人比较,严重受伤、短期行动不便的男人和女人都会降低性自尊和性满意度,而且性压抑程度明显增高。风湿性关节炎的性干扰与明显的身体残疾、疼痛以及来自于男女双方的抑郁有关。对于多发性硬化症患者来说,有性功能障碍者比没有性功能障碍的患者具有较高的抑郁评分(Demirkiran,SARICA,Uguz,Yerdelen 和 Aslan,2006)。

3. 应激

躯体残疾妇女报告她们对应激的敏感性,这反映出她们把生活看作不可预知、无法控制、及超负荷的。一项研究发现具有 3 个或以上功能缺陷的妇女处理日常应激所存在的困难是正常女性的 10 倍之多。对残疾妇女样本的分析显示应激感知的增强与其较低的社会支持水平、过高的目标限制,及近期虐待遭遇相关。针对残疾妇女设计的增强自我效能和社会连结的应激管理干预体系可以减轻压力和痛苦,并促进精神健康(Hughes,Robinson-Whelen,Taylor 和 Hall,2006)。

4. 抑郁

残疾妇女有可能报告存在抑郁症状的至少是一般人群中的 2 倍,据估计发病率在 30%～59%。一些常见的残疾相关症状可能会掩盖患者心理痛苦,导致残疾妇女抑郁症未被发现及不能得到及时治疗。一项关于大部分少数民族和低收入残疾妇女的较大样本研究显示她们中一半的人都有轻度或更重的抑郁,而近期接受过治疗的患者中有上述情况的不足一半,其中与西班牙裔患者的区别是她们至少接受过治疗。被归类为抑郁的妇女明显年轻,曾有短暂的身体障碍,相对于没有抑郁症的妇女来说她们有更多的次要条件,但是在人口统计学特征或功能限制水平上并没有差别。妇女残疾研究中心针对残疾妇女研发了一套抑郁自我管理干预系统,它包含了以下五个要素:① 监测每日的情绪和活动;② 自我管理技能练习的建立;③ 自我效能训练;④ 针对每周行动计划提高连通性和提供相互支持的责任系统设计;⑤ 残疾知识。

三、对康复心理学实践中的一些建议

残疾妇女不断运动以主张她们应有的社会地位,并分享她们在某些境遇下的成功策略。基于网络资源倡导残疾人权利的有关妇女健康信息的激增以及残疾妇女的个人成功事迹,都会帮助许多妇女增强其生存技能并且肯定她们的自我价值。

康复心理学家可以做很多事来消除社会成见带来的负面效应,完善不敏感的、难以实现的社会和卫生保健体系,同时促进残疾妇女的健康生活。以下五点建议可以提高对残疾妇女的服务。

1. 增强内在价值

认知行为疗法和心理教育干预能够教会妇女抵制对自我价值的成见和受限制感,处理对生存和排斥的恐惧。在同行协助者的小组交流中能够成功的学习如何增强自尊、应对抑郁及缓解应激的技能。

2. 鼓励健康促进行为

行为的发展与保持,例如体力运动和良好的营养都会显著提高身心健康。一些妇女假定她们的残疾可以使其免除运动和健康饮食,还认为吸烟是一种可以接受的应对抑郁和疼痛的自我管理方式,并且觉得受虐待的关系也比完全没有关系更好。精神卫生专家可以帮助她们消除上述想法,使其与能够支持和协助她们达到更健康生活方式的资源建立联系。

3. 关注联系

关注妇女生活中的照顾力量和关系,这种相关文化模式应用到残疾妇女中得到很多收益。为了消除残疾妇女孤僻的特点,应该给她们提供如何提高自身社会完整性,及如何找寻与他人建立联系的机会的鼓励和信息。

4. 与其他健康服务者一起工作

保险赔偿限制、隐私需求、以及各学科之间交流障碍都会妨碍康复心理专家获取就诊者重要的与心理健康相关的躯体健康信息。而这种交流方式对于开展适当的治疗方案是至关重要的。更换药物、批准购买辅助设备及获得治疗性娱乐计划安排都是获取成功康复效果的重要因素。

5. 教授内在力量

通过提高残疾问题可见性和提供同伴作用模型,借助残疾权利运动及其服务力量即遍布全国范围的残疾人独立生存中心,已经明显改善了许多残疾者在生活中由于无法得到所需服务而遭受残疾现状所致的挫败。将残疾妇女介绍到这些机构有助于她们提高自我呼吁技能以及与他人沟通并分享奋斗经历。

6. 欣赏自我价值

了解自己的残疾现状及其所致的身心健康潜能,正确认识暴力与歧视对待,自信交际,自我健康状况管理,与卫生保健提供者的伙伴关系,以及在所需领域里寻求和获取援助的能力,上述所列都是可以改变的感受和可以教授的技能。对于康复心理学家来说,增强与残疾妇女有关问题的认识,有能力传授内在力量技能,掌握恰当的干预治疗时机,这些既是挑战也是特权。

（吕静译,郭洁琼校）

参考文献

American Community Survey. (2003b). *Sex by age by physical disability by employment status for the civilian noninstitutionalized population 5 years and over*, *Summary Table PCT*041. Retrieved July 31, 2006,from http://www. census. gov/hhes/www/disability/date_titel. html # 2000.

Chevarley, F. , Thierry, J. M. , Gill, C. J. , Ryerson, A. B. , & Nosek, M. A. (2006). Health, preventive health care, and health care access among women with disabilities in the 1994 - 1995 National Health Interview *Survey*. *Women's Health Issues*, 16,297 - 312.

Demirkiran, M. , Sarica, Y. , Uguz, S. , Yerdelen, D. , & Aslan, K. (2006). Multiple sclerosis patients with and without sexual dysfunction: Are there any differences? *Multiple Sclerosis*,12,209 - 214.

Hughes, R. B. , Robinson-Whelen, S. , Taylor, H. B. , Hall, J. W. , & Rehm, L. P. (2008). *A group depression intervention for rural women with physical disabilities*. Unpublished manuscript.

Nosek, M. A. (2006). The changing face of women with disabilities: Are we ready? *Journal of Women's Health and Gender-Based Medicine*, 15. 996 - 999.

Nosek, M. A. , Foley, C. C. , Hughes, R. B. , & Howland, C. A. (2001). Vulnerabilities for abuse among women with disabilities. *Sexuality and Disability*, 19,177 - 190.

Parkin, E. F. , & Nosek, M. A. (2002). Collectivism versus independence: Perceptions of independent living and independent living services by Hispanic Americans and Asian Americans with disabilities. *Rehabilitation Education*, 14,375 - 394.

Rintala, D. H. , Howland, C. A. , Nosek, M. A. , Bennett, J. L. , Youmg, M. E. , Foley, C. C. , et al. (1997). Dating issues for women with physical disabilities. *Sexuality and Disability*, 15,219 - 242.

第26章　残疾社会心理学

Dana S. Dunn

关于残疾有这样一个基于文献的共识：残疾不仅指身体上的不健全，还包括社会上和心理上的。

——Meyerson(1948,p.2)

由于社会给人们明显的残疾部位不同，我们会成为令人神往的对象，拥有好奇心和分析能力——(或者是)不幸和悲痛的代名词，有关勇气和决心的闹剧中的常见人物——与这些被社会唾弃残废不同，我坚持要成为有意义的存在：不是被受制于人的消极的我，而是主动作为的我。

——Johnson(2005,pp. 2 - 3)

这些格言(一个较早的一个是近期的)充分地证明，社会使有脊柱脊髓损伤、截肢、脑损伤、精神疾病、多发性硬化以及其他的残疾人们现在和60年前的感受不同。残疾社会心理学包括感知者和感知到的社会认知、判断、影响和行为。社会心理学进程是无可争辩的，它对残疾人、接受康复服务的个人以及健康的护理者和临时观察员都有很大影响。

单从残疾人几近占到美国人口的20%这一点就应当把残疾社会心理学作为一个社会热点。过去，在很大的市民群体中残疾人并不是什么特别的团体；他们的负担、贡献与宽广的社会环境关系密切。为此我回顾了一些社会心理学中报告康复过程以及残疾经历的理解的理论和其中被证实的关键因素。虽然社会心理学和康复心理学共有的一些关于人类心理、遗憾和深入交流的假设在两个分支学科之间是很有限的，但这些研究成果依然沿着独立的方向平行前进。但从结构上交汇的希望依然存在，尤其随着重新聚焦于包括被证实了的康复心理学的实践和有科学价值的残疾研究的广阔框架。

一、概述

社会心理学是有关社会行为的科学研究，必须承担关于我们对他人的认知、感觉、影响、事实关联、猜想或者假定等的重要检测。为了研究社会行为，社会心理学家系统地调查了,当两个或两个以上的人在一起时,个人的或者情景因素影响下的知觉、预期和交互作用。个体因素包括人们身体或素养品质,情感状态,以及作为认知者或者作为靶目标在其他认知者眼中的个体角色。情景因素(他人眼中可变的或不变的)可以是有形的(如朋友、熟人、陌生人),也可以是无形的(如文化规范、社会角色),可以是固定的(如物体边界、组织规则),也可以是不固定的(如温度、拥挤感)。

　　社会心理学不局限于个人的或者情境中的个别行为和反应。团体动力学问题,像社会生活问题发生于团体中或者团体活动中的应答。团体,尤其是小型的团体,传承并维护社会规范和文明知识。社会化进程、大小关系、角色和社会地位、陈规陋习、偏见、歧视、耻辱和社会不公都是社会心理学话题。

　　康复心理学透过比社会心理学更小的镜头检测社会行为,一个聚焦于促进对长期身体、认知、精神残疾的诊断、转归和治疗的个人及情景因素。不管这些残疾是先天的,还是个人外伤或疾病引起的,社会心理学家都对其做了大量同类因素的检测,这些因素被认为主要是缘自临床或者治疗学的观点。因此,康复心理学中的社会学研究目的在于减少或消除社会冲突以防止人们在追求生活目标(或大或小)中致残,在这过程中往往产生融合了心理学、医学、理疗、社会政策和教育学的知识。类似的,除了研究应对侮辱残疾人以及对残疾人的态度之外,大量的问题关注的是被康复心理学所忽视的团体和团体进程。

　　尽管康复心理学和社会心理学的表述不同,但由于很接近且缘自同一大学科的分支,两者有共同的基础。二者都基于这一观点:个人和情景因素对行为有着复杂的作用,涉及认知和情感的深入分析与行为一样。这些基础呈现在社会与个体心理学家 Kurt A. Lewin(1890—1947)和他的同事及学生的工作中,他们研究的一些问题普遍聚焦于康复心理学中一些新颖的工作。K. A. Lewin(1835),提出著名的"场"理论,即行为作用于个人及环境的双重职能:他(她)的感知范围或者说"生活空间"。Lewin 用一个公式解释这一规律:$B=f(P,E)$,这是一个社会心理学中的常用公式,通过互惠的智慧把理论上相关的经验公式用到康复心理学中。

　　社会心理学假定通过检测人们与情景间的相互影响,社会行为被最透彻地理解。事实上,传统的社会心理学研究源于受控的实验室环境,这里可以提供清楚的实验,准确的解释,而且可以抑制 K. A. Lewin 所鼓吹的社会力量的动态相互作用;真实世界的活泼有时候可能被迫让位于科学上的严肃。

　　康复学者的工作更多的是在户外和临床,而不是在实验室,他们的研究一般是基于实践且注重实效的:如何得知个人情报(如个性、健康状况、心理压力等)?他(她)的生活空间如何作用于康复进程? 活泼和严肃是相互依存的,一位康复学者的积极研究首次证实了其在增强患者身心健康中的治疗作用。尽管很重要,但这些精炼的或者可推广的理论是次级的焦点。康复心理学家同样重视跨学科的研究,常规交叉学科的边界,例如残疾人的社会构成和身心发展同样重要。

K. A. Lewin 的主要贡献是康复心理学的研究和哲理探索,尤其是提出了环境中的各因素的相互作用与感知倾向是有关联的。康复心理学家有一个很大的共识:被强化环境约束(如没有楼梯或电梯的建筑)会比最严重的残疾本身引起更多的束缚。而且,K. A. Lewin 认识到了观测者对环境力量的忽视以及个体特性(即个性、身体残疾或认知障碍)决定其行为的假说。人们的行为(或反应)引起感知者的注意(毕竟行为会遮盖思域),这一结论系因给感知者提供了一个可预测、可控制的场景,但有时候也是错误的。这些原因仍不确切,某些区域的残疾不能"推及"相关区域。

二、历史,主要观点及背景

介于社会心理学和康复心理学之间的社会—临床观点推动研究集中于两个领域:对残疾人的态度和应对残疾的过程。标准化的残疾体验,作为第三个领域逐渐显现。在这一章节,我将介绍每个领域的范畴和一些重要的典型的研究。

(一) 对残疾人的态度

社会心理学和康复心理学中有大量的关于态度的著作。19 世纪 20 年代以来,美国的心理学组织对态度的概念有一个必要的限定。很多研究探索了一个不断变化的主题:透过明确的态度预测未来行为的条件。实证的调查途径缘自这一理论,它包含了态度的形成、稳定性、可及性及变化;测量问题;态度的结构。

社会心理学家把态度看成是对实体有利的和不利的评估个体倾向。态度由认知、情感和行为构成,即指导实体接近或远离的信念、情感和行为的集合(社会心理学上所讲的"态度目标")。知道一个人喜欢慷慨的政治家或者另一个人不喜欢辛辣的食物,例如,通过对可能的选票或者食物的选择的分别预测。相当的研究注意力集中在持偏见的态度以及它们与歧视性行为之间的关联的本性及后果。

关注对残疾人的态度的著作发展成为社会心理学独立的研究部分,很大程度上聚焦于识别对残疾人的不断变化的态度的影响。形形色色的直接态度测量用于证实这些态度是积极的还是消极的,包括从属记录单、社会疏远的量表、排名测量、语意差异量表、真实的或者假想的与残疾人的交互作用评估反应中的仪器标准。不反应的或者非直接的态度测量同样存在。设计减少或者消除态度扭曲的影响(如社会期望偏倚),这一范畴的研究工具包括生理学方法(如激励),客气行为测量(如身体疏远),掩饰技巧(如虚假管道方法),以及预测测验(如模糊刺激的反应的评估)。

遗憾的是,残疾态度研究几乎不被主流的社会心理学认可。最近的有关态度的社会心理学工作检测提示在主题索引中没有关注残疾或者康复的词条。这种数量很少情况也许是因为社会和康复心理学家倾向于在不同的期刊上阅读或刊发。学术交流欠缺的可能解释是态度研究的焦点随着之前的、独特的路径分布在不同分支学科的文献中。

对残疾人态度的研究通常强调的是没有残疾的人对残疾人的反应。首先要强调的是没有残疾的人认为残疾人存于社会是玷污。健康人始终坚持着对残疾人不利的态度,尽管也有学者认为社会舆论是矛盾多于偏见。这些污蔑根源于对残疾本质的好奇甚至无知,但是心理学调查习惯于从情感和认知上来解释。很多没有残疾的人从情感上有意地忽略残疾人。例如,面对残疾人时,他们害怕说错话或者表错情,遇到残疾人时会焦虑、紧张、总之是不自然。不幸的是,忽视人或者这一过程本身会引起抛弃、孤立、限制了接触等社会风气。

人们在接触中,残疾人的情感状态会影响健康人的知觉和之后的反应。佛兰克等人曾让一些大学生和康复工作人员听一个解说员讲述一些脊髓损伤患者情况的广播。当解说员描绘到沮丧反应(一个常见的脊髓损伤引起的紊乱)时,两组人的应答都是消极的。(报告中烦躁不安的)学生组认为解说员能力低下,没有吸引力,不值得期许。尽管临床经验丰富且有很强的专业素质,康复工作人员组认为那些有脊髓损伤的可能沮丧的人比那些听不沮丧的录音的人吸引力低下,而且有着更强的对立情绪。与个性有关的额外的愿望在实验中也比在受控情况下更低。

一个曾经解释了对残疾人的消极反应的著名的社会心理学理论——公平世界假设:人们相信好人有好报,结果,当不幸(包括残疾)降临,人们也认为理应有此劫难。为维护这一一贯的处事观,保障自己的地位,健康人就必须贬低甚至毁损残疾人。一个类似的观点,能力和其他令人满意的个性特质与人们之间之所以相互吸引是有关联的,所以形体上的差异(如残肢、毁容)会负面地影响感知。感知到的某些人的责任状况也是一个影响社会判断的重要因素。

不是所有的关注残疾人的态度内容消极,也不全因为社会的不公。一些感知者的态度非常有助于残疾的治疗,因为他们的观点能妥善处理认知、身体或精神上的损伤,就像某种使人高尚或其他代表杰出人物的成就。然而,这些态度也没有达到目标;它们仅仅是扭曲的镜像,重复片面强调人的残疾,而不是他们的能力,假定伴随残疾的是一种独特的品质(虽然是积极的)。没有残疾的感知者仅仅意识到残疾只是个人体验或个性的一个方面,残疾人并不希望被看作是圣人或牺牲品。

其他的研究指出一些人际间的行为可以改善社会对残疾人的消极反应,改变随之产生的态度。残疾人证实积极的社会反应被偶然地用于解释残疾,在请求协助时是独特的,显示了对残疾的适当的情绪调节。每种策略都推动着社交场合上的进步;反过来,没有残疾的人通过更多积极的方式来评价不健康(或者说是残疾)的人。

(二) 残疾应对

从历史观点上说,应对过程研究(即针对有残疾的人的个人基本情况及社会地位等的研究)的概念已经经历了一系列的转变,并接受了社会学、心理学甚至政治学上的批评。以 Vash 的观点为例,在过去的 60 年甚至更久,接受残疾的观点可以被理解,从事实残疾(即心理上否认的缺失)的基础知识和接受某人"受限制"到该领域的先驱们把残疾描述为人们生活中众多面中的一面有残缺。就像 Fine 和 Vash 简明的注释:"尽管不希望,那些被限制的需求就是残疾,甚至不像想象中那样整体而是很少被限定。"

考虑到近期的观点,这些词,像应对、调整和适应带了一些轻蔑的味道,因为这些会暗示有残疾的人是不可能完全满意他们的情况,不管怎样,"理性的"人无法积极地面对这种情况。这些观点说好听了是幼稚,说难听了就是偏见。事实上,"不满足"准确地说是与前述的环境和社会上的束缚更有关联,而不是自身和观察者(包括善意的研究人员)有关趋势的判断以及有残疾的人本身。

社会心理学和康复心理学家都对残疾人的主观反应表现出极大的兴趣。例如,关于残疾的意义的文献中有着大量的重复。康复心理学家对残疾个人行为如何影响康复实验中的幸福很感兴趣。社会心理学家把残疾作为负面的或者有威胁的事件,研究这些对人们的生活和思想的影响,以及各种环境因素的影响。

然而,概念上的分歧一致关注的是不同文献中对残疾人的描述。一些社会心理学家倾向于用牺牲品和牺牲等术语描述遭受精神创伤,包括有残疾。传统的康复工作者和研究人员很快从基础上批评这些术语,因为它们暗含着残疾人是没用的、不能自理的等意思,在那些被关注到的地方反对意见取代了支持的意见。

这一概念争论的范例是 Bulman 和 Wortman 基于脊髓(脊柱)损伤调整的善意研究。这一研究解释说,当被问及"为什么是我"的问题时,许多人在对他们的损伤的简单的重新评估中是积极的。Bulman 和 Wortman 证实这一防御性归因随环境调整,但至少有一个康复研究者解释说重新评估这一术语引出的合理概念没有准确表达本意。除了突出语义上的敏感性,这一争论还引出一个重要的问题:自我报告的地位,残疾人自我报告的可信度,残疾经验的准确描述,有无报告偏倚,缘于自身保护性质的偏倚的比例。关于这种自查的可信度的争论并不是在残疾这一概念重新发现的,而更多地研究其有益性显然是很需要的。

一个关于有益因素研究的潜在的有效途径,包含社会及康复心理学智慧,这就是现实调节。现实调节在特定环境中发生,即被允诺的个人利益出现了不利于个人的自尊和幸福情况。为了应对消极事件,个体经常找寻并采取积极的意见。人们在交涉事实的时候,更趋向于以下两类活动:保护和自我增强(自我拔高)行为。保护行为,比如为在执行力上的无能找借口,诱导人们以维护自我形象。与此相反,自我增强行为诱导人们在满足现状或者克服困难时更为积极。现实调节或许在概念上或语义上因其精确性被康复心理学家所接受,因为它没有完全打消残疾人的愿景。

(三) 残疾体验

对残疾人的态度以及积极应对残疾的研究是已经确立下来的研究领域。但是个体的或者自身的残疾体验的研究是一个新的或者说明确地不同于自我健全等其他类似观点的代表。这一新兴领域与社会心理学有关联,这一少有的公认的研究描绘主观的人类个体经验,并不仅是社会互动;有人认为这可能是分支雷森中心。事实上,主观状态的研究(即情绪、反省)与其说是严格的力量,不如说是客观社会过程的检验。在康复心理学中重视主观是一个传统,这就好比慢性疼痛或者中枢神经系统紊乱。

对残疾体验的兴趣部分缘自残疾研究,一个目的是"让残疾研究像普通人类研究一样合法化"的跨学科的领域。更进一步的目标准确描述残疾体验,残疾研究人员主张提供充裕的机会给残疾人和他们的家人,以及其他有意义的事,与权威和其他研究人员合作帮助创建并形成一个研究日程。这些合作推动了参与行为研究,突破了传统残疾研究中的"我们—他们"限制。某种程度上,这种方法需要专业化的(意见)给主观看法——即反对生物医学模式而倡导生物—社会—心理医学模式意义上的残疾,以严格界定。除了整合主观意愿以外,生物—社会—心理医学模式系统地描述残疾,涉及政治、经济、社会和法律诸方面,不是单一的社会学层面有或者没有残疾的限定。

残疾体验除了这一能动行为为基础的途径,还有一个叫做残疾身份验证的。残疾状态下如何形成或建立一个正面的身份?父母如何帮助残疾儿童开发积极的形象?一个有意思的问题是一个稳定的乐观的性格是否是一种心理安慰,可以促使(自身)从日常生活中的困难中恢复并在心理上乐观地面对生命终结。积极心理学中这一新学科的相关研究显示这些角色的积极特性在心理上甚至身体上是有益的。

自身或个体实证研究的预期以及它与残疾人的社会经验之间的关系可以用另一方法验证:描述。各种描述方法精确地评估那些故事——人们讲述的关于他们自身的用以领悟个体经验并加以发展的。这些"生活故事"提供构思和连贯的经验,与他人分享成长经验。McAdams(1993)认为人们通过构思自己的描述来认识自己。就残疾而言,描述方式可以通过关键的心理学观察获得重要事件的信息,就像日常生活中众多的普通事件一样。从事这种新兴流派的相关研究的有John 和 Cole。心理学家们在推动一种关于康复心理学的新的研究议程上的兴趣应当考虑接受叙述法。

三、社会心理学的基本概念

康复心理学家依靠特别的心理学概念理解并描述残疾人的个体体验。这些概念在理论上、研究上及与康复进程有关的实践上是完整的。

(一) 身心关系

简言之,身心关系假定一个人的体格从根本上来讲与他(她)的自我形象(其社会反响的本性或质量)及日常行为活动有关。康复心理学申明一个人从事日常工作的能力,在熟悉与不熟悉之间变动,为满足他们的身体或精神上的好奇心而参与其他工作替代了一个处于标准状态的人的本能需要。身心关系对个人心理的影响远大于其他任何介于身体或器官失调的身心疾病。社会心理调节,无论平稳或艰难,都不应当单一地归因于残疾;都应当看作是个体及其身体、社会、心理背景的影响。

(二) 内外区别

相关观点:残疾体验与想象中的残疾是什么,或者更准确地说可能是什么,有明显的区别和不同。康复心理学区别了残疾或亚健康的体验(内在的)和同样被证实或推测的事实残疾(外在的)。外在观点认为残疾是包含一切的,而内在观点则坚持处于身体完好或生活正常的状态是不可能的。内在观点也清楚残疾人重要的不是他们的身份,任何情况下,首先要强调的是他们能做什么。与残疾关联的问题大部分是外在的和环境形成的(如环境;善意但被误导、社会判断),不是个人的。这些分歧产生于(慢性的、但无需全面)残疾人的致残经历(显著的突发事件)导致的外在认知混乱。

(三) 特性及分类

社会判断被关注的地方,我们通常认为:人们被认知更多是作为同一群体的某一部分,而不是个体。为消除这一趋势,康复心理学以"以人为本"来推动组织中的"个性"。因此,研究人员在演讲或著作中常用"有残疾的人"而不用"残障者"或"缺陷者"。人们不应当用身体状况或者疾病的诊断和预测分类;一个人不应被视为被截肢者,虽然他确实已经截肢。负面信息突出(如"梅根四肢瘫痪"),对认知者的影响重于积极信息(如"梅根通过了障碍测试")。因此,统一的语言和分类避开支持在康复过程中用语言促进尊严、价值、自立及合作的方法。为强调康复中合作的重要性,残疾人越来越多地被康复专家看作是消费者或客户,而不是过去的病人,甚至牺牲品。

(四) 已有或潜在的资源

不管多严重的残疾,每个人都被期许拥有或有机会开发一些优点。这一术语涉及一个广泛的资源序列,它对每个个体来说是唯一的,包括个人品质和能力;头脑的、身体的、社会的或专业的技能;自我认识;以及工作相关的天赋。有点可能是现实存在的(社会支持,收入),也可能是假想的(目标),已有的或正在获取的(教育),当然还有心理上的(如幽默语言、固执)。无论真实或者感觉到的,不管是事实上的还是潜在的,几乎没有怀疑优点缘自不断开发和统一维护及社会角色,这促进了相互联系,也许会刺激这一独特环境下的个性发展。相对的,强调失去优点(再也不会干这傻事)会令人沮丧,无法达到预期目的。残疾不是一个人个人发展的开始,更不是终结;这是一个借鉴了许多经验的框架。同样的,康复焦点一定是积极的、残疾人能做的和可学的。

(五) 嵌入幸福

幸福不应当被等同于没有残疾,也不应当把慢性病曲解为"永久性疾病或者损失"。当然,负面的推测有外在因素:残疾从开始就是对幸福不可逆的改变,因此,随后的经验一直在与生活中的"前"、"后"期比较。来自社会和康复心理学的大量证据,就像来自内在的遗嘱,证实描述幸福的这些特性是错误的。正像物质的幸福不能确保快乐,没有疾病(不管慢性的还是急性的)不能确保不缺席。事实上,残疾伊始,便于寻找一个用有益方式影响幸福的途径。哪儿残疾被关注,幸福就在其特定环境或持内在观点者眼中。

有一强有力的证据表明,残疾人能通过把他们的身体、认知、或社会状况与那些真实的或者假象的其他情况进行对比,维持幸福的情境。例如,泰勒发现有胸腔肿瘤的病人经常与社会底层对比(认为或者确认这些人的情况比他们更糟糕)作为一种避开沮丧和绝望的方法。这一愿景"事情会更糟"不是否定的形式,而是肯定的形式,这种情况通常会伴随着残疾的发展和康复过程而产生。

四、未来方向:整合社会与康复心理学观点

探索残疾社会心理学的研究人员有大量的机会。一个确证的,以人为本的学术基础可以拓展为新的方向。除了本章提及的刊物和领域,还有两个其他的有效途径在这一部分介绍。

(一) 探索社会认知的机会

近期社会认知相关研究的观点极大地丰富了有关失能的社会心理学方面的研究探索。例如:检测情感预测的研究,即人们对未来情绪的预测与特殊事件之间的关联程度,或许暗含被称做是应对失能的积极副反应的有关康复学的研究。人们无法准确预测自身未来的情感(就像收获之后会更快乐,而错失会加剧悲痛),也无法完全预测重复或改变自身异常行为的能力。或许一些情感预测的形

式有助于康复学专业人士的工作,以支持他们对失能的积极的自评,并给非专业人士证明那些社会心理调节不是消极的防御机制。

相比情感预测的积极效应,"刻板印象威胁"的研究提示残疾人的恢复能力会被认知损害。目前的研究证实伴随着与群体性偏执有关的个体性焦虑(就像黑人无法在标准化测试中取得好成绩)切实影响了智力表现。类似的,专家们在应对康复挑战和克服残疾时会不会受到刻板印象的威胁而丧失原本可以分享的信息?将来,专家们应当探索这一刻板印象威胁是否会危害实际的残疾身份并成功康复。

(二)采用包含理论与实践的更广泛模型必要性

就像本章重点表述的一样,社会心理学对各种残疾都有影响,任何残疾人都是自身的社会关系的一份子。无论聚焦在理论还是实践上,很多专家都只是用离散的观点和少量的刊物来论述残疾和康复。把残疾作为社会或者说社会心理学问题引起更多的关注是需要的。替代零散观点,康复心理学研究人员需要进行基于更大更广泛的模型的研究,包含一类异变的隶属于个人或者机构的,源自个人或者人口学的社会及环境的限制因素。这些观点,像观察报告,并不是最新的,但是现在增加了复杂性和综合性的探索模型和方法是很有效的。尽管残疾社会心理学更关注其自身权利及发现,但恰当使用其新的理论和实践模型对帮助残疾人的生活非常有益、有活力、有帮助。

五、结论

"研究只体现在书本上是不够的"。

——Kurt A. Lewin,1948,p. 144

尽管理论上和经验上有了一定基础,但是残疾社会心理学以及康复问题需要的远比知识积累复杂。学者、权威及用户将无论其人格或机构的洞察力是否敏锐,随着对残疾社会心理学及其康复问题的论著的增加或者出版而从中获益。最后,从残疾心理学研究获得的知识必须用于提高残疾人的生活质量,促进有残疾、没有残疾、可能会有残疾的人相互之间的理解。

(郭洁琼译,朱霞校)

参考文献

Johnson,H. M(2005). *Too late to die young:Nearly true tales from a life*. New York:Mcgraw-Hill.

Meyerson, L. (Ed.). (1948b). The social psychology of physical disability. *Journal of Social Issues*, 4(4), 1 - 115.

Fine, M., & Asch, A. (1988). Disability beyond stigma: Social interaction, discrimination, and activism. *Journal of Social Issues*, 44, 3 - 21.

Bulman, R. J., & Wortman, C. B. (1977). Attributions of blame and coping in the "real world": Severe accident victims react to their lot. *Journal of Personality and Social Psychology*, 35, 351 - 363.

Albarracin, D., Johnson, B. T., & Zanna, M. P., (Eds). (2005). *The handbook of attitudes*. Mahwah, NJ: Erlbaum.

Vash, C. L. (1981). *The psychology of disability*. New York: Springer Publishing Company.

Yuker, H. E. (Ed.). (1988). *Attitudes toward persons with disabilities*. New York: Springer.

Elliott, T. R., & Frank, R. G. (1990). Social and interpersonal responses to depression and disability. *Rehabilitation Psychology*, 35, 135 - 147.

第27章　中枢神经系统的可塑性和修复

Gitendra Uswatte，Edward Taub，Victor W. Mark，Christi Perkins，and Lynne Gauthier

在 20 世纪，神经系统科学的主流观点认为中枢神经系统（central nervous system，CNS）创伤后的重组和修复能力很小。这一观点从 19 世纪就流行开来，影响这一观点的是 Broca（1861）的一项重大研究。这项研究定位了脑部特定功能区。但是也有科学家持相反观点，他们认为成熟的 CNS（Kaas，1995）极少甚至无任何可塑性（plasticity）而言。

上个世纪，Hughling Jackson 的层次体系指出在 CNS 受到损伤后，低等大脑将代偿被损害的高等大脑的功能（Jackson，1873，1884），相关的研究显示这将强烈影响到恢复中的神经生物的基本元素。这些基本元素包括了知觉器官、机动功能和认知功能。然而，这种在 CNS 受伤后自然恢复的现象，受到了极少的实验关注以及从来未被完整地解释过。上世纪 70 年代开始，来自几个实验室的动物研究表明，成熟的哺乳动物的神经系统具备受伤后自行修复的能力，从持有反对观点到获得了认同。在 90 年代的人类研究中（Taub，Uswatte 和 Elbert，2002）表明在神经系统受伤后大脑失去一些功能的情况下，人类的大脑不止具备重新组合修复的功能而且还可以产生非常具体的功能需求，就像 Merzenich 的实验室首次在猴子身上证明的一样（Jenkins，Merzenich，Ochs，Allard 和 Guic-Robles，1990）。在本世纪的前十年，动物和人类的研究开始建议 CNS 可塑性（根据情况而定）可作为帮助修复 CNS 受伤的幸存者的动力。

本章节回顾这些创造性工作，强调研究大脑修复的入口。我们将概述具有显著的表明成熟 CNS 的可塑性的研究成果，简短地描述神经受伤自然修复的研究和 CNS 的可塑性，以及更深一步探讨诱导修复的 CNS 的可塑性。研究诱导强制的运动治疗，也就是一种身体的修复方法，来自猴子的行为神经系统的研究，此研究用于把神经系统的研究结果转换成临床运用方面。

一、中枢神经系统可塑性的基础研究

（一）动物研究

20 世纪前期，一些研究者通过反复地刺激大脑运动皮层发现了 CNS 展现的运动和感官功能的变化。Brown 和 Sherrington（1912）发现运动唤起了从不变到延长的改变,而且还出现在了不是最初被运动唤起的部位。这个研究证明了脑皮层的一个部位的变化可以影响到周边部位的变化。在 20 世纪中期,Gellhorn 和 Hyde(1953)发现通过改变一个肢干的位置就可改变脑皮层控制运动神经的位置,同时也提出了周边的改变也会让脑皮层改变。

在现在被接受的观点中,脑皮层和周围神经变化的关系通常不被认为具有可塑性的。Michael Merzenich、Jan Kaas 和他们的同事在 80 年代清楚地示范了与受伤有关脑部可塑性的现象:极端的外界输入导致身体上的改变影响大脑对此次事件的表现。这次研究的第一个实验包括了通过切断成年猫头鹰和松鼠猴的正中神经移去外界极端的输入,刺激第 2 和第 3 个指头的神经。在 2 至 9 个月后,在原始收到外界输入代表第 3 个指头的大脑皮层 3b 区域,被周围的完整的皮肤控制。代表周围指头的大脑皮层代替了被神经阻滞的第 3 个指头的大脑皮层。在随后的另一个实验中,利用截肢代替切断正中神经来去除外界输入。在截肢手术后 2 到 8 个月,利用微电子学影像找出表示第 3 个指头甚至第 2 和第 3 个指头区域的大脑皮层。在这两种手术中,脑皮层表现出完整的指头区域。此区域扩张并填充被截肢手指的原始脑皮层区域。这两个实验都展示了外界输入可穿过界限,跨域不同的指头区域,侵入附近的脑皮层代表区。实验同时也提出了大脑重组修复的范围没有超过原始指头区域界线的 2 mm。

Jenkins 和同事们(1990)认为大脑重组修复也可以在没有受伤的情况下发生。如果减少外界的输入可使脑皮层产生变化,那么用修正行为来增加外界输入可能会得到相同的结果,也就是说将会变成大家所说的重组和技能重组。在他们的实验中,获得了脑皮层代表手部区域 3b 的微电子影像,此微电子影像包括了猴子术前、术后,和 3 个星期后在猴子完成行为训练的时候。这个实验训练猴子只有把手指放在转动的光盘上才能拿到奖励。利用手指的行为刺激形成脑皮层区域的扩张和一些区域界线的转换。但在持续并无规则奖励的状态下,使手指被动刺激,在用第 3 指头接触光盘的情况下并没有产生大脑皮层的重组和修复。

Pons 在 1991 年的研究挑战了大脑在原始创伤 2 mm 内修复重组的观点。猴子的手指、手掌、上肢和脖子被阻滞了传入神经。他们在这些区域的表皮将无法接受外界刺激,在 12 年后,通过触觉唤醒了大脑皮层的反应的记录中表明代表脸部的区域已经侵入到被阻滞传入神经的区域(如被阻滞传入神经的大脑皮层曾接收到外界输入)。代表面部神经的大脑皮层区域已经扩张到远远超过了 2 mm。通过观察发现大脑皮层重组修复现象已经出现在代表手臂的整个区域(10～14 mm)(Pons 等,1991)。

因此,直到 90 年代中期,成熟大脑具有可塑性能力的观点才有了立足点。CNS 的重组经过不同方法的干预也出现在了成熟动物身上包括切断神经、截肢和行为训练的干预。每个指头在脑部接收区域的边界是固定的观点将被边界是由该区域知觉输入的多少来决定的观点所代替。边界扩展的上限还有待研究。这项研究建立了通过外界与行为有关的知觉输入来刺激改变的观点的重要性。

(二) 人类研究

现代的神经成像方法已经允许研究人员检验在动物身上所观察到的大脑具有可塑性的变化是否也会在人类身上出现。Elbert、Flor 和 Taub 的磁性来源影像学研究表明通过增加身体某一部位的使用率来增加代表次部位大脑的感觉输入,从而使次部位的大脑区域扩展。Braille 的研究显示,盲人因使用双手各三个手指"阅读",这三个手指在大脑的投射区比正常人明显增大,而且这三个手指的界限变模糊了。这个脑部地形图的改变与检测哪一个手指被触碰能力的受损有关联。脑皮层表现出的模糊状态是可以被 3 指读书的盲人所适应的,因为它可以帮助综合来自 3 个手指的知觉信息,从而帮助他们对词语的认知。Braille 持续的对玩弦乐器的盲人进行研究。他们的左手执行了很复杂的任务后,大脑皮层代表左手的区域增加,然而在右手执行缺少敏捷要求的任务时大脑皮层代表右手的区域没有增加。

另外一个研究发现表现听力的大脑皮层的增加,研究者认为是由于盲人依赖听力来获取外界的信息。盲人与可看见的人接收到相同数量的听觉刺激,所以,这个结果提出大脑皮层的区域不仅仅是被动的通过外界知觉刺激的增加而增加,而且是根据与行为有关联的神经系统的输入以及关注力的投放而变化。这个性质的出现是为了让大脑适应这个人对不同功能的需要。

最近的一些研究利用磁共振(Magnetic Resonce Imaging, MRI)表现人类大脑的可塑性,不仅包括重组(如大脑某一区域表现出从来没有过的新功能),也包括了新的组织的生长。Maguire 和同事们(2002)进行了对伦敦出租车司机和非出租车司机的比较,出租车司机的后海马体积增大而非出租车司机的前海马体积变小。此外,他们还发现开出租车的小时数与大脑结构的不同有关联。大脑中前海马被认为是可优先存取之前所学的空间信息,而后海马被认为是可优先分析新的空间信息。Draganski(2004)展示了 3 个月的魔术训练可增加后枕区大脑皮层组织的密度。

由于外界输入的增加而使大脑皮层的代表区域扩展或灰质密度增加,然而如果外界输入减少,会减少大脑对此部位的修复和重组。Elbert 等人(1994)论证了非常严重的上肢截肢患者,他们的大脑代表被截肢部位的区域向皮质空间移动了 1.5 cm。科学家发现初级躯体运动皮质的重组现象发生在药理堵塞径向和内侧 3/4 的手神经后的 1 个小时内。有研究还指出,被打上石膏的脚踝会导致代表机动的区域减少。这些区域的减少与带石膏时间的长短有关联,当石膏拿掉横纹肌可收缩时那些减少的区域是可恢复的。

这些研究建立了成人的 CNS 可塑性是一个可快速出现、双向性的过程。通过使用某一功能的频率增加,大脑皮层代表一个功能区域的增加,也代表了脑部组织的密度和体积的增加。然而减少某一功能的使用频率或减少感觉输入,随之而来的就是大脑代表此区域的变小。可塑性的出现是一种大脑对一个人功能需求的改变所做的回应。

二、在中枢神经系统受伤后大脑的可塑性与恢复

(一) 动物研究

到现在为止我们就只讨论了在行为改变或在受伤后大脑的可塑性。在 CNS 直接受到伤害后大脑的可塑性也会出现。这一现象曾在中风、外伤性脑损伤 (traumatic brain injury, TBI)或脊髓损伤(spinal cord injury, SCI)的动物身上研究过,通过手术封闭血管使前肢末梢局部缺血梗死后指出了大脑皮层代表远端前肢动作的布罗德曼分区 4。这种梗死会使与其对应手的手指缺乏协调性。在最初损害的五个月后脑部代表手指的区域减少,然而代表临近手臂和肩膀的区域增加。在通过对有外伤性脑损伤大鼠的研究中发现海马体可帮助恢复在受伤后丢失的突触连接。Scheff 和同事们在 2005 年在研究大脑皮层挫伤的大鼠时发现在海马体的 CA1 区域丢失了 60%的突触。在受伤的 60 天后,突触的数额已达到正常标准,还发现空间记忆力的增强。在脊椎损伤的动物模型中,抑制 γ-氨基丁酸 (GABA)信号的数量和受伤部位附近的星形胶质细胞的数量都有所增加,负重和踏步训练可使这些标准达到正常。

(二) 人类研究

人类大脑的可塑性曾在中风幸存者中展开研究。在中风后的前八个月中,出现了两次大脑皮质激活的转变。在中风后的第一周出现第一次转变:脑同侧皮层激活次数降低,然而对侧脑皮层的激活次数增加。在 3 到 6 个月中,这种变化逆转变成同侧脑半球激活次数增加。直到 8 个月的时间点,两个脑半球的激活次数才恢复正常。这一现象与病人功能恢复的能力相关联,也表明了大脑可塑性的改变出现在机动功能的自然恢复中还很可能牵涉到具有补偿作用的、不受阻碍的机动路径。在对外伤性脑损伤病人的研究中,有证据表明外伤性脑损伤病人与控制组相比被激活的区域相似,但前一组在工作记忆任务中出现更扩散的激活方式。Christodoulou 等(2001)建议这个发现表明增加脑部激活的区域可帮助完成应激工作记忆的任务。

三、中枢神经系统康复诱导的可塑性

(一) 动物研究

通过研究表明,对某一功能的大量运用与代表此功能的大脑皮层的变化相关联,从而引导出这一现象可否治疗神经受伤后功能缺陷的问题。Nudo 的实验室利用前面所说的缺血性中风的松鼠猴的样本进行研究发现:通过梗塞后训练受伤的手去完成一个需要技能的任务:① 增强手部运动能力,② 防止在梗塞后并缺乏修复的时候别的功能对梗塞附近的空闲皮层区域的侵入。别的一些动物样本强烈影响了神经康复的研究包括 Edgerton 的实验室和 Schallert。Edgerton 的团队通过对猫脊椎的横切手术后在帮助它们支撑体重的同时训练它们在跑步机上行走,虽然可塑性变化的精确性质还需更进一步的研究,但结果是很成功的负重行走及脊椎重塑。Schallert 的实验研究通过在大鼠的前脑纤维束注射神经毒素来引出帕金森病症,结果表明在术后强行锻炼受伤前肢可预防功能的减弱以及多巴胺标准的降低。

虽然动物研究贡献出对受伤的大脑有效的训练方法从而帮助功能的恢复,推进可塑性,但是对于生理变化的神经机制了解的很少。有三种可能的机制如下:① 加强现有神经元的关联,② 新的联系的生长(如轴突的再生),③ 新神经元的生长或对细胞的支持(如神经胶质)。此外证明中枢神经系统在受伤后的可塑性对行为恢复极为重要,这个关系大部分是间接的而不是附带现象或与其他过程有关。其中一个研究涉及的例外是操纵去甲肾上腺素激活系统。在很多不同形式中,可塑性的实验中都需用到去甲肾上腺素。Kolb,Stewart 和 Sutherland(1997)研究发现大额病变的大鼠在前脑的去甲肾上腺素耗尽后并没有表现出功能的恢复,而展现出剩余新皮质的树状锥体细胞的减少。前脑病变的大鼠可拥有功能性恢复、树状体减少,和明显的脊椎密度补偿性的增加。这些结果表明了大脑的可塑性,脊椎密度的增加是功能恢复所必须的。

在研究神经恢复的文献中对动物模型的一些批判认为动物模型无法抓到人类中枢神经系统受伤的重要元素。例如,实际的中风梗死并不像 Nudo 的实验那样拥有整齐的脑地形图,而这些实验中的动物通常很健康及年幼、并不是一些年老和不健康的群体。一些近期的研究也开始尝试解决这些不足。

(二) 人类研究

1. 大脑的可塑性和障碍克服

一些针对长期中枢神经系统疾病的恢复方法是通过控制方式来帮助恢复现实世界中的行为。针对中风后慢性上肢偏瘫的患者,最有利的治疗方法是约束诱导运动治疗(Constraint-induced movement therapy，CI 治疗)。这种连续 10～15 天的治疗包括：① 密集的上肢任务练习；② 抑制 90％醒来时间里的上肢活动；③ 利用"转移包裹"的行为技术来加强治疗的持续性和适应在家庭环境中的训练任务。在分别两个单一环境中对照研究 CI 治疗与两种不同的安慰剂干预效果，发现对中风后一年以上患者每天的生活，在运用轻偏瘫的手臂上有持续的好转。另外，CI 治疗很适合中风后 3 到 9 个月轻度到中度轻上肢偏瘫患者的不知情的、随机的、多环境的临床 CI 治疗实验。CI 治疗组($n=106$)的参加者在治疗后一年内真实运用受伤手臂与可任意在临床基础上选择护理种类的参加者($n=116$)相比表现出显著地获得更大。

这个治疗方法吸引了很多实验室强烈的注意力，他们都对这个方法会不会驱使神经生理变化从而影响大脑可塑性的变化感兴趣。Mark，Taub 和 Morris (2006)近期通过 20 个实验鉴定评估了 CI 治疗对脑生理的影响。在多种调查形式的基础上几乎每种情况都有足够的证据证明大脑的重组，包括经颅磁刺激(TMS)，脑电图学，偶极子源定位，功能性磁振造影(fMRI)，正电子断层扫描和近红外光谱。第一次最著名的研究表明 CI 治疗后，TMS 可诱出脑皮层代表轻瘫手部肌肉的肌电图描记反应加倍。但是，整体的结果与治疗前后大脑区域定位激活变化不符。缺少对治疗管理、评估方法和参与者的招聘的掌控从而导致神经生理的不统一。尽管如此，略去大脑生理变化定位的这个不确定结果，此研究在改善神经损害与缺陷的观点上表示赞同。

与 fMRI 和其他一些神经生理的测量方法相比较，具有结构性的 MRI 避免了一些方法上的挑战，例如在不同的测试中利用行为在画面变换时引出大脑的激活以及如何解释在激活时的变化。

结构性 MRI 的脑体素统计分析审视 16 个慢性中风幸存者在 CI 治疗前后的情况表明轻中风手臂大脑两侧的海马和感觉皮质的同侧和对侧的灰质的大面积的增加。上诉的感觉皮质区域双边匀称地包围手和手臂的主要感觉和机动皮质区域以及前辅助运动区和布罗德曼区域 6(Brodmann's area 6)。但在 20 个接受对比治疗的中风患者中没有发现这个变化。此外，所有参与者灰质的改变与日常生活中改变对轻偏瘫手臂的使用相关联($rs > .05$, $ps < .05$)。神经解剖变化的演示支持在 CI 治疗后大脑重塑的观点。

2. 其他针对中枢神经系统残疾的治疗方法

一些研究评估了针对慢性中枢神经系统受损，不同种类的物理治疗的真实性。这些干预方法并没有像 CI 治疗法已被完整的研究过，因此尚需另外的探讨与研究来决定它们的功效。在此我们将回顾两种对中枢神经系统有利的干预方法。通过多年的练习，音乐家在演奏乐器时会出现手部肌张力失常，在演奏时手指失去控制。感觉运动恢复(Sensorimotor Returning，SMR)是 CI 治疗法的延伸，经研究表明此方法可帮助减轻弦乐器演奏者的手部肌张力失常。在 SMR 治疗中,在连续几天利用不同节拍的手指运动练习时,病人手部会戴一个特殊设计的夹板防止肌张力失常的手部一个或多个手指的运动(主要肌张力失常的手肢除外)。在练习中鼓励演奏者逐渐的改变演奏音符的方式。因此,这种方法包括了CI治疗的三种主要元素:控制,大量的练习和塑形。SMR针对演奏者手部肌张力失常的初次实验表明SMR不仅可以减少肌张力失常还可帮助恢复到演奏会水准或至少在治疗后持续几个月内自我评估在表演水平上的改进。在随后的研究中,利用脑磁通过控制的触觉刺激唤起反应,从而评估10个手部肌张力失常演奏者代表手指的大脑皮层。这项研究表明了治疗前后,大脑皮层代表肌张力失常的手部区域指间距离显著的增加。从而达到在治疗前后肌张力失常手部区域的指间距离与非肌张力失常的手部区域的指间距离相似。

复杂性区域疼痛症候群(Complex Regional Pain Syndrome,CPRS;又叫反射交感性营养不良或灼痛)是一种在身体上肢受伤后的少见的,慢性的症状。它的特点是四肢剧烈的疼痛(通常是上肢)和在受伤处不同软组织的改变(如皮肤温度和颜色的改变,水肿)。CRPS也可能出现在中风后,特别是在伴有运动障碍时。

CPRS病人的受伤手臂对侧主要感觉皮层在无痛苦周边体感觉诱发电位映射或磁性的来源成像后表现出较小的代表区域。此外,代表感觉区域的脑半球不对称的程度与疼痛的严重度相关联。同样的直接针对受伤部位感觉区域的治疗会出现改善疼痛的潜力。在Pleger(2006)研究的6个CRPS病人中,向我们展示了CI治疗法的一种扩展的脱敏步骤:在1~6个月的时间里,利用更坚硬的物体逐渐增加对受伤手的接触(初期较痛苦)。在一段时间后,病人需要增加他们受伤手的主动运动。结果表明从第4个月起痛苦感知减少与通过fMRI测量到的对触觉刺激表现出的对侧感觉皮质区域的增加。虽然Pleger等治疗了末梢受伤CRPS病人,但他们可做合理的推断:中风后的CRPS病人也会有同样的结果。

3. 大脑可塑性和改善能力的损害

另外,近些年大量的研究调查儿童和成人CNS损害后通过干预使神经生理发生变化从而广泛改善一些特定的慢性疾病(这里的损害或疾病指的是在实验中无法完成指定任务,而不是指在现实生活中功能的障碍)。表格27.1总结了治疗方法及神经生理上的发现和代表性的实验。这些结果表明在多种治疗方法中神经生理变化的结果与大脑生理可塑性一致。因此慢性的神经损害通常对训练产生生理响应。

4. 评定恢复过程中神经可塑性的方法

从病人对某一任务的表现来映射结果是很困难的,因为会缺少对病人行为完全的控制。练习效应,疲劳效应,专注力的不同以及在过程中方法的改变都会明显的影响生理反应,并不能真实的反映突触和轴突的生理反应。因此,目前还不清楚在表现基础上的图像研究在多大程度上对行为可塑性而不是神经生理的可塑性进行测量。

相反的,针对生理上的研究包括对病人的被动刺激(不包含具体任务的)表现出较低的风险。经颅磁刺激(TMS)运动影像的基线变化是因为训练中缺少重复刺激。然而,增长的 TMS 听觉皮层的刺激被认为是与明显增加的灰质体积和激发没有受过训练的健康人的听力潜能相关联。因此,神经生理评估不排除其本身对明显可塑性变化的诱导。所以,实验研究恢复中神经生理的可塑性将会被动刺激加入,才能更好的使实验组与控制组相比较。

(三)诱导约束的运动治疗:一个通用的方法来提高大脑可塑性和帮助恢复

CI 治疗,就如同我们了解的是一个有效的,行为干预方式(源自 Taub 和同事们通过研究传入神经受阻的猴子)。当猴子的一个前肢通过手术切断感觉神经刺激前肢进入脊髓的神经使传入神经受阻,使它无法自由地进行前肢运动。一些证据表明不用的传入神经受阻的前肢是一种通过条件抑制运动的学习现象。作为这个解释的背景,需注意实质性的神经损伤通常会导致运动和感觉功能的抑制。康复过程将会在一段时间后表现出来。在猴子中,传入神经受阻的肢干初期的功能抑制时间会持续 2 到 6 个月。因此,在术后无法运用传入神经受阻的肢干;从初期功能抑制到康复则需要相当久的时间。一个拥有传入神经受阻肢干的动物在术后会试图运用受伤肢干,但不会成功。它在实验室的环境下可很好地适应用 3 个肢干生活,同时也会收到对此行为的正面加强。此外,继续尝试运用有障碍的肢干会导致疼痛及相反的效果,像丢失食物。总之任何行为尝试都会以失败告终。这些反效果都会使动物避免用传入神经受阻的肢干。很多学习实验都演示了惩罚可抑制行为的结果。这个结果是有持续性的,所以猴子将不会知道在术后几个月后传入神经受阻的肢干将恢复。另外,中风后,和前肢的传入神经受阻后,会有一个代表受伤肢干的大脑皮层显著的收缩。这一现象可能与此人中风后对此前肢运动的努力多少有关。这 3 个过程(如对传入神经受阻的肢干运用的惩罚,对未损伤肢干运用的加强,和大脑的重塑;如图 27.1)互相影响,恶性循环从而学会永久性的不再用受损的肢干。

学会不用传入神经受阻的肢干是可以被克服的,可通过对受损肢干的强度训练,特别是利用操作性条件作用方法叫塑形(Shaping),或一周或更长时间持续抑制正常肢干。这两种方法均可改变后效强化作用后对受损肢干的运用。例如,当传入神经受损后,正常肢干被抑制运动时,动物只能开始练习使用受损肢干或者将无法吃食物,行走以及进行正常的生活活动。这种生活动力的改变会使其克服之前学会的不用受损肢干的障碍。如果一直持续几天或更久的佩戴控制行为的机器,运用受损肢干的动力会成功超过学会的不用受损肢干的动力。条件反应和塑形技术就像控制正常肢干活动一样,也包括了后效强化作用的改变;动物必须运用妥协的肢干或放弃食物或其他的强化剂。传入神经受阻的猴子在中风后 CI 治疗时,对于受损肢干运用的增加和塑形刺激了大脑代表皮层对于受损肢干的扩展以及大脑其他的变化(请参考之前部分)。有人可能会推断此种 CNS 的变化支持运动是不需要很多努力而需要很多技术的,从而提倡多多运用传入神经受阻的肢干才能得到良性循环。

这个研究的一个值得注意的方面:恢复的方法是学会不用的方法。学到的抑制运用的概念可运用于:① 受伤造成动物的功能能力的减退,并在每一次尝试后给予惩罚并鼓励其他功能的运用;② 受伤功能的恢复期很漫长并条件抑制此功能的恢复。所以,就算神经系统受伤(猴子的传入神经受阻)与中风不同(如周边与中枢神经相对比,感觉与感觉和运动相对比),这些都是对猴子克服抑制运用受伤肢干的方法(如抑制没有受伤的肢干,塑造受伤的肢干)和对人类中风轻偏瘫后恢复效果的猜测。中风后,很多病人会经历轻偏瘫手臂运动能力的减少而后逐渐恢复的过程。此外,大多数行为可由没有受损的手臂代替完成,而且很多病人在中风后接触到的是传统的治疗也鼓励这样的行为。

其他疾病符合条件①和②时可使用 CI 治疗法包括外伤性脑损伤(traumatic brain injury,TBI)后手臂的轻瘫,和中风后脑瘫和失语症,以及中风和脊髓损伤(spinal cord injury,SCI)后行走的不适应。TBI 和脑瘫后治疗的方法是严谨仿效中风后治疗上肢轻偏瘫的方法。对于治疗失语症,CI 治疗法运用如下方法:① 在每天 3 到 4 个小时持续 10 天的语言游戏中强化病人的表达能力(如塑造口语的输出);② 在训练中对于任何非语言的表达形式进行收回加强;③ 监测和加强在训练时间以外的任何言语表达。因为中风病人恢复到可用双腿短距离行走,主要的干预目标不是"学会不用"而是"学会错用",意思是在运动恢复不好的急性期直到后期一直坚持练习可能不太顺畅的行走步伐,即使是在运动功能完全恢复。

CI 治疗对于下肢运动障碍的病人运用适应式运动的方法:① 每天 6 小时持续 15 天在地面行走时,跑步机练习时塑造行走的动作;② 在训练中对其不正确的步伐进行收回加强;③ 监测和加强在训练外的步行的数量和质量。与上肢 CI 治疗法不同的是下肢的治疗不包括对未受影响的下肢的行为抑制。CI 治疗法也曾用在治疗代表身体部位大脑皮层的改变上,如手部肌张力障碍(请参考之前部分)。

CI 治疗法的成功应用或推导,为广泛的神经病学的疾病带来了一些康复研究的路标。首先,CI 治疗的发展表明了基础研究对于发现新的治疗法的重要性。虽然动物模型与人类不一定完全相同,但也许会有帮助制定有效治疗方法的价值。值得注意的是,CI 治疗针对中风后上肢轻偏瘫的(中枢神经系统受损)抑制成分是从猴子前肢入神经受损和末梢神经受损的研究中借鉴过来的。其次,它的"学会不用"机制影响到不同种类的 CNS 创伤,因此对一种创伤有效也可能会对另一种创伤有效(例如针对上肢的 CI 治疗法用于中风和 TBI 病人)。最后,CI 治疗法提出了 4 个针对激发大脑可塑性和改善 CNS 创伤后功能受损的原则。它们是:① 通过密集的训练为功能的运用提供扩展的和集中的练习;② 在治疗和家庭环境中,增加对受伤功能的运用并且加强对此功能的运用,通过避免运用可弥补性的功能强迫对创伤功能的练习;③ 强调对任务的练习而不是任务的某一元素就像单一动作;④ 从治疗环境到日常生活获益的转换方法。希望这些研究点可以对未来在钻研如何完全利用人类大脑可塑性和 CNS 创伤后幸存者大脑老化的影响给大家一些指引。

表 27.1　生理研究中枢神经系统疾病带来的功能障碍治疗方法摘要

参考	干预方法	疾病	参与者	临床评估	生理评估	结论
上肢轻偏瘫						
Hummel 和 Cohen, 2005	tDCS 与假治疗相比较	中风	1	JT,捏力,反应时间	TMS	实验组:JT 时间,捏力,反应时间改善;脑皮层兴奋度增加;皮层内抑制降低
Barker,Brauer 和 Carson,2006	伸手训练与控制治疗对比	中风	33	伸手指向不明确	TMS	实验组:伸手有所改善;侧运动终板电位更正常
Hoffman 和 Field-Fote, 2006	单边与双边的感觉训练	颈脊髓损伤	12	触觉功能,捏握,JT,Chedoke-MeMaster 库存	TMS	两个组:捏与触觉功能增强;在 TMS 上,上肢肌肉的面积和体积增加
Kim, You,等,2006	手指练习加 rTMS 与假 rTMS	中风	15	行动的准确率和时间	TMS	实验组:运动措施加强;MEP 增加
Jang 等,2003	受损手臂的任务练习	中风	4	普渡木钉板,握力	fM-RI	运动措施加强的趋势与对皮质损害的激活转移相关联
Luft 等,2004	双边的手臂练习与标准治疗	中风	21	FM,WMFT 表现时间	fM-RI	实验组:FM 成绩的提高;大脑半球和侧小脑活动损害的增加
Henderson 等,2006	在虚拟的现实环境中的指点练习	中风	NI	运动肢体分析	fM-RI	有效活动度的增加与活动皮层和小脑激活减少有关
Kim,Ohn 等,2005	rTMS 加手指练习	中风	6	行动的准确率和时间	fM-RI	运动措施加强;同侧小脑和侧皮质活动的增加

续表

参考	干预方法	疾病	参与者	临床评估	生理评估	结论
步态障碍						
Luft,Macko,Forrester,Villagra 和 Hanley,2005	AEX 与标准治疗	中风	18	30 英尺的行走时间,6 分钟的行走路程	fM-RI	临床效果不明显;通过 AEX 使红核活动增加
Forrester,Hanley,和 Macko,2006	跑步机训练	中风	11	30 英尺的行走时间	TMS	临床效果不明显;有过更多训练的病人对侧的 MEP 增加
难语症/阅读障碍						
Simos 等,2002	两种不同的阅读训练	发展性阅读障碍	8	语音解码测试	磁源成像	干预方法的差动效应不明显;阅读能力有所提高;左颞上回激活次数增加
Temple 等,2003	Fast ForWord 阅读程序	发展性阅读障碍	20	语音解码,阅读理解	fM-RI	阅读成绩提高到正常;左颞顶和额下区域激活次数增加
失语症						
Cornelissen 等,2003	图片命名练习	中风	3	图片命名	MEG	命名能力增强;左顶下叶激活次数增加
Crosson 等,2005	图片命名练习	中风	2	图片命名	fM-RI	命名能力增强;后外侧裂周区活动增加
Fridriksson,MorrowOdom,Moser,Fridriksson,和 Baylis,2006	图片命名练习	中风	3	图片命名	fM-RI	病人治疗前后变量变化;双边脑半球激活率与临床获益有关
注意力不集中和单侧感觉丧失						
Sturm 等,2004	警觉与记忆练习	中风	8	TAP	fM-RI,PET	警觉组比记忆组警觉分数提高的更多;警觉组右额叶活动次数较多

参考	干预方法	疾病	参与者	临床评估	生理评估	结论
注意力不集中和单侧感觉丧失						
Thimm，Fink，Kust，Karbe 和 Sturm，2006	警觉练习	中风	7	TAP，德国 BIT	fMRI 56	感觉丧失比警觉分数有明显改善；双边脑半球扩散活动增加
Luaute 等，2006	棱镜适应训练	中风	5	BIT	PET	感觉丧失有所改善；右顶叶，小脑和左颞区域的 rCBF 增加

注释：AEX=有氧跑步机运动训练；BIT=行为注意力不集中测试；FM=迈耶评估；fMRI=功能性磁振造影；JT=捷成泰勒测试；MEG=脑磁；MEP=运动终板电位；NI=未表明；PET=正电子放射断层造影术；rCBF=局部脑血流量；ROM=活动度；rTMS=重复经颅磁刺激；TAP=注意力性能的测试；tDCS=颅直流电流刺激；TMS=经颅磁刺激；UE=上肢；WMFT=沃尔夫运动功能测试。

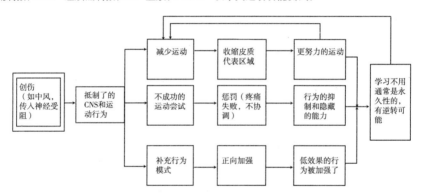

图 27.1　学会不用的发展模型。CNS＝中枢神经系统。摘自"**Implications of the Learned Nonuse Formulation for Measuring Rehabilitation Outcomes: Lessons from Constraint-Induced Movement Therapy**" by G. Uswatte and E. Taub, 2005, *Rehabilitation Psychology*, 50, p. 36. Copyright 2005 by the American Psychological Association.

（唐云翔译，朱霞校）

参考文献

Broca，P.（1861）. Nouvelle observation d'aphemie produite par une lesion de la motie posterieure des deuxieme et troisieme circonvulutions frontales［New observations on aphasia produced by a lesion of the posterior portion of the second and third frontal gyri］. *Bullet de la Societe Anatomique de Paris*，6，398－407.

Brown, T., & Sherrington, C. (1912). On the instability of a cortical point. *Proceedings of the Royal Society of London: Series B*, 85,585 – 602.

Draganski, B., Gaser, C., Busch, V., Schuierer, G., Bogdahn, U., & May, A., (2004). Changes in grey matter induced by training. *Nature*, 427, 311 – 312.

Elbert, T., Pantev, C., Wienbruch, C., Rockstroh, B., & Tuab, E. (1995). Increased cortical representation of the fingers of the left hand in string players. *Science*, 270, 305 – 307.

Brown, T., Sterr, A., Rockstroh, B., Pantev, C., Muller, M. M., & Tuab, E., (2002). Expansion of the tonotopic area in the auditory cortex of the blind. *The Journal of Neuroscience*, 22, 9941 – 9944.

Gelhorn, E., & Hyde, J. (1953). Influence of proprioception on map of cortical responses. *The Journal of Physiology*, 122, 371 – 385.

Jackson, J. H. (1873). On the anatomical and physiological localization of movements in the brain. *The Lancet*, 1, 84 – 85, 162 – 164, 232 – 234.

Jackson, J. H. (1884). Evolution and dissolution of the nervous system. *British Medical Journal*, 1, 591 – 754.

Kass, J. H., (1995). Neurobiology. How cortex reorganizes. *Nature*, 375, 735 – 736.

Kolb, B., Stewart, J., & Sutherland, R. J. (1997). Recovery of function is associated with increased sprine density in cortical pyramidal cells after frontal lesions and/or noradrenaline depletion in neonatal rats. *Behavioral Brain Research*, 89, 733 – 755.

Taub, E., Uswatte, G., & Elbert, T. (2002). New treatments in neurorehabilitation founded on basic research. *Nature Reviews Neuroscience*, 3, 228 – 236.

第28章 工作相关损伤和残疾的评估、预防和管理

Stephen T. Wegener and William Stiers

本章主要探讨工伤的成因、评估、治疗以及长期伤残防治中的心理学相关因素。在照顾生病患者时，心理学家除提供临床服务外，还能提供其他多种服务，包括人体工学干预、损伤预防、残疾赔偿管理方案中的人性因素，以及促进形成更加包容的工作环境。

工作相关的损伤主要与心理压力和生理压力有关，这些压力既能导致创伤，也有可能反复发作。尽管本章中的主要病例都是来自治疗肢体疾患的文献资料和实践经验，但其概念适用于经历各种疾患的其他人员。

一、工作相关损伤和残疾的流行及损失

全球因职业中的危险因素导致的死亡率是 8.8%，大约 2 百万人，以及 8.1% 的伤残调整生命年(1 个伤残调整生命年等于损失了一年的健康生活)。在美国的劳动者中，每年大约有 6 500 人因工伤死亡，有 1 320 万人因工作导致伤残，还有大约 60 300 人死于疾病，862 200 人罹患疾病，直接和间接经济损失巨大。常见的工伤包括循环系统疾病、辐射导致的癌症、慢性阻塞性肺病、大气浮尘导致的哮喘以及和人体工学创伤和伤残有关的肌肉骨骼类疾病。关于损耗的估计无疑是十分保守的，统计中不仅忽略了减员、疾病痛苦造成的损失和家庭成员提供的护理费用，而且伤残和罹患疾病的劳动力人数也没有得到充分上报。

肌肉与骨骼损伤疾病对工作人员的健康、生活质量和工作效率有重要的影响。尤其是对于 45 岁以下工作人员来说，下腰痛是导致伤残的最普遍原因。在美国，因肌肉与骨骼损伤疾病所占赔偿比率占到工伤赔偿的 33%～40%，每个工人因为肌肉与骨骼损伤疾病导致的工作日损失(每例平均 25 天)远远超过了整体工伤导致的平均每例 5 天的工作日损失。罹患肌肉与骨骼损伤疾病的多数人员都能够迅速回归工作，只有少数人员发展成持久功能障碍。然而，正是这一小部分人员的花费占据了肌肉与骨骼损伤疾病人员经费的大部分。

二、工人赔偿体系

目前,州政府法律要求大部分雇主为他们的雇员提供工人赔偿保险,用以支付和工伤及伤残有关的医疗及护理费用。雇主要支付保险金到赔付体系作为基金。赔付应包含何种伤残和疾病,哪些疾病将得到救济优惠,支付多少医疗和法律费用,以及申请程序的建立和管理由各州政府立法确定。一般来说,福利政策仅局限于护理费和医药费,而不提供疼痛和痛苦补偿费用以及惩罚性赔偿。根据Rischitelli 的研究,最终结算支付是根据医疗损伤情况(比如身体功能或结构)和工资亏损(比如挣工资能力减低)决定的。2003 年,该系统覆盖约 125 万人,占全美劳动力总数的 98%,支付了约 2.6 亿的医疗护理费用以及 2.9 亿的伤残补偿。

尽管美国目前的赔付体系无懈可击,受伤员工不必证明老板的过失,但是雇主员工对簿公堂的趋向仍逐日递增。诉讼经常围绕伤残的严重性以及是否与工作相关展开。1995 年,大约 44% 的赔偿都是通过诉讼解决的,和解通常需要 5～6年。争论最初在政府专员或行政法官之前的行政听证会上解决,但是结果会在法庭上进行公布。

三、美国残疾人法案和家庭与医疗假期法

与工伤赔偿有关的法律可能和美国残疾人法案以及家庭与医疗假期法相互影响。心理学家要意识到临床工作和与工作相关发展项目之间的相互关系。

美国残疾人法案禁止在雇佣、使用、提拔、解聘时歧视残疾人,并且规定要为残疾人的工作提供合理的住宿膳食环境。除暂时性的损伤外,遭受工伤或永久性伤残的雇员如果因工伤导致不能胜任一项或者多项日常活动,则应得到美国残疾人法案的保护。合理措施包括工作调整、改变工作日程,以及提供便利的设施设备,也就是说,要提供最低限度的工作保障。如果雇员确实已经不能完成该工作,也不会硬性要求雇主继续雇佣该雇员或为其设置新岗位。可以把伤残员工分配到适合其能力范围的空闲职位上,如果没有空闲职位,也可以分派他们到收入较低的职位上。此外,雇主不需要给伤残雇员特批假期,如果伤残雇员在规定时间内不能返回工作,雇员有权利解聘该员工(但是不能终止该员工的补助福利)。

家庭与医疗假期法案规定出现严重个人或家庭医疗问题的雇员可以申请 12周的带薪休假;雇主必须保存雇员的医疗福利,并在雇员复工时将其安排在相同的岗位,支付相应的薪水。但是,雇主有权利记录雇员离岗时间,并将其算入家庭与医疗假期法规定的时间之内。

雇工补贴、美国残疾人法案、家庭与医疗假期法案均规定雇主有权利要求雇员提交通过医疗服务机构认证的能够胜任工作的测试。雇主不得要求雇员从事

可能对其造成伤害的工作,也不必为伤残雇员设立"轻松"岗位。迫不得已时,也仅限定于短期雇佣期间。

四、因工伤导致的肌肉和骨骼损伤、功能失调和残疾的风险及保护措施

诸多因素都可导致工作相关的肌肉和骨骼损伤以及后续的失调。这些因素包括人口、厂房环境、社会心理、环境保护和应对措施等因素。

(一) 人口因素

因工伤造成腰椎疾病的美国黑人因为社会经济地位低下,比那些社会经济地位高的白种人得到的伤残金要少,这无疑与机遇不平等有关。美国黑人和那些社会经济地位低下的人更容易在收入较低、令人头疼、自动化程度低、身体压力大卫生措施又跟不上的岗位上工作。拥有较高教育水平和较高收入的人能够在更安全的环境里工作,却可以拿到与低收入人群一样的补偿申请率。他们这些岗位并不需要太多的体力,却总是频繁请假。除此之外,残疾人拿到的税前工资只能是残疾前的 2/3,上限为最多不超过每周平均工资的 67%~150%,对于高收入工人来说,替代性工作的收入也明显受限,因此失业对于这些人来说损失比较大。年龄偏大、受教育程度偏低就意味着较低的工伤补偿。处于社会底层的雇员在紧缩的雇佣市场中更容易受到伤害,而在较高失业率的区域工作也会导致更多雇员的申请补偿金,最后,较高的失业率会导致更多的工人赔偿要求,因为在紧缩的就业市场,被边缘化的工人们承担的风险更多。

(二) 厂房环境

一项针对 22 个急性椎间盘疼痛患者的综合回顾性研究表明与工作相关的某些因素导致慢性残疾的增长:其中有客观因素,比如需手工处理原料和繁重的体力劳动;也有社会因素,比如较差的社会支持、较高的工作压力和工作需求、低于两年的劳动合同。其他的研究也表明慢性工残与工作的满意度和同事关系相关。

(三) 社会心理因素

大量研究表明,继急性椎间盘疼痛之后,心理因素也成为慢性残疾的相关因素,比如情感困惑、较差的应对措施(尤其有逃避解决和分析问题倾向的人)、已经出现身体疼痛和肢体功能受限,却不采取任何治疗性的措施。Vlaeyen 等人已经提出了一种模型,那些有心理障碍的人会对伤害和疼痛产生严重的认知扭曲、对行动产生恐惧和抗拒心理、降低自我认同感并减少对康复的渴望,最终造成工作障碍。

(四) 环境因素

众所周知,环境的不可预测性时刻都在影响着个体行为。当利润增加时,申请频率和程度也随之增加。在特定的环境下,收入所得比例越高,工作障碍的时间就越长。有些州的雇工会一直得到补贴直到达到医疗补助的最高限度,有些州的雇工会一直得到补贴直到能够返回伤前岗位,或者在拿到与伤前薪水相同的替代工作后才会返工,前者往往比后者复工率更高,花费成本更低。各种研究表明,雇员的伤残如果在工伤补偿条例覆盖范围内得到的医疗金要比未覆盖在内的伤残得到的少。包括脊椎伤残、肩部伤残、头部伤残及多种精神伤残。

五、应对措施

医生在提供工伤医疗时能够注意到那些可能影响自己判断的因素是非常重要的。治疗慢性病的职业医师往往对该类患者持有偏见,尤其是当他们的费用包含在医疗补助之内时。再加上种族和等级偏见,足以影响医者的判断和决定。比如,已经有研究表明医生倾向于低估这些人的疼痛程度,这对那些报告剧烈疼痛者、老人、非白人、女性是十分不公平的。此外,医生们也容易低估罹患精神压力或者其他生存压力病患的情况。然而,也有一些事实会导致对症状的过度评估,包括提供与症状报告一致的医疗证明。因此,进行伤残鉴定的医师应该意识到这些可能影响他们判断的非环境因素。

病患在遇到员工补偿问题时也会存在个体差异。像其他社会福利体系一样,该补偿体系也有瑕疵。受伤员工需要补偿时,可能会遇到怀疑、否定、对抗、延迟或者拒绝支付福利等情况。很多在美国、加拿大和澳大利亚的工人们都描述了他们被贬低的非人性化经历,他们感觉到被虐待,十分泄气和无助。

请假时间越长,罹患慢性病的风险就越大。例如,大多数肌肉骨骼腰间酸痛的雇工都会在三个月之内返工,但是那些不常生病的人却需要更长时间。医疗条件较差的受伤雇员是拥有较好医疗条件雇员人数的 3.5 倍多,他们通常更容易失去工作,并在受伤后 6～12 个月才能拿到补助。自己的申请没有得到较好处理而产生情绪的雇员聘请律师或者提交诉讼平均 3 次以上。将有责任保险覆盖和没有覆盖的国家进行比较,以及将设立责任保险之前和之后的国家比较,可以发现,诉讼通常和较差的处理结果相关。因此,雇工对申请的处理以及医疗措施的满意程度对预防慢性伤残风险起到了重要作用。

六、对继发性残疾的预防

工伤的二级预防措施中采用早期防治的方法来防止慢性疼痛的并发症、残疾、生活质量的降低以及生产能力的降低。在二级预防模型研究中,采用认知行为疗法基础上的自我管理技术治疗急性腰椎疼痛的病人,有助于缩短病假时间,降低健康补贴费用,同时降低病人恐惧感,缩短疼痛时间,缩短病假期,减少长期病假的申请。除了提高腰椎疼痛的治愈率,认知行为疗法在防止伤残方面也有很重要的作用。物理治疗加上认知行为疗法较单独采用物理治疗的颈椎疼痛的治愈率提高 25%。这些研究表明自我管理干预能够降低人们罹患慢性疾病的风险。

在引入 MSID 为工作环境中的伤残雇工提供健康和康复服务之后,结果有所改善。前提是要对工人进行早期的评估和检查治疗就能改进结果。一项对美国400 个公司的调查表明尽管大部分企业(81%)在他们的保险系列里都有上述康复服务,但只有很少一部分(7%)提供就地治疗或者职业康复服务。根据两个病例相对较少的研究表明就地治疗可以提高其后 MSID 的治疗效果。最近,在某个大公司进行了一项大面积的研究,在严格控制了年龄、性别、受伤部位、诊断结果和工作车间等变量的基础上,比较了就地治疗和社区医疗站的治疗结果,发现采取就地治疗远比社区卫生服务站治疗离岗时间少、限工时间短,花费补贴低。因此,努力提高个体和医疗体系防患于未然的能力有可能减少影响和工伤费用。

(一) 心理评估和治疗

心理医生可以采用多种方式为伤残雇员提供临床服务。过去通常提供传统精神卫生服务,近年来还在医疗环境和康复治疗中提供服务。心理医生的工作还有可能包括疾病评估和伤残界定,这不仅需要有效的传统医学手段,也需要专业的知识和技能。

在工伤或工伤导致的疾病中,心理评估是确定职业是否直接或间接与雇员疾病发展或恶化相关的一个重要部分,也为评估事故是否与特定的伤残或疾病有必然联系提供证据。此外,心理医生也可能被问及在受伤之前是否有和现在因公伤残有关的问题。建立在数据证据基础上判定会出现或更有可能发生何种结果。心理医生既可以作为同时提供评估和进行治疗的临床医师,也可以作为只提供评估服务独立的医疗评估师。该评估可能应雇员、雇主、保险商、或者国家要求出具。但在所有情况中,病患都应该知晓该评估结果会反馈给他们的雇主。

为获取健康状况的补充性文件资料,人们会进行独立的医疗检查,其中包括病因、治疗方案以及伤残等级。这时没有医患关系的存在,只是一次性地检查。心理医生需要确保受检者明白检查的目的只是评估,而非治疗,但是如果出现新的诊断,心理医生有义务通知送检方和雇员病情变化情况并推荐进一步的治疗方案。

评估必须判断病患是否已经得到最大医疗改善。最大医疗改善是指病患病情得到稳定,无须进一步治疗。如果没有达到最大医疗改善,伤残就会被认为是暂时的,雇员可能会被分成三类,暂时性全身伤残、暂时性部分伤残(比如工作环境有一定限制)、或者无工作伤残。一旦得到最大医疗改善,病患情况会被确定为永久性的,并被分为三类,永久性全身伤残、永久性部分伤残、或者无工作伤残。表 28.1 列出了导致工作伤残评估报告的主要内容。

表 28.1　与工作相关伤残评估报告的主要内容

1. 主要内容:开始和过程,治疗方案和回馈意见,目前情况
2. 记录查询
3. 个人信息:社会关系、心理认知、医疗用药、假期
4. 目前情况:住宿环境、日常活动(日常生活情况,日常重要活动)、工作(工种、压力、频率、工作时间)、社会和娱乐活动参与情况、经济状况
5. 做过的检查(如访谈、测试)
6. 检查结果:认知(态度、信念),情绪(抑郁、焦虑),个性(判断能力、应对能力),诱因(先天和后天、身心机能失调、装病),社会因素、行为因素、已有检查结果和工作相关检查结果的区别
7. 对鉴别诊断的讨论
8. 作出诊断和总结
9. 确定病患是否已达到最高医疗改善,或者正在接受推荐治疗;评估全部或部分恢复日期
10. 已使用的伤残等级标准评述
11. 伤残界定,讨论和界定标准有关的具体检查结果,提供伤残等级和比率汇总表
12. 具体工作的障碍(无法满足具体工作需要的伤残)

当接受心理医生治疗的时候,雇员都希望自己的健康状况会受到特别关注并受到公平合理的评估和治疗。心理医生在治疗时应该对雇员的健康问题提出公平、必要、恰当的治疗措施,同时着眼于尽可能让病患早日恢复工作。雇主希望医者能提供适当及时的医疗服务,并适时传达信息,雇主对雇员的复工效率和成本也十分敏感。与工作无关损伤和疾病产生的医疗和心理服务费用不应由雇主或补偿机构承担。

研究表明心理干预可以提高治愈率并降低成本。心理干预应该着重于增加病患的正常活动。对于医疗状况许可能够参与正常活动的病患,心理学家应告知其活动的好处、法定条件下合适的自我照顾,社交活动,工作以及娱乐方式。逐步增加的活动量可以减少内心的恐惧并提升身体功能,因此为提高自控能力和自我服务意识逐步设立活动目标并检测活动情况是十分重要的。和认知行为治疗相配合的物理治疗能够迅速减少剧痛极其引发的恐惧。心理调节和积极应对是非常重要的。

(二) 疾病检测及伤残评定

当进行伤残评估时,治疗型心理医生和病患之间已经建立的关系会使医生做出公正并无偏见的评估时面临挑战。因此,他们可能更希望评估其他病患而不是他们正在治疗的病患。

心理医生也会被要求根据现在伤残或疾病和以前疾病的综合状况来评判永久性伤残等级。在那些因为过去伤残影响下出现的和工作相关的伤害或疾病导

致伤残升级的,雇主只对现在的伤害或职业病造成的伤残负法律责任。

因为在不同的体系中事故原因、等级界定、严重程度有不同的法律定义,所以心理学家必须自己先了解当地法律所规定的各项条款。

不同的州对伤残等级的界定有不同的规定,但也有很多采用的是永久性伤残界定指南。要在专家一致同意的基础上确定伤残等级,既为了标明伤残的严重程度,也是为了确认伤残对个体进行包括工作在内日常活动的影响程度:自我照顾、交流能力、行动能力、感官能力、非专业手工能力、行走能力、性功能和睡眠状态。但是,仅界定伤残并不能反映工作障碍情况,工伤障碍与伤残并不存在线性相关关系:某伤残患者在一些岗位上能够胜任,但在其他岗位上则不能胜任。工伤障碍依环境而不同:它并非是个体固有的问题,而是个体,工作任务以及环境之间相互作用的结果。如果个体能够适应环境,那么他便完全能够胜任该岗位。

工作是高度个体化的,伤残影响,加上工作环境、雇工年龄、教育程度、技术水平、工作职责和岗位环境等决定了雇工是否胜任工作。特定工作伤残不仅和个体的健康状况,比如以前受的伤害或罹患的疾病有关,也和年龄以及性别有关。雇主需要提供详尽的岗位分析和环境解析报告,心理学家来确定个体能力和工作需求的最大匹配程度或者和其他潜在工作岗位的匹配程度。

(赵蕾译,朱霞校)

参考文献

Andersson, G., Cocchiarella, L., & Association, A. M. (2001). *Guides to the evaluation of permanent impairment* (5he. ed.). Chicago: American Medical Association.

Bruyere, S. M., & O'Keefe, J. (Eds.). (1994). *Implications of the Americans with Disabilities Act for psychology*. New York: Springer Publishing Company.

Eijkemans, G. J., & Takala, J. (2005). Moving knowledge of global burden into preventive action. *American Journal of Industrial Medicine*, 48, 395 - 399.

Linton, S. J., & Ryberg, M. (2001). A cognitive-behavioral group intervention as prevention for persistent neck and back pain in a nonpatient population: A randomized controlled trial. Pain, 90(1—2), 17 - 28.

Rischitelli, D. G. (1999). A worker's compensation primer. *Annals of Allergy, Asthma, and Immunology*, 8, 614 - 617.

Vlaeyen, J. W., Kole-Snijder, A. M., Boeren, R. G., & van Eek, H. (1995). Fear of movement/(re)injury in chronic low-back pain and its relation to behavioral performance. *Pain*, 62, 363 - 372.

第29章　积极心理学在康复心理学中的应用

Dawn M. Ehde

一位53岁于6个月前接受膝上截肢的男性说道:"自从我做了截肢手术后,我再也不去担心我的过去了;我仍然对无腿的未来生活充满了期待……我现在非常感激那些手术前常常被我忽视的人。"

一位患有多发性肝硬化症(MS)的33岁的女性说道:"在我被诊断为MS后,大家把我当做一个濒临崩溃的人看待……但我知道我不会这样。当然,我也并不希望患上MS,但当我被确诊后,我想到更多的是我已经得到的而不是已经失去的东西。MS让我开始尝试我以前从来不敢尝试的活动,如在唱诗班大声歌唱、在绘画社团里尽情作画。"

在过去的10年里,心理学界兴起了积极心理学的研究,引起了有关积极心理学和人性功能的基础理论、基础科学和应用领域的研究热潮(Snyder和Lopez,2002)。临床心理学因只强调心理病理学的诊断和治疗,忽略了对心理健康的关注而备受批评。然而,过去的10年,无论对心理创伤(如恐怖主义、人际冲突)还是生理疾病(如癌症、艾滋病),心理学对心理健康的研究及实践越来越关注。

康复领域的心理学家、研究人员和文献作者很早以前就认识到一些残疾患者的心理是健康的。即便如此,康复医学仍然十分关注残疾带来心理病理反应等消极影响。例如,在PubMed数据库中以"脊髓损伤"和"抑郁"为关键词进行检索,检索出281篇相关文献(文献仅限于英文和以人为研究对象)。而一项有关脊髓损伤及其创伤后恢复研究结果显示,脊髓损伤与恢复力间没有明显关系。有关伤残后的适应力和伤后心理状态的恢复缺乏足够的研究。对于残疾的"负性"情绪反应及对其产生的态度、社会和文化的偏见已经得到研究者的关注。然而正因为如此,目前我们对心理功能与伤残关系的探讨也是十分有限的。

有关康复心理学的研究不仅在推动积极心理学发展方面有巨大潜力,而且在探索和拓展我们对人类面对消极的、病理状态下的机体状况的理解时也发挥重要作用。本章从伤残条件下心理机能的改变、伤残后的心理问题入手,为后面章节提供背景基础。将在非残疾人群研究中总结的积极心理学的三个特殊结构——心理弹性、创伤性恢复和积极情绪加以概述。在讨论了积极心理疗法对康复的一些潜在效应后,本章还总结了一些关于未来将积极心理学和心理康复学整合的发展方向。另一个从人体机能层面探讨残疾的概念:灵性,这是一个非常重要但目前为人们所忽视的概念,也在本书其他章节进行介绍(详见第 25 章)。

一、伤残后的心理问题

既往文献关注残疾后的心理病理问题,而这些问题部分源于有关抑郁和焦虑障碍等心理障碍的研究。研究发现这些障碍在康复人群中比普通人群更多见。例如,在 MS 人群中,抑郁障碍的终生患病率大约是一般人群的 3 倍。抑郁障碍在其他残疾人群也普遍存在,如截肢、脊髓受损(SCI)、中风和脑损伤。总体上,伤残人员抑郁障碍的发病率比一般人群或接受初级护理的人群高 2~3 倍。创伤后应激障碍(PTSD)在伤残人员中也占相当大的比例,如烧伤和 SCI。鉴于伤残人员出现心境或焦虑障碍的高风险性,康复心理学家需要谨慎对待这个问题。

最近,Ehde 和 Williams(2006)指出,在大多数有关伤残的心理研究中,大约一半或更多的患者在伤残 1~2 年后没有立刻出现显著的临床水平的抑郁和创伤后应激症状。不幸的是,很少有人关注到"大多数伤残患者并没有发生明显的情绪问题"这一事实。可能随着时间的推移,很多病人只表现出积极情绪、心理弹性、创伤性恢复等非病理性反应。然而,我们在理解康复人群中心理机能的非病理学领域方面仍存在一些分歧。因此,关于心理弹性、创伤性恢复和积极情绪这三个积极心理学的基本成分的概述,有望推进其在康复心理学中的应用。

二、心理弹性

研究表明,很多人在病后或面对不幸、创伤、悲剧、丧失时变得更加坚强。人们这种经历负性生活事件后能抵御创伤,甚至会变得更加坚强的现象称为心理弹性。在大量心理文献中,创伤或丧失后的心理弹性越来越受到重视(Bonanno,2004)。例如,前瞻性研究显示居丧者很少出现心理病理症状。心理弹性在经历各种暴力和威胁生命的事件幸存者中也表现得很普遍,如攻击、恐怖主义、自然灾害等。当然,心理弹性并不意味着人们在面对厄运和不幸时不产生消极情绪、负性思维或不良行为。事实上这些反应很常见,而且其本身就是心理弹性的组成成分。然而,心理弹性是一种短暂的,与积极情绪相伴随的状态,不会对机体功能产生明显影响。

尽管心理弹性与个体的某种人格特质有关,但它仍被认为是一种可以通过学习、鼓励和实践而获得的认知、行为和人际技能。心理弹性可能包括很多要素:① 支持性人际关系,② 制定解决问题的可行性计划的能力,③ 良好的人际技巧,④ 负性情绪应对技巧,⑤ 自我效能感(美国心理协会,2004)。总之,如 Bonanno(2004)所述,心理弹性好的人遭遇逆境后能采取多种途径和策略去应对。

长期以来,康复心理学家观察到很多人残疾后能抵御创伤,甚至会变得更加坚强,许多研究也显示,大多数残疾人并没有出现精神病理方面的问题。但是作为一个重要的课题,心理弹性在有关心理社会功能与残疾的研究中经常被忽视。在不同人群中,心理弹性在一些个体上已经体现得很明显,包括活动性残疾的青少年,脊柱裂儿童,肌萎缩性硬化症(ALS)和慢性疼痛的成人。这些研究对心理弹性的定义和测量不尽相同。例如在一项针对成人慢性疼痛的研究中,心理弹性被定义为"高疼痛耐受力和低情绪负担"。另一个研究认为,心理弹性是尽管患有进行性疾病(如 ALS),但患者没有心理病理表现,并且能以积极的态度参与社交、休闲和娱乐活动的心理品质。大量文献显示,心理弹性在残疾人群中可能普遍存在。很明显,在康复领域,心理弹性在其评价、流行情况、发展特点、预测因素和对健康的影响等方面都有待进行更多理论和实证研究。

三、创伤性成长

有关创伤后应激条件下心理功能变化的研究文献提示,个体"不仅有心理弹性能力,而且也有把负性生活事件当作自身成长和发展跳板的能力"。创伤性恢复可以定义为经历创伤事件或丧失等具有挑战性质情况下个体积极的心理反应。创伤性成长比心理弹性含义更广,指创伤后个体心理功能得到改善和成长,恢复到创伤前水平,甚至更好。创伤性成长表现形式多种多样,包括不断增加的幸福感、逐渐增强的力量感、不断改善的人际关系,生活质量的提高,积极的精神变化,或者找到新的生命意义和生活目标。有关积极心理的描述也出现在其他的文献中,包括"压力相关成长"、"知觉利益"、"抗逆性成长"等。无论这些概念如何表述,它们都表达了一个信念,即人们在遭受到创伤性事件后依然能保持积极心态,这与康复心理学密切相关。

在过去的十年中,创伤性成长的概念得到了广泛关注,大量的研究也支持创伤性成长是灾难后积极心理变化的重要组成部分。早在积极心理学兴起以前,康复心理学家把积极成长的潜力描述为残疾的结果。尽管如此,仅有少数几个研究利用残疾样本中验证了创伤性成长的结构。在一个关于脑损伤的成人小样本($n=21$)研究中,利用创伤性成长问卷对脑损伤患者进行评价,发现脑损伤患者,尤其是那些脑损伤存活已达 118 个月的"晚期"患者比起先前研究其他伤残幸存者创伤性成长得分更高。PTCI 为 6 点量表,要求被试根据自己的创伤体验,从 0(没有体验到创伤成长变化)至 5(体验到创伤成长的非常明显变化)进行评价,计算总分。该量表共 21 个题项分为 5 个维度,分别是:新的可能性(5 个题目),与他人联系(7 个题目),个体力量感(4 个题目),精神变化(2 个题目),生活幸福感(3 个题目)。

McMillen 和 Cook 利用"知觉利益量表"(PBS)测查了 SCI 患者"积极的副产

品"。该量表共有 30 个条目,分为 8 个分量表:高度的自我效能感、对他人的高度忠诚、高度的同情心、丰富的精神世界、高度的社区亲密关系、高度的家庭亲密度、积极的生活方式转变和物质获益。选取 42 名 SCI 患者 18~36 个月的病人作为被试,要求他们回答患 SCI 后是否体验到一些好处。大多数被试(79%)报告至少获得一项积极的副产品,积极利益的平均数为 2.28±1.83 项。最经常报告的副产品是家庭的亲密感和同情心的增强,最少报告的是物质获益和社区亲密感的提高。另外,SCI 患者的副产品还包括获得新态度和观念,提高了自我认识水平,改变了对残疾人的看法,提高其感恩和助人的水平。在一个肢体缺失的成人调查中(n＝138),Dunn(1996)研究发现,约 77% 的人认为截肢后产生了一些积极变化。其他少数有关残疾人群(如截肢)、脑损伤的研究也发现残疾后发生了一些积极的变化。很明显,创伤性恢复结构是如何作用于残疾人群的是值得更进一步深入研究。

四、积极情绪

积极情绪可以被定义为积极的情感体验或情感状态,包括主观感受、生理变化和外在表情。尽管积极情绪可能是副产品或者是最佳心理机能的信号,但研究表明,积极情绪在促进心理康复方面扮演重要的角色。理论研究证明,积极情绪可以为负性情绪提供"喘息"的机会,维持工作能力,并补充已经为压力事件耗竭的个体资源。在 Fredrickson(1998)的扩大——构建理论中,积极情绪增强了个体短时注意能力,改善了个体的思想和行为,这些改变促进了创造力、灵活性、解决问题、应对策略和社会交往等个体资源和能力的构建。这些理论已经得到了各种人群研究的文献支持,同时在残疾治疗实践中得到了一定程度的应用。

积极情绪的诸多益处已有文献报道,如减轻疼痛、改善免疫功能和降低对应激的炎症反应等。积极情绪在有效的情绪调节和应对不良情境中起着重要的中介作用。前瞻性研究显示,经常的积极情绪可以预测个体抵御逆境和创伤后恢复的能力。需要特别指出的是,即便是在严重疾病和丧亲等重大压力事件下,积极情绪和消极情绪并非相互排斥,而是经常共同发生。此外,体验积极情感的时间长度比程度更为有益。如果这些发现成立,康复心理学领域能够从对后天性残疾的经历和积极情感的益处的深入研究中获益。

五、干预的作用

积极心理学仅是衡量干预对促进人们的心理弹性、伤后恢复和积极情绪效果方面的开端。康复心理干预不但可治疗心理创伤,对增加幸福感还有潜在的促进作用。尽管康复心理干预促进心理弹性还未得出明确的结论,但近年研究认为,躯体康复在促进、鼓励和维持心理弹性方面仍有作用。康复心理干预经常会强调并尽力训练病人,学会面对和处理残疾带来的身体、社会和文化环境等方面的已有和潜在的挑战。与这一看法一致的是,病人解决社会问题的能力和健康问题的积极适应与护理关系密切。在康复中通过现实目标的设置与获得使个体的自我效能感得以提高。康复活动也为建立康复专家和残疾患者之间新的支持性社会关系提供了机会。一些能够调动患者参与积极性的康复活动,诸如社交、娱乐和社区活动等,都为患者保持积极情绪,培养自我放松的能力以及扩大社交接触面等提供了帮助。调动积极事件是一个被广为认可的治疗心境障碍的方法,也是康复专家提供的一种改善积极情绪和心理弹性的方法。

康复心理学家早就认识到,认识自我和环境资源在促进残疾患者的心理健康有积极的作用。然而,根据我们现有的卫生保障体系,临床实践更注重对一般疾病的治疗。尽管如此,康复心理学家还积极把积极心理学的新方法运用到康复心理干预实践中。简短的干预,如教会病人认识自己,依靠自身的力量解决问题,或是记下经常发生的好事和原因,就会增加其愉快情绪,缓解抑郁症状并维持半年之久。类似的能促进积极情感、个人成长和心理弹性的干预方法,都为康复的发展和深入研究提供了保证。

六、未来方向

目前对心理弹性、创伤性恢复、积极情绪及其心理功能的非病理方面的研究还很缺乏,这就意味着,我们还需要开展大量研究以进一步了解残疾人的心理功能。一项积极心理学研究内容不仅包括探索心理弹性、创伤性恢复、积极情绪的结构,还应包括它们与人类功能的其他重要方面(如社会关系和社会参与)间的潜在联系。未来积极心理学在康复领域的研究将有更深入的发展。

(一) 明确概念

这个领域缺少被广泛接受的、可操作性的概念,如具体含义是什么,其结构如何等。目前大多只能说是"康复"。根据研究,"康复"有多重含义,下面仅仅列举一些说法:① 没有心理疾病,绝大多数是指没有抑郁症;② 一般意义上的情绪健康;③ 全面的生活满意度;④ 分享重要生活状态。尽管这些方面对我们理解残疾后的预后很重要,但是他们还是不能为我们更完整的了解残疾后的一些心理学现象提供需要的信息。

对于心理弹性的定义还存在很大的争议。例如,有人定义心理弹性为非心理病理状态,有的人认为心理弹性是对逆境的适应过程。同样,创伤后成长和积极情绪结构也随着操作定义的不同而改变。虽然报道没有创伤后应激障碍(PTSO)的人群很有价值,但是研究者更多地关注其他的积极改变,并根据研究明确给出概念的操作性定义。在这点上,积极心理学的领域中的一些方法是很有帮助的。

(二) 残疾人积极心理功能的理论驱动模型

很多有关残疾人心理健康问题的研究都是基于人体机能的医学模式基础上进行的。这种模式主要关注人们对残疾人的心理病理反应的流行和缺失程度。今后的研究和实践应该基于心理社会功能的理论驱动模型进行。我们关注的不仅是残疾发生后会出现哪些"不当"的行为,还应关注一些"健康的"行为,既要预测残疾带来的风险,同时也要探索残疾后的保护性因素。目前有关积极心理功能已构建几个理论模型并得到验证。康复心理学早就认识到不仅人的因素,还有环境因素都是影响人类机能的重要因素,尤其是残疾发生后影响更加明显。然而,积极心理学通常只关注个体因素和社会资源因素,很少关注其他环境因素,但这些因素可能在个体对灾难和压力反应中扮演重要角色。因此,在康复心理学研究中应首先构建更为完善的理论模型,而模型应同时考虑保护性因素和风险性因素,因素应包括的不仅是人的变量,还应包括环境变量。

(三) 纵向研究

虽然验证积极心理结构的一系列不同的研究设计能使康复领域受益,但可以预见的是,专门的纵向研究是必需的,它可以提高我们对于残疾人心理功能的理解程度。许多康复心理学家在临床实践中都从自己独特的视觉看待残疾病人,这样就有机会去研究残疾后的心理机能。这样的研究,特别是在理论指导下进行的话,将延伸到不仅是康复领域,还有心理学的其他领域。例如,非残疾人群中大多数有关创伤性恢复的研究已进行了大量横断面研究,这些研究可提高残疾人群的创伤性恢复的认识,丰富创伤性恢复的研究。纵向研究探讨的不仅仅是积极的结果,也应包括潜在的变量路径或轨迹,路径分析使研究更为深入。这些信息可能会导致人们在鉴别个体因素和环境因素方面的策略处于危险之中,也影响后续对心理弹性、创伤性恢复和积极情绪等的干预。

七、结论

人们对于残疾后人群的积极心理反应及心理功能研究(包括积极情绪、心理弹性和创伤性恢复等)已滞后了。对这些现象的研究不仅可以减少研究者的分歧,还可丰富诸如创伤、丧失、创伤恢复和心理弹性等方面的文献。理论上说,对积极心理反应的潜在风险以及一些保护性因素等开展更加广泛深入的研究,可以使我们对一些问题有更多的认识,同时可以对这些问题开展更有针对性的干预。这些问题包括心理健康促进,心理创伤的预防以及对情绪障碍的治疗等。对康复心理学来说,重要的是通过研究环境因素和人际因素等推动积极心理学的发展。

(杨国愉、苏红译,朱霞校)

参考文献

Bonanno, G. A. (2004). Loss, trauma, and human resilience: Have we underestimated the human capacity to thrive after extremely aversive events? *American Psychologist*, 59, 20 - 28.

Dunn, D. S., & Dougherty, S. B. (2005). Prospects for a positive psychology of rehabilitation. *Rehabilitation Psychology*, 50, 305 - 311.

Ehde, D. M., & Williams, R. M. (2006). Adjustment to trauma. In L. R. Robinson (Ed.), *Trauma rehabilitation* (pp. 245 - 72). Philadelphia: Lippincott Williams & Wilkins.

Fredrickson, B. L., & Losada, M. F. (2005). Positive affect and the complex dynamics of human flourishing. *American Psychologist*, 60, 678 - 686.

McMillen, J. C., & Cook, C. L. (2003). The positive byproducts of spinal cord injury and their correlates. *Rehabilitation Psychology*, 48, 77 - 85.

Snyder, C. R., & Lopez, S. J. (2002). *Handbook of positive psychology*. Oxford, England: Oxford University Press.

第六部分

职业问题

第*30*章 伦 理

Stephanie L. Hanson and Thomas R. Kerkhoff

律师在为对造成病人的颅脑损伤有责任的司机辩护时会传审康复心理学家。传唤的目的是基于患者当时的情绪能力、抑郁病史、明显的重大应激症状基础,用非标准化功能测试来评估患者的行为。由于康复心理学家没有和患者及患者家人进行访谈,康复心理学家不应提供相应的信息。

这个稍后在本章还要简要地再次提及的案例,阐明了三个要点:① 康复心理学实践是嵌入在一个宽泛的保健体系里的。这个保健体系受多种因素影响,例如患者的需要,可利用的社会和经济资源,制度政策和法律授权。② 由于职业竞争的需要,所有的心理学家都面临着这样的一个局面:由于伦理概念被应用于每天的实践之中,所以他们需要考虑伦理概念。③ 做伦理决策必须有一个筛选与合理评估的过程,所以,做筛选是首要步骤(Behnke,2005)。使用伦理框架可以帮助心理学家们整理冲突信息,并识别价值观对评估过程的影响,在特定情况下做出明智的选择。

只要有效地发展和应用行为专业规范,它就会为伦理的分析和决策构建道德框架。伦理规范专业领域的现实意义主要体现在如下几方面:① 表达核心的、共识的职业价值观;② 提供关于伦理行为的指导;③ 提供了一个体系,从中可以规范那些没有从外界实体受到不良影响的行业中个别成员的行为。

尽管职业伦理规范的宗旨是保证专业服务的持久繁荣,这些规范必须涵盖支撑实践的原则,鼓励对伦理两难作积极系统的分析,而不是简单地鼓励事后矫正的或特质的反应。举个例子,当伤害的重大风险是明显直接地支持公开自杀意图的广泛实践时,拥抱善行的生物伦理学原则的道德立场(如阻止人为伤害或促进善行)会比尊重自主原则更重要。它还会支持这样的一种立场,而不是一个不安全的司机不应该继续驾驶,尽管他们拥有合法驾驶的权利。这种从事伦理分析的能力是一个整体,实行职业伦理规范、理解职业伦理规范能促进一个人的发展。因此,本章关注美国心理学会(APA)"心理学者和行为准则的伦理原则",我们认为自从 1992 年美国心理学会伦理规范颁布以来,康复心理学实践已经发生了很多潜移默化的改变。我们也纳入了关于伦理决策过程的简要讨论和决策模型的例子。

一、美国心理学会伦理规范修正案

美国心理学会伦理规范第九版修正案 2002 年由美国心理学会代表委员会批准,并于 2003 年 6 月 1 日生效。伦理规范修正案必须反映出专业价值(如原则)的进展变化,提供这些专业价值合理实用的应用(如标准),能够加强和巩固专业判断,在学科操作范畴内把当前社会环境因素考虑进去。2002 年美国心理学会伦理规范修正案体现了这些要求。美国心理学会伦理规范工作组,授命对伦理规范进行修正,历时 5 年的研讨,为心理学者们提供了许多为工作草案提意见的机会。(见 Behnke 等,2004a,"经过深思并依据收到的反馈合并的范例",见 http://www.apa.org/ehtics 链接中 1992 年和 2002 年伦理规范文本的比较)2002 年伦理规范修正案的这种合并反馈的专业主导精神体现了心理学者们在实用价值和实际应用中要求向前发展的声音。虽然不是把心理学作为唯一独特的专业,这种对伦理规范的实质性修正也是因为受到了社会文化思潮的不断影响。本章将对伦理规范在具体情况下的采用进行简要探讨。

二、总则修正案

美国心理学会伦理规范总则代表了心理学者们努力坚持的专业价值标准。此总则的作用是告诉心理学者们如何在道德模棱两可的情况下作出合理的伦理决策。在 2002 版伦理规范中,对伦理问题的架构进行了修改。除了前言,简介和伦理标准外,1992 版伦理规范涵盖六个法则,而 2002 版伦理规范只包括五个法则:① 善行和不伤害法则(就是原来的"关心他人福祉法则");② 忠诚和责任法则(就是原来的"专业与科学责任");③ 廉正法则;④ 公正法则;⑤ 尊重人权与尊严法则。胜任力和社会责任法则被剔除,而加上了公平法则。总之,这些法则的变化要比反映我们核心专业价值观的主要变化更能显示出组织性并提供说明。举个例子,认识胜任力和保护其他人权利的界线,最开始体现在胜任力原则中,现体现在公平与善行和不伤害原则中。社会责任的关键元素,像客户对服务的使用权和享受公益服务的权利,包含在公正与忠诚和责任法则里。他们分别重新命名这些法则,这与其他当代基于伦理原则的一般说法更加一致。此外,在伦理规范简介中,美国心理学会还更加强调这些原则与标准之间的区别,这些原则的本意是尽量避免被曲解为那些强制性规则。它们通常会使得心理学者们处于被处罚的风险。相反,这些法则旨在使其呈现应有的水平:专业的理想状态。

在法则 E 即人权与尊严的尊重法则中的两项特定变化(以前为法则 D),特别值得康复心理学家注意。首先,文化被列入考虑尊重人权与尊严的因素列表之中。这一变化不仅反映了美国人口统计数据的改变,也反映了美国心理学会在文化能力指导方针上增强了文化能力。Lomay 和 Hinkebein(2006)认为,提升文化能力对康复心理学家来说特别重要,因为我们通过文化因素影响了许多社会心理学问题。Hanson 和 Kerkhoff(2007)把特殊的文化问题和康复训练中的伦理决策联系在一起。对于 E 法则来说,第二个变化是后来增加的。对因其缺陷而使自主决策受到损害的个人和团体来说,特殊保障措施对其权利与福利的保护至关重要。显然,康复训练的一个特点是包容和治疗那些因为创伤而损伤了决策能力的个体。因此,康复心理学家们应该已经敏感地认识到这些能在现在更充分地适用于当代心理学实践的宽泛领域的行业法则。

三、伦理标准修正案

Martin(2002)和 Smith(2003)等人总结了美国心理学会伦理标准的实质性变化。另外,美国心理学会伦理办公室主任 Stephen Behnke,讨论了美国心理学会通讯(APA Monitor on Psychology)的一系列心理学文章中关于伦理规范的个别章节。这些作者突出强调的具有显著变化的例子包括新的标准或者是允许发表的部分测试数据(标准 9.04);学生隐私权保护,尤其是有关个人的信息披露和强制性心理治疗(标准 7.04,7.05);这里将会描述医疗知情同意:① 评价和使用(标准 9.03);② 新疗法(标准 10.01);③ 临床研究(标准 8.02);放弃治疗和治疗终止的区分(标准 10.10);包括多种关系的详细定义(标准 3.05)。我们将讨论三个关于发布测验数据的话题,医疗知情同意,以及它们和心理康复的相关性。

(一) 发布测验数据

发布测验数据特别值得一提的是在标准上有所改动,即心理学家要将测验数据告知患者。1992 年的 APA 伦理法规不允许将测验数据告知给非相关人员,但是新的标准已经废除了这项禁令,允许心理学家给经确定的个人和团体公布测验数据和相关信息。它有两个重要元素:① 测验数据和测验材料的区别,② 1996 年医疗保险可携性和责任法案的影响(HIPPA;美国健康与人类服务部,2006),提出了我们应该如何区别地衡量生物伦理原则的利处和对个体的尊重。

测验数据和材料的区别至关重要,它定义了发布数据资料的范围。测验数据不仅是原始数据、量化数据和患者对测题的反应,而且也包括心理学家在评估患者过程中有关患者的言行记录。因此当心理学家对测验方案做记录时,比如当一个康复心理学家用标准或非标准的尺度去衡量患者的有关记录时,那部分的记录就被发布了。相比之下,正如标准 9.11 定义的那样,测验材料包括协议(没有注解),问题,手册,测验工具,而在伦理法规中,这些并没有在发布范围之内。法律义务限制了心理学家留有资料的权利。而且,心理学家被要求服从法院的传唤。在章节开头的案例中,心理学家要在传唤和发布测验数据之间平衡,并考虑患者的福利和职业责任。他们应该咨询法官,这些法官通常会考虑到患者所受的伤害,并与之商议意外事件,限制数据发布,撤销测试问题以保护测试的安全性,推迟发布数据以让患者更好地恢复以及与律师商议问题。而且,如果康复心理学家在传唤时决定披露患者的相关信息,那么将首要的行动告知当事人也同等重要。这样他们可以对有可能的不良的症状更加敏感,也可以动用家人的支持。当患者认知上妥协或其行为功能限制自主信息的处理时,家人的支持是很有效的。

如果前面的案例考虑到了法律因素,根据 2002 年伦理标准法案心理学家不再有义务发布测试数据。前提是记录独立地存在于测试协议中。相比之下,如果行为数据和临床状况记录在评估仪器上,在多数情况下,他会被要求发布这些非标准的衡量方法。每天惯常的行为记录在患者的康复中是很重要的。因此,心理学家在评估过程中做一些记录是很正常的。康复心理学家在发布这些测验中的行为数据对患者潜在利弊的衡量要十分谨慎。这种谨慎要应用在很多方面。比如数据记录的内容和地点,数据发布的时间,以及数据校对过程中家人的支持。当然也要考虑到例外。比如说,如果没有任何传唤的话,心理学家记录并发布数据会对患者造成的巨大伤害,或是应有关方面的要求在某个时间上限制数据发布。随着患者功能的康复和家庭稳定性的改善,心理学家有义务重新考虑这个决定。

Behnke 简要回顾了一下新的测验数据标准(9.04),认为它旨在调和慈善法案和尊重人权和尊严法案。然而,新的规定明显偏向个体自由的尊重。HIPPA 的执行显出了影响力,这个联邦法律意在保护患者隐私和健康信息的获取,正如提高社会整体健康信息体系。然而,HIPAA 在伦理法规上的影响或是心理学家关于隐私泄露的讨论比测验数据的发布具有更深远的意义。

从伦理法规到信息传播的敏感度,以及 4.02 部分的内容,特别是在隐私风险方面,反映了 HITTP 建立的文化环境。HIPPA 的执行导致了健康商业的巨大变化。例如优化的知情程序包括 HIPPA 和加强数据库的安全。对于心理学家来说的实际结果就是违反 HIPPA 的规定,像没有保护好非授权的数据,而且也有可能是 APA 伦理法规的违背。

(二) 知情同意

获取患者信息和其他资料,在很大程度上是受知情同意控制的。在 2002 年的 APA 伦理法案由四个主要的知情同意标准:总体的知情同意(3.01),对研究的知情同意(8.02),对治疗的知情同意(10.01),还有评估中的知情同意的新标准。除此之外,其他的部分,著名的心理服务到整个组织(3.11),对保密性局限的研究(4.02),对研究知情同意的执行(8.05),还有团体治疗的新标准,包括知情同意的组成部分。我们接下来讨论知情同意标准的改变范围。

1. 知情同意当中总的议题和评估中的知情同意

知情同意标准的改变反映了更好地在发布数据中应用生物伦理原则。这种改变关注内容的细节是为了更好地保护患者的权利和福利。这些保护措施可以在知情同意的评估、疗法、研究中看到,并且覆盖了整个过程。例如,第三方的费用,保密的范围,是在评估中要涵盖的话题。这个新部分,评估的应用(标准9.02),也提醒了康复心理学家提供非标准过程信息的重要性,在征求同意之后的一个普遍的心理康复训练。这可能是因为能更好地使患者接受而做了一些更易接受的描述,还有所用到的原理和一些解释的局限。

总之,法规中对这种专属医疗上的知情同意内容的增加,使这项服务有了更完整的解释,也是患者能有效地参与某些抉择的决定。后者的观点是评估标准(9.03)的观点,这项观点指出了患者(或者更准确的说是家庭成员)应该参与对他们的提问并给出答案的要求。与之相似的,这项标准也特别提出心理学家必须获得患者的同意才可以运用。在2002的道德准则中,我们希望,通过更加准确和通俗的语言叙述把全面的道德底限和患者参与更明确地阐述清晰。

在实际中,康复心理学家需要和患者共同面对疾病,这些患者有着自己独特的对妥协的认知和对自己行为的控制,而这就使心理学家面临一个大的挑战,即如何找出一个适合他们的范围并且在同意的情况下来为他们服务。在与功能受限的患者共事时,心理学家需要采取步骤去保证来访者能理解关键信息。另一方面,我们也做了一些准备工作来确保这项服务在官方和私人方面均获得肯定。例如,在多方会议上提供一些基本的信息,同时再联系一些患者提供具体的经历作为例子,这样会帮助新的患者更好地了解。同时,在帮助患者进行治疗时家庭成员的配合将会是最大的帮助。但对于心理学家来说有一点很重要,即配合心理学家的那位成员必须可以代表患者行使知情同意。康复心理学家工作的典型特点就是,他需要和多组家庭成员接触,因为大多数家庭成员不具有法律上特定代替患者权利的条件。标准(4.02)(披露保密的限制)加强了敏感问题保密的程度。心理学家必须从一定程度上在法律认可范围内获得事先知晓患者自己的意愿。州法规定符合继承关系下可代表患者(例如配偶,成人子女,父母)的人,而心理学家需要熟知自己专业这方面的法律。

相反的,在一般大众认知下的医疗知情同意(3.10)现在普遍认为,在合法和规章授权的情况下,进行治疗的一些准备工作是不需要透明化的。这就使在评估的知情同意之下,再一次使准备工作合格化。如果举报内容是针对咨询的,那么就不需要法律或权威机构认可信息的准确性,这一点心理学家应牢记。举报标准(4.05)和标准(3.09),会涉及其他专业方面,提供专业康复的新闻报道,在一个跨学科的学术组间提供专业康复的报道,所有的人员都会在这个治疗计划小组的信息分享中得到发展。然而,心理学家必须用准确的判断来决定哪些信息是必要公布的。他们也必须意识到,在一些州法的条款中,患者是有权利选择获取和掌控健康信息发布,即是可以否决道德准则的。在一些道德准则的其他方面同样可以增强患者的保护权利。在2002年美国心理学会上强调了语言的道德准则的问题,心理学家有责任和义务来保护还未获得知情同意的,行为不便的,在法律上不能自理的患者的权利和福利。不管他们是否获得知情同意,知情的权利应该是项规章而不是特例。当患者和家庭成员完全理解在康复过程中需要的评估和信息分享的作用时,而这些评估和信息分享必定会卷入他们的家庭和社区,但是他们一定会有很大的益处。

2. 对治疗的知情同意

需要康复的认知、行为和情绪改变和改变日常生活的重大躯体疾病、伤害是有密切联系的,但未必是精神病理学的特征。因此,一个很明显的挑战就是在治疗知情的过程中提供一个论据,这个论据是以社会为背景可以介入到康复心理学的。医疗知情需要联系到患者的诊断和康复治疗的目标与日常生活的展示。这样通过提供一个论据联系到治疗小组目标的方式,介入到患者的日常经历,会显著提高患者的治疗结果。这是一种综合的,同时以康复心理学为基础的治疗方式,它还需要更加具体全面地介绍给不同个体从而使患者更好地理解治疗的全过程。

这种治疗方式含蓄地表达了一个现象,这种医疗知情进程被定义为被展示出的治疗,被展示的治疗方式就符合了医疗知情,而未被展示的就不符合。Ragnarsson认为仍然还有大量的工作需要做,比如需要在TBI康复治疗中检验此方式是否奏效。因此,临床实践仍然需要一个基本的指导,以在医疗知情同意方面发展道德标准。

完整的医疗知情也要求患者和家属有机会来询问治疗方法的实施,这样会更清楚他们在治疗过程中所应扮演的角色。常举的一个例子,在家庭会议上会有跨学科间的相互影响,每天的药物—心理学和每个人的治疗计划。患者和家属的问题可以看作是在小组中分享不同的治疗数据,小组中的保密限制和在不同环境下不同治疗疾病之间的相互渗透,这些都需要一种开放的思想和参与的精神。

最后,在患者进行治疗过程中任何的中途打断都需要认真记录下来。例如,在复杂的医疗治愈工程中,经常性的多重创伤患者需要经历从康复治疗中心到稳定治疗中心的转换。那是一个很绝望的过程,因为需要患者清楚健康保健系统的复杂性和耐心对待整个转变过程。这个转变过程需要连续不断的心理沟通治疗,心理沟通治疗就会涉及到不同治疗方式和背景。这样病人就会在一个很强大的健康保护系统下增强对康复治疗过程的熟识。

3. 研究知情

和评估、治疗知情同意相似的是,详细解释研究过程和积极参与知情同意过程(如问答环节、接受研究者联系)在标准(8.02)中是有具体要求和体现的。例如,在实验处理的过程中(8.02b),要求提供关于被试如何分配到各组去、控制组可获得的服务、可选择的实验处理(或治疗)、时间金钱的花费和偿还等信息。然而,对于康复心理学家来说,更有趣的是必须确认在实验中何时施与实验处理。Purtilo说,几乎每一个实验都会产生对人心理和生理上的侵犯。她认为,如果保守的决策者认为患者康复过程中是很脆弱的,那么就暗示了一种不可改变的妥协或者是对压制的一种简单处理,那么应用于研究就会是一种道德的禁忌。

以以下原则为荣的康复心理调查者们在实验调查中将道德指责的可能性降到最低并且保护了固有的社会价值:① 运用实验被试权利法案(Pozgar,2005,p.570);② 清楚地定义研究对患者和家属潜在的利益;③ 充分满足实验参加者的特殊需求;④ 从 APA 道德准则中寻找方向和可能的调查指导;⑤ 加入一些旨在实验设计中避免不利影响的机构提出的关于安全措施的建议。

(三) 多重关系和利益冲突

多重关系的标准包括两个新要素:一个是构成多重关系的明确定义,二是不是所有的多重关系都是不道德的。只有这种关系是被认为不道德的:有理由认为损害他或她作为心理学家的目的、能力或功能,或者存在其他损害患者和心理学家的正常关系的风险时(APA,2002a,p. 1065)。这个定义包括拥有多重角色的人(比如治疗专家和朋友,教师和治疗专家)或有紧密联系的患者及与心理学家有职业联系的人。例如,在前一个案例中,一个患者可能正在一个乡村康复中心接受住院治疗,而这个康复中心雇佣的唯一的心理学家恰巧是这位患者的邻居。在后一个案例中,这个患者可能是这个心理家生意上合伙人的亲戚。第一个案例中的挑战就是这个患者的护理不能被转介,因为没有其他备用的心理专家。如果这被认为不合理或在其他场合将这位患者的照料转移给一个心理专家,那么为保护这位患者而采取的一些方法是受争议的。这些包括分清角色预期和承认在守护人际关系的特殊边界保密范围。其他步骤包括在康复过程当中适当强化界限问题和提高对潜在的客观损失和潜在的患者伤害的敏感度。决策上批评式的自我分析和关注患者忧虑的咨询及临床决议能帮助把不道德行为的风险降到最低。

第二个案例依据合同出现的频率和类型,可能会带有固有的不道德的性质,而这些合同会在患者,心理专家和商业合作者中出现。为确保心理学家和患者之间的关系不被利用,心理专家应该给界限来个适当定义。需要考虑的限制包括不和患者讨论商业问题,为了不影响合作者而对患者采取强制性行为。此外,期望商业合作者询问关于患者的健康问题是明智的。参与这种事件的心理专家必须聚焦在保护患者隐私上。总之,心理专家有义务确保个人的安全和良好行为。和这些人一起,心理专家已经进入一个专业关系。因此,一个多重关系是否有害的决定性因素应该直接聚焦在患者被损害了的照料的风险上(查阅 Anderson 和

Kitchener,1998；Schank 和 Skovholt，1997。来了解更多的关于多重关系的评论和在治疗过程中及治疗后如何处理这些问题的建议)。

利益冲突也强调了避免剥削性和伤害性的职业关系的重要性。在康复中,心理学家通常有多重职业义务,这些义务在大的健康维护组织里是有层次的。这些责任的广度能增加角色冲突的风险。例如,康复心理学家可能发现他们自己在一个层面上提倡服务,而在另一层面上限制特权。当治疗关系受到潜在威胁,特别是团队成员间例行的沟通被误解时,患者或家人对心理学家们不同的职业角色(如团队人员,治疗专家)困惑,这是可以理解的。因为每个人都有可能与一些特殊的活动有关,所以使顾客明了多重角色(患者倡议,签约雇佣,组织顾问)以避免当保密内容泄露或利益冲突时出现团队和组织交流上的失败。此外,从治疗接受者和队员这两个角度对治疗进程进行谨慎的解释在避免误解中是很重要的。

同时,当这些康复心理学家建立必要的道德和职业界限时,与这些多重角色有关的潜在的冲突影响必须被小心地排除。这被患者给予最好的例证,这个对健康维护系统的复杂性抱有幻想的患者,在进行康复项目中获得了完善照顾。解释性的职业界限,潜在的组织政策冲突和道德要求(查阅[CARF],2005;《健康护理组织认证联合委员会》2004;Weber,2001)及政府性的私人性的关照保护了资金的分配,同时也在尽力维护患者间可行的工作关系,这可能被看成是一个令人胆怯的挑战。幸运的是,这些主要聚焦在健康维护运行上且被康复设施公认机构发布的道德标准与被心理学家应用于公认设施工作的 APA 道德标准是互补的。

多重角色当然能在合适的成组的道德练习中被执行,事实上,它对于患者达到目标是必要的。然而,这些规则的详细描绘对于道德实践是必要条件,而且对于消除利益冲突还具有评论性的。此外,没有人定义职业界限应该达到专业检查的地步。也就是说,心理学家在规则上的行动和他们运用的界限应该能被一个职业同行认为是合理的。

(四) 伦理决策

尽管这个 APA 道德准则展示了心理专业的价值和智慧,但这个规则不能保证道德的行为(不允许违反规则)。因为它不能涵盖所有可预见的道德挑战。此外,当碰到一些准则冲突时,道德窘境要求心理学家掂量这些价值。因此,它是个人进行道德抉择时最终的道德指南针,而且一个专业人士做的每一个决定都是整体上反映了这个规则。道德性格被心理学家自身的经验,知识和价值所塑造,决定的作出是个人与环境交相所驱的,并且这种环境是心理学家面对道德窘境所展现出的。

康复充满了人们道德哲学的道德困境,Kirschner, Stocking, Wager, Foye 和 Siegle(2001)发现被康复专家在一个开放调查中报道的最常见的道德关切是在赔偿、团队目标设定、患者做决定的能力和患者信息的保密这些领域。正如我们在前面所讨论的,当人们试图平衡患者权利及其安全时,优惠原则和对人民权利、尊严的尊重经常在康复环境中起冲突。在其他方面,我们已经提供了关于如何平衡这些权利的全面的讨论。这项平衡中一个重要的成分就是决定这个患者在一些被考虑到的特殊的场合中是否有保护自己福利的能力(尽管这个团队不同意患者的决定)。如果患者缺少这项技能,提供者必须决定重大危害的风险是否超过自主权的尊重,因此会把决定倾向于患者的安全。但是,明确规定终止限定目标的保障措施,慈善活动也需要道德实践。例如,CARF 设施标准要求监测并确定使用因素中的缓解因素。在这种情况下,小组的建议和安全性的增强,以及慈善限制性程序终止的理由,应该提供给患者和家属。

如果患者自主选择一个带有风险的决定,该小组有义务与患者讨论这种风险。例如患者和家属可能会选择一个不安全的转换(如火灾和身体受伤的风险)。对此社会工作者应该提供必要帮助,或者职业治疗师应通过审查其潜在变化来确保更加安全的环境。除此之外,小组应该找出危害的重大风险,并且要让相关责任人对社区为基础的患者安全监测负责。在对未来决策后果进一步讨论前,应该把治疗团队的风险评估和治疗机构的意图告知给患者及家属。

维护跨学科团队的保密性、最大化患者利益的团队治疗、涉及到家庭成员的决策和患者护理都会面临挑战。在这些情况下,主动(而不是被动)在伦理实践中是重要的。我们强烈建议所有专业人员熟悉并内化道德决策的系统方法。否则,基于患者、家属和健康护理人员的不良行为、情绪反应,治疗师会处于重大的危险中。

有各种各样的决策模型来指导心理学家。这是典型的两种模式之一:① 总体的指导方针是健全的道德实践;② 处理一个特定的伦理问题时要遵循的步骤。设计了伦理决策的全局观点帮助心理学家避免常见的错误、进行对风险管理的向导。Canter,Bennett ,Jones 和 Nagy (1994)提出了以下建议:了解该学科的道德规范、法律法规、从事继续教育;确定潜在的道德问题;学会道德分析方法;和同事商议道德问题。Nagy(2005)提供了一份问题清单以确定一个人的行为是否需要提高警觉。例如"我有没有发现在处理一个特定的人和情况的时候改变了我平时的习惯和做法?"。这种类型的质疑会增加自己行为模式的洞察力。

具体决策模型通常有几种常见的特点,包括:① 确定受影响的当事人;② 确定与伦理有关的原则;③ 制定可供选择的行动过程;④ 考虑到可能出现的风险和利益;⑤ 选择并执行行动的过程;⑥ 评估结果。有四个模型说明这些问题解决的成分。

虽然每个模型都有它的独特之处,然而所有都包括仔细的信息分析(如评估现有的数据和竞争值)与问责制,并纳入了一项行动计划。这些模型中的任何一个都很容易被伦理制度咨询团队所接受。

四、结论

APA 伦理准则的修正,反映了当前社会文化背景的以下方面:① 一个被更广泛承认的多元化社会(例如在整个标准和 E 原则上增加了文化和性别认同条款);② 对患者的决策、获取资料、披露自主权方面的日益重视;③ 增加患者和学生保护(例如划清能力的界限,其中包括 2.01 和 2.02 的标准;尽量减少研究带来的伤害,标准 8.05 和标准 8.08;保护学生信誉,标准 8.12;避免与学生的多重关系,标准 7.05);④ 确保心理学家都是守法公民(如在前言中明确规定,存在一个尚未解决的冲突时需要遵守法律)。更具体的标准中阐明了心理学家的义务并增加了一些更为具体的行动,例如有效解释康复过程的重要性,跨学科团队综合沟通的特点和患者在该团队中的积极作用。这种特殊类型的用处体现在伦理委员会进行调查的职业道德的投诉量持续减少(APA 伦理委员会,2004)。

然而,尤其是在重大的个人或职业压力下,善意者会陷入道德困境的混沌之中、做出不好的选择。在这段时间之中,尤为重要的是通过使用系统的、协商的过程来克服道德困境。通过整合,有计划,合理的决策方法,心理学家可以减少强迫性的感情和避免在陷入道德困境中重蹈覆辙。显然,作为这一过程的一部分,APA 道德守则提供了重要的指导。

(张艺军译,姜成立校)

参考文献

American Psychological Association. (2002a). Ethical principles of psychologists and code of conduct. American Psychologist,57,1060 - 1073.

Anderson,S. K. & Kitchenner,K. S. (1998). Nonsexual posttherapy relationship:A conceptual framework to access ethical risks. Professional Psychology, Research, and Practice,29, 91 - 99.

Behnke, S. (2004a). APA's new ethics code from a practitioner's perspective. Monitor on Psychology, 35,90 - 91.

Canter,M. ,Bennet,B. ,Jones,S. ,&Nagy,T. (1994). Ethics for psychologists:A commentary on the APA Ethics Code. Washington, DC:American Psychological Association.

Hanson,S. L. ,&Kerkhoff,T. R. (2007). Ethical decision making in rehabilitation:Consideration of Latinoculture factors. Rehabilitation Psychology,52,409 - 420.

Kirschner,K. L. ,Stocking,C. , Wagner,L. B. ,Foye,S. J,&Siegler,M. (2001). Ethical issues identified by rehabilitation clinicians. Archives of Physical Medicine and Rehabilitation,82 (Suppl. 2),S2 - S8.

Lomay,V. T. ,&Hinkebein,J. H. (2006). Culture consideration whenproviding rehabilitation services to American Indians. Rehabilitation Psychology,51,36 – 42.

Martin,S. (2002)APA's council adopts a new ethics code. Monitor on Psychology,33(10). Retrieved September 7,2006,from http://apa. org/monitor/nov02/ethicscode. html

Pozgar,G. (2005). Legal and ethical issues for health professionals. Sudbury, MA: Jones and Bartlett Publishers.

Ragnarsson, K. T. (2006). Traumatic brain injury research since the 1998 NIH Consensus Conference: Accomplishments and unmet goals. Journal of Head Trauma Rehabilitation, 21,379 – 387.

Schank,J. A. , & Skovholt. , T. M. (1997). Dual-relationship dilemmas of rural and small-community psychologists. Professional Psychology, Research, and Practice, 28,44 – 49.

第31章　卫生政策101：卫生保健改革中的基础议题

Glenn S. Ashkanazi，*Kristofer J. Hagglund*，*Andrea Lee*，*Zoe Swaine*，*and Robert G. Frank*

　　卫生事业已经成为了一项全球性的事业，每1000个从业人员中，至少有23人从事卫生事业的工作。来自相关国际组织的数据显示所有的发达国家将国民生产总值(GDP)的8%用在卫生事业中。在大多数工业化国家，目前专门用于卫生事业的花费超过了国民生产总值(GDP)的9%。多年以来，英国的卫生保健模式是大多数节俭型国家中具有代表性的一个，目前英国将它GDP的9%用在卫生事业方面。加拿大是另一个在卫生事业方面收支平衡的代表，2006年支出超过10%。

一、美国卫生事业筹措资金的历史

　　四十年来美国在卫生保健方面的花费一直呈螺旋上升的趋势。1970年，美国投入约150亿美元在卫生保健中，人均卫生保健花费为356美元，合计占到GDP的7.6%。以后，美国卫生保健方面的花费以每十年超过GDP2.5%的速度增长。卫生事业方面的花费增长唯一的例外是20世纪的最后10年。医疗保险和医疗补助服务中心预计到2016年卫生事业方面的花费将超过4.1万亿美元，人均卫生保健花费为12782美元，投入金额巨大，占到GDP的19.6%。

　　有别于其他发达国家建立的统一系统，美国在关于卫生事业方面的公共投资是矛盾的。美国在过去的100年，日益频繁的国家争论已经开始关注个体、雇主和政府在筹措卫生事业资金方面的角色。直到第二次世界大战，大多数个体还要为卫生保健服务支付。

　　当前的健康保险系统的先驱可以追溯到1929年，当时达拉斯、德克萨斯的教师和贝勒大学的附属医院同意保险安排，其中教师在一定程度上接受病房、食宿和辅助性服务作为他们每个月6美元保险费的回报。在经济大萧条时期，其他医院模仿这一模式，并且美国医院协会促进了全国范围内蓝十字规划中的医院收容组织的发展。此后这一模式开始广泛流传开来。

　　二战期间，面临联邦政府统治下工资的冻结，雇主日益增加健康保险来吸引更多的员工。二战以后，在紧张的工作市场和集体交易共同作用下，雇主提供健康保险作为就业的福利。由企业主出资筹办的个人健康保险市场建立了一个卫生保健系统,从上世纪40年代到80年代,这个系统一直为国家服务。伴随私人投资的增加,由企业主支持的市场通过从员工纳税的收入中免除其对健康保险投入的方式增强。1980年,以企业主为支撑的市场发展达到了顶峰。1987到1999年期间,包括18～64岁职工的市场覆盖范围下降了2.8个百分点。从1999到2004年,员工利益研究协会(EBRI)报道结果为下降了3.5个百分点。总的来说,在过去的15年里,以企业主为基础的市场覆盖范围下降达15%。

因为美国缺乏健康保险,以企业主为基础的保险系统中腐败也相应在增加。这一矛盾标志着美国已经进入复杂的保健领域,而这对于很多长期以来缺乏卫生保健的美国人来说是一个惊讶。1978年,年龄在65岁以下缺乏健康保险的人所占的百分比大约为12.3%。当企业主为基础的系统覆盖范围开始减小的时候,美国来自各个领域缺乏健康的人口数量与日俱增。2006年,在65岁以下的人有18%,即0.465亿人缺乏健康保险(Kaiser Commission on Medicaid and the Uninsured,2007)。同时Kaiser Commission on Medicaid and the Uninsured报道,拥有私人健康保险的人一半接受健康保险是来自他们的雇主,另外一半接受健康保险是自己独立承担的。在私有的非组织市场上,大多数个体无法负担健康保险;以个体支付的方式仅5%的人有能力购买健康保险。在私有的无组织市场中,以企业主或非组织为基础的政策评估是以个体的健康风险作为依据。对那些有慢性疾病或丧失劳动能力的个体不适合在个体健康保险市场买保险(Kaiser Commission on Medicaid and the Uninsured,2007)。

联邦国家的社会保险计划中的医疗补助方案将提供比其他独立的保险公司更多的健康保险给更多的美国人民(13%)。医疗辅助方案为年收入在10万美元以下的人提供保险,根据立法要求将这些人分为四类:儿童及他们的父母、孕妇和残疾人。正如皇室委员会记录的,40%的穷人享有健康保险,但在贫困标准下的37%的人没有健康保险,因为他们不符合接受保险的条件。对于那些残疾人来说,医疗补助方案是健康保险一个很重要的来源,它为800万非年长者、低收入并且有残疾的人提供健康保险和长久的照顾。尽管有医疗补助方案,没有健康保险的人中近一半有至少一种或一种以上的慢性疾病。

二、当代保险在美国如何发挥效用

在美国,健康保险已经成为卫生保健资金的一个主要经济来源。保险是为大范围内小概率事件风险的蔓延产生的。通过契约关系,保险公司为保险单确立了保险金额。保险金额包括了个体和组织购买保险单范围内的预期损失(即保险额的风险调节函数)。保险费用还包括了保险单执行的费用支付。保险单执行包括风险评估、保险单管理、执行成本和收益。保险公司通过保险业评估一件事的风险。保险统计员评估一件事在特殊人群中发生的可能性,并调节风险得出适合保险公司政策的结论。先前的索赔为体验分级创造了一个根据,这预判了进一步使用或索赔的费用。

正如樱桃的摘取过程,在这个过程中保险公司控制健康个体选择他们的计划的可能;这些个体很少使用服务或要求健康索赔,因此就增加了保险公司的利益。选择偏好可能对保险公司不利。当保险公司提供一个丰厚的获益计划时,较多的患病个体被吸引并且使用较多的服务项目,这就叫做不利选择(Barton,2003)。风险调整是通过风险联合发生的,在风险联合中个体或团体被联合起来使风险得以扩展。对未来卫生事业的预期在保险进程中是所有保险方的一个基础。保险公司试图达到一个最佳的损耗比(即保险费比损失值要大)。一个最佳的损耗比为保险公司创造最大利益(即保留率)。

道德风险这一术语源于经济学,成为卫生政策中一个比较重要的概念。经济学家认为一个人如果不能负担他或她的行为的所有后果,就会出现道德风险。随后,拥有健康保险的个体其卫生保健花费结果的不足导致了道德风险。尽管没有明确的证据证实道德风险应用于保健工作,但它却是保险公司多种费用分摊实践应用的一个基础。基于道德风险模型制定的保险单,典型的包括了几种费用分摊原理,其中被保险者责任重大。这些绝对免赔额、共同支付额、共同保险额减少了保险的功能,并鼓励被保险者正确地评估卫生保健应用的经济成本。所有这些使得消费者对健康成本更加敏感,并且减少了保险公司的成本(或雇主筹措资金的计划)。绝对免赔额起于边缘健康保险实验,这也是第一个大规模的健康干预实验。有2005个家庭参与了这项研究,他们被分配到不同的健康覆盖条件等级组,从完全符合条件到多种共同费用支付。所有类型的服务中有消费者费用分摊的使用的较少。费用分摊效应的唯一例外是医院接纳儿童。心理卫生服务对于费用分摊效应极度敏感。这项研究严重影响了健康服务的赔偿、绝对免赔额和共同支付。

1974年,美国面临抚恤金危机,因为很多抚恤金计划拨款不合理,并且没有遵守合同义务。为解决这一问题,美国国会修改了抚恤金条款。1974年美国参议员和众议院的会议上修改了雇主退休收入和安全行为方面小部分内容,从国家保险委员会要求必须提供的利益中免除自我保险或自我支付的项目。自我保险资金无须支付国家保险税(Barton,2003)。

企业主筹建他们自己的保险项目,必须包括损耗的相关费用。自我保险企业主可能与第三方行政服务订立合同。行政服务计划可能寻求相关专业人,比如保健计划提供保险精算评估、计划设计和索赔处理。一家公司可能希望缓冲或限制财政风险,通过购买其他保险公司的再保险使这家公司得以生存。再保险允许企业主建立的滞留—损失水平超过他们的风险。例如,一个企业主可能购买再保险建立一个滞留—损失水平为＄25 000/人。企业主的风险对每个被保险者限制在＄25 000(Barton,2003)。

三、卫生保健改革中失败的尝试

尽管间断性的有激烈的争论，美国不可能完成综合性的卫生保健改革。20 世纪 90 年代，克林顿总统提议对卫生保健制度进行综合性改革，这项改革在每一个提供卫生保健的团体中执行，但包括健康保险公司和商业集团在内的几个核心利益集团却反对改革提议。很多美国人认为，这项改革大范围内贯彻执行的复杂程度影响了很多的支持者。对很多美国人来说，尽管综合改革存在巨大的政治挑战，健康有效性成本的增加和健康有效性的缺乏将使得卫生保健制度的改革成为一个重要的持久性的政治话题。

美国政府一直以来比较关注健康服务的质量、有效性和健康服务的成本，持续性地关注卫生事业系统应该如何进行改革。1994 年，雄心壮志的克林顿对健康系统提议的失败，使得大部分政治家和政策制定者对综合改革模型提出了质疑。将来对卫生改革的讨论会主要关注卫生系统专项领域的修改，而不是整个系统的改革。这种思路的转变标志着改革的递进，也体现了美国在过去的 100 年里主要卫生政策改变的历史特征。尽管卫生保险的成本扩大、品质的降低、新方法的执行和推进需要综合性改革，但从卫生领域专项的突破着手更有利于破解难题。

卫生政策方面的改革推进比较缓慢。Etheredge 2007 年发现国家卫生政策的改变需要几个选择周期的持续发展。确实，敏锐的观察者将会注意到，在过去的 50 年，卫生政策改变中的大多数变革在执行前需要至少 10 年的时间做宣传。例如，医疗保险的预期支付计划在 20 世纪 80 年代应用，而这最早在 1972 年的社会保险修正案中被支持（Etheredge，2007）。卫生医疗改革是尼克松执政期间由法律所制定的，它是变更保险市场、维持护理主动性的基础（Etheredge，2007）。

在卫生政策中的大多数改变中，长期的渗透常常被那些与新政策相关联的戏剧化改变所遮蔽。例如，关于卫生系统改革的全国性的讨论是在 102 次会议（1993—1994）期间发生的，导致部分健康立法。尽管如此，这一立法通过朝向未来支付模型中私人和公共卫生支付者各自的责权，而这一模型指定了由保险利益所提供的份额。而这一转变代表了卫生政策专家 30 年的研究讨论（Etheredge，2007）。但是心理学家很少参与到这项会谈中来。越来越多的心理学家开始理解卫生政策的基本原则，这对于把心理学科整合到有关卫生事业及其前景变化的大范围讨论中去是一个关键。

慢性疾病和致残性疾病产生了巨大费用。Kronick、Gilmer、Dreyfus 和 Lee 于 2000 年研究发现，在那些丧失劳动能力的人中，卫生保健的开支不小。卫生政策明显意识到，吸引太多有经济困难的人入保将会导致财政损失。与致残性疾病相关联的卫生开支的数量提高了康复心理学家的重要性。因为卫生政策长期处于酝酿中,康复心理学家相对比较容易了解到卫生政策的基本元素,能辨别卫生政策的含义,同时保证改革的持续推进。改革的选择范围相对被限定。总体来说很少考虑新观念。大多数临床医生主要关注赔偿内容,因为那会直接影响临床收入。赔偿只是大范围内相互关联的卫生系统的一小部分而已。例如,一个人的健康保险范围直接被保险规则所制约。这些规则影响花费。因此理解卫生改革需要理解保险系统和改变的含义。

四、卫生保健改革中成功的尝试

在过去的 20 年里,在保险行业,为员工购买保险的企业数量出现了稳定的增长。在这个管理型医疗的时代,多元化的产品远远胜过通用型产品。有意识的购买降低应激成本的较新的途径,包括被保险者的医院和医师提供的短期折扣(Robinson,2004)。今后 10 年里,很多这样的改革将会成为普遍的保险工具。了解这些新行业的结构和功能能使我们更好地洞察健康类型,使政策革新可能出现在国会和国家立法中。

(一)卫生资金账号

健康资金账号(HSAs),2003—2005 年第 108 次国会中第一次被讨论,证明持久受到国会中共和党成员的欢迎。HSAs 将提高绝对免赔额政策和员工管理联合在一起,由企业主提供资金账号。HSAs 包括的医疗费用超过了绝对免赔额。差额能够翻转和累积,有意识地购买奖励费用(Robinson,2004)。不像传统的保险,HSAs 能够缩小不必要的卫生成本,这看起来常常能鼓励卫生事业的发展。HSAs 的功能作为传统保险的覆盖范围,使费用超过高绝对索赔额。HSAs 还能作为资金账目,允许入会者保持差额,只要他们一直在一家企业工作。HSAs 和类似的产品标志着保险市场一个很重要的转变。以前,集体保险将覆盖范围从社会低层转换到社会高层。在 HSAs 中,资金账号原则通过被保险者引导未用完的差额的保留。在 HSAs 中,医院和医生提供折扣,其他一些辅助性服务供应者直接传递给消费者。这种模式反映了发展趋势,这些折扣是不在保险范围内的医疗和心理服务。

(二)以消费者为导向的服务

风险从保险公司专项消费者增加了高绝对索赔额计划的利息,例如健康资金账号。高免赔额计划强调了道德风险,那使保户对第一笔费用负有责任,理论上,他或她将会成为测试管理价值和品质的有效参照。尽管如此,这个模型的一个缺点就是卫生保健服务的质量并不明显,干扰了消费者做出较好选择。高免赔额计划让消费者在选择利益方面有更多的自由;尽管如此,大部分时候消费者要直接支付这些救济金。

消费的增加是为了匹配那些丧失劳动能力的个体活动的增加。在过去的20年里，公共资助（即放弃国家的医疗补助）项目有一个稳定的增长，因为丧失劳动能力的个体和较灵活的利益选择，其中包括护理员，这些公共资助项目承认以家庭和社团为基础的服务。这些努力的发生是为了适应残疾人的较多的社会支持，例如私人助理。这一活动的政策涵义被激发。特别指出，这些服务的资金是一个挑战。当保险公司、企业主和政府为了部分利益而被推进，这些自我导向计划看上去更加昂贵，并且很难调节。许多欧洲国家试验，针对这些服务直接支付现金给消费者。尽管这些模式引起全国性的波动，伴随残疾人的强烈支持，潜在地分配卫生事业的使用权。一个这样的模型反映了消费者为主体，照顾了弱势群体利益。

（三）基本症状模型

Frank、Hagglund和Farmer于2004年提出，每三个美国人中就有一个被慢性疾病所影响，并且这些个体承担了不成比例的保健费用。美国的卫生保健系统功能在治疗急性疾病上是最好的。慢性疾病和致残性疾病常常需要预防和程序性治疗。这些服务费用在特支系统中明显不足。慢性疾病和致残性疾病需要综合性的、协调性的满足个体需要的照料。这种途径类似于以消费者为导向的模式，允许个体决定卫生保健最重要的方面和反映这些决定保险福利金的直接使用。

有慢性疾病的个体使用卫生保健服务较多，因此他们对卫生保健系统费用的增加和社会保险或私人保险的改变都较敏感。丧失劳动能力的个体需要初级护理系统，因为初级护理系统服务于残疾人康复训练并且使这些残疾者参与到对他们自身有效的卫生保健中去。残疾人需要多方位服务，这些环绕型服务包括很多方面，例如应答性的预约安排、电话咨询、健康状况的远程监控或者非传统运输。Frank、Hagglund和Farmer的系统能够控制他们的卫生保健的能力，使得他们的卫生保健能力和他们自身的需要作为基本症状管理的健康服务概念相一致。基本症状管理模型鼓励消费者成为他们自身的卫生保健管理中的主人翁。基本症状管理也意识到信息经济对卫生保健的影响。伴随着知识的增加，消费者可能变得更加有学识，并且参与选择来自不同供应者的不同服务。

有知识的健康消费者的来临对于康复心理学来说有很重要的意义，在过去的50年，国家卫生决策更有影响了。政府在卫生保健资金和经济程序中促使形式的角色增加财富，这表明了政府认识到保健政策的重要性。政府在卫生政策中的角色是卫生保健资金到位、健康保险程序严格和卫生保健传递方法可靠，尤其是老年人、低收入者和退伍军人。国家卫生政策几乎影响了卫生保健的每一个方面，其中包括心理学。康复心理学开始认识到国家和州的卫生政策的涵义，以及政策对康复心理学实践、研究和健康的作用,并成为它的组成部分。在这章的末尾,我们介绍了卫生政策概况以及这些改变在卫生政策中如何被应用。

五、不断提高中的卫生保健质量

提高卫生保健质量是美国的卫生保健面临的难题。改善质量最大的阻碍就是这个系统本身的复杂性,尤其是财务、付款和由二元的私人—公共系统创造的不连续性。

医学研究所的两篇报告 *To Err is Human*(2000)和 *Crossing the Quality Chasm*(2001)提出的卫生保健质量问题受到全国关注。*To Err is Human* 首先否定被经常引用的统计值,即卫生保健错误解释每年有 98 000 人死亡。强调组织合作和卫生系统的重要性,以便改善护理质量。这一报告提出的几项建议主要反映那些有慢性疾病或丧失劳动能力的人。例如,医学研究所提出以持续的康复关系为根据的护理能满足人们的需要和价值,同时卫生保健制度能满足这些需要。为了实现卫生保健制度的这些(和其他更多的)改变以便改善护理质量,康复心理学和健康心理学家至关重要。这些报告肯定了某些方面的工作,同时产生了其他的一些提议,包括首创"5 Million Lives Campaign"。

"5 Million Lives Campaign"由健康护理改善协会赞助,紧接着就是"100 000 Lives Campaign"。后来的运动涉及完成六项基本干预的 3 100 家医院和周围社区,这六项基本干预项目是为了弥补不足(例如对处于痛苦中的父母做出迅速响应的团体)。这六项干预项目都是以实验论据为依据,在实践中建立了一个整体护理标准。如果医院忽视了这些标准,他们可能是合法的,但是不道德的,他们对那些在过去可能已经被阻止的损害或死亡是有责任的。"5 Million Lives Campaign"增加了额外的六项干预项目(预防压迫性溃疡),这六项干预项目要求不同学科的团队合作去完成。

在改善品质方面,另一个发展趋势是为表现付款(P4P)法。与常用的通过服务质量偿还的方法相比,P4P 通过他们对坚持提升品质或者对健康结果改善方面的成功来使用户对供应者付款。相比常用的针对服务质量的传统付款方法,促进了重大的实践变革,这些变革暴露了某些方面的不足。

P4P 正在加速融入到卫生知识技术系统中去(如电子健康证),紧跟着能接受 β-阻滞剂的心梗病人的百分比的变化和为那些有慢性疾病的人完成护理。大多数已经应用了 P4P 程序的健康保险方案和医疗保险,主要关注特殊的人群(如老年医学的初级护理)、条件(如哮喘)或服务(如手术协议)。这一首创包括医师团体、医院和医护人员。P4P 也被一半以上的国家医疗补助方案使用,并且在以后的几年里将会迅速地发展。它的前景被看好,大部分 P4P 方案的执行和评估已经开始了。

这些程序的执行并不是没有挑战的。支付者和参与者必须协商关键性的部分，例如偿还模型。又如，那些没有达到目标的供应者是否应该被处罚，而那些达到目标的是否应该给予奖励？另外，还有一个重要的讨论是关于程序的使用或结构性的结果测量（如采用卫生知识技术）与健康结果测量（如感染率）的比较。在心理学领域，因为在可接受的实践领域内的变异性和制定适当的结果测量方法上的潜在困难，P4P最初在执行中可能有一些困难。事实上，美国心理协会仅最近才正式赞同以证据为基础的实践，有关这一认可还有大量的争论。

其他的品质改善主要关注展开的卫生知识技术。如退伍军人部门电子医嘱登录（CPOE）的应用，消除了错误诊断和药物治疗及其他治疗中伴随手写体的类似错误。尽管CPOE反复地演示，以便从根本上减少给药错误，但它仍然没有得到广泛应用，因为资金困难、医生抵抗，以及由传统方法转换为CPOE的复杂性。然而，作为一种重要的改善卫生保健的安全和质量的工具，已经被大力推广。事实上，法律促使卫生技术信息化而绕过了美国的参议员保健、教育、劳动和抚恤金委员会，尤其是1993年的参议院法案——卫生保健质量法案（*Wired for Health Care Quality Act*）（Office of Senator Hillary Rodham Clinton，2007）。

六、恢复机能——特殊的立法提议

自1983年以来，一个住院康复设施（inpatient rehabilitation facility，IRF），要求医院符合75％的规则，即证明75％的纳入和排除标准在10诊断分类中降低到1，这些10诊断分类有：中风、脊髓损伤、先天畸形、截肢、严重多发性创伤（major multiple trauma）、股骨骨折、脑损伤、神经障碍（如帕金森病、肌肉萎缩、多发性神经炎）、烧伤或多关节炎。为满足这些规则，住院康复设施提交了一个年度保证书，用以说明他们如何满足75％的规则。财政中间人，作为独立的第三方通过医疗保险制定合同，保证住院康复设施几乎没有纰漏。CMS开始质疑年度保证书的可信度，因为过度夸大设施承诺的现象变得较普遍。

2004年7月，CMS制定了42条联邦条例（42 CFR Part 412），要求住院康复设施75％的病人被包含在13条诊断分类的其中之一，因为这13条诊断分类反对先前的10条诊断分类。多关节炎的诊断范围被扩展，他包含了3个独立的关节炎疾病状态：多关节炎类风湿性关节炎、系统性红斑狼疮性和早期骨性关节炎。除此之外，在住院康复前，应激情境下的某些膝盖或髋关节置换，被加入到最终制定的13项分类中。CMS通知康复医院，如果他们不达到新的75％的标准，意味着他们将会损失较高的来自医疗保险的支付款，这些医疗保险与加强康复装备有关。这项政策最初是为了减少不适合住院的病人数，并指导财政中间人去指导医疗保健工作和医院必需品的定向检查。新的规则鼓励加强康复功能的研究及相关康复机构如何更好满足患者的需求。与财政中间人对医院必需品的检查结合起来,希望新规则能鉴别患者中适合住院康复设施而不是其他环境的小群体。

42条联邦条例在2004年只有部分被应用。应用的第一阶段重复了一个预期,即50%的纳入将包括13个诊断集体。这一阈值在2005年和2006年增加到了65%(第二阶段),到2008年最终75%的阈值变的较显著。2007年12月19日,美国国会通过了医疗保险制度、医疗补助方案和国家儿童健康保险项目扩展法案,这一法案停止了2008年执行的75%的标准,在后来描述的分类中,将康复医院的住院病人减少到60%。除此之外,这个法案要求美国卫生部和公共事业研究受益人有权使用住院康复服务,以及为康复医院和单位的分类提建议。

规则改变的建议者认为,在规章试行期间,住院康复设备接受治疗的患者能得到与费用较高背景下同样质量的护理,例如智能化康复设施。他们提出75%的规则能区分出那些确实需要高灵敏的设备和类似的来自技能熟练的康复设备的加强康复,因为那些康复训练效益好,但费用较低,还能节省医疗保险系统的花费。CMS先前估计,若无法完全执行75%的规章将会给税收带来不良后果,每年在新的医疗保险费用中,将要额外支付的$370 000 000。这一规章的评论家认为,财政中间人在他们的医疗检查中没有专业顾问或临床专业知识,那么他们也就无法适当地完善规则,他们也只是CMS最初所希望的。确切地说,评论家批评所指定的75%的规章作为简要标准来使用,并用它们去决定一个患者的入院资格,而不是其医疗需要和功能缺陷。这些批评家主张创造一个系统,在这个系统中康复医院被迫在支付系统的基础上去混合管理他们的病人,而不是临床诊断或康复需要。简而言之,他们认为,这一规章引起的有权使用住院治疗,部分是由时间决定的,而时间则与患者有关。所以,一个病人即使在审计年度被提及,可能他并没有被住院康复设备所接纳。

评论家还认为,这一规章没有考虑到,在13个诊断分组之外的患者能够得到住院康复以外的援助,并且结果比在技能熟练设备的低强度治疗要好。对于那些丧失劳动能力并且需要住院康复的个体,他们把这称为配额系统。这些反对者质疑,为什么癌症患者要接受化学治疗,有些患者接受普遍的心脏外科手术,或者那些需要肺疾病康复的患者,为什么他们不接受更专业的治疗,而是接受熟练技能设备的常规康复治疗。他们推测,在13个诊断分组之外的那些人中,这一规章应该为发病率和死亡率的增加付责任。他们认为,在上述患者康复的早期阶段,疗养院无法满足这些病人的疾病矫治的需要。

康复机构需要一个患者康复需求的评估报告,制定详细康复计划,例如住院康复、有技能的护理、家庭保健、持久的保健服务或门诊病人照顾。为满足不同病人的不同康复水平需要,康复机构可能需要调查和变更他们的一些进程。例如,出院计划的调查将是必须的,避免出现失误。否则当医生决定将一个患者转移到一个护理水平时,事实上这个患者却适合另一个不同水平的护理,此时不匹配就会被意识到。除此之外,医院可能希望把注意力集中在紧急医护岗位人员的纳入中，从而减少不同护理水平的管理者和预算计划之间的冲突，不同护理水平管理者可能为了竞争患者而进行市场调查。其他的管理规划将需要包括优秀的文档编制、工作安排资源教育，以及针对地理市场的适合一个人目前的服务连续体的评估。

七、拥护、支持

拥护是一项很重要的活动，它能使国会成员意识到问题的存在，这也可能暗示政治活动。为有效的支持一个提议，一种方法就是必须对立法程序有一个基本的了解，这些因素会影响国会采取行动，并且这些方法中的一个可能涉及到拥护的努力。

美国国会结构和功能的特殊性在于他们经常被遗忘。下面简要介绍一下美国国会构成及运行机制。美国国会有两个分支，包括100个参议员成员的参议院和435个成员的众议院。国会的两个议院由委员会和小组委员会组成，国会的每个成员被指定服务于不同委员会和小组委员会。在国会会议期间，两院的任何一个成员在任何时间都可能提出一个议案。议案在相应的委员会或小组委员会中被提出来加以考虑。在委员会考虑中，可能会对议案做出一写修改（如增补内容）。如果一个议案在小组委员会中被提出，一旦这个议案被认可，这个议案就将出现在全体委员会议中，并且可能有更多的增补内容发生。全体委员随后表决，法案是否在议院通过。一旦这一法案到达了全议院，感兴趣的立法委员就会讨论它。议案会进一步被修正和表决，或者通过，或者从立法机关的个别议院到其他议院被完全否决。这就是一个议案在议院的第一次通行，它随后会被送到参议员经历类似的讨论、增补和表决过程。之后，这个议案被两个参议员表决和传送，由会议全体委员查阅以核对来自议院和参议院两个版本的差异，其中一个版本会被设立。这个被整理后的议案会被送到两个议院，做出最后的批准。一旦两个议院都递交了这个立法，它会被送到总统手中，由总统对他做出签署。总统可能签署将议案制定成法律或否决议案，并将它返还给国会。依据立法程序，将一条立法制定成法律可能需要几个月到几年的时间。以上有关国会作用的知识了解仅作为课外阅读，以了解国会立法程序。一个议案一旦被引进，一次国会期间它都是有效的。

有多种方式可以使国会成员对一个问题产生兴趣。一个成员可能私下被一个问题影响，或者一个事件可能引发对一项活动的公共支持。另外一个方式是激励一个国会成员，调动其主观能动性。当国会成员感到通过联邦立法能解决问题时，他们可能提出一个议案。对于拥护者来说，让大家明白立法的重要性和必要性是最重要的。

议员需要对议题进行宣教，从而获得支持，排除异见（APA Public Policy Office,2005)。在这些拥护者可能沟通的方式中,它们是通过间接的单向或双向交流。间接交流可能需要写信给报纸以传递一个观点。单向交流可能需要传递语音信息、信件或电子邮件。但是,与国会进行交流的最好方法是双向交流,它包括了部分成员或全体成员的会议。双向交流可以通过访问美国国会山或议员地区办公室、参加诸如筹款或镇公所会议等重要社会活动来实现。当一个拥护者遇到了一位国会成员或他们的工作人员,呈现一个简明扼要的信息是很重要的。例如,趣闻轶事或一个问题重要性的数据描述,或说明一个真实含义。虽然双向交流假设研究数据是最有影响力的证据,但是个人的趣闻轶事在引发一个人的行为动机上常常扮演更重要的角色。双向交流的其他关键因素包括来自成员支持的外部需求。确定成员如何表示支持的(例如引进一个议案,赞成一个议案,支持资金)。如果时机适当,一个拥护者可能在信息交流之后紧跟着进行讨论,并且表达他对这次会议的重视。

拥护是唯一的方式,这种方式可能涉及政治活动。国会成员获得使用权的一个比较好的方法就是参与到政治活动中去。早期的参与是为了选举最佳人选,使国会成员听到你的建议。加入或组织筹款使成员获得利益是其他能与国会成员建立互助利益关系的方法。最后,加入一个政治活动委员会,即使这是一个为联邦选举筹措资金的私人组织,它也是另外一种参与的方式。

八、结论

康复心理学家需要知道影响健康保险的基本概念,及那些丧失劳动能力、有慢性疾病的有权使用护理的人。功能恢复为健康支付者招致巨大的花费。因而,为功能恢复付款包括了几个独特的因素,这几个因素对于康复心理学是至关重要的。最后,康复心理学家需要明白的是通过支持和与国会成员有效的交流如何去影响卫生政策。

(吴以武译,杨志兵校)

参考文献

American Psychological Association Public Policy Office. (2005). Influencing the congressional process: Garnering federal support. Workshop conducted at the annual meeting of the American Psychological Association, Washington, DC.

Barton, D. W., Leape, L. L., Cullen, D. J., Laird, N., Pertersen, L. A., Teich, J. M., etal. (1988). Effect of computerized physician order entry and a team intervention on prevention of serious medication errors. JAMA, 280, 1311 - 1316.

Entheredge, L. M. (2007). Technologies of heath policy. Health Affairs, 26, 1537 - 1539. Retrieved January 8, 2009, from http://content.heathaffairs.org/cgi/content/full/26/6/1537?

maxtoshow＝&.HITS＝10&.hits＝10&.RESULTFORMAT＝&.author1＝Etheredge％2C＋L.＋M.&.andorexactfulltext＝and&.searchid＝]&.FIRSTINDEX＝0&.resourcetype＝HWCIT

Frank,R. G. , Hagglund, K. J. ,&.Farmer,J. E. (2004). Chronic illness management in primary care: The Cardinal Syptoms Model. In R. G. Frank, S. H. McDaniel, J. H. Bray, &.M. Heldring(Eds.), Primary care psychology(pp. 259—275). Washington, DC: American Psychological Association.

Kaiser Commission on Medicaid and the Uninured. (2007). Theuninsured: A primer. Retrived December 22,2008, from www. kff. org/uninsured/7451. cfm

Kronick, R. Gilmer, T. , Dreyfus, T. , &.Lee, L. (2000). Improving heath-based payment for Medicaid beneficiaries:CDPS. Health Care Financing Review,21(3),29 – 64.

Office of Senator Hillary Rodham Clinton . (2007). Health IT passes senate committee. Retrieved December 18, 2007, from http://www. senate. gov/～clinton/news/statements/revord. cfm? id＝277936

Robison,J. C. (2004). Reinvention of health insurance in the consumer era. JAMA,291, 1880 – 1886.

Wennberg, J. E. ,Fisher, E. S. , Skinner, J. S. ,&. Bronner, K. K. (2007). Extending the P4P agenda: Part2. How Medicare can reduce waste and improve the care of the chronically ill. Health Affairs, 26,1575 – 1585.

第32章　康复团队

Lester Butt and Bruce Caplan

康复很久以前就被认为是一项团队计划。从很多患者的必要治疗等多方面需求来看,心理学家在大部分情况下都被认为是团队成员的"核心"。"不管细分或特定的范围,康复心理学家都面临着要参与跨学科的团队合作的现实。"但是,只有少量的调查研究表明团队在此类研究中具有优势。可能的解释是康复团队本身具有复杂性、多样性和各自的特殊性。此外,由团队通过经验来学习的方式也导致了一定的不足。尽管如此,不同形态、不同大小的团队在很多康复中心都有着主导地位。

这一章将简要回顾康复团队的发展史;介绍三种团队运作模型的相异点;讨论一些医院行政人员,医疗人员,患者和家属之间的潜在冲突与挑战;概述关于康复团队的文献并设想康复心理学家在推动最佳团队运作中所能担当的各类角色。在这一章里会提到构成高级康复团队的因素,以及专业人员在帮助患者由严重创伤过渡至令人满意的出院后生活这一过程中所需要的各学科核心。

一、治疗团队发展简史

团队的概念并不是只存在于康复治疗、社区医疗、精神病治疗,疼痛管理和普通医疗都认同团队方式。Brown(1982)提出了在美国药物治疗团队进化的几个明显时期。二战之前,治疗团队并不多见,但是这个时期的药物的复杂性增加,科学知识的扩张,新科技的发展和创立实际授权协调多学科的新研究。有综合康复疗法之父之称的 Howard Rusk 是战后多学科发展的先驱。

在美国上世纪六七十年代,团队的概念获得医疗人士的广泛关注。部分机构为类似脑损伤或脊索损伤等疾病建立了专门的诊断团队。尽管美国保健组织鉴定联合委员会和康复设备鉴定委员会等认证机构基本上并不界定治疗团队组成成员的特定性。内科医生、护士、职业治疗医师、心理医生和社工人员都是团队核心的考虑对象。

二、团队模型:优势与挑战

通过 Furnell 等人(1987)的研究,医疗团队有以下特征:专家定期来自不同的学科,所有成员追求共同的团队目标,在团队的结构和职责的目标上也达成一致,医疗上和行政上表现出充足的合作和支持,并且团队成员的个体差异可见且被尊重。Nijhuis 等人(2007)回顾了小儿科的相关文献并提出了良好团队运作的五个组成部分,分别是交流、抉择、目标设定、组织和团队过程。调查研究也说明了这些因素对团队运作有着重要作用(Wageman,2001)。

当代康复见证了一些团队模型的变迁:多个学科,各学科间和跨学科及其各自的优缺点。多个学科背景的团队由来自不同学科的成员进行合作,但由于不同的分工和清楚的康复目标,将会实施独立的评估。Mullins、Keller 和 Chaney (1994)等注意到特别在团队间的沟通当中出现障碍时,这个途径可能会导致护理不完整。此外,Linder(1983)认为多个学科发展会导致团队成员间在目标和期望上的分歧,甚至对立。

各学科间的模型使团队成员部分重叠的角色和作用的交替设想有了依据。Eames(1989)提出"模糊和分享角色"的概念,这个概念可能需要员工"在专业需求和经验之外要学习和扩展新的技能"。这个模型的固有挑战包括了给团队成员合作的公开的交流授权,协商先决权,调节潜在角色冲突,解决治疗方案的差异。各学科模型为分享评估调查结果,拓展团体目标,责任谈判和保持个体学科差异性下的各学科间合作提供了更多可能。

各学科间的进一步的延伸为跨学科方法,具体为假设每个团队成员有着其他学科显著重叠的角色和责任。Mullins 等(1994)将这个概念标记为角色释放,实际上暗指消除学科间的界线。这个模型的最终目标是不管培训和学科,全体成员推动统一的治疗方案。而该学科的挑战也是巨大的,包括顾虑补偿、交流需求、各成员的性格、分享经验和技术的授权和非特定学科培训的能力等。

有大量的关于治疗团队模型的批评与警告。例如,Diller(1990)认为康复专业人员"还没有发展足够的团队理论和运用的逻辑"。Wood(2003)指出,康复团队就好比一个医疗乌托邦,它试着去解决人格冲突的错乱、角色不定性、状态缺少在团队活动中以及其直接影响等问题,而不是分解医护人员的医疗模型。

由治疗团队结构引起的困境也的确存在。Gans(1987)列出了五个冲突的催化剂:医疗人员和患者的固有区别,康复医院社会公共机构的本性,灾难性疾病的现象,医疗人员不充分的心理培训和康复目标本性。不少有关团队效率的科学研究中,Strasser 和 Falconer(1997a)认为"团队方式与其说是住院病人医药康复被证明的战略,不如说是一种信心"。尽管如此,康复团队表明"保持信心",即使当代医疗保健上存在大量相抵的说服力。

三、治疗团队文献回顾

1976 年,Halstead 在 1950 到 1975 年间,关于支持团队护理在慢性疾病、残疾和识别三个方面的文献做了调查:以观点为基础的研究单独反映了信心对团队方式的作用;以描述为基础的研究包含了团队概念在项目中的个体证明;以学习为基础的研究包括了经验主义对评估团队有效性的努力。仅仅有十项研究符合学习基础的名义,在其中只有五项牵扯到全面的康复。Halstead 做结论说,团队护理的概念已成为具有慢性疾病人群健康服务不可缺少的一部分。过去 25 年有关团队护理所累计的资料,与其说是信息爆炸不如说是文献爆炸。这不是一个模糊的事实,但是,有少量研究对团队护理的有效性还有顾虑,尤其表现在其总体的有益影响上。

自 1980 中期后的研究在关于团队治疗的合作有效性上形成了相异的结论。例如,在对比传统和合作团队护理在急性中风康复以及在风湿性关节炎的治疗学习中得到了不同的结果(Wood-Dquphinee 等,1984)。与之相反,老年病学的报告、加护病房、急诊室发现组织的结构和有团队参与的过程(例如有效的沟通、有益的领导方式、冲突解决能力)可以提高结果的有效性。此外,与 Wood-Dquphinee 等人的研究相反的 Dombovy、Sandok 和 Basford(1986)与 Ottebacher 和 Jannel(1993),他们回顾并标注了专门的中风康复(大概运用团队方式)比起基本不用团队方式的一般医院的护理来说有着优越性。而且,Turk 和 Okifuji(2002)的研究表明合作团队在疼痛管理上具有有效性。

Cifu 和 Stewart(1999)从他们十六组对中风康复的研究中得出结论,各学科团队治疗在更短时间内提供了更好的运作效果,减少开支,并较多个学科团队治疗而言,提高了生活质量。Lincoln、Walker、Dixon 和 Knights(2004)报告说从社区中风团队接收护理的中风幸存者的情感满意度更高,并且他们的护理者比普通护理者有更少的痛苦并对中风有着更好的理解。

Strasser、Falconer 和 Martino-Saltzmann (1994)检测了康复治疗团队内部的专家间关系,并得出结论:尽管在理论上,团队的方式在康复、相关的工作和属于专业人员的权威方面很重要,当涉及团队间不同兴趣时,由于一般专业人员的阵营最有权威,冲突会有所增加。团队成员对专业人士间的争论表达可以反映专业人士身份与其他子团队的紧张关系是否严重或是否有权威冲突的存在。在随后的报告中,Strasser、Smits、Falconer、Herrin 和 Bowen(2002)研究医院文化对团队运作在 50 家美国退役军人管理局医院的影响。他们发现,与正式化和官僚化相反,那些有着个人化和活力特点的医院拥有更有效的团队。最近 Strasser 和他的同事 (2008)表明有结构的培训项目可以有效地将团队过程和结构传授给员工。同样的,他们发现经过被专门训练的员工所护理的患者比被只接收信息的员工所护理的患者有更大的提高。他们为期六个月的项目包括了专题讨论会、提高团队工作行动计划的拓展和通过电话和视频的咨询会。

　　Evans、Shere、Nakase-Richardson、Mani 和 Irby（2008）评估了培训项目的设计对提高康复团队成员类似建立友善、有效倾听和对付难相处的患者等的影响，这些项目都提高了员工和患者的治疗联盟。虽然，对于实验组和对照组的联盟评价并没有区别，但是前者在出院人数上有显著的提高。在所给出相关联合体和相异体的调查中，包括了多样的患者人群、团队组成人员、领导方式、团队过程和团队交流水平。这使经验的数据很难影响。不过，考虑到不断地强调效率、经济和职责，如果团队治疗无法达到这些要求，则很难说明团队治疗方式具有持久性。

四、康复心理学家在团队中的角色

　　康复心理学家在提高康复团队运作中可以起到很多作用。他可以向行政和部门主管宣传高质心理保障的重要性。他也可以作为一位教育者，去协调同事间不良因素的相互影响，帮助冲突的解决，并指引和支持团队的行为。康复心理学家还可以协助员工发现个体的差异，并将这些差异融入确定的治疗方案之中。为了有效的团队运行，帮助同事理解并管理不顺从患者的行为。康复心理学家的额外角色还可能包括团队领导、研究者、患者及其家庭的拥护者、舆论制造者、问题解决者、风险管理者、系统分析者、调节者、谈判代表、自我反省的模范、宣传媒介、询问者和团队的远见者，但并不局限于此。

五、最佳康复治疗团队的特点

　　我们现在简要考虑下我们认为有效率的团队所需要的基础结构和过程。对于其他（部分相关）看法，参见 Strasser 和 Falconer（1997b）以及其他著作。

（一）团队结构

　　团队结构的必要组成部分包括了由临床医生为核心组成的特殊治疗团队，以及确保必要临床信息可以传递至连续护理服务的结构。这些都促进了治疗目标的一致性并减少了潜在的护理失败。同时这些也需要将社会公共机构文化上的价值、任务、信任和准则形成集体责任。特定的学科角色和明确规定的技能有利于促进凝聚力和团结。进一步来说，意识到临床命令的先决性，行政人员要努力减少官僚式要求在团队里的干扰。各个团体在提供高质量康复（即便是在案例会议和收容所这些不直接收取费用的场合）后都有所获益。由于要减少累犯和二次并发症，减少开支也是保险措施之一。越来越多的效率团队在特殊需求的临床情形下都有着不同的领导方式。虽然，一般都存在名义上的主管，在与特别患者相关的环境要求下则从纵向领域转化为横向发展。最重要的是团队作为一个整体远远比各个个体相加总和的力量大。

(二) 团队进程

对专门学科的贡献并不固定,案例间都有不同。进一步来说,团队发现患者有学科偏向(如物理治疗)的趋势。这些治疗代表了希望、变化和潜在治愈,避开那些以残疾影响管理为中心的治疗(如职业咨询,心理学)。抓住这个特点,团队努力避免学科内的竞争,教育患者及其家人双方面关注康复,争取现状并提高日后治疗效果。作为康复活动中和日后生活的动因,团队意识到永远不能放弃希望。团队认为患者的抵抗应该被委婉地矫正,但最终是为了得到理解。不能强迫患者接受"失能"的现实。患者适应残疾的方式和时间不尽相同,这种差异性应被考虑和接受。

优良的团队并不只用一种治疗模型,而是以患者为中心,并以患者特性来施行治疗。这也需要考虑到他们发病前的背景和现在的状态。除了发现患者的不足,团队还需要发现患者的优势、技能以及能力和目标,即使这会给患者和团队间带来冲突。应用灵活的治疗步骤,使治疗目标达到积极结果的最大化和动力的提高。当团队针对个人而非病人的时候,病理学上的倾向就会减少。就像团队从临床医师和患者联盟知道康复质量结果,治疗与个体一起实行,而非针对个体。一个成功的联盟在治疗原理和治疗方法上达到一致。相反,对于严重的医药护理,患者消极的对待护理,康复治疗需要组织间相互做决定。

有效的康复团队从经验中学习,在讨论中获取得失两方面的信息。这样的在职学习是有必要的,因为 Sander 和 Constantinidou(2008)表明,大部分培训项目并没有涵盖学科内的团队工作。患者不满将专门学科看作是在员工团结、团队统一下的评估目标。当面临有问题的患者行为,团队要懂得"康复目标是为了更好地适应生活,而不是医院"。在现实生活中,它具有强烈意愿,顽固并且质疑权威。团队要做的不仅仅是简单的说明和评论,而是要牢记该想法。

六、结论

尽管仅有少量的经验支持团队有效性,团队概念在康复领域仍有着显著作用。因为很多疾病的严重性以及在康复过程中医疗人员要面对患者的情感,应该重视来自具有类似压力的同事的支持,而来自他们的支持也是很重要的。康复团队在结构上、组织上和功能上的综合体是无需证明的。作为结果,一个成功的团队需要约束、承担风险、活力和中心点,以及对全体团队成员培训的责任。值得模仿的团队运作的主要方式,是将一个系统下的护理转化为另一个系统的护理。因此,在这个各个部分都有着高度联系的系统中,只有治疗系统中的全部组成部分——患者、家庭、康复专业人员，都需要被尊重、支持和敏感地对待，才能达到最终期望的效果。

（路惠捷译，吴青校）

参考文献

Brown,T. M. (1982). An historical view of health care teams. In G. J. Agich(Ed.), Responsibility in health care (pp. 3 - 21). Dordrencht, theNetherlands:D. Reidel.

Cifu,D. ,& Strwart, D. (1999). Factors affecting functional outcome after stroke:A critical review of rehabilitationinterventions. Archives of Physical Medicine and Rehabilitation, 80, S35 - S39.

Diller, L. (1990). Fostering the interdisciplinary team: Fostering research in a society in transition. Archives of Physical Medicine and Rehabilitation, 71, 275 - 278.

Dombovy,M. L. , Sandok, B. A. ,& Basford,J. R. (1986). Rehabilitation for stroke:A review. Stroke,17,363 - 369.

Eames,P. G. (1989). Head injury rehabilitation: Towards a"model" servie. In R. L. I. Wood&P. G. Eames(Eds.), Models of brain injury rehabilitation. London: Groom Healm.

Furnell,J. , Flett, S. , & Clarke,D. F. (1987,January). Multidisciplinary clinical teams: Some issuesin establishment and function. Hospital and Health Services Review,15 - 18.

Gans, J. (1987). Facilitating patient-staff interactions inrehabilitation. In B. Canplan (Ed.), Rehabilitation psychology desk reference(pp. 185 - 218). Rockville, MD: Aspen Publishers.

Halstead,L. S. (1976). Team care in chronic illness:A critical review of the literature of the past 25 years. Archives of Physical Medicine and Rehabilitation,58, 507 - 577.

Lincoln,N. B. , Walker,M. F. , Dixon ,A. , & Knights, P. (2004). Evaluation of a multi-professional community stroke team:A randomized controlled trial. Clinical Rehabilitation,18, 40 - 47.

Linder,T. (1983). Early childhood special education:Program development and administration. Baltimore: Brookes Publishing.

Mullins, B. J. , Reinders-Messelink, H. A. , de Blecourt, A. C. , Olijve, W. G. , Groothoof,J. W. , Nakken, H. , & Postema, K. (2007). A review of salient elements defining team collaboration in paediatricrehabilitation. Clinical Rehabilitation, 21, 195 - 211.

Ottenbacher, K. J. ,& Jannell, S. (1993). The results of clinical trials in strokerehabilitation research. Archives of Neurology, 50, 37 - 44.

Sander,A. , & Constantinidou, F. (2008). Preface to special issue: The interdisciplinary team. Journal of Head TraumaRehabilitation,23, 271 - 272.

Strasser, D. C. , & Falconer, J. A. (1997a). Linking treatment to outcomes through teams:Building a conceptual model of rehabilitation effectiveness. Topics in Stroke Rehabilitation, 4, 15 - 27.

Strasser, D. C. , & Falconer, J. A. & Martino-Saltzmann, D. (1994). The rehabilitation team: Staff perceptions of the hospital environment, theinterdisciplinary team environment, and interprofessional relations. Archives of Physical Medicine and Rehabilitation,75, 177 - 182.

Strasser, D. C. , & Falconer, J. A. Stevens, A. B. , Uomoto, J. M. , Herrin, J. S. , Bowen, S. E. , &Burridge, A. B. (2008). Team training and stroke rehabilitation outcomes: A cluster randomized trial. Archives of Physical Medicine and Rehabilitation,89,10 - 15.

Strasser, D. C. , & Falconer, J. A. Herrin,J. S. , & Bowen, S. E. (2002). The influence of hospital culture on rehabilitation team functioning in VA hospitals. Journal of Rehabilitation Research and Development, 39,115 - 125.

Turk,D. C. , & Okifuji, A. ,(2002). Psychological factors in chronic pain: Evolution and revolution. Journal of Counseling and Clinical Psychology, 70,678 - 690.

Wood, R. L. I. (2003). Therehabilitation team. In R. J. Greenwood, M. P. Barnes, T. M. McMillan, & C. D. Ward(Eds.), Handbook of neurological rehabilitation(pp. 41 - 51). New York:Psychology Press.

Wood-Dauphinee,S. , Shapiro,S. , Bass E. , Fletcher, C. , Georges, P. , Hensby, V. , & Mendelsohn B. (1984). A randomized trial of team care following stroke. Stroke, 15,864 - 872.

第33章　卫生保健机构重组：提供给心理学的机遇

Charles D. Callahan

康复被称为"心理学的最大机遇"（Frank，Gluck 和 Buckelew，1990）至今已经有20年的时间，很多事实都验证了这一说法。目前，大约3 300万美国人（占人口的10%）都有因慢性健康状况造成的日常生活能力受限。美国心理学学会（APA）临床健康相关分会（康复、神经心理学、保健）的会员增幅是 APA 会员增幅的5倍，这一现象显示了在身体有恙的人群中愿意应用专业医学科学方法来促进健康。现在，对患者进行行为干预治疗和认知测评都能列入专门的报销清单。总之，康复专家和临床心理学专家的平均收入已超过了其他心理学家，这一现象提示我们应该更深刻地认识到这一发展机遇。

康复心理学的机遇并不仅仅在于提供直接的临床服务，同时也为健康的管理方式提供心理学的原则和方法。Frank 和 Elliott 主张康复心理学博士更应该从事医学研究、临床治疗和管理工作。本章节介绍了卫生保健机构所需要的主要管理方式，康复心理学家的能力恰恰能匹配这种方式。虽然卫生保健机构的一些现任领导成员也取得了不小的进步，但是康复心理学专家更能胜任迎接这预言中的机遇，为患者和卫生保健机构提供更有效的服务。

一、卫生保健机构需要重组

尽管医疗技术取得的巨大进步，使得死亡率、发病率等大幅度减低，但是许多现象仍表明卫生保健机构需要重组。医学会1999年报告指出，在美国每年因为医疗失误导致了100多万人受伤害，近10万人死亡，使得医疗失误成为导致成年人死亡的第八大原因，排名第一和第三的分别是心脏病和中风。虽然美国较其他发达国家在卫生保健方面投入了更多的资金（在2006年，相当于国内生产总值的16%），但其在人口寿命和健康品质的其他关键指标排名却位于各发达国家中的倒数第三。

缺乏专业的卫生保健人才将会是一个长期的问题。到2020年，执业护士的需求缺口将达到80万，而包括康复治疗师在内的其他卫生保健人员空缺率将普遍达到两位数。虽然在2004年社区医院的平均利润率提高了近5%，但这仅仅够维持现有的临床治疗和基础设施，要再采用新信息技术实施更加安全有效的电子化病案管理,就远远不够。

人口的老龄化,使得对卫生保健的需求大大增加。事实上还有超过 4 000 万美国人缺少健康保险及相关医疗,令人烦恼的景象已经呈现。一个行业想要在巨大的机遇和竞争中间平稳立足,必须依靠强有力的领导管理层才能实现。然而现今的卫生保健行业却严重缺乏有经验的领导管理人员。行业分析家感叹,这种领袖人才的缺口还会在不远的将来因为经验丰富的人员不断退休而变得更为严重。导致这一现象发生的原因是对专业管理人才培养的长期忽视,在卫生保健领域外有更多收入丰厚的工作岗位。不过这一人才缺口也恰恰是康复心理学的机遇。

二、卫生保健的有效管理

管理的重点在于通过规定和控制如何做事来完成一项任务,领导能力则体现在说服个体抛开私利去追求对集体利益有重要意义的共同目标(Hogan, Curphy, & Hogan,1994)。O'Neal 总结说一个优秀的领袖应该具备以下四个特征:完成事业坚定的理想,能使理想变为现实的团队,能善解人意和具备使人信赖的说服号召力。此外,优秀的领袖还要善于总结采纳团队既往经验(Collins,2001),保持高度的员工满意率和留职率,从而节省开支和避免人员离职造成的工作中断。

Hamm 于 2006 年进一步提出:优秀的领袖必须明确自身角色是给员工领路,让员工明晰目标、通力合作,激发员工潜能,引导员工做出决定,而不是越俎代庖。因此,一个优秀的卫生保健机构的管理者应该是一个有经验的组织领袖,他能够鼓舞团队士气,带领团队更高效地工作,提高客户的健康水平。

三、康复心理学专家/机构的素质

受过良好训练和具有实践经验的康复心理学家比其他卫生保健管理者能对患者提供更多的帮助。实际上,根据前面提到的现代卫生保健所面临的困难挑战,以及优秀领袖必须具备的特征,可以明确地说:康复心理学家具备一个优秀的领袖所具备的五种专业资质,即临床经验、统计分析能力、人事管理能力、干预协调能力和伦理道德优势。

(一) 临床经验

卫生保健的使命就是提供临床服务,提升人体健康。康复心理学家已经吸收了临床一线工作者的临床知识和价值观念。这些价值和经验是成为卫生保健管理者的重要基石,有时还被称为"专业人力资本",这是本专业特需的价值和经验基础,其他专业的管理者并不具备。

在卫生保健管理工作中能够拥有这种临床经验是非常重要的。从一开始,临床经验就能够帮助个人建立可靠的权威信誉，才能和医务人员一起献身医疗事业，而后者常常被公众视为"讼棍"或"抠门"。一个较好的策略是做专家门诊的管理助手，提供给管理者负责的、权威性的指导。另外，良好的临床处置经验还能够帮助管理者发现医疗问题，根据卫生保健机构的统计分析资料区分轻重缓急，立足于专业使命、背景和能力，制定并实施合理的卫生保健策略。

（二）统计分析能力

当前卫生保健事业要求循证管理，康复心理学家惯于进行大范围的心理测试评估，能够整合分散的测试，为行动依据提供全面指标。这一惯例可提供合理的关于应用数据的信度、效度和实用性。康复心理学家是现状评估专家，也是卫生保健专业领域中为数不多的能从随机变化中依经验找出区别的人。此外，当前的统计学方法也可应用于卫生保健机构的多项事务中。凭借统计分析能力，康复心理学家在这个倡导循证实践和实行绩效工资的时代中，处于一个有独特价值的地位。

（三）人事管理能力

很多卫生保健机构的领导能力都反映在人事管理方面，这包括对员工、患者和相关利益者之间人际关系的理解，这种能力是反映一个领袖成功与否的重要指标。例如冲突管理、增多的求职行为、克服守旧、人员选拔和发展、各阶层行为特征的对比，等等，这些问题都是卫生保健管理者的浓厚兴趣所在，就类似于康复心理学家每天在临床实践中所处理的事情一样。康复心理学家过去被称为"跨学科的专才"（有点类似于独立的"沟通咨询师"），他们拥有的巨大潜力会对日益依赖团队合作的商业化模式产生影响。

为了机构的利益，康复心理学家出身的管理者在招聘和选拔主管的过程中，运用自己的人事管理能力，减少额外顾问费用支出、优化结果。Hogan 等认为，可以预见一个领袖的个性会影响整个团队的表现，这个个性指标也可以用作领袖的选拔和作为培养目的。人格特点如果和所谓五大标准人格相符合会预示着能有高效的工作表现。因此，许多研究发现，一个外向、情绪稳定、高觉悟、和蔼的以及善于接受新鲜事物（兴趣广泛）的领袖会在薪资、发展和同行评价方面有更好的表现。

相反，预示着管理问题（根据作者统计，工作失败率占所有聘用管理人员的50％）的人格特征包括：被人认为傲慢、不值得信任、情绪化、强迫症、控制欲过强、感觉迟钝、粗鲁的、孤僻、野心过大、不能负责/或做出决定（Hogan 等，1994）。重要的是，在过去的 70 多年研究中，五大标准人格被认为是准确有效的，在不同地域、不同语言、不同文化背景中均适用，此标准认为个人的核心性格是在成人早期形成的并随着年龄增长持续出现细微的变化。

即使在这个人员严重短缺、服务回报不断降低的富有挑战性的时代,也必须记住:人本身不是问题,关键在于如何"正确用人"。员工必须被正确引导从事恰当的工作以发挥最大的作用。因此人事管理能力大体是最主要的评价能力,集合了机构组织/康复心理学家众多相关性素质原则。

采用 Ellis 和 Harper 的建议,改变"让所有人喜欢做任何事"的错误认识,正确运用人事管理能力,对一个新的管理者或团队领袖而言是非常有帮助的。奉行绥靖政策或回避冲突的管理者往往会在自己的团队中造成不和。高效的管理者会为其工作团队选择合适的人选,树立将要实现的工作目标,为工作进展的反馈做准备,并且会帮助员工找到最适合自己的工作任务,甚至会为了相互的成功,帮助员工跳槽。

最后,在如今多元化的工作场所,康复心理学家对去除僵化、误解和反个性化的认识能形成更有效的方法,使得员工的个性转变为重要的工作优势。

(四) 干预协调能力

康复心理学家是行为激励方法领域的专家,临床实践是建立在对治疗计划的制定、实施和监测的能力之上的。这些与成功的管理者所要求的手段相同。一个战略性计划的提出,需要许多步骤和长期的积累,不断地应用和修正计划,从而实现机构的战略目标,这就是现代的"目标管理"的基础,是典型的测评和绩效考核的模式。

在过去的一个世纪,(各种特异的和非特异的)有效行为激励机制已经建立、完善并且得到认可。令人欣慰的是,这些相同的机制可以用在"标准的"组织环境中个人成长的干预,正如这些机制在临床用于情感和行为障碍的纠正。目前已经存在为了提高各专业效能而专门设计的干预,并用于卫生保健工作中。当变化已成必然时,凭借干预协调能力,康复心理学家能称为卫生保健机构中与时俱进的代表。

(五) 伦理道德优势

最近,广为流传一些资深的企业领导违反道德并最终导致受到犯罪调查。这一事实告诫我们,一个机构如果要保有长远的客户和资金来源,就必须制定严格的道德准则。历史上,专业心理学界有着良好的职业道德氛围(如在职业道德行为准则的不断发展中,在 APA 认可的博士生培训项目的教育课程中,在考取临床实践资格的考试中,在部门考察认证过程中均要求遵循职业道德准则)。而如今,这些道德准则即使在最被看好的卫生和工商管理研究生课程中也难觅踪影。在APA 所颁布的心理学家的道德原则和行为准则中,提供了为使专业行为同当今的业务规章制度相匹配的,明确界定的道德准则和职业发展方向。

(六) 财务知识

财务能力是在一个传统的康复心理学培训和体验中不曾提到的内容。卫生保健事业正在逐步成为一个没有利润就无法生存的行业,并且大量的行政人力和精力要投入到不断提高的标准兑现当中。在康复学科,就所谓的 75% 条款的争论就是一个很好的例子。该条款是 1983 年生效的,规定合格的住院康复机构(IRF)其年收容康复的人次中,至少 75% 为规定的急需康复的 13 个专科病种。然而,在 2003 年兰德公司应医疗保险和补助中心(CMS)委托,进行调查研究表明:全美仅仅有 13% 的住院康复机构符合这一规定,意味着 IRFs 是通过收容大量不需要即刻康复治疗的患者(如全膝关节置换术患者),同时减少了对康复治疗有迫切需求的患者(如脑损伤患者),从医疗保险资金中获得大量收入。

医疗保险和补助中心回应,自 2008 年 7 月开始强制执行此"75%"规定,并对违反者实施处罚,最严重的可取消保险补助资格。为了让 IRF 实现这一规定,CMS 提供了一个阶梯形计划:到 2005 年 6 月 30 日达到 50% 的要求,到 2007 年 7 月 30 日达到 65% 的要求。但是,关于这一规定,主要的康复学会(例如全美医院联合会、全美物理医学与康复学会等)强烈游说要求废除,以防强制执行该条规定会威胁到独立资产的 IRF 的资金来源和需要康复治疗的非紧急病种的患者的康复权利。这一争论例子凸显了遵守规定、薪金、患者筛选、卫生工作和财务管理之间的复杂关系。那些立志要成为高层领导的人应该在自我发展的时候重视财务管理能力的学习。

四、专业发展的 8 点策略

如今优秀的卫生保健管理者有 3 项基本任务:① 在相关人员一生中最需要的时候给予关怀;② 在追逐利益的同时,调整和倡导一个组织机构应承担的道义和社会准则;③ 提高组织机构的办事效率和财务安全。为此,我们的一些同行在寻求成为卫生保健事业管理者时,也许会将最佳人选重新定义为康复心理学家。

本章试图为博士学位的康复心理学家转变为能够胜任实际工作的有专业技能的管理者提供指导,使得这些专业技术人员能够提升我们为之服务的卫生保健机构的工作文化和工作特色。即使具备这种合适性,要成为管理人员对康复心理学家来说,也并不容易,否则的话,管理人员就会很普遍了。当然,有些知识(如那些与财务管理和商业法则相关的知识)并没有出现在我们的课程中,不过这些知识可从一些正式或非正式的途径获得。相反的,对康复心理学入门的新奇感也可能因为其他的动力而致。如果说需要是发明之母,那么不满就是发明之父,现在正是应该让康复心理学家仔细思考如何将他们所掌握的知识应用于患者和医疗机构的时候,并且着力实现患者未满足的需求。这种方式也为康复心理学家的成长和发展提供了新途径。

在这一部分,下面提到的8条专业发展计划可以当做我们要成为卫生保健事业管理者的基本行动指南。

1. 学习使用微软的 Excel

这一常用的电子表格程序软件已用于几乎所有的商业信息交流,编辑临床和金融数据、分析趋势、假设推断以及用图表方式输出报告等,都是 Excel 的主要功能。同样,精通微软的 PowerPoint 进行分析汇报和物品推荐能够给上级留下极为深刻的印象。

2. 提高自身业务素质

拓宽阅读范围,如学习 Collins 的《从优秀到卓越》或者 Harvard 业务综述以提高自身的业务 IQ,并且迅速了解那些业务专家在心理学研究和应用方面的进展。

3. 建立一个数据库

如果知识就是力量,那么数据库就是"延长线"。如果能够提供编辑一个有关关键操作信息的数据库,并且能够阶段性地就感兴趣的形势做一图表性的总结,那么你的领导定会对你刮目相看。

4. 做一个面试未来雇员的志愿者

用新的方法来锻炼诊断和预测能力。专业地表达你的观点能够为你的晋升提供新的机会。

5. 为自己寻找挑战

平静的大海不会造就优秀的水手。有选择性地、循序渐进地为自己创造包括员工行为问题在内的各种挑战。在你的团队里接收一名困难人员,后者在上司遇到决策上的困难时为其提供建设性的反馈意见,你将拥有自知之明,并且向他人表达你有成为卫生保健机构领导者的潜力。

6. 关心财务预算

发展财务管理能力要从了解所在部门的工作预算,收支结构以及支付者开始。可以通过研讨会和学习班的形式来实现对以上财务概念的了解和学习。

7. 谦虚行事

能否获得决策者的青睐,是在于你工作得怎么样,而不在于你是谁。那些心理学博士在卫生保健机构内"一言堂"的时代已经一去不复返了。具有博士学位的物理治疗师(PT)已经稀松平常,作业治疗师(OT)也很快会达到这个水准,康复专业领域内不同专业的绩效补偿标准的问题很快也会随之而来。

8. 适应变化

你的适应能力需要长期而广泛的展示,越能处事不惊,随机应变,人们把你看作领导者的可能性越大,他们以后才越能跟随你。如果连自己都管理不好,谁又能让你去管理他们呢?

五、结语

在过去的 20 年，康复心理学在许多方面采取措施寻求正规化，并拓宽其专科的范畴。专业教材的出版，委员会认证过程，教育年会以及与实践相适应的条例草案的修订等都支持 Frank 的推测。美国人口老龄化，个体寿命的延长，以及因为健康问题导致生活能力下降的人群越来越多，均意味着必须持续改进临床医疗服务和磋商卫生保健政策。

康复心理学家获得机遇的新途径已经到来：应用我们的核心能力从事管理角色，改进、重建卫生保健机构，并使之适应如今和未来的挑战。康复心理学家在临床处理经验、统计分析能力、人事管理能力、干预协调能力和伦理道德等方面的能力与其成为优秀领袖的要素是相一致的。发展和创新这些能力，并应用于卫生保健机构的重组，是康复心理学造福其成员的新途径。

（刘阿丽译，谢敬聃校）

参考文献

Collins, J. (2001). Good to great: Why some companies make the leap and others don't. New York: Harper Business.

Ellins, A. , & Harper, R. A. (1961). A new guide to rational living. Chatworth, CA: Wilshire Book Company.

Frank, R. G. , & Elliott, T. R. (Eds.). (2000). Handbook of rehabilitation psychology. Wshington, DC: American Psychological Association.

Frank, R. G. , Gluck, J. P. , & Buckelew, S. P. (1990). Rehabilitation: Psychology's greatest opportunity? American Psychologist, 45, 757 - 761.

Hamm, J. (2006). The five messages leaders must manage. Harvard Business Review, 84, 115 - 123.

Hogan, R. , Curphy, G. J. , & Hogan, J. (1994). What we know about leadership: Effectiveness and personality. American Psychologist, 49, 493 - 504.

O'Neal, D. (2003). Management strategically for superior performance. Boston: American Press.

第34章 康复心理学家的能力

Mary R. Hibbard and David R. Cox

所有健康学科都试图给"能力"(competence)下一个定义。由第三方如国际医疗卫生机构认证联合委员会(Jiont Commission on Accreditation in Healthcare),进行能力评估的这种尝试给找到有意义的方法来评价"能力"带来了困扰。"能力"被定义为"对沟通、学识、技能、临床推理、情感和价值观熟练与明智的运用,并反映在为个人利益和社会福利服务的日常实践中"(Epstein 和 Hundert,2002,p.227)。能力评估策略能够帮助人们分析知道什么、做什么、如何做(Miller,1990)。如其他健康保健领域一样,心理学家有责任促进心理学服务的质量与安全(美国心理学会,APA,2006)。能力也为该领域内未来医师的专业发展确定了标准,规定了执业医师终身发展能力的评估指南,更重要的是旨在保护和告知公众(APA)。

APA 的一个特别工作小组最近研究了职业心理学(professional psychology)中的"能力"这一议题(Roberts,Borden 和 Christiansen,2005),期待着行业内的转变,这一转变强调整个职业生涯的所有阶段中"能力"的习得与保持,从最初的实习到最后从这个行业内退休。这个特别工作小组给"能力"下了一个心理学范畴的定义:

批判性思维和分析的能力,评估情况及基于评估决定做什么或者不做什么,成功地运用专业判断,通过反思性的实践,酌情评价和修改同行决策的能力。(APA,2006,p.10)

执业者的行为须符合职业心理学的伦理原则、标准、指南和价值(Rodolfa et al.,2005)。正如 APA 所指出的,专业能力的核心定义隐含着三个概念:

★能力是可发展的(能力在个体职业发展的不同时期是不同的);

★能力是可增加的(随着个体职业的成熟,能力预计是会增加的,这反过来又影响随后的功能);

★能力是具有情景依赖性的(context dependent)(能力、能力的各方面和能力的施行是根据职业实践情景的变化而变化的)。

APA 特别工作小组介绍了职业心理学中能力可分为两个方面:基本能力和功能能力(Foundational Competence and Functional Competence)。基本能力涉及伦理和法律基础、个人与文化多样性、人际互动和专业认同。功能能力涉及评估、干预、咨询、科学基础和应用、督导、管理和教学。为回应 APA 特别工作小组的观点,美国职业心理学委员会(American Board of Professional Psychology,AB-PP)目前的 13 个专业委员会为了遵循能力的这些领域,正在重构他们自己专业①特色的高级能力(见 http://www.abpp.org/abpp_public_directory.php)。当各个专业委员会完成这次概念的重组,本次重组将在基本能力和功能能力的框架下,保留所有的专业委员会事先给定的能力。有了这些成果,我们可以考虑它们在康复心理学里的应用性。首先,让我们回眸一些历史上相关的里程碑。

一、康复心理学:一个历史的观点

全程的历史事件不是本章的范围,简短的概述能够为康复心理学家提供所期望的关于能力的深刻理解。1949 年,为解决二战退伍老兵的问题,在 APA 的支持下,一部分心理学家成立了一个特别兴趣小组,即肢体残疾心理方面的全国委员会(National Council on the Psychological Aspects of Physical Disability,NC-PAPD)。州和联邦政府合伙资助这些心理学家为老兵研究职业康复服务。因此,康复心理学最初强调的是职业,职业咨询仍然是今天的康复心理学家的一项核心能力。

1958 年,康复心理学被指定为 APA 的一个临床专门学科,被 APA 认定为最初的几个应用心理学专业之一。同年,美国心理学会第 22 分会成立了(康复心理学分会),讨论为将来工作在康复领域的心理学家作准备的相关议题。普林斯顿研究所(Wright,1959)出台了四条指南,这四条指南已经成为康复心理学实践的核心部分:

★康复专业的范围要求心理学的训练达到博士的阶段。

★受过很好教育和训练的心理学家可以最好地符合康复专业的需要,因为他们学习行为科学时,得到了专业的基本原则和科学的方法方面的训练。

★康复专业心理学家的角色和功能决定了并不要求开设专门的博士课程,而应该开展已有的临床和咨询的博士课程,包含康复心理学导论和社区资源。

★要胜任康复专业的心理学家并没有单一的途径,因为心理学的许多分支都影响着康复专业。

总之,康复心理学为心理学做出了贡献。

---

①　尽管第一作者(MRH)是美国康复心理学委员会(American Board of Rehabilitation Psychology,ABRP)的一名官员,第二作者(DRC)是美国职业心理学委员会(American Board of Professional Psychology,ABPP)的执行官,值得注意的是,在此提供的信息是 ABRP 和 ABPP 所定义的关于"能力"的一般解释。在 APA(2006)建议的基本和功能能力(Foundational and Functional Competence)的指南下,作者有自由重构 ABRP 的能力概念。这些能力概念的重构不代表这两个委员会的官方观点和陈述。各自的委员会全权决定是否改变其官方的信息。

　　在康复心理学方面进行一个专业实习是很重要的。

　　这些早期的指南发展成了今天的康复心理学家的教育准备和专业实践。

　　1959 年,在克拉克大学(Clark University)召开了第二次会议,讨论了康复心理学研究的重要性。这次会议强烈鼓励该领域内的研究者进行持续的研究调查方案。相关研究的知识和它在临床干预方面的应用仍然是今天康复心理学家所必须具备的能力。

　　在 20 世纪六七十年代这段时间里,在社会大变革的背景下,康复心理学领域不断的扩展。20 世纪 60 年代的民权运动(The Civil Rights Movement)和 70 年代的残疾人权利运动(Disability Rights Movement)以 1973 年康复法案(Rehabilitation Act)和 1990 年美国残障国民法案(Americans With Disabilities Act)的通过而告终,这直接促进了残障人员的群体常态化、群体营造和群体整合的最大化。倡导拥护残障人员也就成为了今天康复心理学家所必须具备的能力。

　　创办第 22 分会的心理学家最初提议的指南在过去 50 年里得到了不断的扩展。博士学历是当今康复心理学家最低的学历要求。临床与咨询博士课程计划为康复心理学相关的议题提供选修科目,例如老人心理学、健康心理学和神经心理学。康复心理学的临床经验可以在实习和博士后阶段的训练获得,APA 现在也授权有专门的康复心理学博士后研究职位。

　　要成为康复心理学家并没有单一的途径,因为康复心理学家从临床、咨询、学校、神经心理学和健康心理学领域中涌现。因为目前残疾人方面的问题由康复心理学家来解决,现在的临床实务者从先前的课程培训中获得临床技能,这些课程包括临床和咨询心理学、发展心理学、学校心理学、教育心理学、神经心理学、社会心理学、医学心理学、健康心理学、个人及家庭系统的知识和社区公共卫生政策。

　　康复心理学领域内,当今的医师是专才而不是通才。一些临床实务者专长于儿科残疾(如 ADHD),其工作与家庭和教育系统联系更密切。另一些人则专注于人的老化问题(如中风、遗忘症)。还有一些人则和影响人的终生的伤病打交道(如获得性脊髓损伤、脑损伤、烧伤、慢性疼痛、癌症、心脏疾病、截肢)。

　　然而,纵观各个领域,康复心理学家从事于普通残疾相关议题的评估、干预和会诊。不管临床上强调什么情况,康复心理学家将残疾人的状况看作一个大系统中的一部分,包括出现的双方向(常常是多方向的)的互动,个体必须适应终生的疾病或伤害。由于这些活动要求多方面的知识和技能,康复心理学中能力的评估必然是复杂和多因素的。康复心理学家高级能力是由美国康复心理学委员会资格认定委员会(也指资格认定委员会)认定的(ABRP;见 http://www. abpp. org/certification/abpp_certification_rehabilitation. htm)。

　　结合 APA(2006)最近提出的职业心理学的能力评估,我们提出了心理学家的培训议题及从事康复心理学的实务者所需要的基本能力和功能能力。

二、康复心理学的博士生和博士后入门

博士前阶段的实习课为心理学毕业生提供了第一手的临床训练经验。习惯上,实习是为了达到获取执业执照的要求而接受的为期2年的督导训练。实践经验是在实习和博士后阶段工作中、在获得独立执业执照的过程中得到进步的。APA推荐了更多实质性的实习训练,在为期2年的实习期间第2年接受一系列有组织的督导训练,以保证独立执业、达到"助手"的水平。考虑APA的建议、决定是否愿意调整其各自相应的执业行为是一些州目前的责任。美国和加拿大州省心理学联合委员会(The Association of State and Provincial Psychology Boards)已经接受了APA的建议,正在审查立法语言和实施这个建议的影响。

未来康复心理学家的博士前训练是通用的,大量吸取实习经验,涉及传统的临床或咨询心理学评估和干预。在一个最近的研究中(Lewis et al.,2005)多数实习单位(35%)位于军队医院的医学中心和医院环境、退伍军人管理医院和私立及公立的精神病中心。然而,有多少比例的实习单位能为康复环境提供相关临床经验仍然是未知之数。在第22分会的教育与培训的网页中(http://www.div22.org/educ_train.php),有经过鉴定的8个专门的博士培训计划和4家实习单位。因此可以设想,大多数临床与咨询心理学学生第一次接触康复心理学的原理与实践不是在实习课期间而是在实习期或博士后的训练期间。

Glueckauf(2000)注意到了APA批准的实习计划的增加,这些实习计划为中风、外伤性脑损伤、肾透析和疼痛的康复提供帮助,尤其是医院机构的实习计划有了显著的增加。在第22分会的网页上(http://www.div22.org/educ_train.php),有19个集中于康复心理学的实习计划通过了鉴定。在这些临床机构里,心理学家在培训的时候,接受康复评估、康复干预和多学科方法的训练(Glueckauf,2000)。Patterson和Hanson(1995)则主张在博士后阶段进行系统的、综合性的训练。在1997年,有19个康复心理学的综合性博士后计划得到了认定(Patterson,1997)。在第22分会的网页上(http://www.div22.org/educ_train.php),博士后培训单位已经达到了32个,这表明了在过去的10年中,人们得到博士后培训的机会有了质的增长。APA已经开始了对康复心理学专门的博士后研究职位进行机构鉴定。随着越来越多的训练计划寻求APA的官方鉴定,我们可以预料到,完满地完成一个康复心理学的训练计划将会是在该领域工作的基础。在康复心理学领域里,经过专门的康复心理学博士后训练将会是作为高级医师能力的证明。

三、康复心理学家的基本能力

APA已经确定了一个心理学家独立地工作所需要的能力,而不论其从事心

理学的哪一领域的工作。这些工作是由 APA 特别工作小组完成的,并将其定义为基本能力(APA,2006)。基本能力的证明如教育、培训和执照要求被认为是所有 ABRP 下辖专业委员会的健康服务提供者(包括 ABRP,http://www. abpp. org/abpp_public_directory. php)的最低基本要求。由于心理学某一分支领域内的资格认定越来越为人们所期待,可以预见的是由 ABRP 的一个专业委员会进行资格认定,将会促进教育、培训和执照认定的进步。人们对专业认定的期待代表了过去被认为"百里挑一"的专业委员会认定(例如执照)的时代的改变,事实上,人们日益期待它成为专业领域的基本能力的一个示范。

ABRP 作为 ABPP 其他专业委员会的一个典范,受 APA 特别工作小组的建议,康复心理学家临床专业委员会给基本能力确定了一个最低的能力要求。然而,这些要求在康复心理学的背景下被认为应该是动态增加的,这些要求也应该聚焦于申请认证者寻求该领域内的专业认证所期望的专业活动。这些要求详细可见 ABPP 网站(http://www. abpp. org/certification/abpp_certification_reha-bilitation. htm),现总结如下。申请专业认证者应拥有以下条件:

1. 获得一个地方经过认证的大学的心理学博士学位。这是 ABPP 所有专业委员会的普遍要求,包括 ABRP。

2. 一个可以独立实践的许可证或证明。尽管在心理学家许可证和证明的条件方面,州与州之间有一定的差异。这个要求对 ABPP 所有专业委员会都是普遍适用的,包括 ABRP。

3. 在康复心理学领域工作有 3 年的经验,其中的 2 年必须是接受督导的经验。尽管一定年限的临床经验和接受督导的经验是 ABPP 所有专业委员会的普遍要求,但是 ABRP 专业委员会所要求的临床经验和接受督导的经验必须是在康复心理学领域内的。这些经验的结果应该是反映一个康复心理学家的能力,过去被称为评估、干预、咨询、督导、研究与调查、用户保护和专业发展。这种培训经验可以通过以下两种方式获得:① 3 年的经验,其中的 1 年必须是康复心理学领域内的博士前实习期。② 1 年的博士前或博士后的经验,并且成功的通过康复心理学的一个公认的博士后培训计划。考虑到 APA 认证的康复心理学博士后培训计划的数目是有限的(尽管正在扩大),很多康复心理学家都是通过 3 年的接受督导或相关的康复经验来达到这一能力要求的。随着康复心理学被认可的博士后培训计划的数目的增长,可以预期的是,通过完成一个专业化的博士后工作,能达到这种高级能力要求的康复心理学家的数量肯定会增加。

4. 在康复心理学领域内至少 2 年的接受督导的经验。尽管所有 ABPP 申请认证者都要求必须有 2 年的接受督导经验,ABRP 则要求这 2 年督导经验必须是在康复心理学的实践中获得。所要求的小时数可以通过以下三种方式达到要求:① 2 年的博士后督导,② 1 年博士前和 1 年博士后督导,③ 成功的通过一个为期 2 年的康复心理学博士后培训计划。

5. 成为专业心理学组织的成员,并且与心理学的目的与方针一致。尽管参与专业心理学组织是 ABPP 所有专业委员会的普遍要求,但是 ABRP 要求心理学家积极地参与专业心理学组织,且与康复心理学的目的与方针一致。这些专业心理学组织包括有 APA 康复心理学分会(Division of Rehabilitation Psychology)、美国康复医学代表大会(American Congress of Rehabilitation Medicine)、美国脊髓损伤心理学家与社会工作者代表大会(American Congress of Spinal Cord Injury Psychologist and Social Workers)、国家康复协会(National Rehabilitation Association)、国际康复专业协会(International Association of Rehabilitation Professionals)、脑损伤协会(Brain Injury Association)。

假定达到 ABRP 认证要求的申请认证者都认可 ABRP 专业委员会的附属特别要求:教育、培训和经验。这样的人才能期望其有足够的机会证明自己有作为一名康复心理学家的基本能力和功能性能力。

四、康复心理学家的功能性能力

除了拥有基本能力外,康复心理学的申请认证者必须于该专业拥有相应的功能性能力,就是作为一名康复心理学家专业上的那些更专业、更高级的临床技能。功能性能力假定是可以继续增长的,是高级技能的发展,强调能力是可以发展的。如前面所述,为了与 APA 特别工作小组关于基本和功能性能力的建议一致,ABRP 所要求的在康复心理学领域内实践的能力正在重构。这个重构一旦完成,由于 APA 工作小组的建议,ABRP 的传统能力范围将被重新组织为评估、干预、咨询、科学基础和应用、督导、管理和教育这些领域。

被 ABRP 评估的能力范围特别之处在于对高级临床医师水平的康复心理学的范围和实践的界定。ABRP 通过授予一个康复心理学的证书来认定一名专业人员已经达到了康复心理学的高级能力水平。正如传统的评估一样,选定能力范围在康复心理学实践中被认为是基本和必要的。由于康复心理学具有多样的性质,并且康复心理学家在临床、研究、管理和公共政策制定中扮演多样化的角色,专业人员被假定为要呈现给康复实践中各种领域的相对的优点和缺点。因此,由于并不是所有的临床医生都将进入一个允许他们发展这些独特能力的工作环境中,在选择能力范围时那些尽管具有很重要意义的专业技术范围也被看作是补充性质的。表 34.1 是一个包含必要的和补充的能力域的简要表单,以下是对每一个预期能力的简要描述。

1. 评估能力

评估能力是指康复心理学家能够适当地选择、使用、解释心理量表和测验,并且能够通过临床访谈、过往医疗记录、附属的对家庭和其他康复从业人员的访谈来建构来访者心理综合状态历史的能力。评估应该是集中于某一方面或广泛性的,这取决于其所参照问题的范围。在最少的那种情况下,绝大多数的评估包含对情绪状态、人格、个人和家庭不利条件的适应性和更广泛的社会团体中个体的整体功能的评估。更综合性的评估对多种领域的功能进行评价,包含认知、社会和行为、性、教育或职业这些方面的功能。必要时,物质使用、疼痛、能力也可能被评估。高级临床医师被期待能够整合各种来源的数据,识别个体失能的程度和性质以及仍然保留的能力范围。高级临床医师被期待去处理这些评估结果对个体在家庭、工作和社会环境中整体功能的影响,并且需要计划如何通过干预来改善个人和家庭成员的生活质量。

2. 干预能力

干预能力是指康复心理学家给个体及其家庭成员或其他重要的相关人员同等地提供或协调个性化的心理服务能力。临床上的干预可直接提供给个体、夫妻、广大的家庭成员或者一个共同的团体。干预可包含治疗服务的准备阶段,以此作为一个正在进行康复项目的一部分、或包含在一个讨论会中、或在对康复团体其他人员的督导中体现出来。

3. 咨询能力

康复心理学家通常要与康复团体中的其他人员、其他健康服务工作者以及社会中的各种专业人员协作。咨询能力是指康复心理学家使其他专业人员参加到这些多样化的健康护理并使其投入于患者失能后的整体机能的恢复。

4. 用户保护能力

康复心理学家通常从事给用户提供舒适、安宁的心理护理的活动。康复心理学家被期待去理解并遵守美国心理学会的伦理方针、用户机密性与隐私性法则、法律、规定和他们所工作的那个州的法令。用户保护应该直接主张一切为了用户,例如确保在美国残疾人法案下适当地调整,或主张在多样化的背景下特定的用户个性化的服务。用户保护包含对用户的间接拥护,例如牵涉到与预设医疗指示和生命事件终结相关议题的医学伦理复核。用户保护应聚焦于一级预防活动中,比如提供以社区为基础的关于安全头盔使用以及减少对香烟、毒品、酒精等使用的教育。用户保护也可涉及确保康复护理领域的心理和医学的护理标准,以及确保美国心理学会鉴定委员会或康复设备鉴定委员会这些有资助的鉴定机构对鉴定复核事务的参与。

5. 专业技能发展能力

心理学家被期待去继续发展专业技能,诸如继续教育、额外的训练、参加专业技能演示、教学和类似的实践活动。专业技能发展能力是指康复心理学家参与到能扩展他们康复心理学领域知识和专业技能的继继教育活动中的能力。

表 34.1　基础和功能能力域简表

能力域	核心能力	必备	补充
评估	适应失能:病人	×	
	适应失能:家庭	×	
	失能的性质及程度和保存能力的鉴定	×	
	教育或职业能力相关的评估	×	
	人格与情绪的评估	×	
	认知测验	×	
	胜任力的评价	×	
	性功能评价	×	
	疼痛的评价	×	
	物质使用(滥用)的鉴定与评价	×	
	社会与行为功能评价		
干预	有关适应失能的个体心理治疗		
	有关失能的家庭或夫妻干预治疗		
	行为管理		
	残疾人的性咨询		
	疼痛的管理		
	认知的在训练		
	有关适应失能的团体治疗		
咨询	行为功能的改善		
	认知功能		
	职业和/或教育的考虑因素		
	人格与情绪的因素		
	物质滥用的鉴定与管理		
	身体机能的改善		
	性治疗与失能		
	整合辅助技术以提高功能		
用户保护	实务州法律		
	与 ADA 有关及 ADA 的法律		
	APA 伦理原则		
	对多元文化及多种因素的意识和敏感性		

能力域	核心能力	必备	补充
	有关病人机密和隐私的议题		
	遗嘱或寻死的愿望		
	虐待或利用(例如性、金钱、生理、心理)		
	预防(例如法律政策改变的宣传、教育)		
	确立康复护理和实践的标准		
专业技能发展	康复心理学领域的继续教育		
	专业代表(如在当地、州、国家)		
	发表著作		
	教学		
	参与宣传		
	相关子领域的专门技术(例如督导、工作坊)		
督导	学生、实习生、博士后		
	心理学家		
	其他专业人员		
	课程计划		
研究和调查	心理、情绪和行为因素,失能的社会心理学		
	失能的伦理和性别议题		
	干预效能感		
	个体或家庭对失能的适应		
	康复效果的评估与测量		
	适配或辅助技术		
	关于失能的毕生议题		
	伤害预防		
	性与失能		
	物质滥用与失能		

注:受美国心理学会(2006)的要求,美国职业心理学委员会(American Board of Professional Psychology)会重构这些能力以符合基础与功能性能力的指南。

6. 督导能力

康复心理学家经常要涉及对康复进程中的其他人进行督导。在高级康复心理学家水平,通常集中精力于临床上的督导(也就是对所有有或无心理学背景的专业人员、初级心理学工作者和/或训练中的学生提供临床护理的督导）。康复心理学家或许还有责任对督导项目及项目内涉及到多样化护理的其他专业人员进行督导。这样的角色或许包含行政上的督导，比如一个心理学家同时也是部门主管或团队领导者。在这些情况下，康复心理学家从认识上不会将他们的督导超出临床训练和心理学专业技能的范围。督导能力是指康复心理学家有能力去督导在训练中的或从事其他康复服务的从业人员。

7. 研究和调查能力

研究和调查能力是指康复心理学家研究康复心理学相关知识及整合这些知识并应用于他们日常实践中的能力。尽管 ABRP 证书是一个临床上的认证证书（像所有的 ABPP 证书一样），并且不是所有的康复心理学家都活跃于科学研究中，或许有的曾经或正在致力于研究。在临床和应用机构中工作的心理学家被期待去展示他们有能力去判断研究的价值并能够和他们的来访者及其他必要的人从知识层面上探讨相关的发现。

五、总结

在过去的 50 年里，康复心理学已经发展为心理学界一个独特而受尊重的分支。ABPP 已经提出了清晰并且一致的方针来培训处于博士前、博士、博士后阶段的心理学领域专业人员并且以其康复心理学专门委员会的方针来培训康复心理学领域的专业人员。结果，这个领域对高级临床医师有一系列已经长期确立起来的受人重视的能力集（set of competencies）。尽管 ABRP 正在重新构建它的能力范围，寻求与 APA 于 2006 年拟定的基础和功能能力域（Foundational and Functional Competence domains）相一致。但在本章中讨论的最初由 ABRP 拟定的能力范围仍然是康复心理学家们必要的专业技能范围。作为一个独特的领域，康复心理学已经准备好迎接它的下一次挑战，即确立方针来为那些未来的实践者们有不断改善的临床能力提供高质量的评估、干预、咨询和主张。

（杨志兵译，朱霞校）

参考文献

American Psychological Association. (2006, March). Task force on the assessment of competence in professional psychology: Final Report. Washington, DC: Author.

Epstein R. M., & Hundert, E. M. (2000). Defining and assessing professional competence. JAMA, 287, 226 - 235.

Glueckauf, R. L. (2000) Doctoral education in rehabilitation and health care psychology: Principles and strategies for unifying subspecialty training. In R. G. Frank& T. R. Elliot (Eds.), *Handbook of Rehabilitation psychology* (pp. 615 - 627) Washington, DC: American

Psychological Association.

Lewis B. L. , Hatcher, R. L. ,& Pate, W. E. (2005). The practicum experience: A survey of practicum site coordinators. *Professional Psychology: Research and Practice*, 36, 291 - 298.

Patterson, D. R. (1997). Training programs in psychology. Rehabilitation Psychology News, 24(2), 7.

Roberts M. C. , Borden, K. A. , & Christiansen,M. (2005). Towards a culture of competence: Assessment of competence in the education and careers of professional psychologist. *Professional Psychology: Research and Practice*, 36, 355 - 361.

Rodalfa, E. , Bent R. J. , Eisman, E. , Nelson, P. D. , Rehm L. , & Ritchie, P. (2005). A cube model for competency development: Implications for psychology educators and regulators. *Professional Psychology: Research and Practice*, 36,347 - 354.

Wright, B. A. (1959). Psychology and rehabilitation. Washington, DC: American Psychological Association.

关 于 编 者

罗伯特·弗兰克,博士,美国俄亥俄州的肯特州立大学的学术高级副校长兼任教务长。他曾任佛罗里达大学公共卫生与健康学院院长。他获得的第一次委任是在密苏里大学哥伦比亚医学院,在那里他创建了临床健康心理学和神经心理学学科。他于1991—1992年与参议员杰夫·宾加曼(D-NM)一起工作,担任罗伯特·伍德·约翰逊基金会卫生政策员。他是美国专业心理学委员会的临床心理学认证医师。他曾任美国心理协会22学部(康复心理学部)主席,目前是22学部、12学部(临床心理学部)和38学部(健康心理学部)的资深会员。

直到2007年5月米切尔·罗森塔尔博士去世,他一直担任位于新泽西州西奥兰治市的凯斯勒康复医学研究和教育公司的首席执行官,并担任位于纽瓦克的新泽西医学院的物理治疗与康复学教授。他参与创办了《头部创伤康复》杂志。罗森塔尔博士是脑损伤协会的创始人之一,也是美国心理协会22学部(康复心理学部)的联合创始人(1992—1993)。曾任美国康复心理学委员会主席(1999—2001),美国康复医学代表大会主席(2005—2006),以及康复设施认证委员会(1993—1998)和美国专业心理学委员会(2005—2007)的理事会成员。

布鲁斯·卡普兰,博士,获得美国专业心理学委员会的康复心理学和临床神经心理学认证,并且是美国心理协会(APA)、国家神经心理学研究院以及美国康复医学代表大会的会员。卡普兰博士担任《头部创伤康复》杂志副主编,并且是《物理治疗与康复档案》、《中风康复话题》、《康复心理学》的编委会成员。在1987年,卡普兰博士编写了《康复心理学案头参考》一书,而且他还是即将出版的《临床神经心理学百科全书》的编者之一。他曾任费城神经心理学会以及美国心理协会22学部(康复心理学部)会长。他曾两次荣获22学部的杰出服务奖,并荣获22学部终身成就奖。卡普兰博士是美国康复心理学委员会的创始成员之一。他曾是位于费城的杰弗逊医学院康复医学系的教授兼首席心理学家。目前独立行医。